sous la direction de Jean Figarella

TERMINALE

ST2S

Biologie et physiopathologie humaines

2e édition

OLIVIER D'ANDRIA
professeur de biochimie – génie biologique
lycée Darius Milhaud, Le Kremlin-Bicêtre

MICHEL CLERC
professeur de biochimie – génie biologique
lycée Pierre Mendès France, Savigny-le-Temple

CHRISTIAN DANIEL
professeur de biochimie – génie biologique
lycée Chaptal, Quimper

JEAN FIGARELLA
ancien inspecteur général de l'Éducation nationale
ancien doyen de l'Inspection générale des sciences et techniques industrielles

avec la participation de Françoise Guillet
Inspectrice générale

Santé & Social
FOUCHER

sommaire

Pôle 2 : FONCTIONS DE NUTRITION

Partie 5 Respiration

ISBN 978-2-216-11637-9

Partie 6 Cœur et circulation sanguine

Chapitre 6 Circulation vasculaire et pathologies

Activités

Cours

Chapitre 7 Organisation et fonctionnement du cœur

Activités

Cours

Chapitre 8 Insuffisances coronariennes

Activités

Cours

Chapitre 9 La régulation cardiaque

Activités

Cours

Partie 7 Cellules, chromosomes, gènes

Partie 8 Transmission de la vie

Chapitre 15 Anatomie des appareils reproducteurs et formation des gamètes

Chapitre 16 Régulation de la fonction reproductrice

Chapitre 17 Stérilité et maîtrise de la procréation

Chapitre 18 Fécondation et gestation

Pôle 4 : DÉFENSE DE L'ORGANISME

Partie 9 Immunologie

Chapitre 19 Le « soi » et le « non-soi » ou l'identité biologique

Partie 9 Immunologie

Chapitre 20 L'immunité innée ou naturelle ou non spécifique

Chapitre 21 Un exemple de déficit immunitaire acquis : le sida

Chapitre 22 L'immunité à médiation humorale : structure, fonction et production des anticorps

Chapitre 23 La tuberculose pulmonaire : une maladie opportuniste

Chapitre 24 Fonctionnement et dysfonctionnements du système immunitaire

Partie 5

Respiration

L'appareil respiratoire

Activités

Introduction aux activités

Nous connaissons le rôle du sang dans le transport des gaz de la respiration (O_2 et CO_2). C'est l'appareil respiratoire qui permet les échanges gazeux entre le sang et l'air. Quelle est son organisation anatomique ? L'étude histologique de ses principaux organes permet de mieux comprendre son efficacité ainsi que certains de ses dysfonctionnements.

Activité 1

Exercice pratique : analyse du fonctionnement de l'appareil respiratoire

Étape 1 L'appareil respiratoire fonctionne de manière très discrète en **eupnée**, c'est le cas lorsque vous êtes au repos, calme et détendu(e). Placez-vous dans ces conditions pour compter le nombre de **cycles respiratoires** que vous enchaînez sur une période de 30 secondes. Calculez votre **fréquence respiratoire** (nombre de cycles par minute).

Concentrez ensuite votre attention sur une **inspiration**, que vous pourrez prolonger volontairement (inspiration forcée), et identifiez les phénomènes mécaniques à l'origine de l'entrée d'air dans l'appareil respiratoire. Faites de même pour une **expiration**.

Étape 2 Après une période d'eupnée, bloquez votre respiration pendant environ 30 secondes. Notez vos impressions durant cette **apnée** et analysez les modifications de la respiration qui lui font suite. Évitez de prolonger l'apnée : elle entraîne une **hypoxémie** et une **hypoxie** qui se manifestent en premier lieu par des confusions mentales et une altération des capacités de raisonnement.

Étape 3 Réalisez le même test d'apnée, mais après une période d'activité physique (par exemple 10 flexions rapides des genoux en position debout) et après une période de **polypnée**.

Vocabulaire

« **pnée** » Respiration

« **ox ou oxy ou oxygéno** » Oxygène

« **eu** » Complet ou bon fonctionnement

spirométrie Technique permettant la mesure des volumes d'air inspirés et expirés au cours du temps

Questions

1. Avant de passer aux exercices pratiques, définir les termes en gras (étapes 1, 2 et 3).
2. Justifier les effets de l'hypoxie mentionnés à l'étape 2.
3. Analyser l'enregistrement spirométrique de la figure 1, réalisé chez une jeune femme :
   – identifier une inspiration et une expiration ;
   – donner les caractéristiques (durée et volume d'air mis en jeu) d'un cycle respiratoire dans le cas de la respiration calme et dans le cas de la respiration forcée.
4. Que peut-on déduire à la fin de l'étape 3 ?

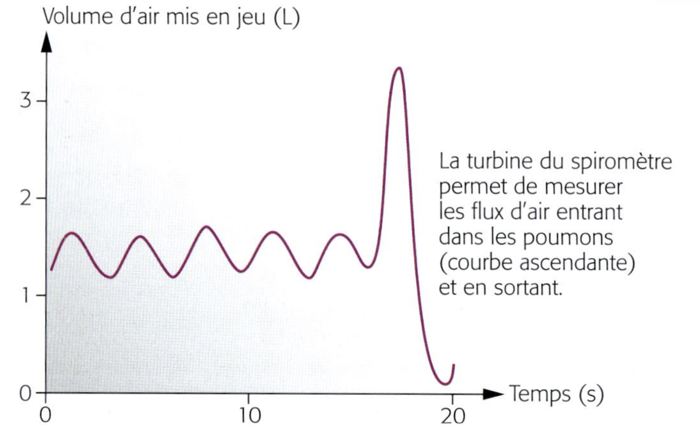

figure 1 **Enregistrement spirométrique**

Activité 2

L'appareil respiratoire dans son environnement thoracique

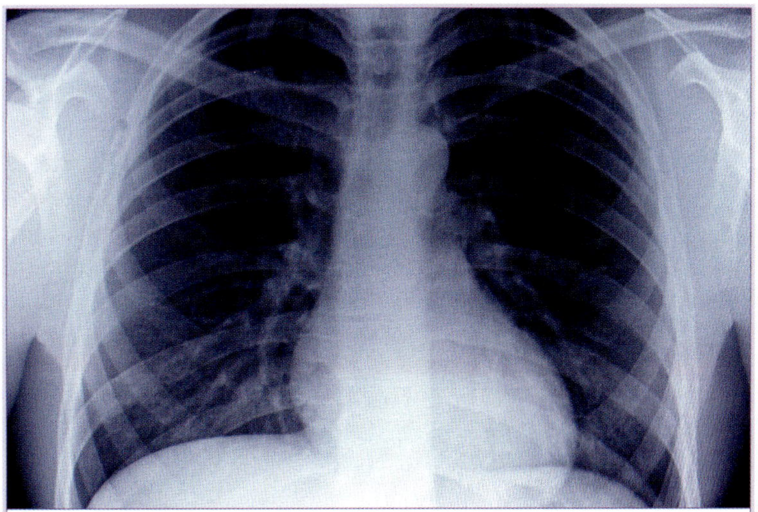

figure 2 **Radiographie du thorax d'un individu bien portant**

▶ La figure 2 est une image de radiographie classique, observée sur un négatoscope. La figure 3 est une bronchographie, réalisée après utilisation d'un liquide opaque aux rayons X (image de radiographie numérique).

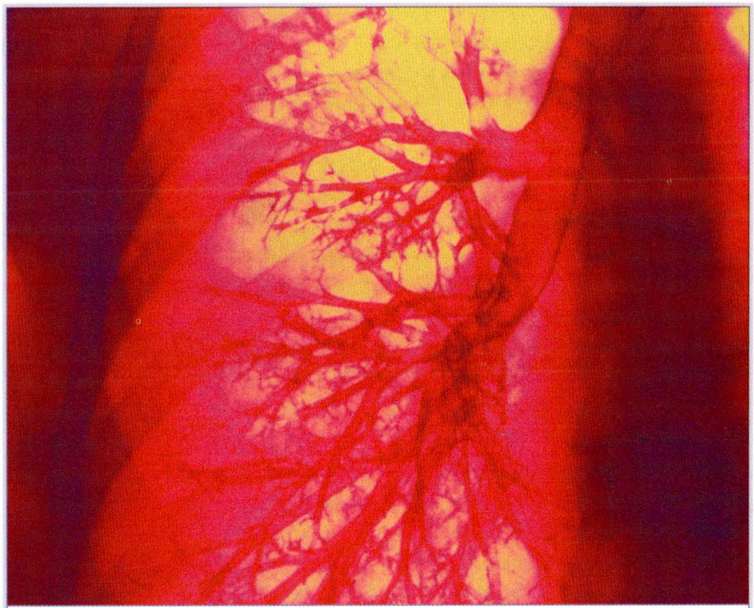

figure 3 **Bronchographie**

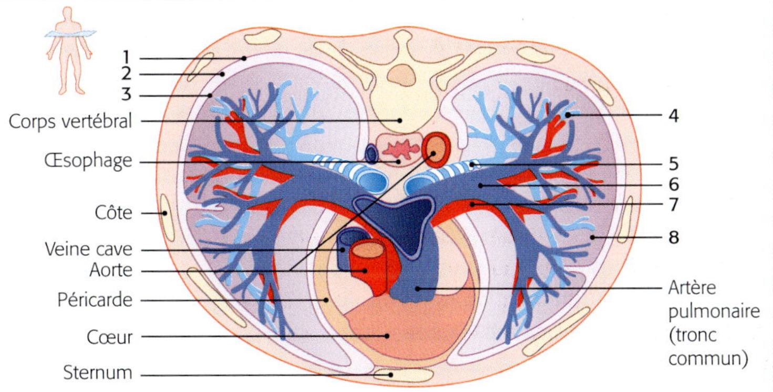

figure 4 **Schématisation d'une coupe fictive du thorax réalisée par un scanner**

Questions

1 Donner le principe de la radiographie et analyser le cliché de la figure 2. Indiquer l'intérêt de l'utilisation du liquide opaque aux RX dans le cas de l'étude des bronches.

2 Compléter les annotations de la figure 4 en identifiant les légendes de 1 à 8.

3 Utiliser les documents fournis pour décrire l'organisation de la partie intrathoracique de l'appareil respiratoire.

4 Préciser les relations vasculaires de l'appareil respiratoire avec le cœur.

Activité 3

Histologie de l'appareil respiratoire

Donnée 1 La trachée et les bronches possèdent un plan d'organisation commun.

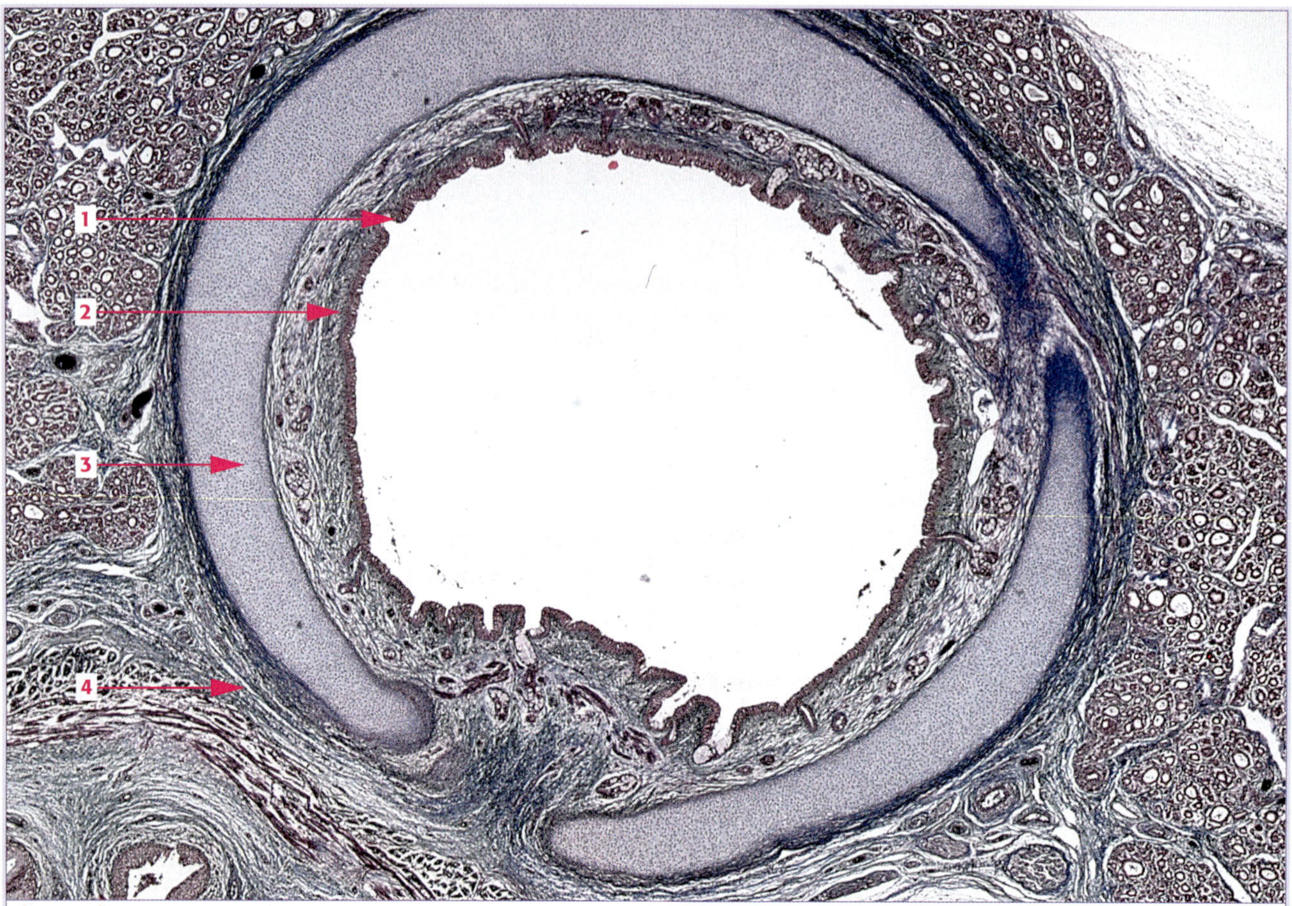

figure 6 **Coupe de paroi trachéale (× 20 env.)**

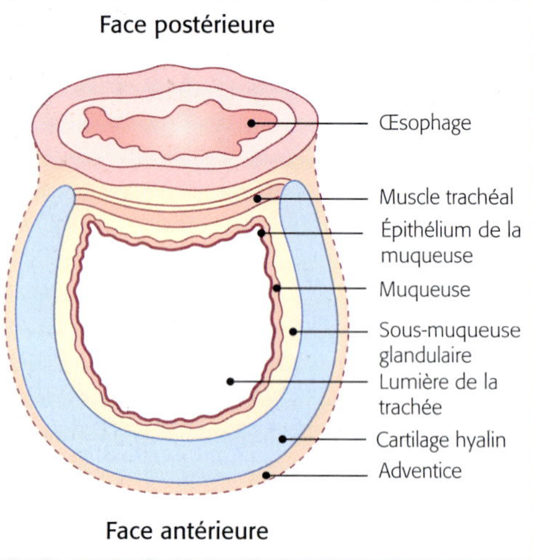

figure 5 **Schéma de coupe de trachée**

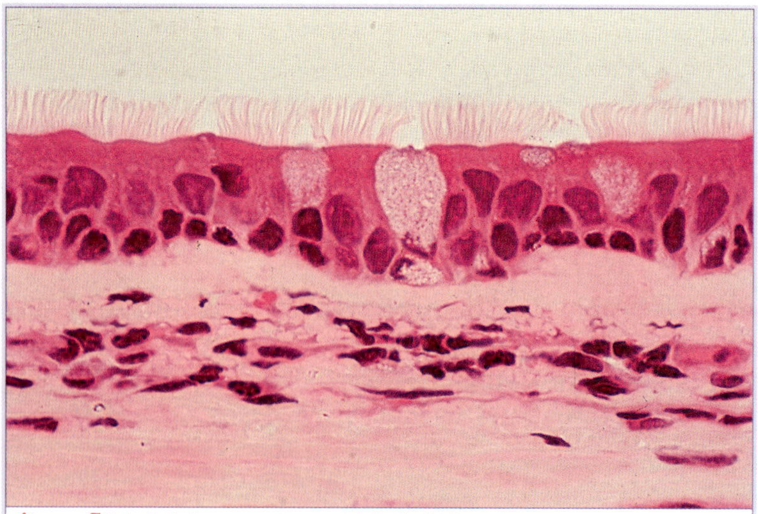

figure 7 **Détail de la muqueuse trachéale (× 200 env.)**

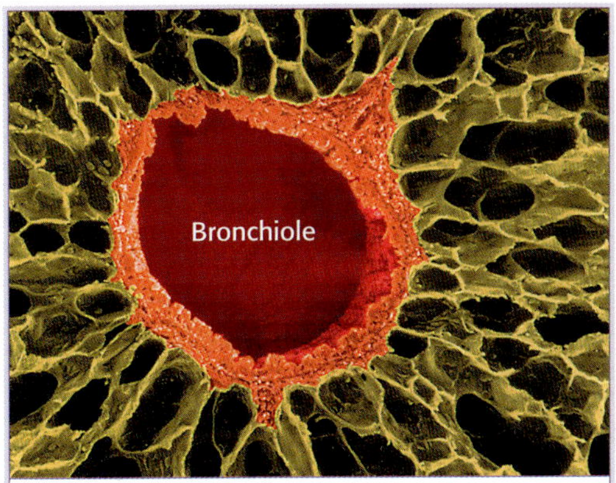

figure 9 **Parenchyme pulmonaire en MEB (× 50 env.)**

Donnée 2 Les petites bronches et les bronchioles (moins de 2 mm de diamètre) sont situées dans le parenchyme pulmonaire.

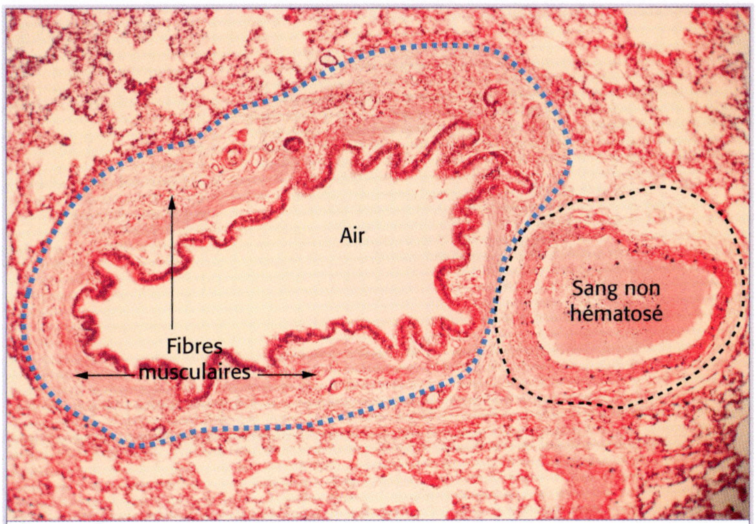

figure 8 **Coupe de poumon (× 50 env.)**

Donnée 3 Le parenchyme pulmonaire, qui représente 85 % du volume des poumons, comporte environ 87 % d'air et 13 % de tissus.

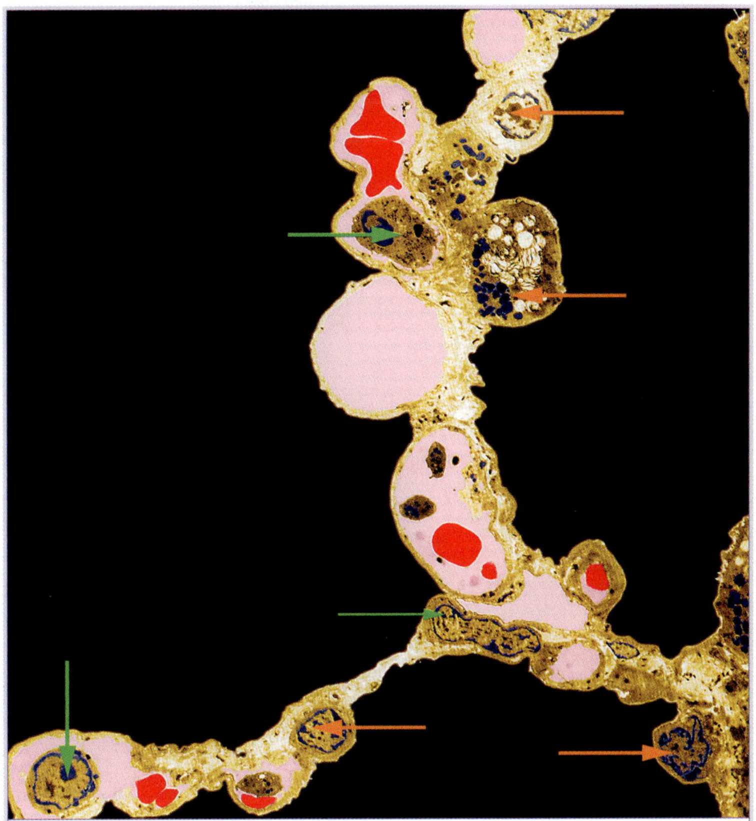
figure 10 **Détail de la paroi alvéolaire (× 2 000 env.) en MET colorisé**

La figure 10 révèle l'organisation cellulaire de la paroi alvéolaire, les capillaires sont colorisés en rose. Les flèches vertes font apparaître des noyaux de cellules endothéliales capillaires, les flèches orange repèrent des noyaux de pneumocytes.

Questions

1. Identifier les tissus repérés par les différentes légendes sur la figure 6 et préciser leurs fonctions spécifiques.
2. Après avoir analysé les documents 5, 6 et 7, établir une relation entre l'histologie de la trachée et des bronches et leurs fonctions principales : assurer la circulation de l'air jusqu'aux zones d'échanges du poumon et contribuer à l'épuration de l'air inspiré.
3. Analyser la microphotographie (figure 8) et identifier les structures entourées. Ces structures sont nombreuses sur une coupe de poumon et sont toujours associées ou très proches l'une de l'autre. Que peut-on en déduire ?
4. Les fibres musculaires lisses étant disposées de manière concentrique, prévoir les effets d'un niveau de contraction excessif de ces fibres. Justifier le terme *dyspnée* utilisé pour qualifier les troubles observés.
5. Utiliser la figure 9 pour préciser la structure du parenchyme pulmonaire. En particulier, localiser et décrire les alvéoles pulmonaires. Comment évoluent les alvéoles pulmonaires au cours de l'inspiration et au cours de l'expiration ?
6. Donner les principales caractéristiques histologiques de la paroi alvéolaire et expliquer son aptitude à assurer le transfert efficace des gaz respiratoires.

1 L'appareil respiratoire

Cours

L'appareil respiratoire permet l'hématose, c'est-à-dire la transformation du sang pauvre en O_2 et riche en CO_2, provenant des veines de la circulation générale, en un sang riche en O_2 et pauvre en CO_2, qui sera distribué aux tissus par les artères de la circulation générale. C'est au niveau des poumons qu'ont lieu les échanges gazeux entre le sang et l'air.

Organisation de l'appareil respiratoire

1. Schéma général

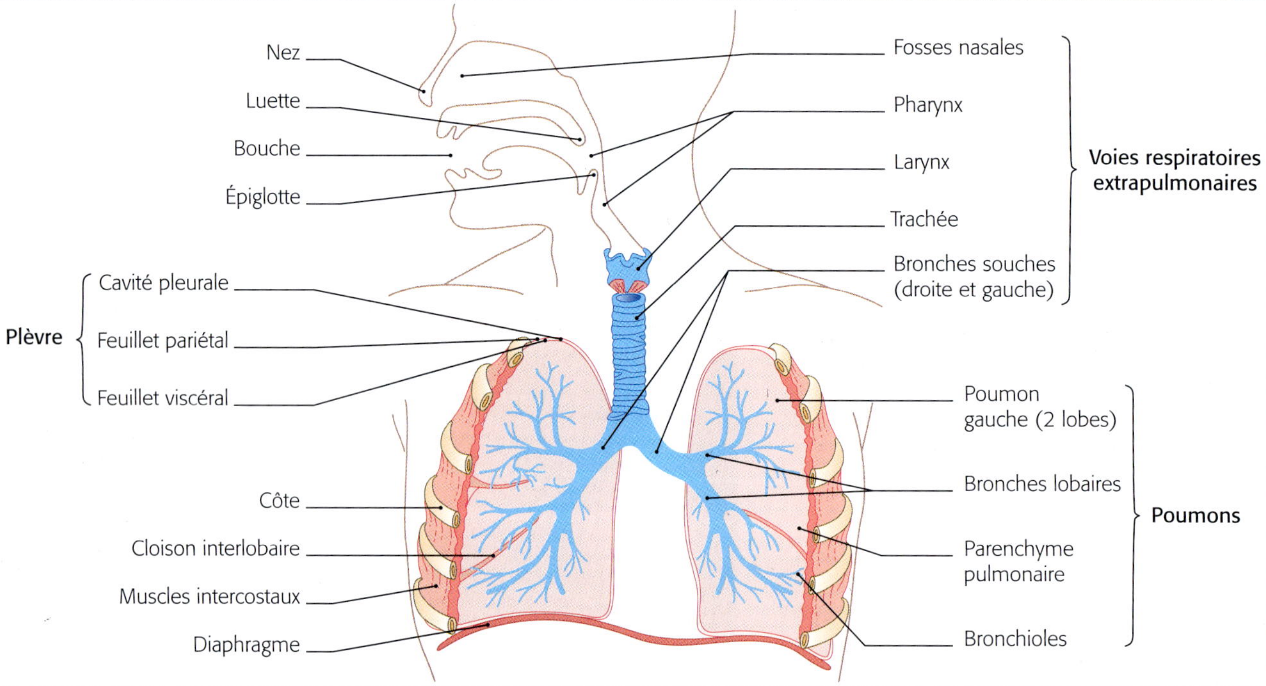

figure 11 **Appareil respiratoire**

2. Principales caractéristiques anatomo-fonctionnelles

Les voies respiratoires sont des conduits permettant le libre passage de l'air ambiant jusqu'aux zones d'échanges des poumons. On distingue la partie extrapulmonaire, avec des conduits de forte section, et la partie intrapulmonaire, qui se ramifie progressivement, d'où son appellation d'« arbre bronchique ». Les voies respiratoires permettent également de réchauffer, d'humidifier et d'épurer l'air inspiré.

La figure 12 montre l'anatomie des poumons en place. La cage thoracique héberge les deux poumons et les organes du médiastin, avec en particulier le cœur situé à gauche par rapport à l'axe médian. Chaque poumon est divisé en lobes, trois pour le droit, deux pour le gauche. Chaque lobe est segmenté par des cloisons conjonctives élastiques.

Les poumons sont des organes élastiques de texture spongieuse et de faible densité car emplis d'air. Ils sont maintenus en extension grâce aux plèvres.

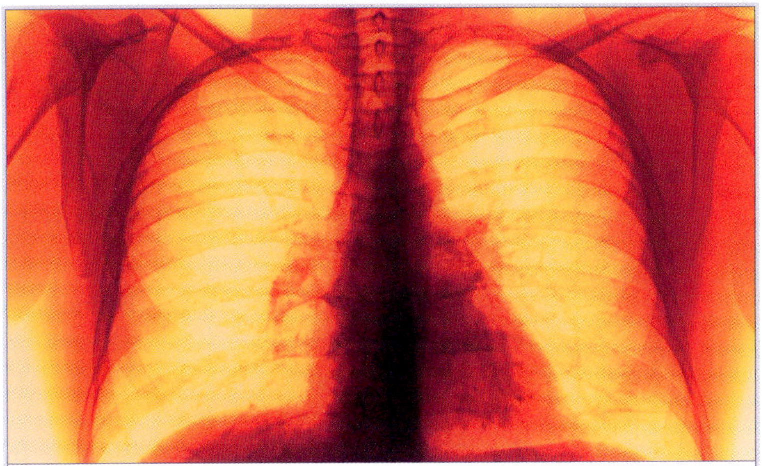

figure 12 **Radiographie numérique du thorax de face**

Les plèvres rendent les poumons solidaires des mouvements de la cage thoracique. Le feuillet pariétal adhère à la paroi thoracique, le feuillet viscéral adhère aux poumons. Entre les deux feuillets, le liquide pleural, en couche très mince, facilite le glissement des feuillets et empêche leur séparation.

Lors de l'expiration, le volume de la cage thoracique diminue et les poumons se vident d'une partie de l'air qu'ils contiennent. Lors de l'inspiration, la contraction des muscles inspiratoires augmente le volume de la cage thoracique, et de l'air entre dans les poumons. Le volume pulmonaire peut ainsi varier de 1,2 L à 5 L chez une femme de corpulence moyenne.

La succession des cycles respiratoires – expiration-inspiration – assure la ventilation pulmonaire, qui se traduit par le renouvellement de l'air alvéolaire qui participe aux échanges gazeux avec le sang.

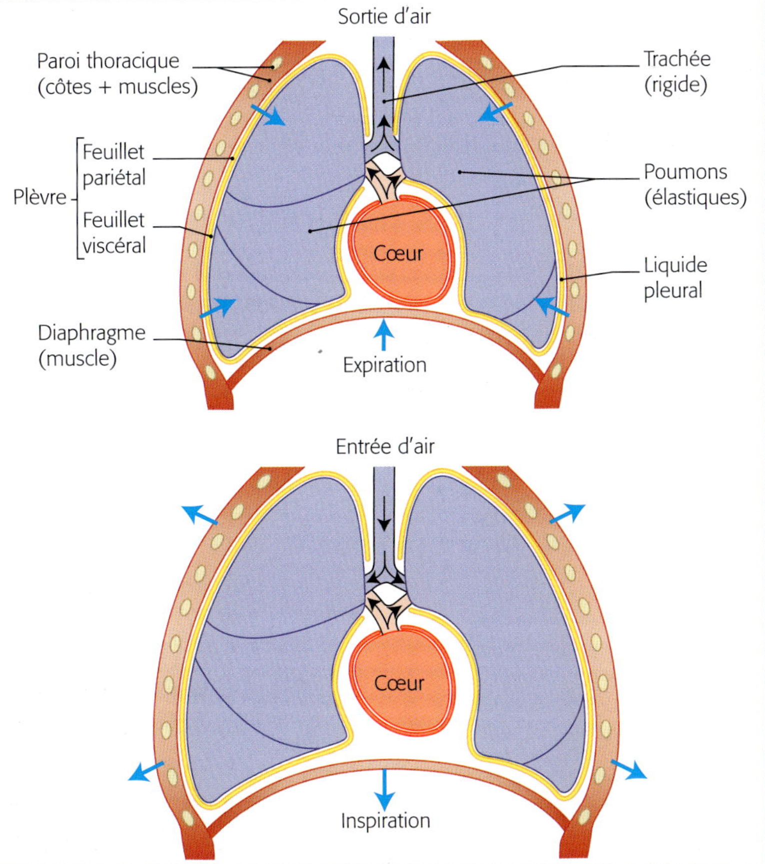

figure 13 **Évolution de la cage thoracique lors d'un cycle respiratoire**

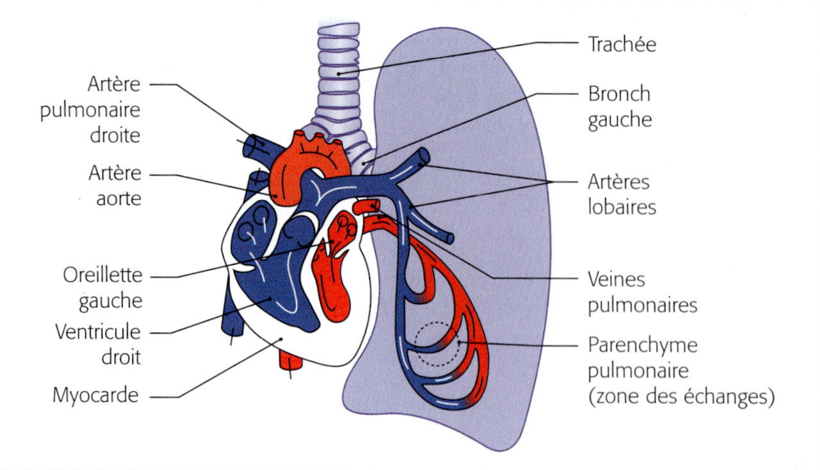

figure 14 **Relations vasculaires cœur-poumons**

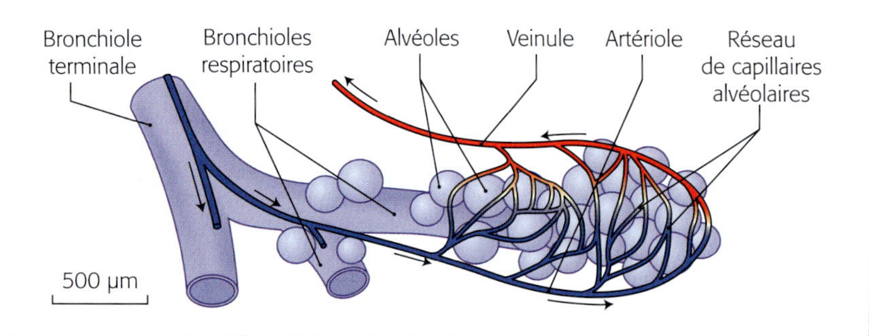

figure 15 **Zones d'échanges entre l'air et le sang**

Les poumons font partie de la circulation pulmonaire, ou petite circulation.

Chaque poumon reçoit du sang non hématosé, en provenance du ventricule droit, par une artère pulmonaire. Après hématose au niveau du parenchyme pulmonaire, ce sang parvient dans l'oreillette gauche par deux veines pulmonaires.

Le parenchyme pulmonaire est la zone fonctionnelle du poumon. Il comporte des alvéoles dont la paroi est riche en capillaires sanguins.

Les conduits aériens (bronches, bronchioles) se ramifient de manière dichotomique en formant l'arbre bronchique. Les bronchioles terminales se subdivisent en bronchioles respiratoires qui comportent des alvéoles. Les alvéoles deviennent si nombreuses que le conduit bronchique se transforme en canal alvéolaire.

Histologie des voies respiratoires et de la barrière alvéolo-capillaire

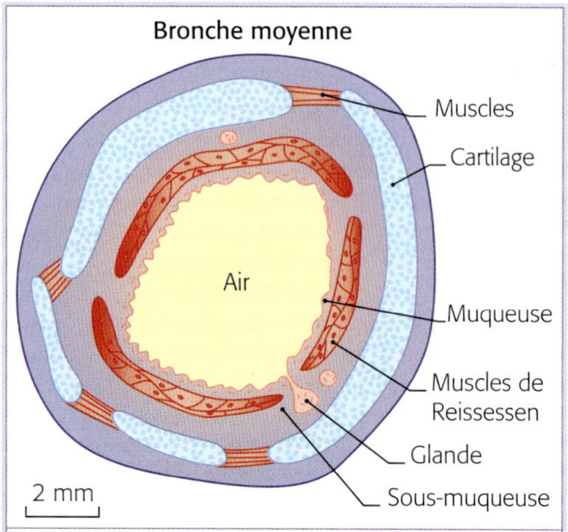

figure 16 **Histologie des bronches**

1. La trachée et les bronches

La trachée (▶ *figures 5, 6 et 7*) et les bronches présentent des caractéristiques histologiques expliquant leur faible résistance au passage de l'air :

– un anneau cartilagineux, plus ou moins complet, qui maintient le conduit béant ;
– du tissu conjonctif fibreux (sous-muqeuse), qui le rigidifie ;
– une tunique de fibres musculaires lisses, discontinue, disposée en spirale : les muscles de Reissessen ;
– une muqueuse riche en fibres élastiques.

Quand le diamètre des bronches diminue, les éléments de cartilage perdent de l'importance, les muscles de Reissessen en gagnent.

La muqueuse des voies respiratoires a une fonction protectrice.
– Elle épure l'air inspiré de ses particules en suspension (poussières, bactéries…), empêchant leur accumulation au niveau du parenchyme pulmonaire. Les particules se collent sur les sécrétions bronchiques, riches en mucus, puis sont entraînées par un véritable « escalator ciliaire ». Le battement coordonné des cils crée un courant de mucus (vitesse moyenne : 1 cm/minute) qui les fait remonter vers le pharynx où elles seront dégluties.
– Les sécrétions bronchiques comportent des molécules antibactériennes, contribuant à limiter le risque d'infection.

Au niveau des bronchioles (diamètre inférieur à 2 mm), le cartilage a disparu, la gaine de tissu conjonctif fibreux maintient le conduit ouvert. Les muscles de Reissessen, en couche continue épaisse, sont prépondérants dans la paroi. Ces muscles permettent de contrôler la résistance opposée à l'air inspiré et contribuent à faciliter l'expiration.

Plus la section des bronchioles diminue, plus leur paroi devient fine (disparition des fibres de Reissessen).
Les cellules à mucus et les ciliées disparaissent progressivement de la muqueuse, laissant place à un épithélium respiratoire (bronchioles respiratoires).

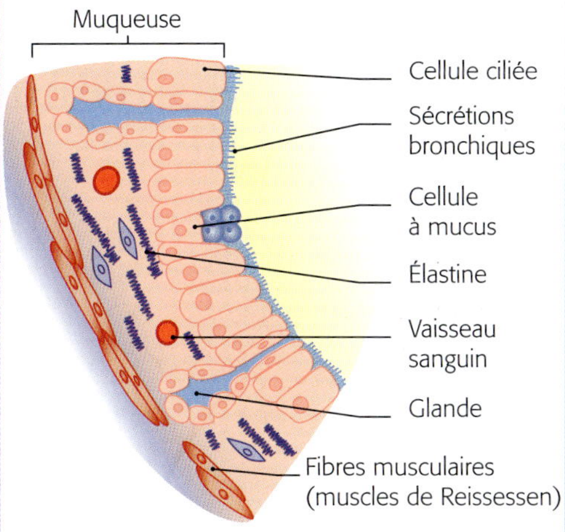

figure 17 **La muqueuse bronchique**

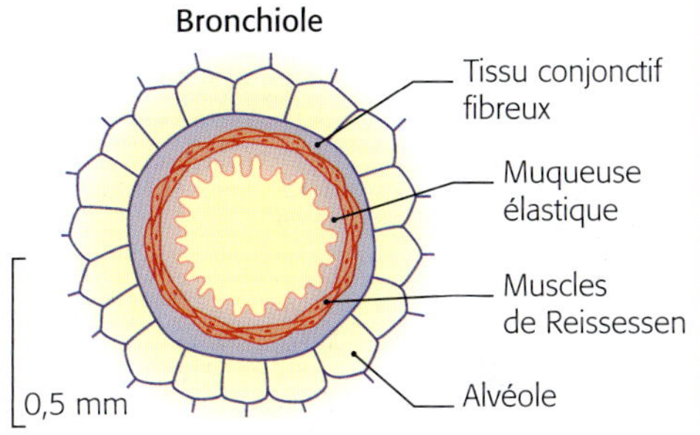

figure 18 **Coupe de bronchiole**

2. Barrière alvéolo-capillaire

La paroi des alvéoles représente une surface d'environ 80 m² pour les deux poumons. Elle est composée d'une fine muqueuse. L'épithélium alvéolaire comprend :
– les pneumocytes I ou membraneux : cellules constituant une mince barrière cellulaire qui recouvre 90 % de la surface des alvéoles ;
– les pneumocytes II ou granuleux : grandes cellules avec des microvillosités, très actives. Elles sécrètent le surfactant, liquide riche en phospholipides, qui possède des propriétés tensioactives (comme le savon). Le surfactant stabilise les alvéoles en position ouverte et réduit ainsi le travail respiratoire.

Le tissu conjonctif interstitiel a deux caractéristiques :
– richesse en fibres élastiques (élasticité du poumon) ;
– abondance de capillaires sanguins. On estime que la surface d'échange air-sang représente 10 à 30 % de la surface alvéolaire.

La barrière alvéolo-capillaire est très favorable aux échanges respiratoires (grande surface, faible épaisseur). C'est aussi une zone très fragile, d'où l'importance des systèmes épurateurs d'air au niveau des voies respiratoires et la présence de macrophages qui se déplacent à la surface des alvéoles, au niveau du surfactant.

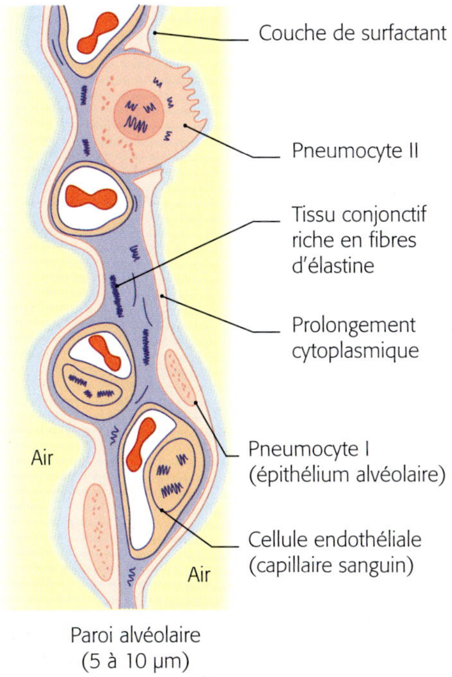

figure 19 **Histologie de la paroi alvéolaire**

Quelques pathologies respiratoires

Activités

Introduction aux activités

Le bon fonctionnement de l'appareil respiratoire suppose que l'air ambiant parvienne au niveau des zones d'échanges pulmonaires par les voies respiratoires. Quotidiennement, c'est environ 7 m^3 d'air qui sont renouvelés au contact des alvéoles : on conçoit que de nombreuses pneumopathies sont en rapport avec la qualité de l'air.

Activité 1

L'asbestose

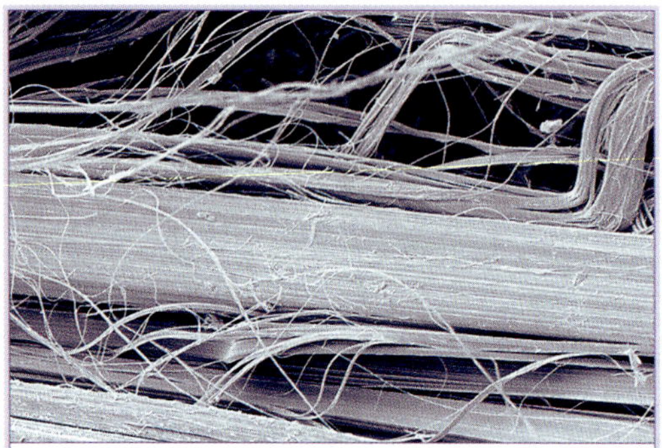

figure 1 **Amiante en microscopie électronique à balayage (× 450 env.)**

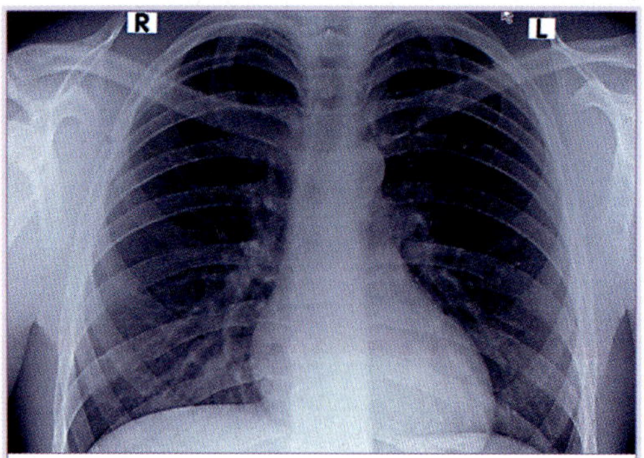

figure 2 **Radiographie thoracique : poumons sains**

Donnée 1 M. A., 64 ans, est suivi médicalement pour asbestose. Il a travaillé à la production de Fibrociment, manipulant des sacs d'amiante sans masque protecteur durant 20 ans. Depuis quelques années, il souffre d'**asthénie** et de **dyspnée d'effort**. Des radiographies thoraciques sont régulièrement réalisées pour suivre l'évolution de sa maladie.

Donnée 2 L'amiante, ou asbeste, est une substance minérale fibreuse (▶ *figure 1*). Il possède des propriétés très intéressantes : résistance aux très fortes températures, isolation phonique et thermique, résistance à la traction, inertie chimique, qui lui ont valu d'être longtemps considéré comme irremplaçable pour de nombreuses applications. Plus de 3 000 dérivés amiantés ont été utilisés dans l'industrie (textile, automobile…), dans le bâtiment (isolation, chauffage, revêtements en Fibrociment…), sur les navires, etc. En progression depuis le début du XXe siècle, l'industrie de l'amiante a culminé dans les années 70.

Donnée 3 Actuellement l'amiante est classé « toxique et cancérigène » et son emploi totalement interdit depuis janvier 1997 en France. Mais il aura fallu de nombreuses années pour que des pathologies survenant chez les travailleurs de l'amiante, dont l'asbestose et le cancer de la plèvre, soient mises en rapport avec l'inhalation de fibres d'amiante.

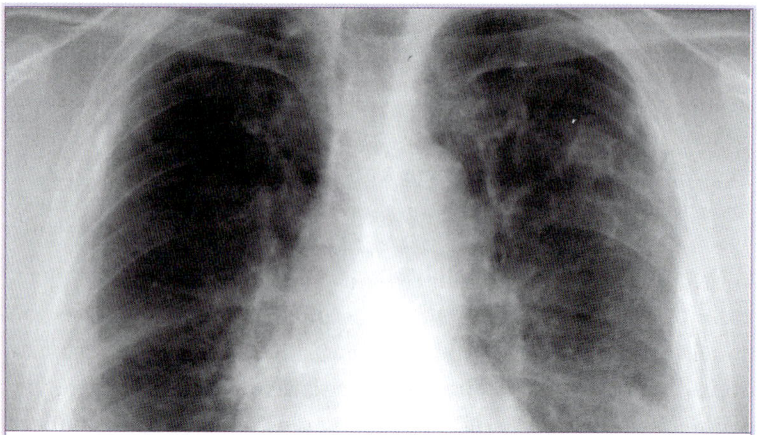

figure 3 **Radiographie thoracique – asbestose**

Questions

1. Donner le principe de la radiographie. Analyser le cliché de la figure 2 et justifier l'importance des clartés. Comparer les clichés des figures 2 et 3.
2. Donner la signification des mots en gras dans la donnée 1. Proposer une explication de ces symptômes.
3. Justifier le classement de l'asbestose comme maladie professionnelle. Expliquer pourquoi l'incidence de l'asbestose décline après avoir connu un maximum dans les années 90. Comment expliquer l'interdiction tardive des usages de l'amiante ?

Activité 2 — Les bronchites

Questions

1. Analyser les propos du Dr Bib pour faire apparaître les principales caractéristiques (cause, localisation, signes) de la bronchite aiguë.

2. Utiliser vos connaissances sur l'anatomie des bronches pour expliquer la toux et les expectorations du bronchiteux. Justifier le risque de surinfection bactérienne suite à une bronchite virale.

3. Analyser le message d'alerte concernant la bronchite chronique, argumenter l'intérêt du dépistage et le ciblage du public fumeurs.

Vocabulaire

bronchite Inflammation des voies aériennes, de la trachée aux bronches

toux Réflexe déclenché par la stimulation de récepteurs du larynx ou de l'arbre trachéo-bronchique. Il provoque une expulsion brutale de l'air des poumons, favorisant le désencombrement des voies respiratoires

broncho-pneumopathies chroniques obstructives (BPCO) Ensemble de maladies présentant, de manière chronique, des symptômes communs (toux, expectoration, dyspnée), causés par l'obturation progressive et quasiment irréversible des voies respiratoires

Donnée 1 En ce lundi de février, une cacophonie mêlant des envolées de toux grasses à des quintes de toux sèche filtre au travers de la porte de la salle d'attente lors de l'arrivée du docteur Bib au cabinet médical. Le docteur annonce à M. Too, son secrétaire : « Quel froid ce week-end ! Je parie que le parainfluenzae virus, ou l'un de ses cousins, avec leur cortège de bronchites, sont de retour ! On entend les effets du blocage du tapis roulant bronchique chez plusieurs patients de la salle d'attente. Rien de bien grave, une bonne semaine de repos et ces tousseurs cracheurs, dyspnéiques fiévreux vont recouvrer la santé et leurs occupations habituelles ! »

Donnée 2 Lorsque toux, expectoration et dyspnée se manifestent en permanence ou par épisodes fréquents, on parle de bronchite chronique. Cette affection est considérée comme le premier stade des broncho-pneumopathies chroniques obstructives (BPCO).

Les BPCO sont impliquées dans plus de 15 000 décès par an en France et sont directement responsables de la moitié de ces décès. Le diagnostic des BPCO est difficile et le nombre de cas réels sous-estimé. Ainsi, près de 3 millions de fumeurs seraient concernés. Pourtant, les épisodes de bronchite aiguë ne sont pas plus fréquents chez les fumeurs que chez les non-fumeurs. Mais la fumée de tabac contient des composantes irritantes qui provoquent l'inflammation des bronches et la paralysie des cils de la muqueuse.

Donnée 3 Le message suivant a été publié par le Comité national contre les maladies respiratoires : « Vous fumez, vous toussez, vous êtes essoufflé, vous avez souvent des bronchites : faites mesurer votre souffle, parlez-en à votre médecin. »

Activité 3 — Étude d'un cas clinique d'emphysème

Vocabulaire

emphysème Maladie pulmonaire caractérisée par une augmentation de taille des espaces aériens pulmonaires, en rapport avec la destruction des parois alvéolaires

capacité vitale Volume maximum d'air mis en jeu lors d'une inspiration forcée suivie d'une expiration forcée

murmure vésiculaire Bruit doux obtenu par auscultation, lié à la variation de volume des alvéoles

examens paracliniques Études et analyses complémentaires de l'examen clinique qui se déroule au cabinet médical

Donnée 1 M. X, 57 ans, se décide enfin à consulter son médecin traitant en raison d'une dyspnée devenue permanente. Il parvient au cabinet très fatigué, en sueur, et bien qu'assis il tarde à retrouver une fréquence respiratoire normale.

L'interrogatoire de ce patient en surpoids retrouve un tabagisme débuté à 16 ans, et une longue histoire négligée de toux et d'expectorations. L'inspection met en évidence une cyanose des lèvres (qui disparaît après quelques secondes de repos), une dyspnée et une expiration prolongée, lèvres pincées, un thorax en tonneau.

L'examen clinique objective une tachycardie, des râles bronchiques dans les deux champs pulmonaires, une baisse du murmure vésiculaire. L'omnipraticien confie le patient à une consœur pneumologue, qui fait pratiquer :

Vocabulaire

sémiologie clinique Science des signes ; il y a trois catégories de signes cliniques :
- les **signes généraux**, qui ne concernent pas l'appareil atteint, par exemple la fièvre ;
- les **signes fonctionnels**, qui sont enregistrés lors de l'entretien et concernent l'appareil atteint, par exemple une douleur abdominale ;
- les **signes physiques** recueillis lors de l'examen, qui sont objectifs, par exemple une hypertrophie du foie

Questions

1 M. X souffre d'emphysème. À partir de la description de ce cas clinique, identifier et classer les signes cliniques de la maladie.

2 Le premier diagnostic est confirmé, notamment grâce au scanner (▶ *figure 4*). Expliquer la gravité des symptômes de la maladie et les résultats des examens paracliniques de M. X.

- une gazométrie artérielle, qui révèle une hypoxie et une hypercapnie ;
- des épreuves fonctionnelles respiratoires, qui objectivent une baisse de capacité vitale ;
- un scanner.

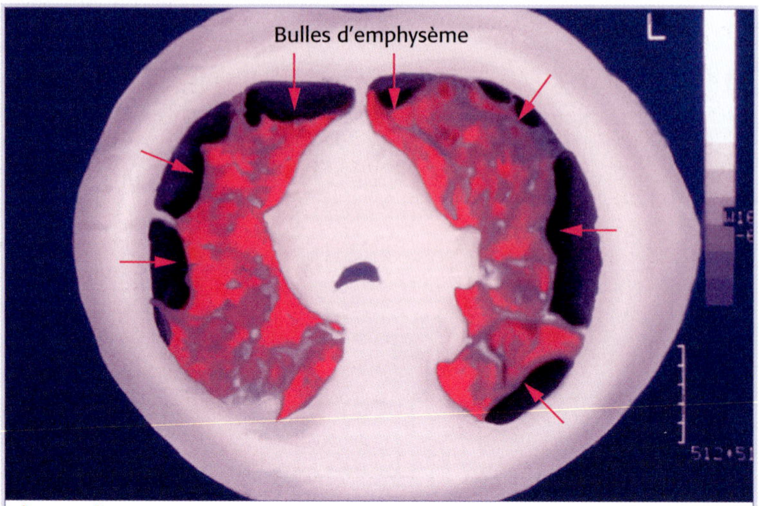

figure 4 **Scanner de poumons atteints d'emphysème**

Activité 4

L'asthme

Vocabulaire

allergène Antigène responsable d'allergie

VEMS Volume expiratoire maximal par seconde : maximum d'air expiré sur une durée d'une seconde

CVF Capacité vitale forcée : volume maximum d'air expulsé au cours d'une expiration effectuée le plus rapidement et le plus complètement possible en partant de la position d'une inspiration forcée (équivalent de la capacité vitale).

indice de Tiffeneau Rapport VEMS / CVF, exprimé en pourcentage. Sa valeur normale est de 80%.

Questions

1 Traduire les mots soulignés de la donnée 1 en langage médical et les mots en gras en langage courant.

2 À partir de la description de ce cas, identifier et classer les signes cliniques d'une crise d'asthme grave.

3 À partir des données de la médecine du travail, identifier la cause principale de l'asthme. Expliquer sa forte prévalence chez les boulangers et les pâtissiers.

Donnée 1 Un adolescent, apprenti boulanger depuis quelques semaines, présente des troubles respiratoires au cours de sa journée de travail. Il arrive au cabinet médical <u>très fatigué</u> et éprouve le besoin de s'asseoir, en position penchée en avant. Il présente des grosses <u>difficultés à respirer</u>, sa <u>respiration est ralentie</u> et sifflante, ses <u>lèvres prennent une teinte bleutée</u>. Bien que s'exprimant difficilement, il signale ressentir une oppression au niveau du thorax, et de l'angoisse.

Le médecin note une distension thoracique, l'auscultation révèle des **râles sibilants** et une **tachycardie**. Il réalise un test de mesure transcutanée de saturation du sang artériel au niveau du doigt, ce qui lui permet d'évaluer l'**hypoxémie** du patient.

Compte tenu des signes cliniques, il fait hospitaliser le jeune homme pour traitement d'une grave crise d'asthme.

Donnée 2 L'asthme est une maladie professionnelle fréquente chez les boulangers et les pâtissiers ; selon les enquêtes, entre 5 et 24 % des membres de cette corporation en sont atteints.

Une fiche d'information, éditée par la médecine du travail, mentionne : « L'exposition au risque est plus forte dans les boulangeries artisanales mal ventilées que dans les boulangeries industrielles modernes. La recherche des allergènes dans l'atmosphère de la boulangerie permet de prévoir le risque professionnel. Après la farine de blé, la farine de soja est la plus souvent en cause. Les sensibilisations aux *Ephestia* et autres

4 Analyser la courbe 1 et en déduire la valeur du VEMS ainsi que la capacité vitale forcée du sujet. Calculer l'indice de Tiffeneau et indiquer son intérêt.

5 Analyser la courbe 2 et déterminer les paramètres VEMS, CVF et indice de Tiffeneau au moment de la crise d'asthme.

6 Après traitement par un médicament bronchodilatateur, la respiration sifflante de l'asthmatique redevient silencieuse. L'enregistrement spirométrique retrouve alors l'allure de la courbe 1. Que peut-on en déduire ?

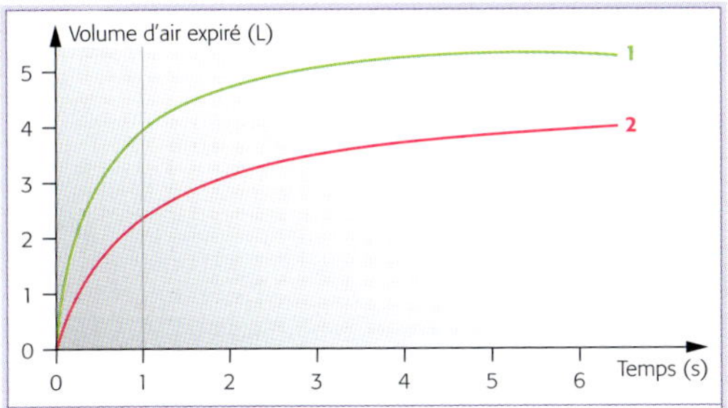

figure 5 **Enregistrements spirométriques (courbe volume/temps)**

arthropodes parasites des farines sont fréquentes. Le souhait des consommateurs de variété de pains a amené de nouvelles sensibilisations pour des allergènes inattendus comme le lupin, le sésame, le pavot et même le blanc d'œuf... Parmi les additifs les plus utilisés, la xylanase et la cellulase peuvent donner d'authentiques sensibilisations. »

Donnée 3 Quelques jours après sa grave crise d'asthme, l'adolescent est soumis à des épreuves fonctionnelles respiratoires. On lui demande de souffler dans un spiromètre.

Après une inspiration forcée, il chasse l'air de ses poumons le plus rapidement et le plus complètement possible en soufflant dans l'embout buccal de l'appareil. Les courbes 1 et 2 correspondent à des enregistrements spirométriques réalisés à des moments différents.

- La courbe 1 est réalisée lorsque la respiration est parfaitement normale.
- La courbe 2 est réalisée au moment d'une crise d'asthme.

Activité 5

La mucoviscidose

Donnée 1 La mucoviscidose, appelée « fibrose kystique du pancréas » par les anglo-saxons, est caractérisée par la production de mucus très visqueux. Elle se manifeste par des troubles respiratoires, digestifs et reproducteurs.

En France, un test de dépistage de la mucoviscidose est systématiquement réalisé chez les nouveau-nés à la maternité depuis 2002. L'incidence de la maladie est d'environ 200 cas par an. En moyenne, 1 nouveau-né sur 4 500 est atteint de mucoviscidose, mais avec des variations de 1 pour 2 500 en Bretagne à 1 pour 10 000 dans le sud de la France.

Donnée 2 Les signes majeurs concernent l'appareil respiratoire. On observe une toux chronique et des bronchites infectieuses récidivantes, parfois asthmatiformes. Les traitements sont lourds, avec kinésithérapie quotidienne et antibiothérapie souvent massive ; ils visent essentiellement à empêcher les infections. La maladie évolue par poussées, avec des épisodes de suppurations bronchiques dues à des staphylocoques dorés et aux bacilles pyocyaniques (pus bleus). Le bacille pyocyanique est particulièrement craint car il s'installe durablement dans les bronches et devient résistant aux antibiotiques.

La fibrose pancréatique est presque systématique, en lien avec l'obstruction des canaux sécréteurs de la glande par du mucus. Elle provoque des diarrhées chroniques, avec des selles graisseuses et nauséabondes, et rend l'absorption intestinale déficiente. La fourniture aux patients d'extraits pancréatiques et de suppléments vitaminiques limite les problèmes digestifs.

Vocabulaire

incidence Nombre de nouveaux cas de maladie pour une population donnée et sur une période donnée.

Questions

1 Identifier les particularités de la mucoviscidose (épidémiologie et signes) par rapport aux maladies précédemment étudiées. Montrer qu'elles sont en accord avec une origine génétique.

2 Expliquer les principaux signes cliniques de la maladie et justifier les traitements utilisés.

Quelques pathologies respiratoires

Cours

Les pathologies respiratoires sont nombreuses et d'étiologie diverse : pathologies infectieuses (tuberculose pulmonaire, bronchites et pneumopathies infectieuses aiguës), pathologies pleurales, pathologies des voies aériennes (asthme, bronchites chroniques, mucoviscidose), du parenchyme (emphysèmes, pneumoconioses), cancers broncho-pulmonaires, insuffisances respiratoires (aiguës et chroniques), tabagisme... Certaines sont plutôt d'origine environnementale, d'autres sont spécifiquement génétiques ou immunologiques.

L'imagerie diagnostique des pathologies respiratoires

Lorsqu'un médecin est confronté à un patient souffrant d'une pathologie respiratoire, il commence par une étude clinique : un interrogatoire renseignant sur l'historique des troubles, les antécédents du malade, et un examen physique. L'étude clinique recense trois catégories de signes : les signes généraux (fièvre, perte de poids, asthénie...), les signes fonctionnels (toux, dyspnée, expectorations, hémoptysie, douleurs thoraciques, cyanose...) et les signes physiques recueillis au cours de l'auscultation, de la palpation et de la percussion du malade.

Un certain nombre de signes cliniques orientent le diagnostic et le choix des examens complémentaires ou examens paracliniques. Ces derniers comportent :

– les examens radiographiques, comme la radiographie du thorax, la fibroscopie, la scanographie thoracique ;
– la mesure spirométrique des débits et volumes, l'épreuve d'effort ;
– les gaz du sang, l'ionogramme sanguin, la NFS ;
– les examens microbiologiques et sérologiques.

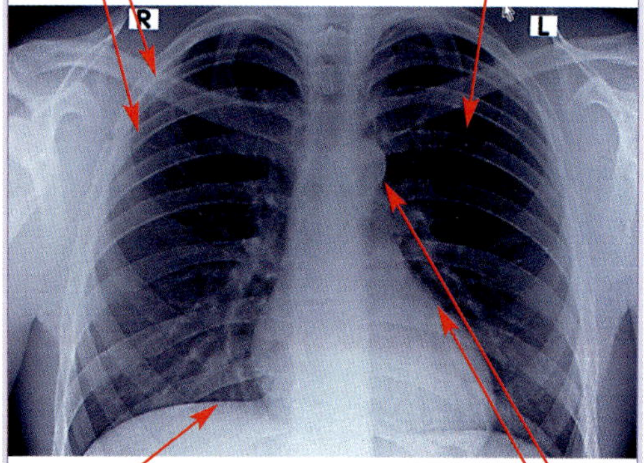

figure 6 **Radiographie du thorax de face**

1. La radiographie classique

Lors d'une radiographie, les rayons X traversent les tissus avant d'impressionner un film photographique. Ils sont d'autant plus retenus par les tissus que ces derniers sont denses et comportent des éléments lourds. L'ordre décroissant d'absorption des constituants tissulaires est : cristal osseux, eau, graisse, air.

L'absorption du rayonnement dépend aussi des rayons X. Le radiologue utilise un rayonnement haute tension pour les radios thoraciques, il est très pénétrant et peu absorbé par l'os.

Le cliché thoracique standard est un document indispensable à tout bilan pneumologique. Il comporte généralement deux vues, de face et de profil.

Les pathologies respiratoires se traduisent par une image altérée des zones de clarté pulmonaires. Par exemple, figure 7, l'opacité affectant le lobe pulmonaire traduit la présence d'eau liée à l'inflammation due à l'envahissement du parenchyme pulmonaire par des bactéries. La radiographie est utile pour le diagnostic de la plupart des pathologies pulmonaires : infections, tumeurs, pneumoconioses, troubles d'origine vasculaire ou atteintes du parenchyme.

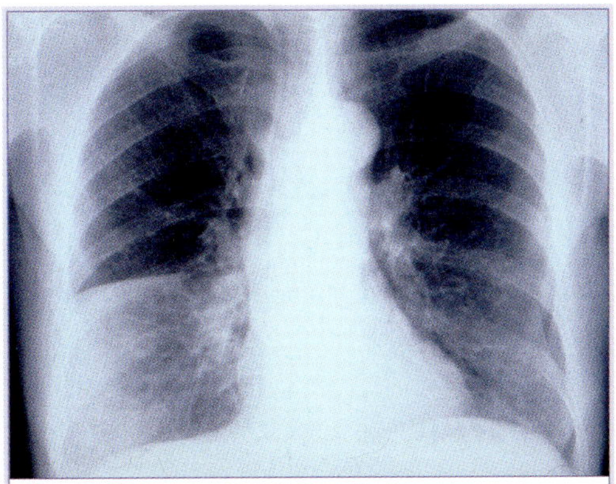

figure 7 **Pneumonie lobaire aiguë**

2. Les autres méthodes d'exploration

La scanographie associe des rayons X traversant les organes dans des plans parallèles successifs, des capteurs numériques en remplacement du film photographique et un ordinateur, pour les images. On peut ainsi visualiser une série de coupes transversales fines du thorax, l'intervalle entre les coupes étant de l'ordre du centimètre. Le traitement des images numériques permet de gommer les absorptions parasites (os de la cage thoracique par exemple), de coloriser les images. Une reconstitution en 3D des images est également possible. Les images de scanner sont souvent utilisées pour obtenir des précisions après une exploration radiographique.

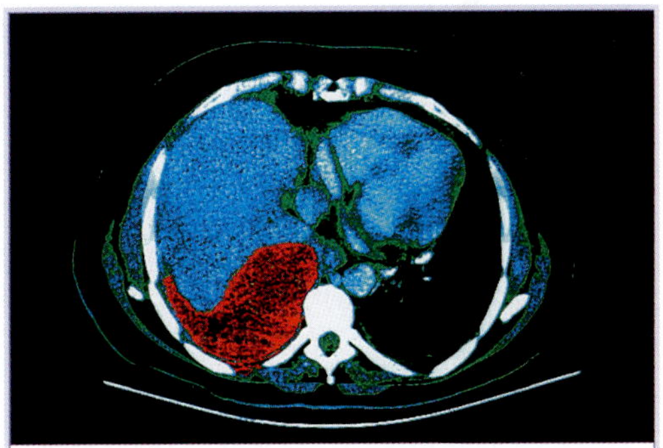

figure 8 **Épanchement pleural scanner**

La fibroscopie permet de visualiser la lumière des bronches, elle est généralement réalisée sous anesthésie locale. Le bronchoscope comporte une fibre souple, dont la tête est munie d'une caméra avec un système d'éclairage. Il peut être équipé pour réaliser des prélèvements et des opérations de petite chirurgie ou un lavage broncho-alvéolaire.

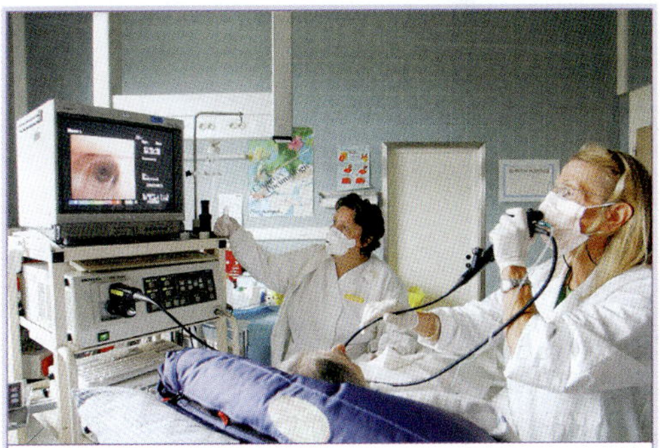

figure 9 **Examen bronchoscopique**

Pathologies liées à la qualité de l'air

1. L'asbestose

L'asbestose est une maladie des travailleurs de l'amiante. Elle fait partie des pneumoconioses, maladies professionnelles dues à l'inhalation de quantités importantes de poussières, au même titre que la silicose (poussières de silice). Son incidence est en régression en France (219 nouveaux cas en 1999).

L'asbestose est causée par l'inhalation massive et prolongée de fibres d'amiante. Les fibres fines (diamètre inférieur à 1 µm) et longues sont les plus nocives. Lorsqu'elles atteignent les alvéoles pulmonaires, les macrophages les phagocytent, mais ne les dégradent pas.

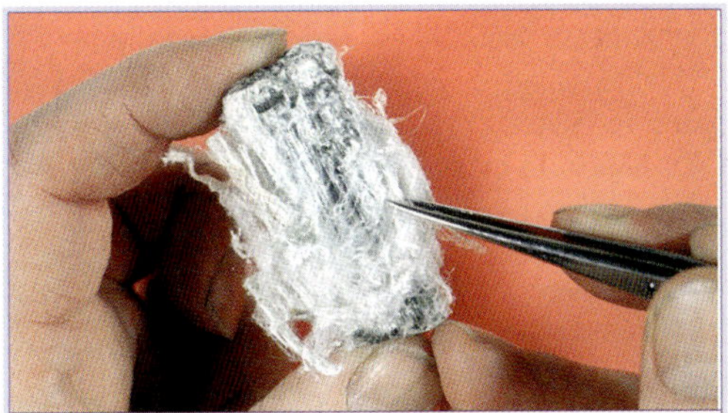

figure 10 **Fibres d'amiante**

L'accumulation de fibres d'amiante induit une fibrose pulmonaire progressive. Les parois des bronchioles et des alvéoles s'épaississent et le tissu conjonctif perd de son élasticité. Certaines fibres migrent vers la plèvre (formation de plaques pleurales). L'examen radiologique ou le scanner thoracique permettent de détecter les lésions (▶ *figure 3*).

Les signes cliniques sont d'abord discrets, la maladie n'est découverte qu'après plusieurs dizaines d'années. Il s'agit de toux et de dyspnée d'effort, l'auscultation peut révéler des râles crépitants (analogie avec le bruit des pas sur la neige). Les troubles s'aggravent progressivement et tendent vers l'insuffisance respiratoire. Ces troubles sont irréversibles, et l'asbestose constitue un facteur favorisant les cancers broncho-pulmonaires, surtout en cas de tabagisme.

2. Les bronchites

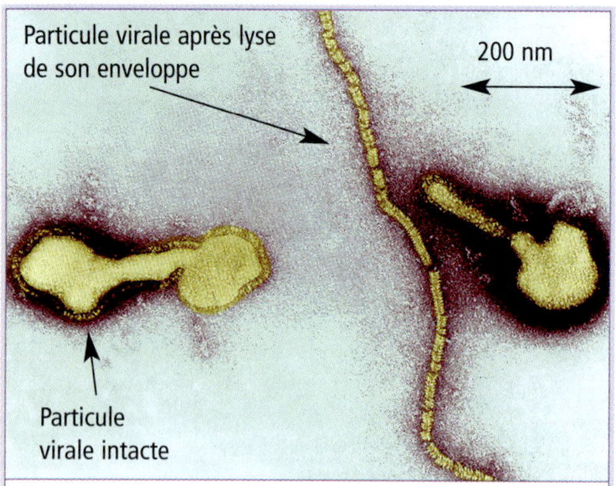

figure 11 **Virus parainfluenzae en MET, un des virus responsable des bronchites**

La bronchite aiguë est une inflammation de la trachée et des bronches. Elle est généralement causée par un virus et survient en petites épidémies, le plus souvent en période froide. La bronchite est souvent précédée par un rhume (rhinite), dont on dit parfois qu'il « tombe sur les bronches ».

Le malade bronchiteux présente :
– des signes généraux : fièvre supérieure à 38 °C, myalgies, céphalées ;
– des signes fonctionnels : toux, d'abord sèche et quinteuse, douleurs thoraciques et dyspnée. La toux peut devenir grasse, avec des expectorations séro-muqueuses et parfois purulentes, mais pas d'hémoptysie.

Les virus de la bronchite agressent les cellules épithéliales de la trachée et des bronches, et déclenchent une réaction inflammatoire, responsable des douleurs et de la fièvre. Les cils de la muqueuse sont détruits ou paralysés, d'où l'encombrement des bronches et la toux. Il n'y a pas de traitement, la maladie évolue favorablement en une dizaine de jours, mais la toux peut persister bien plus longtemps.

La bronchite peut se compliquer d'une surinfection bactérienne. Les bactéries trouvent un terrain favorable à leur développement dans le mucus stationnant au contact de l'épithélium lésé.

▶ Le virus respiratoire syncitial (VRS), proche du virus parainfluenzae, est responsable de la bronchiolite, qui atteint près de 500 000 enfants tous les ans en France, principalement des nourrissons de 2 à 8 mois. La maladie présente des analogies avec la bronchite (épidémie hivernale, guérison spontanée…). Toutefois l'obstruction des bronchioles peut entraîner une dyspnée grave chez le nourrisson et exiger un traitement d'urgence (oxygénothérapie). La kinésithérapie est utilisée pour désobstruer les voies respiratoires.

Le médecin diagnostique une bronchite chronique lorsque les symptômes de la bronchite se manifestent au moins trois mois par an depuis plus de deux ans. L'inflammation bronchique persistante n'est généralement pas d'origine infectieuse, dans neuf cas sur dix elle est liée au tabagisme.

Le diagnostic de la maladie est bien souvent tardif, la toux étant considérée comme normale chez un gros fumeur. L'inflammation chronique des bronches provoque leur rétrécissement progressif, en grande partie irréversible, d'où la dyspnée persistante. L'arrêt du tabagisme est le seul remède valable, sinon la maladie s'aggrave. Environ 15 % des bronchites chroniques évoluent vers l'emphysème.

3. L'emphysème

L'emphysème est une pneumopathie irréversible affectant le parenchyme pulmonaire. Suite à une perte d'élasticité du tissu conjonctif, les alvéoles et les bronchioles respiratoires sont détruites et donnent naissance à de grandes cavités emplies d'air (▶ *figure 12*). Des bulles macroscopiques peuvent se former dans les poumons (▶ *figure 4*). Dans tous les cas, il y a diminution des surfaces d'échanges pulmonaires.

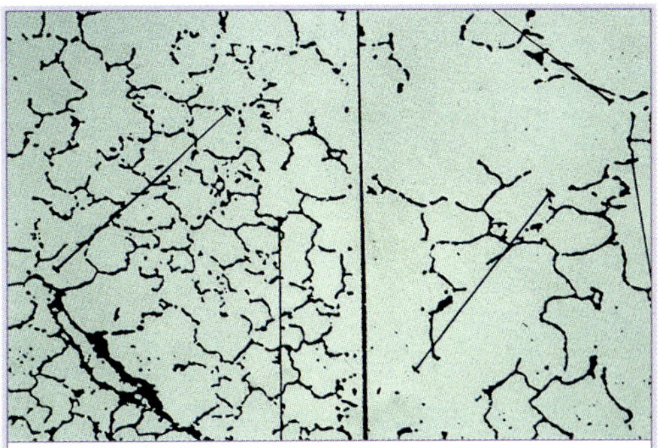

figure 12 **Parenchyme pulmonaire (M.O. × 50 env.)**

▶ Les segments visibles sur les documents correspondent à des repères utilisés pour évaluer le diamètre moyen des alvéoles.

L'emphysème peut être d'origine génétique, mais c'est rare. Autrefois, c'est l'atmosphère enfumée des habitations chauffées au bois qui causait l'emphysème, actuellement c'est le tabagisme. Les lésions pulmonaires apparaissent suite à une bronchite chronique négligée ou à une broncho-pneumonie chronique obstructive (BPCO) ayant évolué sur plusieurs dizaines d'années.

La dyspnée est le principal symptôme de la maladie, elle est accentuée par l'effort et engendre de l'asthénie. La respiration du malade est superficielle, sinon il doit prolonger son expiration pour vider ses poumons. Les efforts respiratoires engendrent une déformation de la cage thoracique (en forme de tonneau). L'hypoxie résultant de l'emphysème peut engendrer des signes de cyanose et la tachycardie.

4. L'asthme

L'asthme est une maladie inflammatoire chronique des bronches qui se manifeste par crises récurrentes de dyspnée sifflante. Les bronches, au diamètre réduit, sont encombrées de sécrétions et opposent une forte résistance au passage de l'air, d'où la respiration sifflante et les efforts importants pour respirer. La distension thoracique est permanente, et les bronches deviennent visibles sur la radiographie (▶ *figure 13*).

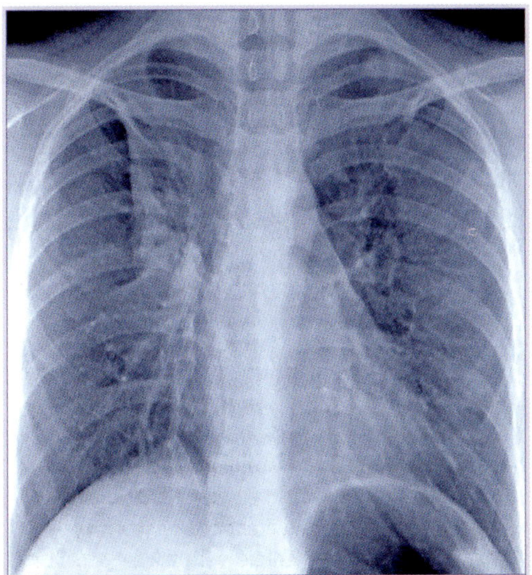

figure 13 **Radiographie – crise d'asthme**

En France, il y a entre 3 et 4 millions d'asthmatiques. L'asthme se déclare souvent chez le jeune et disparaît avant l'âge adulte. Par contre, les formes graves d'asthme chez l'adolescent risquent de persister, et l'asthme peut devenir chronique.

Les signes cliniques de la crise d'asthme simple comportent : toux sèche puis dyspnée avec sifflements évoluant vers une toux grasse avec expectorations. Le malade, en état de bradypnée, ressent une oppression thoracique. La crise survient plus fréquemment de nuit, sa durée varie de quelques heures à plusieurs jours. L'utilisation précoce de médicaments broncho-dilatateurs arrête son évolution.

En cas de crise sévère, le malade respire difficilement, il est gêné pour parler, sa fréquence respiratoire et son rythme cardiaque sont accélérés. Le déficit de ventilation pulmonaire engendre une hypoxémie avec acidose.

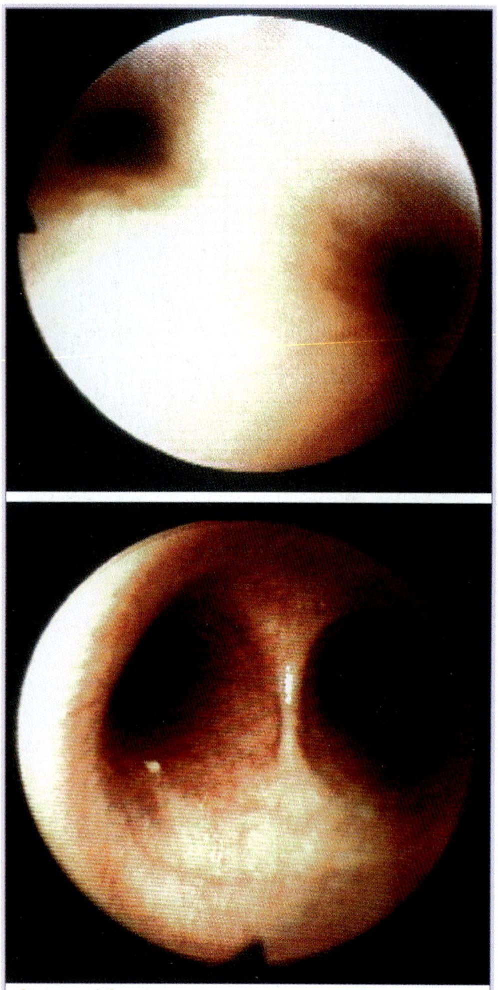

figure 14 **Endoscopie – crise d'asthme en haut, bronches normales en bas**

L'inflammation des bronches (▶ *figure 14*) se traduit d'abord par la contraction des fibres de Reissessen de leur paroi (▶ *chapitre 1, figure 16*), d'où la réduction de leur diamètre. Les médicaments broncho-dilatateurs, utilisés en aérosol, permettent de relaxer ces muscles. Par la suite apparaît un œdème inflammatoire, avec hypersécrétion de la muqueuse, provoquant l'obstruction bronchique et déclenchant une toux grasse. On le traite par des anti-inflammatoires stéroïdiens.

La spirométrie permet d'évaluer l'importance de l'obstruction bronchique. On détermine le VEMS (volume expiratoire maximum par seconde). Ce volume d'air expiré durant la première seconde d'une expiration forcée doit correspondre à environ 80 % de la capacité vitale forcée (CVF). Chez l'asthmatique, le VEMS est réduit d'au moins 20 %. Après administration d'un médicament broncho-dilatateur, sa valeur tend vers la normale.

La plupart des asthmes ont une origine allergique, mais les causes précises ne sont pas obligatoirement connues. Il existe des facteurs génétiques prédisposants et des familles d'asthmatiques. La qualité de l'air inhalé intervient dans la sensibilisation et le déclenchement des crises. Les bronches peuvent réagir à de nombreuses substances :

– des pneumo-allergènes : pollens, moisissures, acariens (poussières de maison contenant leurs déjections), poils de chat (protéines de la salive du chat), etc. ;
– des substances irritantes présentes dans la fumée de cigarette ou des polluants de l'atmosphère (particules fines émises par les diesels, ozone, oxydes d'azote et de soufre...).

Les crises d'asthme peuvent aussi être déclenchées par une infection respiratoire, par de l'air froid, par l'exercice physique, mais également par des facteurs psychologiques.

On explique mal l'augmentation de l'incidence de l'asthme durant les trente dernières années. Elle est liée au mode de vie occidental. On peut évoquer la qualité de l'air avec le confinement des habitations, la pollution automobile, mais aussi l'alimentation, etc.

La prévention passe par l'éviction des agents sensibilisants et se traduit principalement par des mesures au niveau des habitations. Une bonne connaissance de sa maladie permet au malade de prévenir les crises en utilisant des médicaments.

Pathologies liées à des facteurs génétiques : la mucoviscidose

La mucoviscidose est une maladie génétique caractérisée par la production d'un mucus très visqueux. C'est la maladie génétique la plus fréquente en France, elle concerne environ 5 000 patients, et 200 nouveaux malades naissent tous les ans. Environ une personne sur trente est porteuse du gène de la maladie, sans être malade. Quand les deux parents sont porteurs, un quart de leur descendance est malade. Il y a des formes plus ou moins sévères de la maladie, mais toutes résultent de la déficience d'une protéine membranaire, un canal chlorures.

Plusieurs appareils peuvent être atteints, et les effets de la maladie varient selon les malades.

Les manifestations respiratoires sont systématiques. Le mucus, épais car insuffisamment hydraté, ne peut être mis en mouvement par les cils. Il en résulte une toux chronique et des infections bronchiques à répétition. Certaines bactéries colonisent progressivement les poumons (▶ *figures 15 et 16*). Les staphylocoques dorés et les bacilles pyocyaniques sont particulièrement redoutés car ils sont sélectionnés par les traitements antibiotiques et deviennent multirésistants. Le bacille pyocyanique sécrète des substances muqueuses qui constituent une gangue protectrice vis-à-vis des défenses naturelles et des traitements. La colonisation bactérienne détruit le parenchyme pulmonaire et provoque une insuffisance respiratoire. La survie dépend alors d'une greffe cœur-poumons.

Les manifestations digestives sont très fréquentes. Les troubles les plus importants se situent au niveau du pancréas et du foie, en lien avec l'obstruction de canaux sécréteurs par le mucus. La digestion en est affectée, le transit digestif également (diarrhées).

La maladie passe souvent inaperçue à la naissance et au cours des premiers mois ; les symptômes sont d'abord digestifs (diarrhées, retard de croissance). Les manifestations respiratoires sont peu spécifiques et apparaissent plus ou moins précocement. Depuis 2002, un dépistage systématique est réalisé à la naissance par un test sanguin assez peu spécifique ; une recherche du gène muté est réalisée lorsqu'il est positif. On peut également diagnostiquer la maladie par dosage des chlorures dans la sueur. Un diagnostic prénatal est parfois réalisé dans le cas de familles à risque.

Il n'y a pas de traitement curatif de la maladie, et les essais de thérapie génique n'ont pas encore donné de résultats. Le traitement symptomatique est lourd, avec une kinésithérapie durant 3 heures par jour en moyenne. Bien mené, il est efficace pour retarder les infections. L'antibiothérapie est fréquente et massive. Une ration alimentaire hyper-énergétique, associée à la prise d'enzymes pancréatiques permet d'assurer une croissance normale chez le jeune.

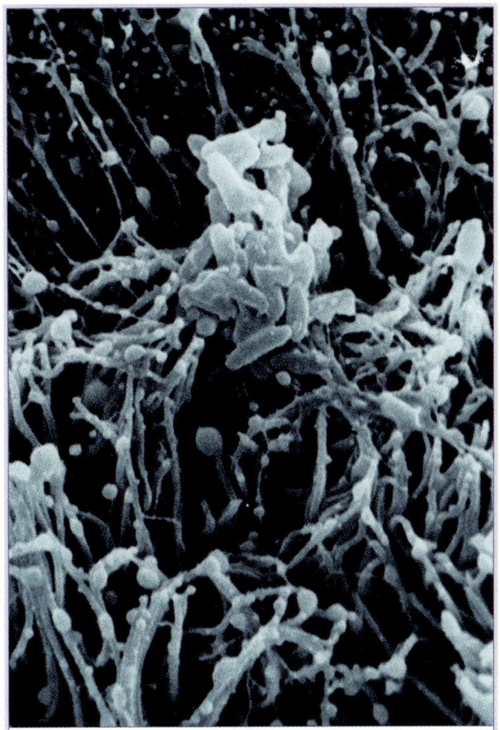

figure 15 **Mucus bronchique épais colorisé par des bacilles pyocyaniques (MEB × 2 000 env.)**

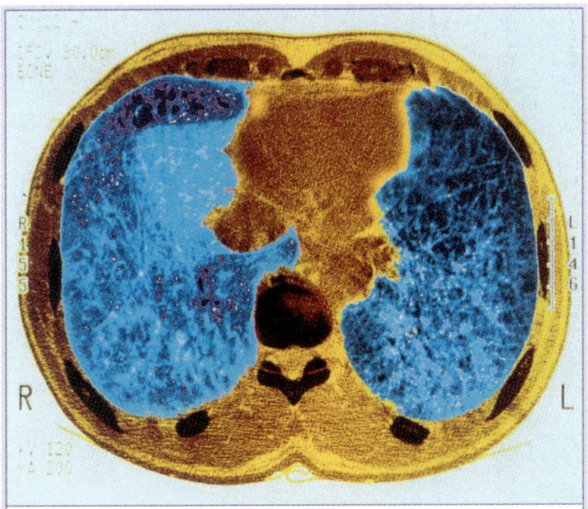

▶ Les opacités disséminées dans les 2 poumons correspondent à de multiples sites d'infections bronchiques.

figure 16 **Scanner thoracique d'un patient atteint de mucoviscidose**

Le tabagisme

Activités

Introduction aux activités

Les activités sur le tabagisme visent à analyser la fumée de tabac et à découvrir sa dangerosité dans le but de comprendre l'apparition de nombreuses pathologies chez les fumeurs et dans leur entourage.

Activité 1

Tabagisme et fonction respiratoire

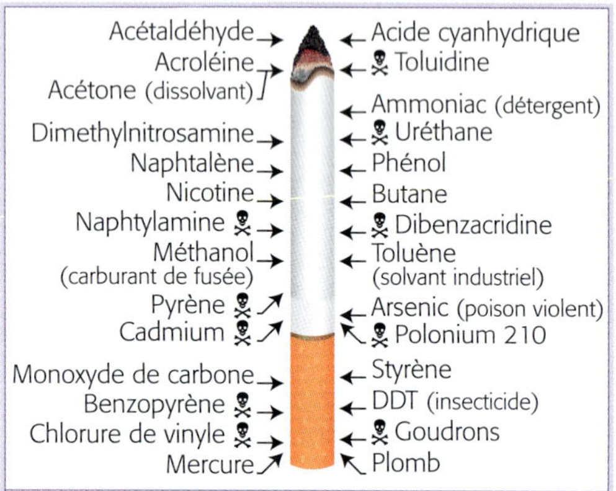

figure 1 **Attention : danger de mort**

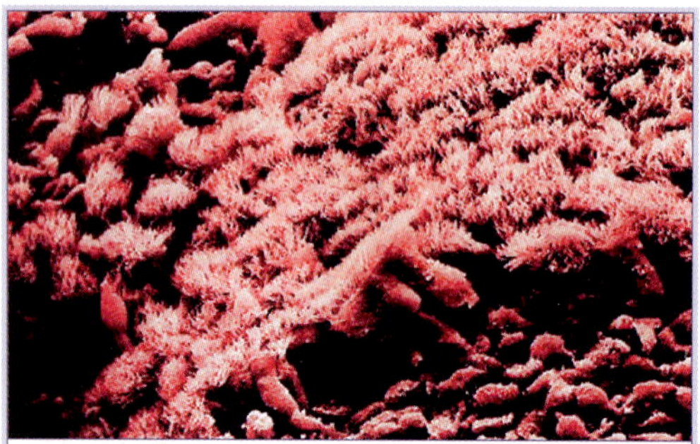

figure 2 **Épithélium bronchique (MEB) d'un fumeur**

Donnée 1 La figure 1 relève une trentaine des 2 550 substances toxiques, irritantes et cancérigènes émanant de la fumée de tabac.

Donnée 2 Les fumeurs sont souvent atteints de bronchite chronique (▶ *figure 2*).

Donnée 3 Lors d'une exploration fonctionnelle respiratoire, on enregistre, à l'aide d'un spiromètre, les mouvements respiratoires d'un sujet avant et après qu'il a fumé (▶ *figure 3*).

Donnée 4 Lors d'une gazométrie sanguine, on compare (▶ *tableau*), chez des sujets fumeurs et non fumeurs, le transport d'O_2 (oxémie) et de CO (oxycarbonémie) dans le sang. Ces gaz sont principalement transportés combinés à l'hémoglobine des hématies (▶ *chapitre 4*). La carboxyhémoglobine est l'hémoglobine ayant fixé une molécule de CO et son pourcentage reflète le degré d'intoxication tabagique. Les fumeurs présentent souvent une polyglobulie.

	mL d'O_2/L de sang	mL de CO/L de sang	% de carboxy-hémoglobine
Non-fumeurs	197	3	1 %
Fumeurs légers 1	193	7	5 %
Gros fumeurs 2	178	22	15 %

Fumeurs 1 en abstinence tabagique depuis 10 heures. Fumeurs 2 ayant fumé 4 cigarettes avant la mesure.

Donnée 5 Chaque année, à cause de chauffage mal réglé, on recense en France plus de 6 000 intoxications au CO et environ 300 décès. Si le % de CO dans l'air atteint 0,1 % pendant une heure, l'oxycarbonémie dépasse le seuil létal (66 %).

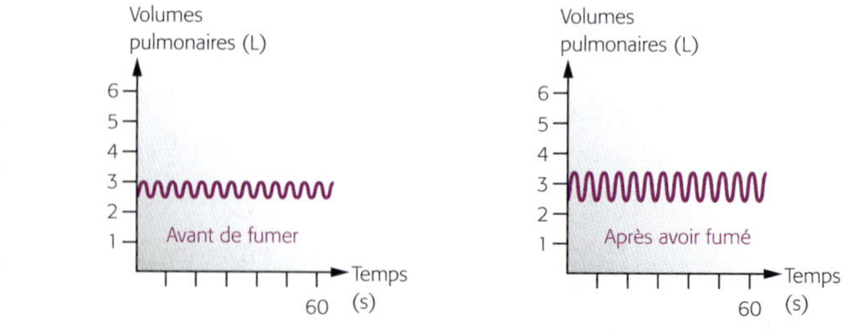

figure 3 **Spirogramme chez un fumeur**

Questions

❶ Observer la figure 2 et la comparer à la figure 4, chapitre 20, puis proposer une explication à la fréquence des bronchites chez le fumeur.

❷ Analyser les résultats du spirogramme d'un fumeur.

❸ Analyser les résultats de gazométrie et relier les données 4 et 5 en expliquant le rôle asphyxiant du CO.

❹ Déduire des analyses précédentes l'explication à l'observation suivante : « Lors d'un exercice physique, un fumeur est plus vite essoufflé qu'un non-fumeur. »

Activité 2 — Tabagisme actif et tabagisme passif : « Ne pas fumer tue aussi ! »

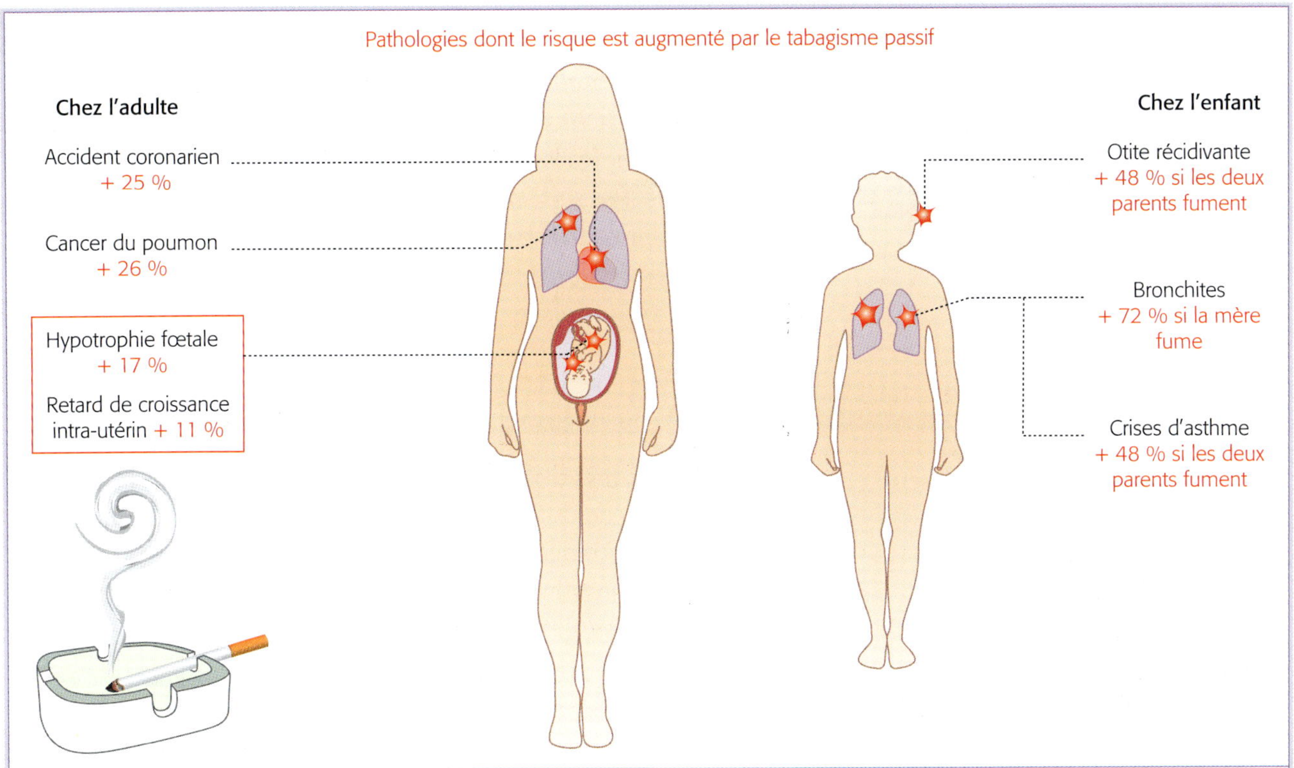

figure 4 **Les dangers du tabagisme passif**

En 2001, on estimait qu'environ 1,1 million de Français étaient exposés durant plus de 75 % de leur temps de travail au tabagisme passif. L'exposition au tabagisme passif au domicile équivaut à fumer environ 3 cigarettes par jour. En 2006, une fumeuse enceinte sur trois continue de fumer pendant sa grossesse. Le tabagisme passif serait responsable de 5000 décès chaque année en France.

Le tabagisme passif est une intoxication tabagique involontaire ou subie due à l'inhalation par un non-fumeur de fumée secondaire exhalée ou provenant d'un cendrier où la cigarette se consume toute seule. Cette fumée tabagique de l'environnement contient autant sinon plus de substances toxiques que la fumée primaire inhalée par les fumeurs (tabagisme actif).

Extrait de la convention cadre de l'OMS (fév. 2006)

« Il est clairement établi, sur des bases scientifiques, que l'exposition à la fumée du tabac entraîne la maladie, l'incapacité et la mort. Assurer une protection contre l'exposition à la fumée du tabac dans les lieux de travail intérieurs, les transports publics, les lieux publics intérieurs et d'autres lieux publics est indispensable.

Du point de vue de la santé publique, aucun niveau d'exposition à la fumée secondaire n'est sans danger, et des éléments concluants attestent que les solutions techniques* ne protègent pas contre l'exposition à la fumée du tabac. »

* Espaces non-fumeurs séparés d'espaces fumeurs.

Questions

1. Définir, à l'aide du cours, les termes toxicomanie, dépendance, tolérance, et préciser le terme tabacomanie.
2. À l'aide du cours et de la figure 4, associer les 4 principales substances contenues dans la fumée de tabac aux principales conséquences physiopathologiques et pathologiques de cette toxicomanie.
3. Pour aider les fumeurs à « décrocher du tabac », différents dispositifs permettent d'optimiser les chances de réussite du sevrage tabagique. Citer les formes et le principe d'aide au sevrage.
4. À l'aide des informations ci-contre, interpréter la justesse du slogan « Ne pas fumer tue aussi ! » évoquant les risques d'une vie en ambiance tabagique.
5. Préciser, à l'aide des données et du cours, les mesures protégeant les fumeurs et les non-fumeurs, et discuter de leur efficacité.

Le tabagisme

Cours

Le tabagisme est une toxicomanie licite par consommation régulière de tabac. L'OMS a classé la tabacomanie comme un trouble mental et comportemental dans sa classification internationale des maladies. L'intoxication tabagique est due à l'inhalation soit volontaire de fumée primaire par le fumeur (tabagisme actif), soit involontaire ou subie par l'entourage du fumeur (tabagisme passif) qui respire un air vicié par les fumées secondaires.

Épidémiologie et facteurs favorisants

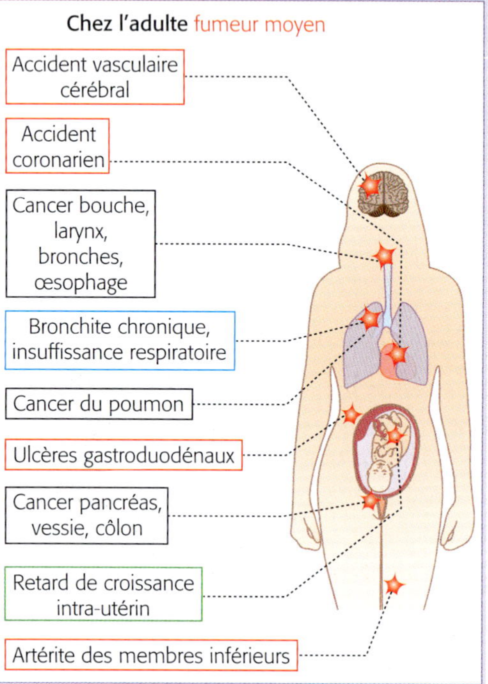

figure 5 **Pathologie du tabagisme**

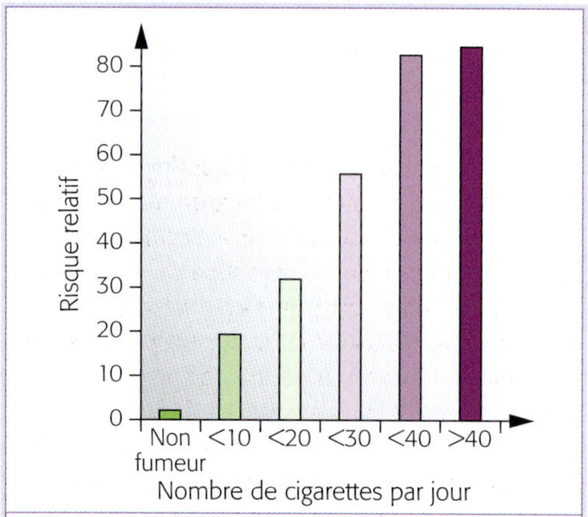

figure 6 **Tabagisme et risque relatif de cancer du poumon**

En 2010, un tiers de la population mondiale de plus de 15 ans fume (dont 47 % des hommes et 12 % des femmes), et 4 millions de personnes sont décédées du tabagisme. À l'horizon 2030, les projections donnent une mortalité tabagique mondiale de 10 millions par an.

En France, un tiers des adultes fument (consommation moyenne de 12 cigarettes par jour), les femmes fumant davantage qu'auparavant. Un jeune sur deux fume sa première cigarette à 15 ans. La pipe à eau ou chicha est une forme de consommation collective de tabac, très prisée des jeunes, qui expose le fumeur et son entourage aux mêmes risques de maladies que la cigarette, auxquels s'ajoutent d'éventuels risques infectieux liés aux contaminations de la pipe partagée.

La mortalité du tabagisme est de 66 000 décès annuels (perspective 2025 = 165 000 morts), dont 85 % surviennent après des emphysèmes, des cancers des poumons (▶ *figure 5*), du larynx, de la trachée, de l'œsophage, de la vessie…

L'espérance de vie des fumeurs est réduite de 7 à 15 ans selon la durée et l'intensité tabagique. On estime qu'au moins 5 000 décès sont imputables au tabagisme passif chaque année.

La gravité de l'intoxication tabagique dépend de l'âge de départ du tabagisme, de sa durée et selon que le sujet inhale ou non la fumée. Le tabagisme, souvent asymptomatique les premières années, provoque de nombreuses et graves maladies souvent mortelles.

Le tabagisme passif chez l'enfant aggrave les phénomènes allergiques, tels que l'asthme ou les bronchiolites. Chez la femme enceinte, le tabagisme augmente la prématurité, provoque une hypotrophie du nouveau-né (syndrome tabagique fœtal avec retard staturo-pondéral de 200 g en moyenne) et fragilise l'appareil respiratoire avec un risque accru d'apnées récidivantes et de mort subite du nourrisson.

Le tabac est une drogue très addictogène mais sans pouvoir d'intoxication aigu : un fumeur sur trois présente des signes de dépendance contre un buveur d'alcool sur six et un fumeur de cannabis sur quatorze, et l'on peut distinguer quatre étapes permettant d'analyser le passage de l'état de non-fumeur à celui de dépendant au tabac chez les adolescents : la mise sous influence (tabagisme parental, tabagisme culturel), l'essai et l'expérimentation (rite d'intégration, image d'indépendance, braver l'interdit), l'usage régulier (immaturité, autonomie financière, isolement, coût modéré au regard d'autres drogues).

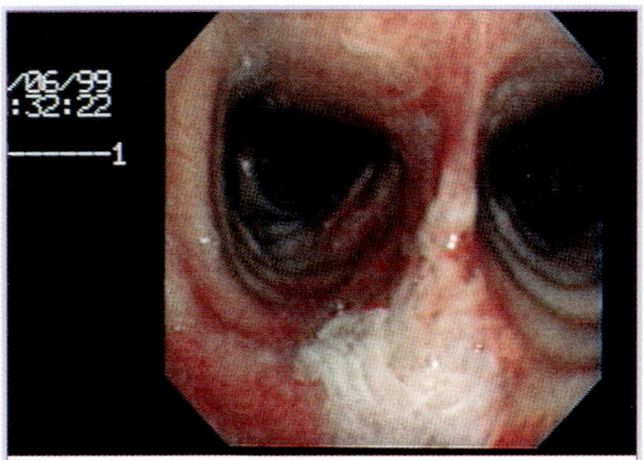

figure 7 **Patient tabagique présentant une inflammation de l'arbre bronchique**

La fumée du tabac et ses conséquences physiopathologiques et pathologiques

La fumée se dépose sur les muqueuses digestives et respiratoires comme la muqueuse bronchique et l'épithélium pulmonaire qui sont particulièrement vulnérables, notamment chez l'enfant ou l'adolescent. En cas d'inhalation de la fumée, mode le plus dangereux, la plupart des substances toxiques atteignent les poumons et une partie passe dans le sang avant d'être progressivement éliminée dans les urines. Le tabagisme produit donc des lésions des appareils digestif et urinaire (inflammations, nombreux cancers), et c'est un des principaux facteurs déclenchant les maladies cardio-vasculaires (athérosclérose, infarctus du myocarde, accident vasculaire cérébral).

Les substances ayant des conséquences physiopathologiques les plus caractéristiques sont : la nicotine, les goudrons et les irritants, le monoxyde de carbone.

1. La nicotine

La nicotine est ainsi retrouvée en quelques secondes dans le sang et le cerveau. Il s'agit d'une substance addictive stimulante du système nerveux qui provoque une dépendance physique et psychique en agissant notamment sur les régions cérébrales appelées « centres du plaisir » à neurones dopaminergiques. Lorsque l'on a fumé, la moitié de la nicotine absorbée est éliminée en une demi-heure et, lorsque le taux de nicotine baisse, le fumeur ressent de nouveau l'envie de fumer. Les neurones développent une tolérance à la nicotine par une moindre sensibilité des récepteurs neuronaux, ce qui oblige le fumeur dépendant et tolérant à refumer davantage pour atteindre le même degré de satisfaction. À forte dose, la nicotine a un effet psycholeptique ou dépresseur sur le système nerveux.

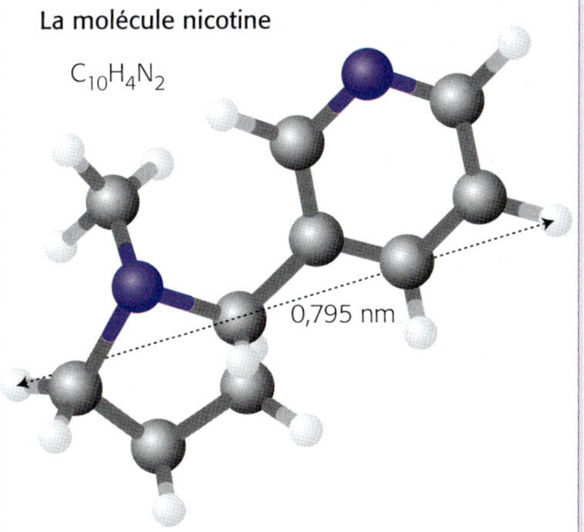

figure 8 **Représentation moléculaire de la nicotine**

▶ Lors d'une consultation de tabacologie, le médecin proposera un test de dépendance complété d'un dosage de l'oxycarbonémie, de la nicotinémie ou de la cotininurie (produit d'oxydation de la nicotine) qui permet d'apprécier le degré de dépendance tabagique et d'adapter le traitement par substitut nicotinique (timbres ou patchs, gommes à mâcher) visant à réduire progressivement le syndrome de manque (hyperphagie compulsive, angoisse, sudation, tremblement et nervosité). Il est difficile de se désintoxiquer seul (un fumeur sur cinq y parvient la première fois).

▶ **Conséquences pathologiques de la nicotine** : dépendance, ulcères, tachycardie, hypertension artérielle, athérosclérose, maladies cardio-vasculaire dont les artérites des membres inférieurs, claudication, ostéoporose.

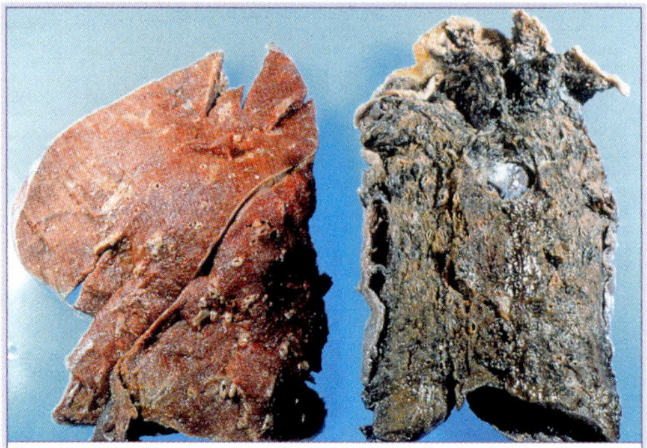

figure 9 **Poumon sain et poumon de fumeur**

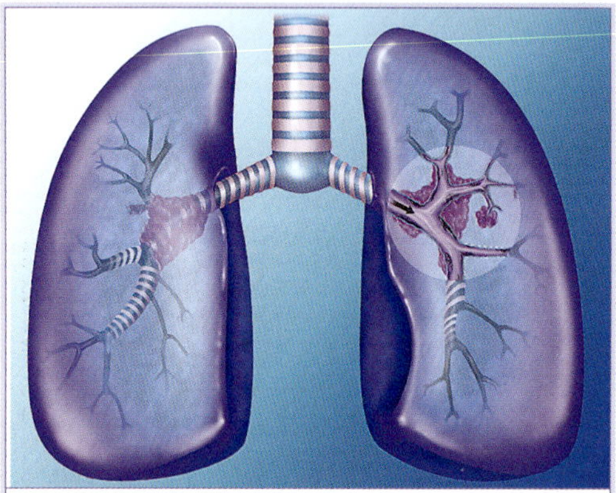

figure 10 **Cancer du poumon d'un fumeur (avec la présence de dépôts de goudron au niveau des bronches)**

▶ **Conséquences pathologiques des goudrons** : cancers de la bouche, du larynx, des poumons, de l'œsophage, de l'estomac, de la vessie, du côlon, du pancréas, hypovitaminose C.

▶ **Conséquences pathologiques des irritants** : bronchites chroniques, pneumonies, broncho pneumopathies chroniques obstructives, insuffisance respiratoire.

▶ **Conséquences pathologiques du CO** : ischémie et hypoxie myocardique, atteintes dégénératives cardiovasculaires : AVC, angine de poitrine et infarctus du myocarde.

La nicotine agit également sur de très nombreux organes : elle accélère les rythmes cardiaque et respiratoire et augmente la pression artérielle par une vasoconstriction artériolaire. Elle modifie le pH sanguin, perturbe la digestion, les sécrétions hormonales et celles de neurotransmetteurs, augmente la lipémie et l'adhésivité des plaquettes. Elle est responsable de la dangerosité de l'association pilule-tabac, qui provoque une ostéoporose précoce, des accidents vasculaires cérébraux (AVC), des infarctus du myocarde (IDM) chez des femmes de moins de trente ans.

2. Les goudrons (benzopyrène, nitrosamine)

Les goudrons sont des substances toxiques très nombreuses qui ne doivent pas dépasser 12 mg par cigarette. Ils sont responsables de la destruction des macrophages, qui diminue l'immunité locale alvéolaire. De plus, ces substances sont cancérigènes pour de nombreuses muqueuses aérodigestives et respiratoires, et elles provoquent une carence d'absorption en vitamine C. L'**hémoptysie** est un signe d'appel du cancer des poumons (▶ *figure 10*), l'**hématémèse** peut révéler un ulcère ou un cancer de l'estomac.

3. Les substances irritantes (acroléine)

Ces molécules s'accumulent sur l'épithélium bronchique cilié, qui subit de profondes transformations dégénératives (perte des cils, hypertrophie des cellules muqueuses, nécrose) entraînant une perte de la fonction d'épuration de l'air et induisant un risque élevé d'infections aiguës (pneumonies) ou chroniques (bronchites chroniques concernant 50 % des fumeurs). Ces substances sont également responsables de la toux, qui essaye de se substituer au travail des cils bronchiques, d'une dysphonie, d'une bronchoconstriction et d'une augmentation des allergies respiratoires. Les broncho-pneumopathies chroniques obstructives (BPCO) font diminuer le volume expiratoire maximum par seconde (VEMS) et la capacité vitale (CV).

4. Le monoxyde de carbone (CO)

Ce gaz inodore, asphyxiant, est issu de la combustion incomplète du tabac et il est présent à une concentration variant de 3 à 6 % dans la fumée de cigarette. L'**oxycarbonémie** ou concentration de CO dans le sang est exprimée en **mL %** ou mL de CO / 100 mL de sang et elle atteint 2,2 mL % chez un fumeur à 30 cigarettes par jour.

Le CO se fixe sur l'hémoglobine (carboxyhémoglobine ou HbCO) sur les mêmes sites (atomes de fer de l'hème) que ceux fixant l'O_2 et la compétition CO/O_2 est très défavorable à l'O_2 puisque le CO a une affinité 200 fois supérieure à celle de l'O_2 pour les atomes de fer. Plus l'oxycarbonémie croît, plus l'oxémie décroît, entraînant une **hypoxémie** et une **hypoxie** à l'effort se manifestant par des précordialgies. Le volume courant et la fréquence respiratoire augmentent pour compenser le manque de dioxygène.

48 heures d'abstinence tabagique sont nécessaires pour que la teneur en carboxyhémoglobine du sang retrouve la valeur habituellement observée chez les non-fumeurs (0,3 mL %). Le CO provoque une sténose ou rétrécissement artériel.

▶ Le code de l'Éducation et le plan gouvernemental de lutte contre les drogues illicites, le tabac et l'alcool (2004-2008) prévoit une éducation à la prévention des conduites addictives (tabac, alcool, cannabis, autres substances licites ou illicites). Des sites internet sont dédiés à la prévention tels celui de l'INPES (www.tabac-info-service.fr) et www.tabac.gouv.fr.

Préventions

1. Les mesures récentes de prévention primaire

Depuis février 2007, afin de protéger les fumeurs et les non-fumeurs, il est interdit de fumer dans tous les lieux accueillant du public (entreprises, établissements scolaires, établissements de santé, moyens de transport collectif) et depuis 2008 dans les cafés, discothèques, etc. La loi impose que l'ensemble des établissements scolaires (bâtiments ainsi que les espaces non couverts) soit non fumeurs.

Les taxes élevées sur les cigarettes visent à rendre dissuasif le prix des cigarettes. On observe qu'un infléchissement dans la politique d'augmentation des prix du tabac conjugué aux conséquences sociales de la crise économique est responsable d'une augmentation d'environ 2 % de la consommation tabagique en France en 2010.

Arsenic
benzène
acroléine
Nicotine
benzopyrène
acide cyanhydrique
phénols
CO_2
Goudrons
etc…

Bilan tabagique d'un fumeur moyen (1 paquet = 20 cigarettes/jour)				
Nombre de cigarettes	20	600	7 200	360 000
1	Jour	Mois	Année	50 ans
Nicotine 1,25 mg	25 mg	750 mg	9 g	450 g
Goudrons 12 mg	240 mg	7,2 g	216 g	10,8 kg
Coût en euros	5 €	150 €	1 800 €	90 000 €

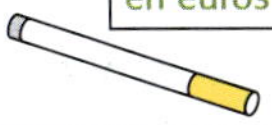

figure 11 **Bilan de l'intoxication tabagique chronique**

2. Prévention secondaire et sevrage tabagique

La motivation à l'arrêt du tabac n'étant que de 54 % entre 15 et 24 ans et de 62 % entre 25 et 75 ans, une information sur les bénéfices de l'arrêt est nécessaire. Dans la plupart des cas, l'arrêt de la tabacomanie entraîne, sauf processus cancéreux en cours, la réversibilité des symptômes et une amélioration des capacités cardio-respiratoires.

Quel que soit l'âge, il est donc bénéfique de cesser de fumer. Un médecin tabacologue estimera la dépendance du patient et pourra lui prescrire des substituts nicotiniques (qui diminuent par deux les échecs et la récidive), ainsi que des traitements alternatifs (acupuncture, thérapie de groupe).

▶ **Prévention : les grandes dates de la lutte contre le tabagisme**

La première loi contre le tabagisme (loi Veil 1976) et la loi Evin (1991) qui la renforce aboutirent à l'interdiction de toute publicité pour le tabac, à l'interdiction de fumer dans les lieux à usage collectif, à l'obligation d'affichage de messages sanitaires sur les paquets de cigarettes (« Fumer provoque des cancers et des maladies cardio-vasculaires, fumer nuit à votre entourage, fumer provoque des maladies mortelles »), à l'augmentation régulière du prix du tabac.

En 2002-2003, des descripteurs tabagiques mensongers tels que « light », « légers » sont interdits sur les paquets de cigarettes, dont la vente devient interdite aux mineurs de moins de 16 ans.

Physiologie de l'appareil respiratoire

Activités

Introduction aux activités

Les gaz respiratoires (O_2 et CO_2) sont de petites molécules qui diffusent aisément à travers les membranes biologiques situées entre l'air alvéolaire, le plasma, la lymphe interstitielle et le cytosol. La fonction respiratoire du sang apporte l'O_2 nécessaire à la respiration des cellules et évacue le CO_2 produit par le métabolisme cellulaire.

Activité 1 Localisation des zones d'échanges des gaz

Questions

1 Légender le schéma de la figure 1 en vous aidant des informations suivantes :
– la veine porte relie les organes digestifs au foie ;
– les veines sus-hépatiques et rénales s'abouchent dans la veine cave inférieure.

2 Comment reconnaître les deux types de zones d'échanges des gaz ?

3 Construire un schéma fléché, coloré, légendé, sur lequel seront schématisés :
– les 2 types d'organes d'échanges ;
– les 4 cavités cardiaques ;
– les principaux vaisseaux s'abouchant au cœur.

4 Définir le terme « hématose » et justifier la présence de sang hématosé dans les veines pulmonaires.

5 Sachant que les artères et les veines ont toujours une paroi constituée de plusieurs couches cellulaires, justifier la localisation des échanges aux structures de type 1 et 7 exclusivement.

6 Préciser la nature du mécanisme impliqué dans ces échanges.

7 À l'aide du cours, indiquer les caractéristiques des zones d'échanges permettant de les optimiser.

8 Analyser le tableau du cours page 36 :
– identifier les couples de compartiments entre lesquels se déroulent les échanges gazeux ;
– calculer, pour chaque gaz, les gradients de pression partielle de l'hématose et de la respiration cellulaire.

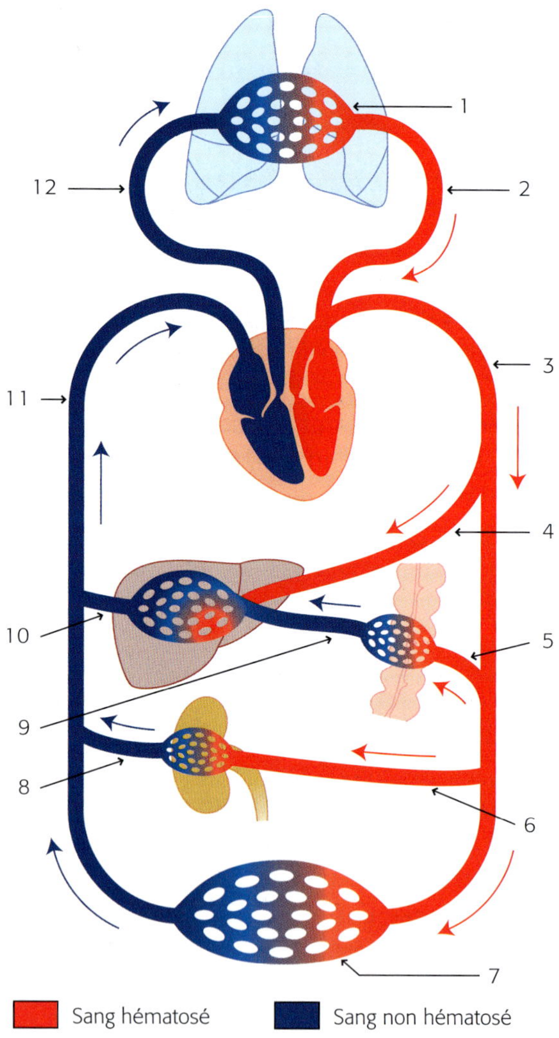

figure 1 **Schéma simplifié de la circulatin sanguine**

Activité 2

Prise en charge du dioxygène par l'hémoglobine

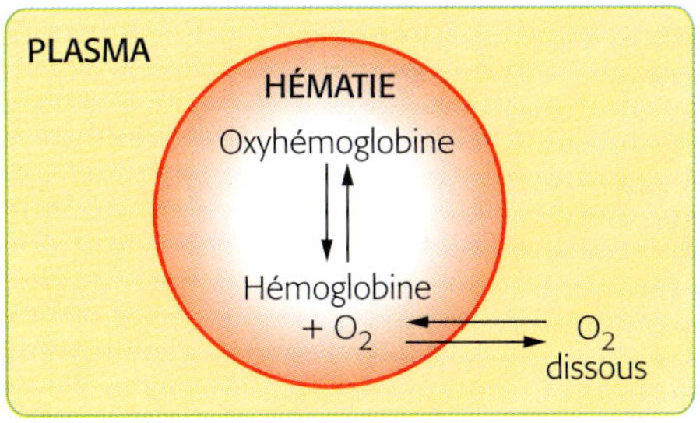

figure 2 **Formes de transport du dioxygène**

Un litre de sang contient en moyenne 203 mL d'O_2 ; ce volume de dioxygène est le pouvoir oxyphorique du sang. Le dioxygène sanguin est transporté sous deux formes : à l'état dissous et à l'état combiné à l'hémoglobine, sous forme d'oxyhémoglobine.

Donnée 1 Un patient, Monsieur Martial, souffre d'une carence d'absorption et présente les signes suivants : **hyposidérémie**, **anémie ferriprive**, **hypoxémie**, **pâleur**.

Donnée 2 La figure 3 est une représentation tridimensionnelle de la molécule d'hémoglobine calculée par ordinateur. Une molécule d'hémoglobine peut fixer de 1 à 4 molécules d'O_2 et être saturée respectivement à 25 %, 50 %, 75 % ou 100 %.

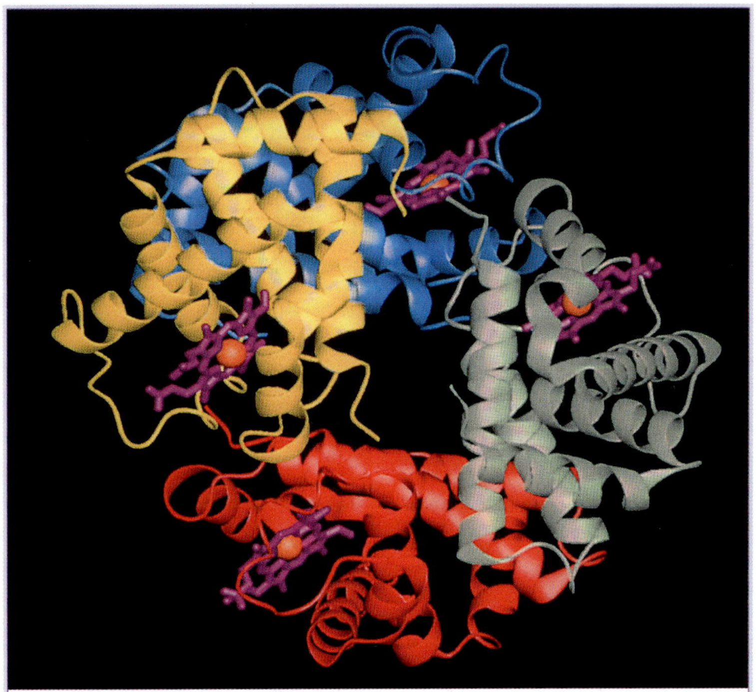

figure 3 **Modélisation de l'hémoglobine**

Questions

1. Rechercher la signification des signes cliniques de Monsieur Martial et proposer une relation logique liant la cause à ses effets.
2. Après avoir observé la figure 3, schématiser la molécule d'hémoglobine en précisant les différents éléments composant cette hétéroprotéine et les sites de fixation du dioxygène.
3. Écrire l'équation chimique de la fixation du dioxygène sur l'hémoglobine.
4. Déduire de l'ensemble des informations les pourcentages d'O_2 dissous et les pourcentages d'O_2 combinés à l'hémogobine.
5. À partir du tableau de la donnée 3, représenter graphiquement le volume de dioxygène transporté à l'état combiné à l'hémoglobine en fonction de la PO_2.
6. Déterminer graphiquement le volume de dioxygène combiné à l'hémoglobine dans le sang non hématosé (PO_2 = 5,3 kPa). En déduire le volume de dioxygène délivré aux tissus après l'apport d'O_2 assuré par le sang hématosé.

Donnée 3 Afin de déterminer quel paramètre physiologique principal peut faire varier le pouvoir oxyphorique du sang, on soumet des échantillons sanguins à différentes valeurs de pression partielle en dioxygène (PO_2) et, pour chaque valeur de PO_2, on mesure le volume de dioxygène fixé sur l'hémoglobine. Le tableau ci-dessous indique les résultats obtenus exprimés en mL d'O_2 par litre de sang.

VO_2 fixé sur l'hémoglobine en fonction de la PO_2

PO_2 (en kPa)	0	1,4	2,8	4,2	5,6	7,0	8,4	9,8	11,2	12,6	14,0
Volume d'O_2 combiné à l'hémoglobine (en mL par L de sang)	0	20	60	115	150	170	180	190	195	198	200

* (tableur-grapheur ou papier millimétré), échelle conseillée : en abscisse : 1 cm = 1 kPa ; en ordonnée : 1 cm = 10 mL d'O_2 par litre de sang.

Activité 3

L'hémoglobine : un modèle structure-fonction pour un transport d'O_2 adapté aux tissus

Questions

1 Après lecture de la donnée 1 et l'observation de la figure 4, répondre aux questions suivantes.
– Entre quelles valeurs varie le pourcentage de saturation de l'hémoglobine dans l'organisme ?
– Le pourcentage de saturation de l'hémoglobine est-il proportionnel à la PO_2 ?
– L'expression « sang veineux = sang pauvre en oxygène » est-elle conforme à la réalité ?

2 Soit un échantillon de 100 molécules d'hémoglobine soumis à une PO_2 de 8 kPa. Un élève affirme que 360 molécules d'O_2 ont saturé les 400 sites disponibles. Il précise que 40 molécules HbO_2 sont saturées à 75 % et 60 molécules à 100 %.
À l'aide de la donnée 2, expliquer son raisonnement et justifier ses résultats.

3 Les propriétés de la protéine hémoglobine lui confèrent dans le sang deux états structuraux. La transition structurale réversible entre ses deux états dépend de son environnement physico-chimique et de la pression partielle d'O_2.
Relier ces informations à celles de la donnée 3 et montrer l'existence d'une relation structure-fonction particulièrement efficace.

4 Les perfluorocarbones ne possèdent pas les « performances physiologiques » de l'hémoglobine.
Proposer une explication simple en réfléchissant à la nature chimique des différents transporteurs.
Les équipes de France font des stages en altitude. Ces entraînements ont pour but d'augmenter l'endurance des sportifs. En effet, malgré la baisse de PO_2 alvéolaire observée en altitude, on constate après quelques semaines une augmentation de l'hématocrite, une hyperhémoglobinémie et une polyglobulie. Un dosage hormonal montre une augmentation de la concentration de l'hormone rénale érythropoïétine (EPO).

5 Expliquer les modifications sanguines observées lors d'un séjour en altitude et leur conséquence sur l'oxémie et l'endurance.

6 Rechercher le lieu d'action et le rôle de l'EPO.

Donnée 1 La PO_2 du sang hématosé est en moyenne de **14 kPa**, et celle du sang non hématosé de **5,3 kPa**. La figure 4 montre la variation du pourcentage de saturation de l'hémoglobine en fonction de la PO_2 dans les conditions standard : température (37 °C), pH (7,4) PCO_2 (5,3 kPa). (Remarque : par la relation $V = s \times P$, cette courbe est identique à la réponse de la question 5 de l'activité 3.)

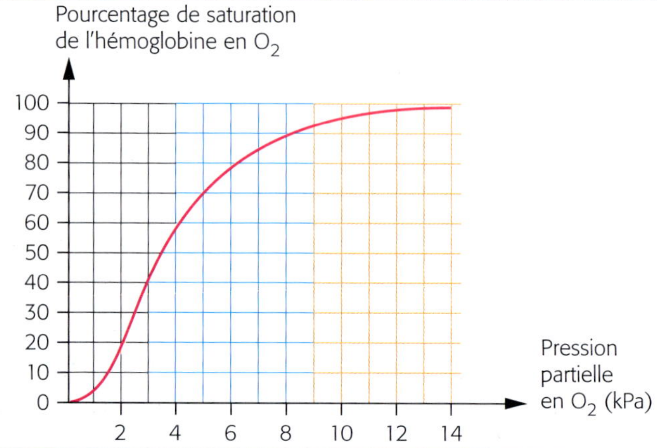

figure 4 **Saturation de l'hémoglobine en O_2 en fonction de la PO_2**

Donnée 2 Si une molécule d'hémoglobine peut fixer de 1 à 4 molécules d'O_2 et être saturée respectivement à 25 %, 50 %, 75 % ou 100 %, les milliards de milliards de molécules d'hémoglobine contenues dans les hématies peuvent présenter des niveaux variables de saturation en fonction de la PO_2 régnant à un instant donné dans le sang.

Donnée 3 L'hémoglobine a deux fonctions physiologiques :
- transport maximal de dioxygène ;
- libération maximale de dioxygène aux tissus.

Pour faciliter l'analyse de la figure 4, on distingue deux zones de PO_2 sanguine, pour lesquelles on relève sur la courbe les écarts de saturation de l'oxyhémoglobine et son affinité pour le dioxygène.

Zones de pression	Moyenne pression	Haute pression
Écart de pression	9 à 4 = 5 kPa	14 à 9 = 5 kPa
Écart de saturation	94 – 60 = 33 %	98 – 94 = 4 %
Affinité Hb – O_2	Faible	Forte

Donnée 4 Du dioxygène sanguin sans hématies ?
De longue date, des chercheurs essayent de développer des substituts de sang permettant de suppléer, dans des circonstances particulières (interventions chirurgicales, guerres), la fonction respiratoire du sang sans exposer les patients aux contraintes de la transfusion (compatibilité, risque infectieux, pénurie de dons). L'hémoglobine recombinante plasmatique (modifiée par génie génétique) et les perfluorocarbones (émulsions chimiques non protéiques dissolvant fortement le dioxygène) sont expérimentés.

Activité 4

Le transport sanguin du dioxyde de carbone

Questions

❶ Calculer la différence entre les volumes totaux de CO_2 présents dans le sang artériel et dans le sang veineux.

❷ Identifier l'origine de cette différence artério-veineuse.

❸ À l'aide de vos connaissances sur la composition du sang, indiquer la raison pour laquelle la carbaminohémoglobine et la carbaminoalbumine constituent l'essentiel des composés carbaminés.

❹ Analyser les courbes de la figure 5 et montrer l'influence de la PCO_2 sur la saturation de l'oxyhémoglobine et sur l'apport d'O_2 aux tissus.

❺ Dans quels organes, muscles ou poumons, l'effet Bohr s'exerce-t-il ?

❻ Analyser les conséquences de l'effet Bohr et montrer le bénéfice qui en résulte pour la respiration tissulaire.

Vocabulaire

acidose pH sanguin trop acide (7,3 à 7,4)
alcalose pH sanguin trop alcalin (basique : 7,4 à 7,6)
hématocrite Quotient du volume des hématies sur le volume de sang total exprimé en pourcentage
hypercapnie Augmentation de la teneur en CO_2 du sang
hyperhémoglobinémie Augmentation de la concentration en hémoglobine dans le sang
hypocapnie Dinimution de la teneur en CO_2 du sang
polyglobulie Augmentation du nombre d'hématies dans le sang

Donnée 1 Formes et quantités de CO2 transportées dans 100 mL de sang

	Sang artériel	Sang veineux
CO_2 dissous	2,7 mL	3,1 mL
CO_2 combiné sous forme HCO_3^-	44 mL	47 mL
CO_2 combiné sous forme de composés carbaminés*	2,4 mL	3,9 mL

* Les composés carbaminés sont des protéines qui ont fixé par liaison covalente de type amide des molécules de CO_2 (carbamino) sur les chaînes latérales de leurs acides aminés basiques. Il s'agit principalement de la **carbaminohémoglobine** et la **carbaminoalbumine**.

Donnée 2 La PO_2 est le principal facteur physiologique influençant la saturation de l'oxyhémoglobine. Dans l'expérience suivante, on recherche si des variations de la PCO_2 sanguine induite par l'activité cellulaire peuvent également modifier le pourcentage de saturation de l'oxyhémoglobine.

On obtient les courbes A, B et C du graphique de la figure 5 correspondant à 3 valeurs de PCO_2. La courbe B correspond à la valeur de PCO_2 physiologique.

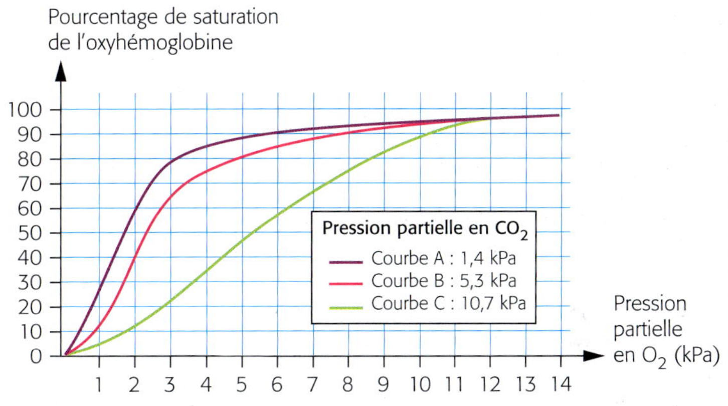

figure 5 **Influence de la PCO_2 sur la saturation de l'hémoglobine par O_2**

Donnée 3 L'activité cellulaire modifie également, outre la PCO_2, le pH et la température du sang. La saturation de l'oxyhémoglobine est modifiée (effet Bohr du nom de son découvreur) ; la représentation graphique ne suit plus la courbe sigmoïde standard (courbe B), mais elle est décalée vers la droite, comme la courbe C.

Paramètres	pH	T °C	PCO_2
Modifications observées au cours de l'effet Bohr	Diminution	Augmentation	Augmentation

4 FONCTIONS DE NUTRITION

Physiologie de l'appareil respiratoire

Cours

Des échanges gazeux ont lieu dans l'organisme à deux niveaux :
*– les poumons assurent l'apport en dioxygène et le rejet du dioxyde de carbone de l'organisme grâce à des échanges que l'on nomme **hématose** ;*
*– la **respiration cellulaire** a lieu dans tous les organes où les tissus consomment du dioxygène et produisent du dioxyde de carbone.*

Au niveau des capillaires, le sang assure la liaison entre ces deux zones d'échanges et sa fonction respiratoire correspond à la prise en charge et au transport des gaz O_2 et CO_2 sous diverses formes combinées et dissoutes dans le système cardio-vasculaire.

Les mécanismes des échanges gazeux

Pressions partielles des gaz respiratoires libres ou dissous dans l'organisme (en kPa)

Gaz	Air alvéolaire	Cellule	Sang non hématosé	Sang hématosé
O_2	14	4	5,3	14
CO_2	5,3	6,6	6,1	5,3

▶ La diffusion d'un gaz entre deux compartiments séparés par une membrane perméable a lieu dans le sens décroissant du gradient de pression partielle, c'est-à-dire de la pression la plus élevée vers la pression la plus faible.

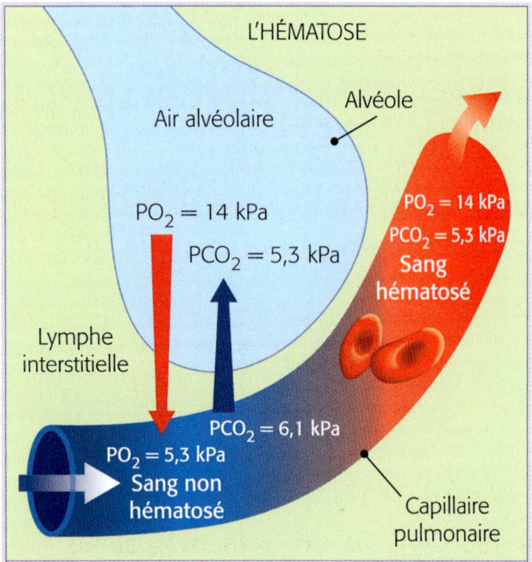

figure 6 **Schéma des gradients au niveau pulmonaire**

Les échanges gazeux entre le sang et l'air alvéolaire, ou **hématose**, ont lieu au niveau des capillaires pulmonaires à travers la membrane alvéolo-capillaire. L'air alvéolaire est un mélange d'air inspiré, d'air expiré et d'air présent dans les voies respiratoires. Les deux seuls gaz respiratoires sont l'$\mathbf{O_2}$ et le $\mathbf{CO_2}$ puisque le $\mathbf{N_2}$ retrouvé en même quantité dans l'air inspiré et expiré ne participe pas à l'hématose. La faible vitesse du sang permet des échanges jusqu'à l'équilibre des pressions gazeuses.

1. Les échanges au niveau pulmonaire

Le sang non hématosé parvient aux poumons par l'artère pulmonaire issue du ventricule droit. Les différences de pression partielle créent deux gradients opposés entre l'air alvéolaire et le sang non hématosé :
– O_2 diffuse de l'alvéole vers le sang : gradient = 14 – 5,3 = 8,7 kPa ;
– CO_2 diffuse du sang vers l'alvéole : gradient = 6,1 – 5,3 = 0,8 kPa.

Le sang hématosé retourne à l'oreillette gauche par les veines pulmonaires. Ces échanges gazeux « fonctionnels » sont indispensables à l'organisme.

2. Les échanges au niveau tissulaire

Les échanges entre le sang et les cellules se déroulent dans tous les organes et permettent la respiration cellulaire. Le sang hématosé parvient aux tissus par la circulation artérielle puis la circulation capillaire. Les gaz traversent successivement la paroi des capillaires sanguins, le milieu interstitiel et la membrane plasmique des cellules. Ces échanges sont possibles grâce à deux gradients de pressions partielles opposés entre le sang hématosé et le compartiment cellulaire.

- O_2 diffuse du sang vers les cellules : gradient = 14 – 4 = 10 kPa.
- CO_2 diffuse des cellules vers le sang : gradient = 6,6 – 5,3 = 1,3 kPa.

Le sang à présent non hématosé rejoint l'oreillette droite par les veines caves.

Remarque : les poumons, organes consommateurs d'O_2 et producteurs de CO_2, disposent également d'une circulation systémique propre au niveau de l'arbre bronchique (artères bronchiques contenant du sang hématosé et veines bronchiques contenant du sang non hématosé).

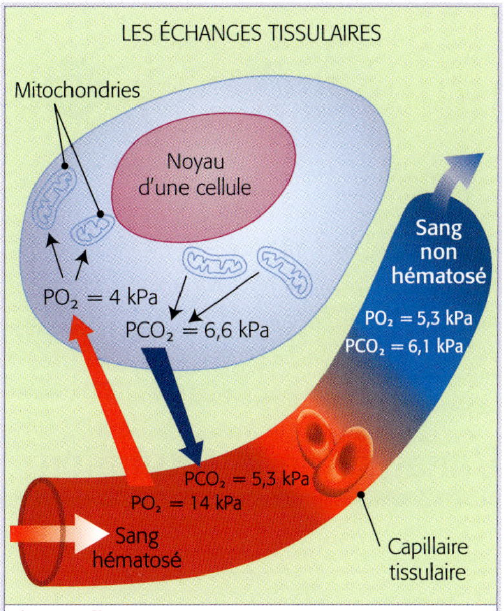

figure 7 **Schéma des gradients au niveau tissulaire**

Le transport du dioxygène

Un litre de sang artériel contient plus de 200 mL de dioxygène, dont 98,5 % sont combinés à l'hémoglobine dans les hématies et 1,5 % sont dissous dans le plasma. Cette forte capacité de transport du dioxygène par le sang constitue son pouvoir oxyphorique qui dépend principalement de la pression partielle en O_2 (PO_2).

L'hémoglobine est une hétéroprotéine formée de quatre sous-unités ou monomères. Chaque monomère comporte une partie protéique appelée **globine** et un **hème**. L'**hème** est une molécule cyclique qui contient un atome de fer ferreux (**Fe^{2+}**) capable de fixer le dioxygène. L'hème ne représente que 4 % de la molécule, mais il est fixé au cœur de la globine dans une dépression constituant son centre actif. Chaque atome de fer fixe réversiblement une molécule d'O_2. Par conséquent, une molécule d'hémoglobine peut théoriquement fixer de 1 à 4 molécules d'O_2.

Mis à part les nombreuses hémoglobinopathies héréditaires (drépanocytose, thalassémies, etc.), il existe principalement 2 types de globines, les chaînes α et β, formées de 141 et 146 acides aminés.

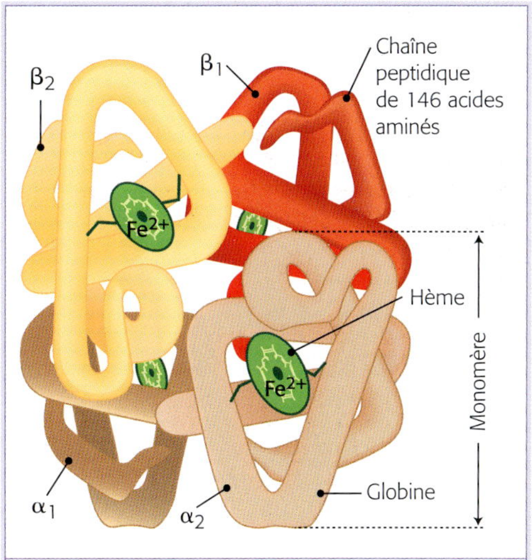

figure 8 **La molécule d'hémoglobine**

$$\mathbf{Hb} + O_2 \longleftrightarrow Hb(O_2) + O_2 \longleftrightarrow Hb(O_2)_2 + O_2 \longleftrightarrow Hb(O_2)_3 + O_2 \longleftrightarrow \mathbf{Hb(O_2)_4}$$

En résumé : Forme désoxyhémoglobine $\mathbf{Hb} + 4\,O_2 \longleftrightarrow \mathbf{Hb(O_2)_4}$ Forme oxyhémoglobine

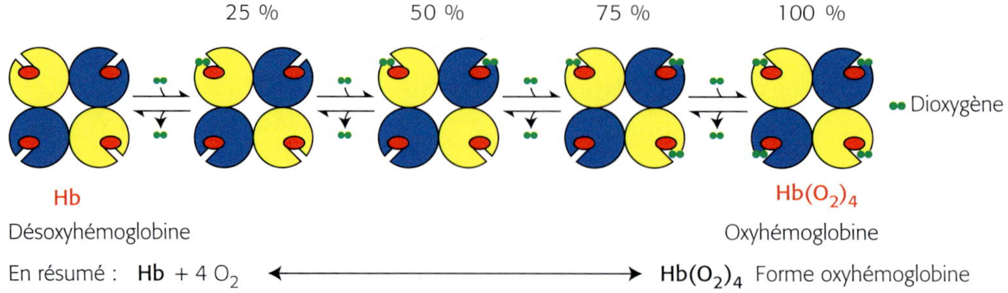

figure 9 **Représentation schématique de la saturation**

L'analyse de la saturation

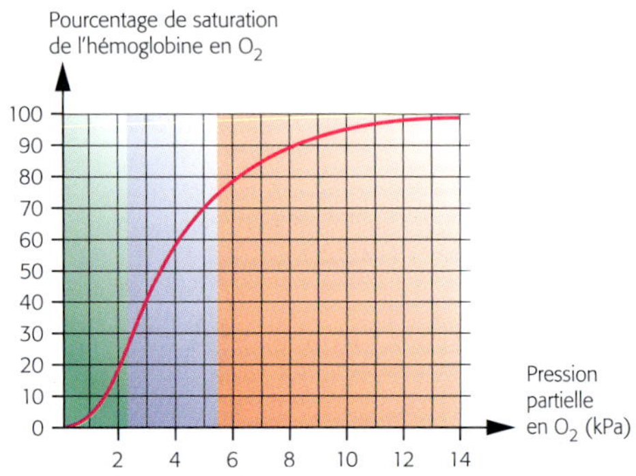

figure 10 **Saturation de Hb par O_2 en fonction de la PO_2**

Le pourcentage de saturation de l'hémoglobine en O_2 est le quotient du taux d'oxyhémoglobine sur l'hémoglobine totale. Sa représentation graphique en fonction de la PO_2 (▶ *figure 10*) est une courbe sigmoïde montrant que cette saturation n'est pas proportionnelle à la PO_2. L'analyse de ce graphe est facilitée si l'on distingue trois zones de PO_2.

– PO_2 faible comprise entre 0 et 2,2 kPa : le pourcentage de saturation de l'oxyhémoglobine varie de 0 à 25 %. Chaque molécule d'hémoglobine porte au maximum une seule molécule d'O_2 et l'on considère que son affinité pour l'O_2 est faible. Cette situation n'est jamais rencontrée *in vivo*.

– PO_2 moyenne comprise entre 2,2 et 5,5 kPa : l'affinité de l'hémoglobine pour l'O_2 augmente, faisant s'élever de 25 à 75 % le pourcentage de saturation de l'hémoglobine. Ces faibles valeurs sont rarement rencontrées *in vivo* (cas d'anoxie très grave).

– PO_2 élevée comprise entre 5,5 et 14 kPa : l'affinité de l'hémoglobine augmente et permet d'atteindre une saturation maximale de l'oxyhémoglobine à 98 %. Cette saturation maximale sera celle de l'oxyhémoglobine du sang artériel systémique chargée d'approvisionner les tissus en dioxygène.

Vocabulaire

affinité Attractivité des molécules d'O_2 pour l'hémoglobine

▶ Une pression de 14 kPa constitue la PO_2 alvéolaire maximale possible à la pression atmosphérique régnant au niveau de la mer.

▶ Une saturation de 98 % signifie que sur 100 molécules d'hémoglobine, 92 seront sous forme $(HbO_2)_4$ et 8 sous forme $(HbO_2)_3$.

▶ Aux PO_2 élevées, l'hémoglobine présente une forme **R** qui a une forte affinité pour l'O_2. Le transporteur, presque saturé, permet une prise en charge maximale du dioxygène.

▶ Aux PO_2 basses, l'hémoglobine présente une forme **T** qui a une plus faible affinité pour l'O_2. Le transporteur s'adapte en faveur d'une libération optimale du dioxygène.

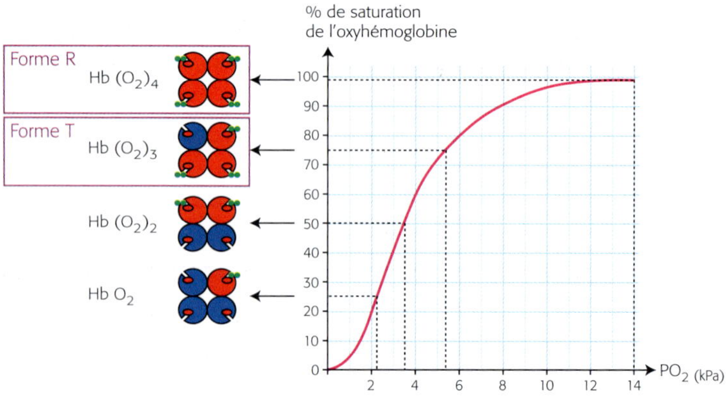

figure 11 **L'hémoglobine : un transporteur d'O_2 à affinité variable**

Interprétation de la saturation

L'affinité de l'hémoglobine pour le dioxygène dépend du nombre de molécules d'O_2 déjà fixées sur l'hémoglobine. Cette fixation dépend de la PO_2 mais également de la teneur en certaines molécules (2,3 diphosphoglycérate ou DPG, CO_2) dans l'hématie.

Il existe une **coopérativité moléculaire** entre les quatre sous-unités de l'hémoglobine, qui facilite la saturation : la fixation d'une, voire deux molécules d'O_2 sur l'hémoglobine augmente l'affinité de celle-ci pour d'autres molécules d'O_2. Cette caractéristique permet à l'hémoglobine d'assurer ses deux **rôles physiologiques** :

– saturer le plus possible le sang artériel en O_2 ;
– libérer le plus facilement l'O_2 de l'oxyhémoglobine.

▶ **Efficacité de la coopérativité**

– À 3 000 m d'altitude, malgré une PO_2 alvéolaire diminuant à 8 kPa, le pourcentage de saturation de l'hémoglobine est de 90 % alors que ce pourcentage s'abaisserait à 60 % si la saturation était proportionnelle* à la PO_2. (* Imaginer que la courbe sigmoïde soit remplacée par une droite passant par l'origine.)

– Lors d'un effort musculaire intense requérant beaucoup d'O_2, la PO_2 diminue vers 4 kPa. La courbe illustrant la baisse de coopérativité moléculaire se rapproche alors d'une droite et la moindre variation de PO_2 se traduit par un départ important d'O_2 appelé dissociation de l'oxyhémoglobine.

Modification de la saturation

L'augmentation de la PCO_2 et de la température du sang ainsi que la diminution du pH, générées par le métabolisme cellulaire, produisent un décalage vers la droite de la courbe de saturation. (▶ *figure 12*). Ceci signifie que, pour une PO_2 donnée, le pourcentage de saturation est abaissé par rapport aux conditions standard. Cette modification nommée effet Bohr favorise la dissociation de l'oxyhémoglobine et la libération d'O_2 vers les cellules. Ce phénomène peut avoir une grande importance dans les muscles qui produisent lors d'un exercice musculaire beaucoup de CO_2 et de la chaleur.

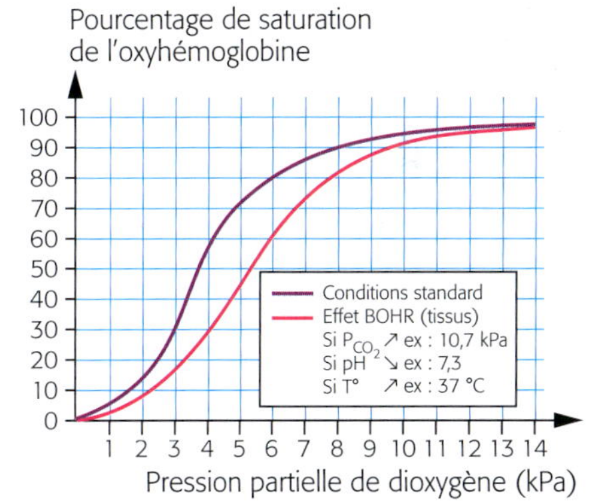

figure 12 **L'effet Bohr**

Le transport du CO_2

92 % du CO_2 est présent sous deux formes, dites combinées.

67 % du CO_2 se trouve sous la forme HCO_3^-, ou ions hydrogénocarbonate, et forme la réserve alcaline du plasma capable de réguler le pH sanguin. L'hydratation du CO_2 conduit à la formation d'acide carbonique instable qui se dissocie en anions hydrogénocarbonate et protons. Cette réaction est accélérée dans les hématies grâce à la présence de **l'enzyme anhydrase carbonique (AC)**.

25 % du CO_2 se trouve sous forme carbaminée (carbaminohémoglobine dans les hématies et les protéines comme l'albumine dans le plasma). Le CO_2 réagit avec les groupements aminés des acides aminés basiques et forme des composés carbaminés.

Les 8 % restant correspondent au CO_2 dissous dans le plasma.

▶ L'importance de la combinaison du CO_2 en HCO_3^- augmente avec la PCO_2. Ainsi, une **hyperventilation** produit une déperdition massive de CO_2 (hypocapnie) qui déplace vers la gauche l'équilibre de la réaction.

$$CO_2 + H_2O \xrightarrow{(AC)} HCO_3^- + H^+$$

▶ La diminution de la concentration des protons fait augmenter le pH sanguin et peut être à l'origine d'une **alcalose d'origine respiratoire**. Inversement, lors d'une apnée, la rétention de CO_2 peut produire une acidose d'origine respiratoire.

$$R\text{-}NH_2 + CO_2 \longleftrightarrow R\text{-}NH\text{-}COO^- + H^+$$

Respiration cellulaire et énergétique

Activités

Introduction aux activités

Nous savons que l'énergie est indispensable à la vie, mais qu'est-ce que l'énergie ? Sous quelle forme est-elle utilisable par nos cellules ? Quel est le rôle des mitochondries et du dioxygène dans la production de l'énergie nécessaire à la cellule ?

Activité 1 L'énergie

Donnée 1 Expérience du jeu de billes

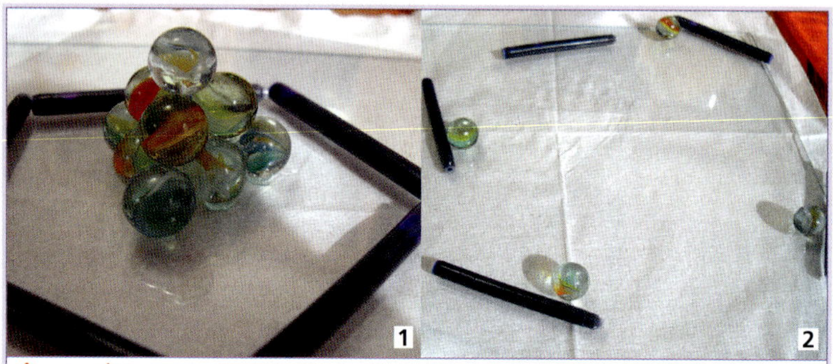

figure 1 **Pyramide de billes**

On construit le système 1 comportant une pyramide de billes, entourée d'un rempart de cylindres légers (1). Peu de temps après, la pyramide s'écroule spontanément (2).

Réfléchissons à la mise en jeu d'énergie lors de ces opérations : plusieurs propositions sont envisageables.

1	La construction du système 1 demande de l'énergie.
2	La destruction de la pyramide demande de l'énergie.
3	La destruction de la pyramide libère de l'énergie.
4	La pyramide possède un potentiel énergétique lié à la pesanteur, son écroulement fournit un travail mécanique (déplacement des cylindres).

Donnée 2 Les bioénergies sont envisagées pour remplacer les énergies fossiles (pétrole, gaz, houille). Certains paysans bretons utilisent déjà l'avoine, céréale rustique cultivée sur des terres pauvres des monts d'Arrée, pour chauffer leur habitation. On peut résumer le processus par deux équations.

Énergie solaire

Photosynthèse

$CO_2 + H_2O \longrightarrow$ Graines d'avoine + O_2 (amidon/cellulose)

Plante chlorophyllienne

Combustion

Amidon/Cellulose + $O_2 \longrightarrow CO_2 + H_2O$ + énergie

Vocabulaire

énergie Grandeur physique susceptible d'être transformée en travail mécanique

travail mécanique Déplacement d'un objet grâce à une force. L'unité de mesure du travail est le joule

photosynthèse Processus biochimique permettant la synthèse de glucose à partir du CO_2 de l'air, grâce à l'énergie lumineuse captée par des pigments chlorophylliens

Questions

1 Analyser la donnée 1 et sélectionner les propositions justes à propos de l'énergie du système.

2 Préciser les relations entre les molécules d'amidon, de cellulose et de glucose. Écrire la formule brute du glucose et proposer une réaction bilan simplifiée de la photosynthèse.

3 Étudier les affirmations du paysan se chauffant à l'avoine. Quelles sont celles qui vous paraissent rigoureusement vraies ?

4 Lorsqu'elle utilise le glucose comme substrat énergétique, la cellule consomme O_2 et produit CO_2 + H_2O. Écrire l'équation bilan de l'oxydation du glucose par la cellule. Comparer oxydation cellulaire et combustion du glucose.

5 L'oxydation du glucose par la cellule permet de récupérer environ 40 % de l'énergie pour la synthèse d'ATP. Que deviennent les 60 % restants ?

6 Le travail produit par le muscle résulte du déplacement des filaments d'actine par rapport aux filaments de myosine.
Quelle est la structure moléculaire qui crée la force produisant ce travail ?
Quelle est la molécule qui fournit l'énergie pour ce travail ?
Écrire l'équation de la réaction produisant l'énergie utilisée pour le glissement des filaments.

90 % de l'énergie libérée par la combustion est utilisée pour chauffer l'eau du circuit de chauffage de l'habitation, le reste est dissipé par les fumées sous forme de chaleur. Un paysan ayant développé ce mode de chauffage affirme :

1	Je produis de l'énergie.
2	J'ai un chauffage solaire.
3	Mon chauffage ne contribue pas à la pollution atmosphérique par CO_2.
4	En augmentant les surfaces de cultures énergétiques, je pourrais aisément produire toute l'énergie nécessaire à mon exploitation, du fonctionnement du tracteur à celui de l'ordinateur.

Donnée 3 Mécanisme moléculaire de la contraction musculaire

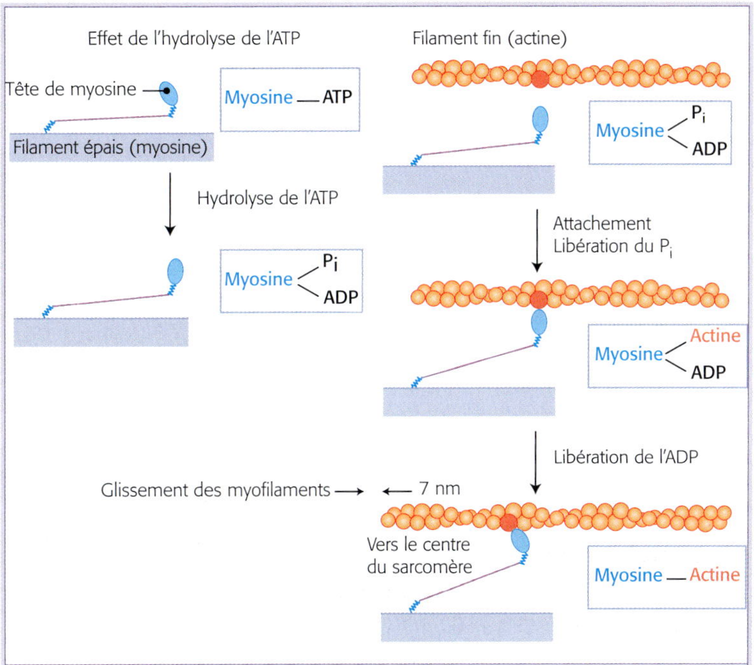

figure 2 **Glissement des myofilaments**

Activité 2

Dépense énergétique et consommation de dioxygène

Donnée 1 On mesure la consommation de dioxygène d'un individu grâce à un système d'expérimentation assistée par ordinateur. L'appareil fournit l'évolution de son intensité respiratoire en fonction du temps.

Le graphe de la figure 3 rend compte de l'évolution de l'intensité respiratoire de Nolwen, jeune femme de 53 kg mesurant 1,65 m (données entrées dans l'ordinateur) :
- histogramme vert : phase de repos, en position debout ;
- histogramme rouge : phase d'exercice, 10 flexions rapides.

Vocabulaire

intensité respiratoire ($L.h^{-1}.kg^{-1}$) Consommation d'O_2 d'un organisme en litre par heure et par kilo de masse corporelle

Questions

1 Rappeler le devenir du dioxygène dans l'organisme. À quoi correspond une variation de l'intensité respiratoire chez un individu ?

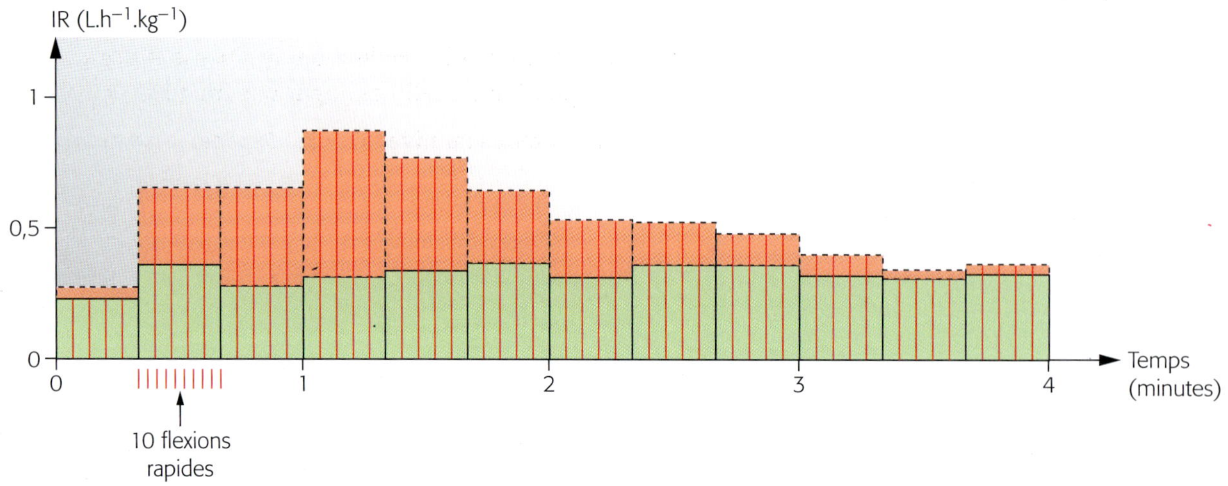

figure 3 **Évolution de l'intensité respiratoire (IR) au cours de la mesure**

L'appareil fournit les données suivantes.

Données	Repos	Exercice
IR moyenne ($L.h^{-1}.kg^{-1}$)	0,35	0,60
*Travail mécanique (kJ)	0	2,86

* Calcul réalisé par l'ordinateur à partir des données taille et masse de la personne

Donnée 2 On peut évaluer la consommation de dioxygène par les organes du corps humain en période de repos

Organes	Pourcentage de consommation d'O_2
Foie	21
Encéphale	20
Cœur	9
Reins	8
Muscles	22
Autres	20

Donnée 3 Les mesures de l'intensité respiratoire (donnée 1) ont été réalisées en début d'après-midi, après un repas riche en glucides. Dans ces conditions, le coefficient thermique d'O_2, c'est-à-dire l'énergie libérée dans l'organisme lors de la consommation d'un litre d'O_2, est égal à 21 kJ.

Donnée 4 Les principaux substrats énergétiques utilisés par l'organisme sont le glucose et les acides gras. Équations bilans de l'oxydation du glucose et l'acide palmitique :

$$C_6H_{12}O_6 + 6O_2 \longrightarrow 6CO_2 + 6H_2O + 2\,830 \text{ kJ}$$

$$C_{16}H_{32}O_2 + 23O_2 \longrightarrow 16CO_2 + 16H_2O + 10\,007 \text{ kJ}$$

2 Analyser les données concernant l'intensité respiratoire au repos. À quel type de dépense énergétique correspond cette consommation de dioxygène ?

3 Analyser l'évolution de l'intensité respiratoire en cas d'activité physique (flexions). Interpréter cette évolution en utilisant vos connaissances sur l'énergétique musculaire et la respiration.

4 Sachant que l'intensité respiratoire après les flexions revient à sa valeur initiale (avant les flexions) au bout de 3 minutes, calculer la surconsommation de dioxygène liée aux 10 flexions. En déduire la quantité d'énergie produite par Nolwen durant l'effort. Comparer la valeur trouvée avec celle du travail mécanique fourni. À quoi correspond l'écart entre les deux valeurs ?

5 En utilisant la donnée 4, calculer le coefficient thermique du dioxygène pour le glucose et pour l'acide palmitique. On admettra qu'une mole de dioxygène occupe un volume de 22,4 L. En déduire la nature du principal substrat énergétique utilisé par les cellules musculaires lors des flexions.

Activité 3

Les réactions du catabolisme

Vocabulaire

aérobiose Présence d'O_2

anaérobiose Absence d'O_2

Expérience 1 On étudie l'utilisation du glucose et des acides gras par une suspension de cellules et par des fractions cellulaires.

– Résultats obtenus au niveau de la suspension de cellules

Substrat fourni	Conditions d'expérience	
	Aérobiose	Anaérobiose
Glucose	Utilisé	Utilisé
Acides gras	Utilisés	Non utilisés

– Résultats obtenus au niveau de la fraction cytosol

Substrat fourni	Conditions d'expérience	
	Aérobiose	Anaérobiose
Glucose	Utilisé	Utilisé
Acides gras	Non utilisés	Non utilisés

– Résultats obtenus au niveau d'une suspension de mitochondries

Substrat fourni	Conditions d'expérience	
	Aérobiose	Anaérobiose
Glucose	Non utilisé	Non utilisé
Acides gras	Utilisés	Non utilisés

Expérience 2 On incube des cellules en anaérobiose, en présence de glucose. Dans un premier temps, les molécules de glucose du milieu sont marquées par un isotope radioactif du carbone, le ^{14}C, puis on fournit du glucose non radioactif (glucose « froid »). Le suivi de l'évolution de la radioactivité permet de connaître le devenir du glucose dans la cellule.

La même expérience est menée avec du glucose marqué au niveau de l'hydrogène par du tritium ^{3}H. Ces expériences montrent que :
– la radioactivité due au ^{14}C transite par diverses molécules puis se retrouve dans l'acide pyruvique, composé de formule brute $C_3\,H_4\,O_3$, avant d'apparaître de manière stable dans l'acide lactique de formule brute ($C_3\,H_6\,O_3$) ;
– l'hydrogène radioactif apparaît de manière transitoire dans des molécules de NADH, H^+ avant de se concentrer dans l'acide lactique.

Le NADH, H^+ est une molécule appelée transporteur d'hydrogène, qui se présente dans la cellule sous 2 formes en équilibre :
$NAD^+ + 2\,H \rightleftharpoons NADH, H^+$.

Expérience 3 Le protocole de l'expérience 2 est repris, mais en aérobiose.

La radioactivité (^{14}C et ^{3}H) est d'abord localisée dans le cytosol des cellules puis dans leurs mitochondries. On montre que la radioactivité transite par l'acide pyruvique (^{14}C) et NADH, H^+ (^{3}H). En fin d'expérience, elle est concentrée dans deux molécules : CO_2 (^{14}C) et H_2O (^{3}H).

Questions

1. Analyser les résultats de l'expérience 1. Que peut-on en conclure ?
2. Analyser les résultats de l'expérience 2, en déduire des informations sur le devenir des molécules de glucose dans la cellule en anaérobiose.
3. Écrire les équations bilans correspondant à la dégradation du glucose en aérobiose et en anaérobiose.
4. Réaliser un schéma simple présentant les grandes étapes de la dégradation du glucose dans la cellule.

La production d'énergie par les mitochondries

Donnée 1 Les mitochondries sont des organites inégalement répartis dans les cellules :

- leur nombre varie de quelques unités dans un adipocyte à plusieurs milliers dans un hépatocyte (cellules de même taille) ;
- elles sont beaucoup plus nombreuses dans les fibres rouges que dans les fibres blanches des muscles. Leur nombre et leur taille s'accroissent si le muscle est très actif, et diminuent en cas d'inactivité ;
- elles sont concentrées à proximité des myofibrilles dans les fibres musculaires ou à la base du flagelle des spermatozoïdes.

Expérience 1 On teste la production d'ATP par une suspension de mitochondries incubées en présence d'ADP et d'ions phosphates minéraux.

Substrat fourni	Conditions d'expérience	
	Aérobiose	Anaérobiose
Glucose	Pas d'ATP	Pas d'ATP
Acides gras	ATP produit	Pas d'ATP
Acide pyruvique	ATP produit	Pas d'ATP

La production d'ATP va de pair avec la libération de CO_2 par les mitochondries.

Expérience 2 Les mitochondries sont fractionnées par des techniques de lyse contrôlée et de centrifugation (▶ *figure 4*). On obtient les résultats suivants.

Suspension 1 : éléments de membrane externe de la mitochondrie. Suspension 2 : matrice mitochondriale. Suspension 3 : éléments de membrane interne de la mitochondrie, crêtes mitochondriales sous forme de vésicules closes.

On recherche la production d'ATP par les différentes fractions mitochondriales obtenues. L'incubation se fait en présence ou en absence de dioxygène. L'expérience comporte deux parties.

Première partie : le milieu réactionnel contient de l'acide pyruvique et du NAD^+

Conditions	Suspension 1	Suspension 2	Suspension 3
Aérobiose	Pas d'ATP	*ATP (+)	Pas d'ATP
Anaérobiose	Pas d'ATP	*ATP (+)	Pas d'ATP

*La production d'ATP est peu intense, il y a dégagement de CO_2 et on peut montrer la libération de NADH, H^+.

Deuxième partie : le milieu réactionnel contient du NADH, H^+

Conditions	Suspension 1	Suspension 2	Suspension 3
Aérobiose	Pas d'ATP	Pas d'ATP	*ATP (+++)
Anaérobiose	Pas d'ATP	Pas d'ATP	Pas d'ATP

* La production d'ATP est très importante. Il y a production d'eau et libération de NAD.

Vocabulaire

respiration cellulaire Ensemble de réactions chimiques utilisant l'O_2 et produisant de l'énergie utilisable par la cellule (ATP)

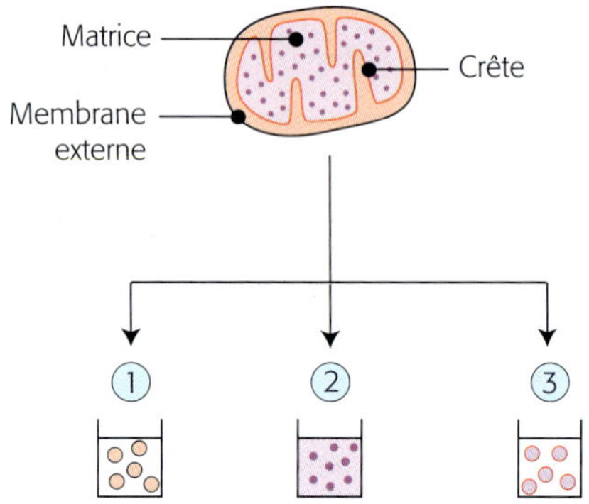

figure 4 **Fractionnement des mitochondries**

Questions

1. Analyser les informations de la donnée 1. Que peut-on en déduire sur le rôle des mitochondries ?
2. L'ATP est une molécule dite « riche en énergie » : écrire l'équation permettant de comprendre la formation d'ATP. À partir des résultats de l'expérience 1, indiquer les conditions de production d'ATP par les mitochondries.
3. Localiser les sites de production d'ATP dans la mitochondrie, situer la respiration cellulaire.
4. Préciser les rôles des différents compartiments de la mitochondrie.
5. Réaliser un schéma de synthèse, récapitulant l'essentiel des étapes de la dégradation du glucose par la cellule.

Respiration cellulaire et énergétique

Cours

L'énergie est indispensable à la vie des cellules. Nos cellules utilisent de l'énergie chimique, c'est-à-dire de l'énergie libérée lors de la cassure de liaisons chimiques. La molécule d'ATP est la molécule « riche en énergie » de la cellule, elle est utilisée dans les réactions exigeant de l'énergie. Le renouvellement de l'ATP à partir d'ADP + Pi se fait grâce à la respiration cellulaire.

Énergétique cellulaire

1. Quelques définitions

Le métabolisme est l'ensemble des réactions chimiques se déroulant dans la cellule, chacune de ces réactions est catalysée par une enzyme. Il comprend :

– l'**anabolisme**, ensemble des réactions de synthèse, par exemple la synthèse des protéines à partir des acides aminés. Les réactions anaboliques sont endergoniques, c'est-à-dire qu'elles exigent de l'énergie ;

– le **catabolisme** : ensemble des réactions de dégradation. Ces réactions libèrent de l'énergie, elles sont dites exergoniques.

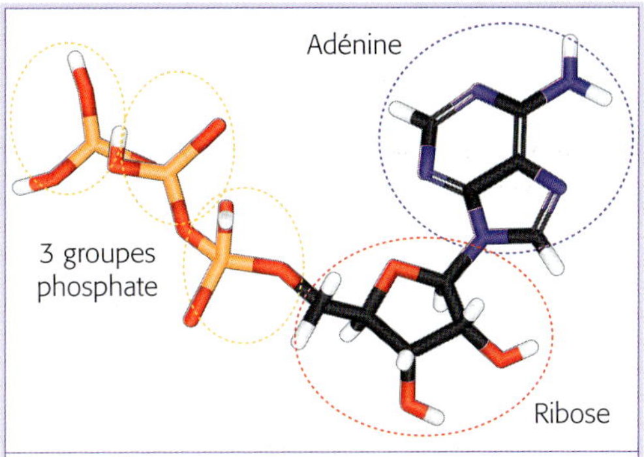

figure 5 **Modèle moléculaire**

2. L'ATP, un rôle central dans l'énergétique cellulaire

Comme tous les nucléotides, l'adénosine triphosphate comprend un nucléoside, ici l'adénosine (adénine + ribose) relié à des groupes phosphates (▶ *figures 5 et 6 à titre documentaire*).

C'est la liaison entre les groupes phosphates qui est dite « riche en énergie ». On peut schématiser l'ATP : Adénosine –P ~ P ~ P et retenir cette formule simplifiée. Le symbole « ~ » est utilisé pour matérialiser l'intérêt énergétique de la liaison.

C'est principalement l'hydrolyse de l'ATP en ADP (adénosine diphosphate) + phosphate inorganique (Pi) qui fournit de l'énergie utilisable par la cellule. Elle est catalysée par une enzyme de type ATPase.

$$ATP + H_2O \underset{}{\overset{ATPase}{\rightleftharpoons}} ADP + Pi + 30\ kJ$$

La réaction inverse (phosphorylation de l'ATP) est possible grâce au couplage avec une réaction exergonique du catabolisme. Cette réaction doit fournir plus d'énergie que ce qui est nécessaire pour la synthèse d'ATP, l'excédent étant dégagé sous forme de chaleur.

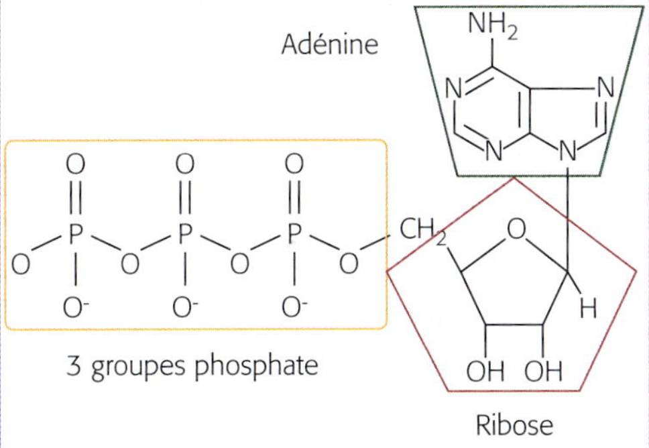

figure 6 **Formule développée et représentation simplifiée de l'ATP**

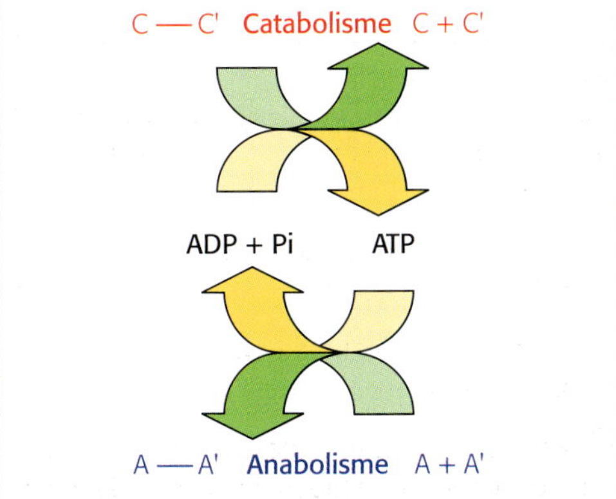

figure 7 **Rôle central de l'ATP dans le métabolisme**

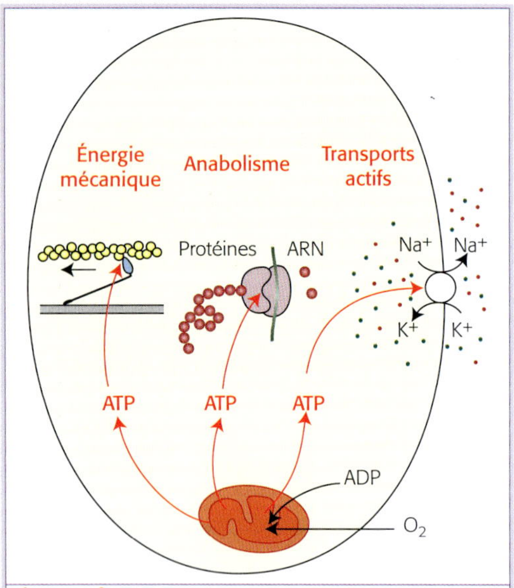

figure 8 **Rôles de l'ATP dans la cellule**

3. Les rôles de l'ATP dans la cellule

L'ATP est utilisé dans tous les processus cellulaires nécessitant de l'énergie. Le fonctionnement de la pompe à Na^+/K^+ est un gros poste consommateur d'ATP (30 % de l'énergie dépensée par la cellule au repos, 70 % dans le cas du neurone). Les réactions anaboliques utilisent de l'ATP, en particulier la synthèse des protéines (croissance et renouvellement des protéines des cellules).

À l'échelle de l'organisme, c'est la contraction musculaire qui consomme le plus d'ATP.

La cellule ne stocke pas l'ATP, sa teneur est faible et constante. L'ATP est donc régénéré au fur et à mesure de son utilisation.

La régénération de l'ATP dans la cellule

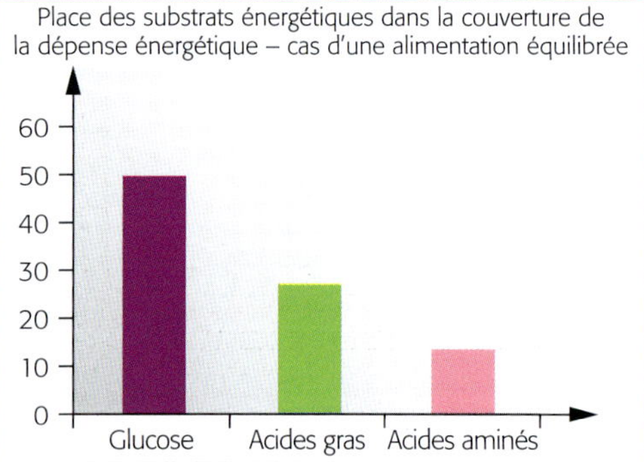

figure 9 **Substrats énergétiques**

Les substrats énergétiques pour régénérer l'ATP sont des molécules utilisables par les cellules comme source d'énergie pour régénérer l'ATP. Les principaux sont le glucose et des acides gras, mais la copule carbonée des acides aminés est également utilisée comme une source d'énergie.

Leur dégradation se fait par oxydation et nécessite du dioxygène. Par exemple, l'équation bilan de la dégradation du glucose est :

$$C_6H_{12}O_6 + 6\,O_2 \longrightarrow 6CO_2 + 6H_2O + 2\,830\text{ kJ}$$

La dégradation du glucose comporte de très nombreuses étapes. Les réactions intermédiaires permettent de libérer l'énergie de la réaction en petites fractions utilisables par la cellule pour produire de l'ATP.

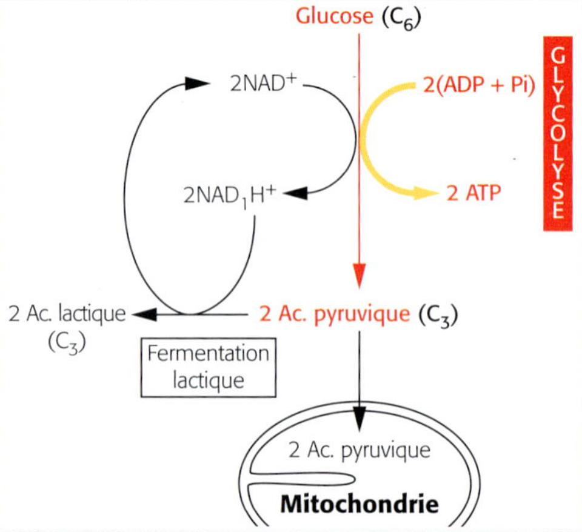

figure 10 **Catabolisme du glucose dans le cytosol**

1. Le catabolisme du glucose

On appelle glycolyse l'étape cytosolique de la dégradation du glucose. Elle comporte 9 réactions qui se résument par l'équation bilan :

$$\text{Glucose} \xrightarrow{\text{Oxydation}} 2\text{ ac. Pyruvique} + 4\text{ H, ou}$$

$$C_6H_{12}O_6 + 2\,NAD^+ \longrightarrow 2\,C_3H_4O_3 + 2\,NADH, H^+$$

2 (ADP + Pi) → 2 ATP

Les hydrogènes sont pris en charge par le NAD^+, coenzyme transporteur d'hydrogène, qui devient NADH, H^+.

Certaines réactions de la glycolyse libèrent de l'énergie, ce qui permet la formation de 2 ATP par glucose dégradé.

La glycolyse produit donc de l'acide pyruvique, molécule à 3 carbones, à partir du glucose. Mais la dégradation du glucose ne peut en rester à ce stade : il y aurait accumulation de NADH, H^+ dans le cytosol et déficit de NAD^+.

En anaérobiose, l'acide pyruvique est transformé en acide lactique. Cette réaction, appelée fermentation lactique n'est possible que dans certaines cellules (muscle, peau...).

En aérobiose, l'oxydation de l'acide pyruvique se poursuit dans la matrice mitochondriale.
Il subit des décarboxylations, avec production de CO_2 :
composé en $C_3 \longrightarrow C_2 + CO_2$ et composé en $C_2 \longrightarrow 2\ CO_2$, notamment dans le cycle de Krebs. Les molécules de CO_2 diffusent dans le cytosol puis dans le liquide interstitiel et dans le sang. Il y a production d'ATP.

Les molécules de NAD^+ de la matrice mitochondriale prennent en charge les hydrogènes produits lors des oxydations pour donner du NADH, H^+.

La chaîne respiratoire régénère le NAD^+ et produit de l'ATP.
La chaîne respiratoire, localisée dans les crêtes mitochondriales, comprend une série de transporteurs d'ions H^+ et d'électrons. L'oxygène intervient en tant que dernier accepteur d'électrons, en bout de chaîne ; combiné à des ions H^+, il forme H_2O.

L'énergie libérée lors des oxydo-réductions de la chaîne respiratoire sert à concentrer des ions H^+ dans l'espace intermembranaire des crêtes mitochondriales. Le gradient électrochimique ainsi créé permet la production de quantités importantes d'ATP.

Au final, le catabolisme aérobie d'une mole de glucose (180 g) permet la production de 38 moles ATP, 36 provenant de la mitochondrie et 2 du cytosol.

$$C_6H_{12}O_6 + 6\ O_2 \longrightarrow 6\ CO_2 + 2\ H_2O + \text{chaleur}$$
38 (ADP + Pi) → 38 ATP

La chaleur dégagée correspond à l'énergie non convertie en ATP et sert au maintien de la température corporelle.

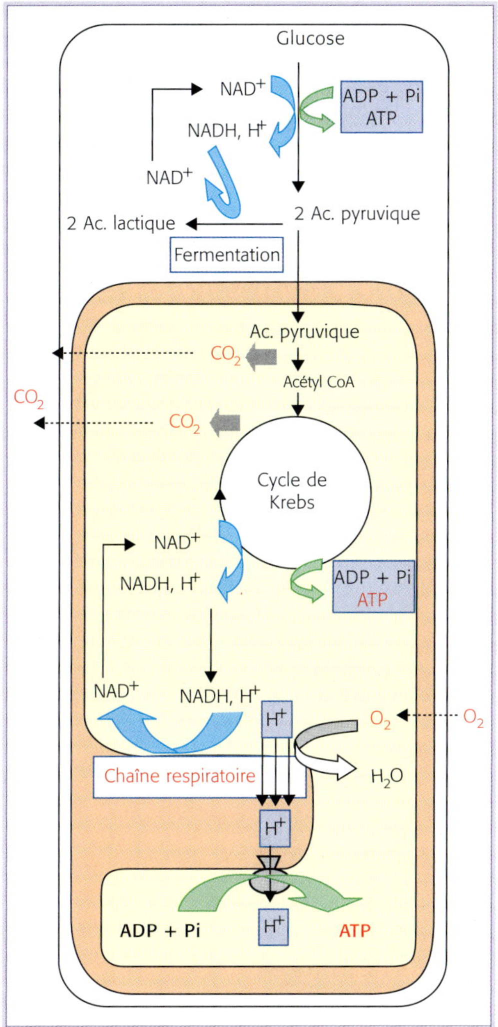

figure 11 **Schéma simplifié du catabolisme du glucose**

2. Le catabolisme des acides gras

Les acides gras sont dégradés dans la mitochondrie en présence d'O_2. Ils sont fragmentés en unités à 2C (acétyl CoA) qui rejoignent le cycle de Krebs. Les hydrogènes pris en charge par les transporteurs (NADH, H^+) sont cédés à la chaîne respiratoire. Le catabolisme des acides gras est particulièrement énergétique, une mole d'acide palmitique (256 g) permettant la formation de 130 ATP.

Entraînement au Bac 1

L'appareil respiratoire et l'asbestose

1. L'asbestose, un exemple de pathologie respiratoire
(Sujet Métropole, septembre 2010)

Monsieur D., 71 ans, retraité, a été exposé durant 22 ans à l'amiante. Il était couvreur sur hauts-fourneaux et manipulait du Fibrociment. Monsieur D. présente une **dyspnée** et une toux sèche. À l'auscultation, on détecte des râles crépitants. La **radiographie** standard montre des opacités bilatérales au niveau des lobes inférieurs des poumons. Des plaques **pleurales** ont été détectées par une scanographie. Un lavage broncho-alvéolaire a permis de révéler la présence de corps asbestosiques. Le médecin diagnostique une **pneumopathie** professionnelle : l'asbestose.

Anatomie de l'appareil respiratoire

L'asbestose est une maladie affectant l'appareil respiratoire.

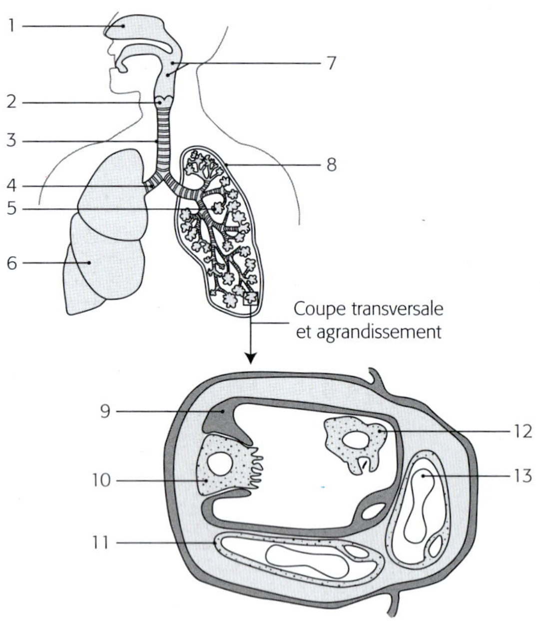

document 1 **Organisation de l'appareil respiratoire et détail histologique du parenchyme pulmonaire**

1 Légender le **document 1** sur la copie.

2 Indiquer une racine médicale permettant de désigner chacune des structures 1, 2, 3, 4, 6 et 7 du **document 1**.

document 2 **Données fonctionnelles concernant le parenchyme pulmonaire**

Surface de contact air-sang	70 m^2
Épaisseur de la barrière alvéolo-capillaire	0,1 à 0,4 µm
Vitesse de circulation du sang au niveau des capillaires alvéolaires	1 $mm.s^{-1}$
Débit d'O_2 diffusé	200 à 250 mL d'$O_2.min^{-1}$

▶ L'intérieur de la paroi des alvéoles est tapissé d'un film de surfactant. C'est une sécrétion synthétisée par les pneumocytes II. Le surfactant maintient les alvéoles ouvertes en empêchant leur affaissement lors de l'expiration, ce qui freinerait les échanges gazeux.

3 À l'aide du **document 1** et des données du **document 2**, expliquer comment les propriétés de la barrière alvéolo-capillaire lui permettent d'assurer sa fonction.

4 L'asbestose se caractérise par une fibrose pulmonaire ; les poumons perdent de l'élasticité et les parois alvéolaires sont plus épaisses. Définir le terme « fibrose ». Déduire l'impact de la fibrose sur la fonction de la barrière alvéolo-capillaire.

5 Définir les termes **en gras** dans le texte.

Les échanges gazeux pulmonaires et le transport du dioxygène par le sang

Le **document 3** présente les valeurs des pressions partielles en dioxygène et dioxyde de carbone au niveau de différents compartiments.

document 3 **Pressions des gaz de la respiration au niveau de différents compartiments des poumons**

	Sang entrant dans les capillaires pulmonaires	Sang quittant les capillaires pulmonaires	Air alvéolaire
PO_2 en kPa	5,3	13 à 14	13 à 14
PCO_2 en kPa	6,1	5,3	5,3

6 Exploiter ce document pour montrer comment les échanges gazeux se réalisent au niveau des poumons.

Le dioxygène est principalement transporté par l'hémoglobine.

7 Localiser précisément l'hémoglobine. À l'aide d'un schéma légendé, présenter la structure de l'hémoglobine. Indiquer les sites de fixation du dioxygène. En déduire l'équation de fixation du dioxygène sur l'hémoglobine.

Le tableau du **document 4** indique les valeurs du volume de dioxygène transporté par le sang selon la pression partielle en O_2 (PO_2).

document 4 **Volume de dioxygène transporté par le sang selon la pression partielle en O_2**

PO_2 dans le sang en kPa	Volume d'O_2 transporté par l'hémoglobine en $mL.L^{-1}$ de sang
0	0
1,4	20
2,8	50
4,2	114
5,6	150
7	167
8,4	178
9,8	185
11,2	189
12,6	193
14	195

8 Sur la feuille de papier millimétré, tracer la courbe qui présente le volume de dioxygène transporté par l'hémoglobine en fonction de la PO_2 dans le sang.

9 La PO_2 dans l'artère aorte d'un sujet sain est de 13 kPa. Déterminer graphiquement le volume de dioxygène transporté par le sang.

Monsieur D. est atteint d'insuffisance respiratoire chronique grave : la PO_2 dans l'artère aorte est de 7,7 kPa.

10 Déterminer graphiquement le volume de dioxygène transporté par son sang. Conclure en utilisant un terme médical précis.

Remarque : *pour les questions 9, 10 et 11 les concentrations en hémoglobine sont considérées comme normales.*

Étude des examens complémentaires pratiqués sur monsieur D.

Monsieur D. a subi un lavage broncho-alvéolaire. C'est un prélèvement qui se réalise au cours d'une fibroscopie. Du sérum physiologique a été injecté dans les poumons de monsieur D., le liquide a été récupéré puis analysé au laboratoire.

11 Présenter le principe, les intérêts médicaux et les inconvénients d'une fibroscopie bronchique.

Monsieur D. a également subi une radiographie et une scanographie.

12 Dans un tableau, comparer le principe de ces deux examens complémentaires.

2. Tabac et respiration

(Sujet Métropole, septembre 2009)

Le **document 5** montre les résultats d'une observation au microscope optique du tissu pulmonaire.

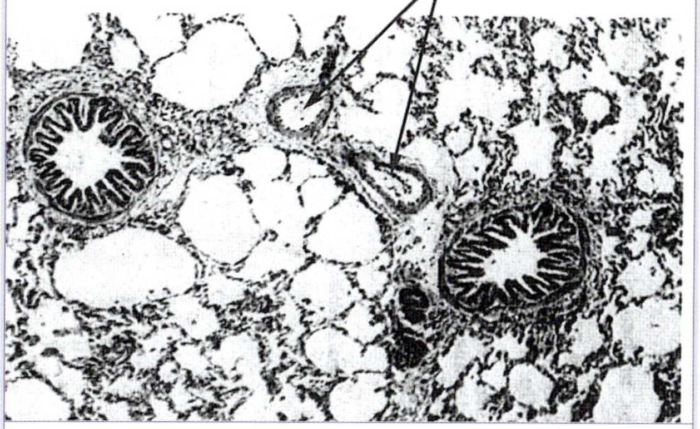

document 5 **Résultats d'une observation au microscope optique du tissu pulmonaire**

1 Placer sur le **document 5** les annotations suivantes : bronchioles ; lumière d'une alvéole ; paroi alvéolaire.

2 Observer le cliché du **document 6**. Quelle est la technique d'imagerie médicale utilisée dans ce cas ? Donner l'intérêt de cette technique dans le suivi d'un patient tabagique.

3 Citer deux exemples de pathologies pulmonaires détectables par cette technique.

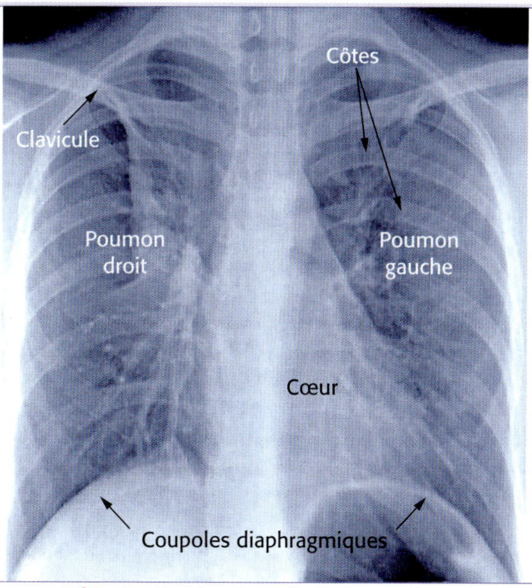

document 6 **Exploration fonctionnelle de l'appareil respiratoire**

Entraînement au Bac 2

La mucoviscidose – Explorations fonctionnelles respiratoires

1. La mucoviscidose

(Sujet Métropole, juin 2009)

Monsieur et Madame X. ont une fille Zoé, âgée de 6 ans, atteinte de mucoviscidose. La mucoviscidose est une maladie génétique qui affecte, en France, un nouveau-né sur 3 000 naissances. Elle est caractérisée par la production d'un mucus très visqueux sécrété par les glandes exocrines des muqueuses bronchiques, digestives et génitales.

Manifestations respiratoires de la mucoviscidose

Zoé présente une respiration sifflante, une toux chronique sous forme de quintes avec expectorations.

• Histologie des bronches

Le **document 1a** présente une coupe de bronche d'un individu sain ; le **document 1b présente** un agrandissement de la légende 1 du **document 1a**.

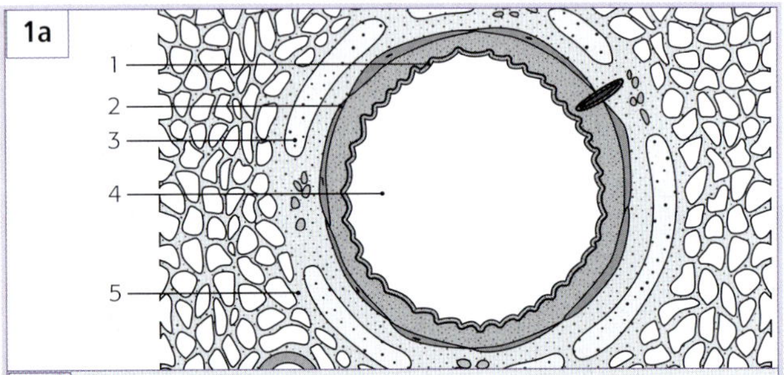

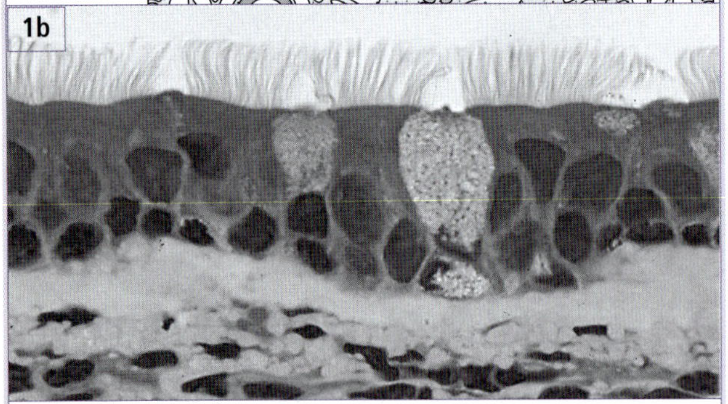

document 1a **Coupe de bronche d'un individu sain –**
document 1b **Agrandissement de la légende 1 du document 1a**

❶ Reporter sur la copie les légendes correspondant aux repères 1 à 6.

❷ Rappeler le rôle physiologique des cils et du mucus dans le fonctionnement de l'appareil respiratoire.

❸ À l'aide des données précédentes et des connaissances, expliquer l'origine des manifestations respiratoires de la maladie observée chez Zoé.

• L'exploration fonctionnelle respiratoire

Afin d'effectuer le suivi de l'évolution de la maladie, Zoé se rend une fois par trimestre dans un centre hospitalier où elle subit une exploration fonctionnelle respiratoire.

L'exploration fonctionnelle respiratoire se déroule de la façon suivante : Zoé inspire et expire plusieurs fois dans le spiromètre puis elle réalise une inspiration forcée suivie d'une expiration forcée. Ensuite, elle prend deux bouffées de bronchodilatateur, patiente 10 à 15 minutes, puis une nouvelle mesure est réalisée.

Le **document 2** présente le volume d'air expulsé lors d'une expiration forcée après une inspiration forcée dans les conditions suivantes :

- par Zoé avant l'administration du bronchodilatateur (courbe A) ;
- par Zoé après l'administration du bronchodilatateur (courbe B) ;
- par un enfant du même âge ne présentant pas de pathologie respiratoire (courbe C).

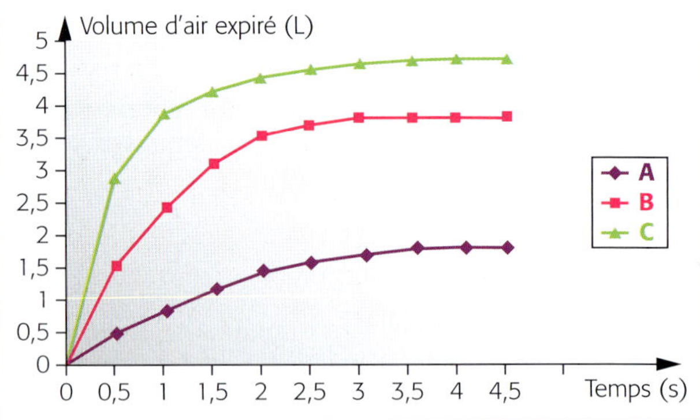

document 2 **Courbe volume-temps**

❹ Lors de l'exploration fonctionnelle respiratoire, on peut déterminer le volume expiratoire maximal par seconde (VEMS). Définir ce paramètre. Le déterminer pour les trois courbes.

❺ Comparer les valeurs obtenues pour les courbes A et C. Expliquer la différence entre les deux valeurs.

❻ Comparer les valeurs obtenues pour les courbes A et B. Expliquer la différence entre les deux valeurs et l'intérêt du bronchodilatateur.

2. La mucoviscidose : une maladie génétique multiviscérale

(Sujet Antilles-Guyane, septembre 2010)

La mucoviscidose est une maladie génétique touchant l'ensemble des organes revêtus d'un épithélium glandulaire. Une anomalie génétique conduit à la formation d'un mucus de viscosité anormale et à son accumulation dans les voies respiratoires et digestives. Cette maladie est chronique et évolutive. En France, la mucoviscidose est en tête des maladies génétiques les plus fréquentes.

Tableau clinique et mise en évidence des atteintes pulmonaires

• Tableau clinique

L'accumulation de mucus a des effets néfastes sur un grand nombre de parties de l'organisme mais touche en particulier l'appareil respiratoire et l'appareil digestif. Le texte présenté dans le **document 3** explique les principales manifestations cliniques de la mucoviscidose.

1 Définir les mots soulignés dans le texte.

> Les signes respiratoires sont dus à l'inflammation de la muqueuse et à son obstruction par le mucus. Une toux chronique peut être accompagnée d'infections respiratoires graves comme les bronchiolites et les foyers pneumoniques ou d'infections atteignant les voies aériennes supérieures (rhinite, rhino-pharyngite, sinusite et otite).
> Les manifestations digestives sont associées à l'insuffisance pancréatique exocrine, d'une part, et à la muqueuse intestinale, d'autre part. L'épaisseur du mucus obstrue les canaux excrétoires du pancréas, et les enzymes digestives engluées dans les sécrétions ne peuvent plus accomplir leur tâche initiale, à savoir la digestion. Il y aura alors un déficit de l'assimilation des substances nutritives. Cette dyspepsie provoque dans la plupart des cas des carences en vitamines liposolubles et en oligoéléments.

document 3 **Principales manifestations cliniques de la mucoviscidose.**

• Évaluation médicale grâce aux techniques d'imagerie

L'accumulation de mucus visqueux et l'épaississement fibreux de la muqueuse peuvent être visualisés grâce à une technique d'imagerie médicale, la tomodensitométrie.

2 Présenter la technique de la tomodensitométrie (ou scanographie) en mettant en évidence :
- le principe ;
- deux applications médicales ;
- deux inconvénients liés à l'utilisation de cette méthode.

Le document 4 présente deux coupes pulmonaires réalisées à des étages différents et obtenues par tomodensitométrie. L'une est réalisée sur un sujet sain et l'autre à partir d'un patient atteint de mucoviscidose.

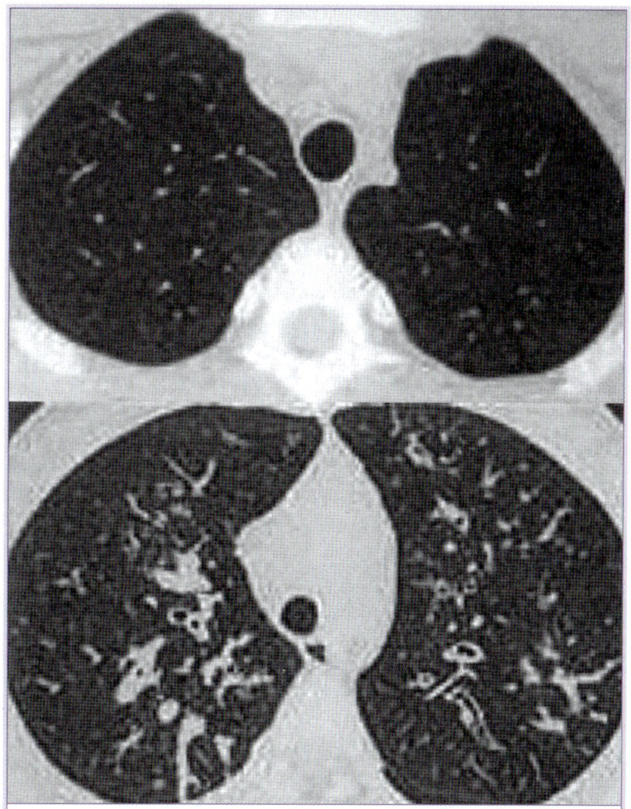

document 4 **Coupes pulmonaires obtenues par tomodensitométrie**

3 En s'appuyant sur le principe physique utilisé par cette technique d'imagerie, expliquer l'apparence du mucus pathologique et l'épaississement fibreux sur un des deux cliché.

4 En déduire quel cliché correspond à l'individu malade.

Manifestations digestives de la mucoviscidose

La mucoviscidose a des effets sur le processus de digestion car les canaux des glandes digestives annexes peuvent être bouchés par l'accumulation de mucus. L'apparition de stéatorrhée fait partie des symptômes des individus atteints.

5 Définir le terme « stéatorrhée ».

6 Justifier la stéatorrhée comme un symptôme de la mucoviscidose.

Partie 6

Cœur et circulation sanguine

Circulation vasculaire et pathologies

Activités

Introduction aux activités

Le sang non hématosé provenant des organes rejoint l'oreillette droite par les veines caves supérieure et inférieure puis le ventricule droit où il est éjecté dans l'artère pulmonaire, vaisseau efférent en direction des poumons. Le sang hématosé retourne au cœur par les quatre veines pulmonaires, vaisseaux afférents qui s'abouchent à l'oreillette gauche. Le sang est éjecté du ventricule gauche dans l'artère aorte en direction des organes.

Activité 1

La circulation du sang

La veine cave inférieure est alimentée par de nombreuses veines systémiques dont les veines sus-hépatiques, veines rénales, veines mésentériques, veine porte hépatique.

L'artère aorte approvisionne en sang hématosé les artères systémiques. Ainsi, dans sa portion abdominale, elle alimente par exemple les artères mésentériques, rénales et l'artère hépatique.

L'injection d'iode dans une des veines mésentériques permet de mettre en évidence par radiographie la veine porte hépatique.

Un système porte est un réseau veineux ou artériel reliant deux réseaux capillaires plus ou moins éloignés. Les principaux systèmes portes dans l'organisme sont le système porte hypophysaire et le système porte hépatique.

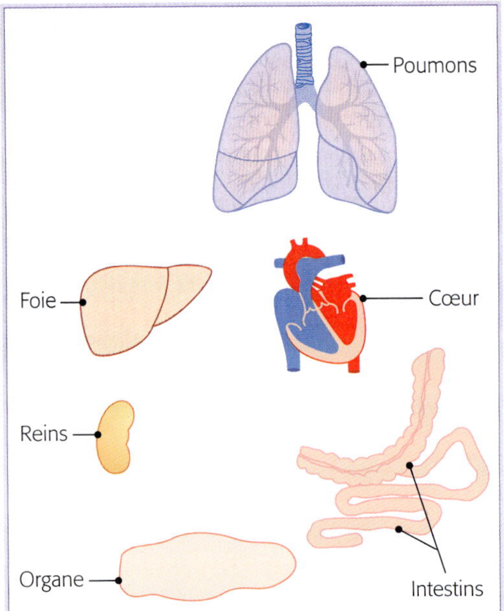

figure 1 **Schéma à compléter du système cardio-vasculaire**

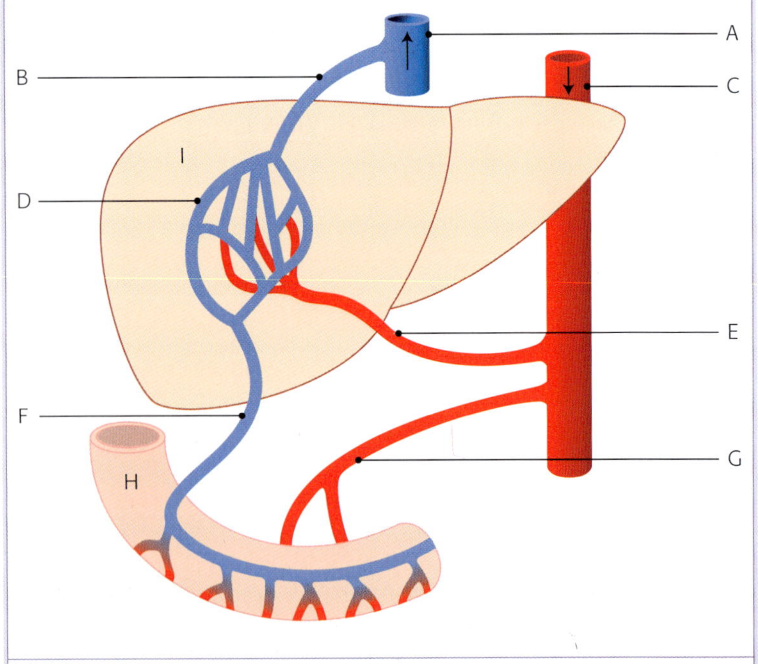

figure 2 **Schéma simplifié de la double vascularisation hépatique**

Questions

1. Indiquer la signification des termes *vaisseaux afférents* et *vaisseaux efférents*.
2. Identifier les légendes de la figure 2.
3. Identifier les éléments du système porte hépatique et indiquer les vaisseaux et les rôles de la double vascularisation hépatique.
4. À partir des figures 1 et 2, construire un schéma fonctionnel légendé, fléché et coloré, montrant la circulation du sang dans le cœur et les principaux vaisseaux.
5. Définir les termes *artère* et *veine*. Pourquoi une artère ne peut-elle pas être définie comme un vaisseau contenant du sang hématosé ?

Activité 2

Structure des vaisseaux

Questions

1 Identifier comme artère ou veine les quatre vaisseaux visibles sur la figure 3.

2 À l'aide du tableau, décrire et légender les deux structures schématisées sur la figure 4.

3 À partir de l'analyse de la composition de la structure 3, proposer une explication au changement d'aspect des veines consécutivement à leur section.

4 La paroi des vaisseaux contient différentes structures nommées *fibres* du fait de leurs formes très allongées. Certaines de ces fibres sont des cellules alors que d'autres sont des complexes protéiques sécrétés par les fibroblastes, qui sont des cellules du tissu conjonctif.
Classer les 4 fibres citées en 2 catégories : cellules et complexes protéiques.

5 On qualifie l'aorte d'*artère élastique* alors qu'une artère du type représenté sur la figure 4 est qualifiée d'*artère musculaire*.
Montrer en quoi la structure 3 détermine les propriétés fonctionnelles des différentes artères et rappeler ces propriétés.

6 Les varices sont des dilatations des veines (principalement dans les membres inférieurs) avec hypertrophie de leur paroi. L'observation histologique montre que l'intima s'épaissit avec augmentation des fibres de collagène issues de l'adventice et perturbation de la média accompagnée d'une déformation des rares fibres élastiques.
Relier ces observations avec la conséquence majeure des varices qui est l'inefficacité progressive des valvules veineuses et des contractions musculaires perturbant le retour du sang veineux au cœur.

La figure 3 est une coupe transversale grossie 10 fois au niveau d'un paquet vasculaire alimentant un organe. Après la section transversale d'une veine, la forme de sa lumière est modifiée et a tendance à s'affaisser, ce qui n'est pas le cas des artères dont le calibre reste béant.

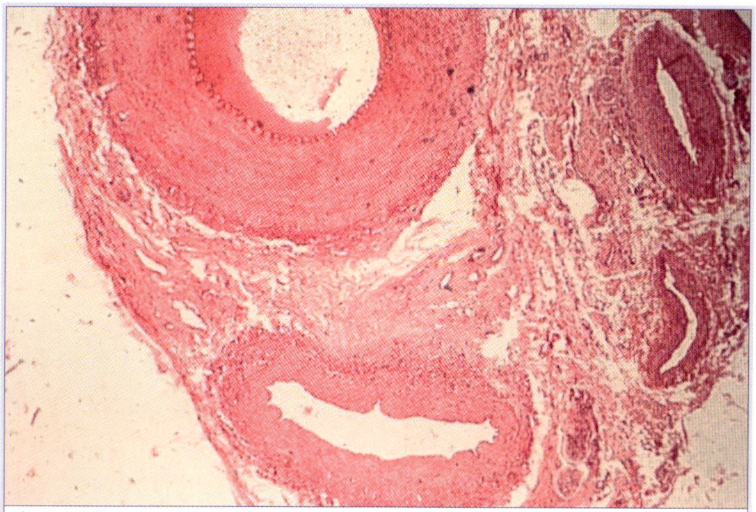

figure 3 **Coupe transversale grossie**

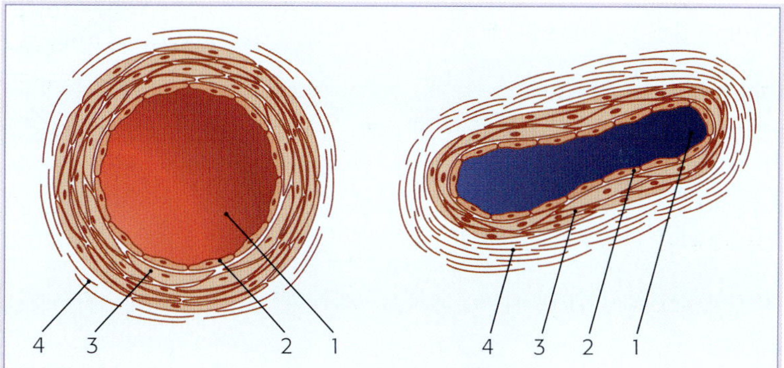

figure 4 **Schémas d'observation de vaisseaux sanguins**

	Grosses artères	Moyennes et petites artères	Artérioles	Veinules	Moyennes et petites veines	Grosses veines
Diamètre	7 à 25 mm	1 à 7 mm	20 µm à 0,5 mm		1 à 10 mm	10 à 25 mm
Adventice	Fibres de collagène Vaisseaux nourriciers et fibres nerveuses sympathiques		Fibres de collagène et fibres nerveuses sympathiques	Épaisse : fibres de collagène	Épaisse : fibres de collagène fibres musculaires lisses	
Média	Épaisse : fibres élastiques	Épaisse : fibres musculaires lisses	Fine : fibres musculaires lisses	Fine : fibres musculaires lisses et fibres de collagène		Très fine
Intima	Endothélium et couche conjonctive épaisse : fibres de collagène, fibres élastiques, fibres musculaires lisses		Endothélium simple		Endothélium formant des replis ou valvules veineuses	Endothélium

Activité 3

Aux origines de l'athérome

▶ En cas d'hypercholestérolémie, de déficit en HDL-Cholestérol et d'excès en LDL-Cholestérol, le risque d'accumulation de cholestérol dans la paroi artérielle est élevé.

▶ L'indice d'athérogénicité (cholestérol total/Cholestérol-HDL) met en évidence un facteur de risque quand ce rapport est supérieur à 5.

Le **cholestérol plasmatique** est transporté sous forme estérifiée par des **lipoprotéines** dont il existe deux types principaux : les LDL et les HDL, qui sont construites sur le modèle de la figure 5 et qui diffèrent par leur partie protéique.

Les **LDL** sont synthétisées par le foie et captées par des cellules utilisant le cholestérol à des fins de synthèse, mais, lorsqu'elles sont en excès du fait d'une hypercholestérolémie, elles se fixent par les protéines B100 sur des récepteurs situés sur l'intima des artères.

Les **HDL** s'enrichissent en cholestérol au contact des cellules, puis sont captées par les cellules du foie, qui excrètent ensuite le surplus de cholestérol dans la bile ou le convertissent en sels biliaires.

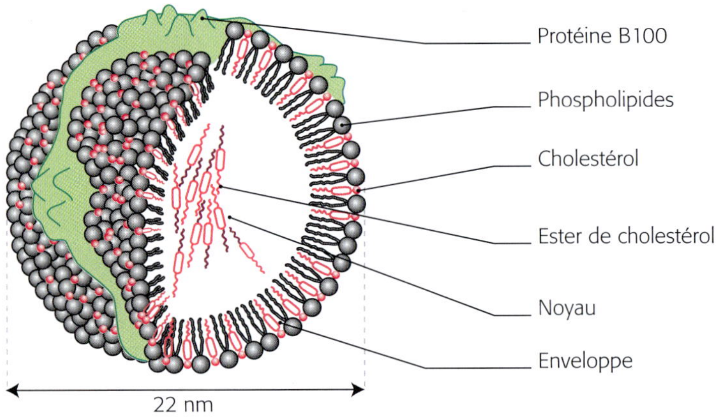

LDL = lipoprotéine de basse densité (Low Density Lipoprotein),
HDL = lipoprotéine de haute densité (High Density Lipoprotein).

figure 5 **Structure d'une lipoprotéine (LDL)**

Questions

1 Analyser la structure d'une LDL. En s'appuyant sur le caractère polaire ou apolaire des constituants de cette lipoprotéine, expliquer pourquoi le cholestérol est ainsi transporté dans le plasma.

2 Seules les cellules qui expriment des récepteurs aux LDL sur leur membrane captent le cholestérol plasmatique. Proposer un mécanisme permettant d'expliquer la captation du cholestérol par ces cellules.

3 Expliquer les qualificatifs de « protecteur » et d'« athérogène » communément connus comme « bon cholestérol » et « mauvais cholestérol » attribués respectivement aux HDL et aux LDL.

4 Analyser les bilans lipidiques de Mme Le Bars et de M. Athéro en calculant leur indice d'athérogénicité.
Justifier les conclusions du médecin :
– bilan sanguin ne révélant pas de risque cardiovasculaire important pour Mme Le Bars ;
– bilan sanguin révélant un risque cardiovasculaire très élevé pour M. Athéro.

Hors bilan lipidique, les risques cardio-vasculaires dépendent du sexe, de l'âge, de l'hérédité, de la tension artérielle, du tabagisme, d'un état diabétique, du régime alimentaire, du poids et de l'exercice physique.

Par exemple, un homme de 60 ans, ayant un antécédent familial de MCV à moins de 60 ans, ayant une tension de 14/9, fumeur (20 cig/j), ayant un régime alimentaire riche et gras, obèse et sédentaire possède un risque d'infarctus égal à 41 dans une gamme allant de 6 à 62. (▶ *chapitre 8*).

	M. Athéro (60 ans, employé)	**Mme Le Bars** (40 ans, agricultrice)	**Références homme**	**Références femme**
TG : Triglycérides	2 g/L	0,47 g/L	0,45 à 1,75 g/L	0,35 à 1,4 g/L
Cholestérol total	3,05 g/L	2,45 g/L	1,5 à 2,5 g/L	1,5 à 2,5 g/L
Cholestérol HDL **(protecteur)**	0,45 g/L	1,17 g/L	> 0,4 g/L	> 0,5 g/L
Cholestérol LDL **(athérogène)**	2,6 g/L	1,28 g/L	< 1,6 g/L sans autres facteurs de risque < 1,30 g/L si autres facteurs de risque	

Activité 4 Dégénérescence artérielle

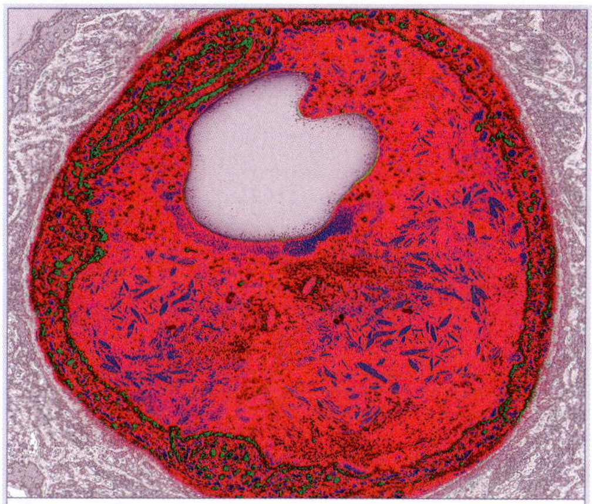

figure 6 **Coupe histologique d'une artère dont la lumière est réduite par un dépôt de cholestérol**

M. Athéro pèse 92 kg pour 1,70 m. Il est traité pour diabète de type II depuis quatre ans et vient de subir un accident vasculaire cérébral qui l'a rendu **hémiplégique**.

L'interrogatoire a permis de préciser qu'il a toujours été un gros mangeur appréciant la charcuterie et le fromage, et qu'il fumait environ un paquet de cigarettes par jour depuis l'âge de 20 ans.

Son père, décédé à 50 ans à la suite d'un AVC était également obèse. Son frère aîné, âgé de 62 ans, présente de l'embonpoint et est traité pour **hypertension artérielle**.

L'anamnèse, ou calendrier de la maladie, indique que le patient ressentait, depuis plusieurs mois, **des faiblesses et des pertes de sensibilité du côté droit**. Son entourage avait constaté des **pertes de mémoire**, des **pertes temporaires de la parole** et une confusion mentale la veille de son hospitalisation.

Questions

1 Décrire les lésions dégénératives observées sur les artères des figures 6 et 7 et déduire une définition de l'athérosclérose.

2 Préciser les causes et les facteurs favorisant l'athérosclérose, et ses conséquences sur la paroi des artères atteintes.

3 À l'aide du lexique, définir les signes cliniques cités en gras et choisir ceux qui illustrent l'évolution d'une ischémie transitoire vers une ischémie permanente.

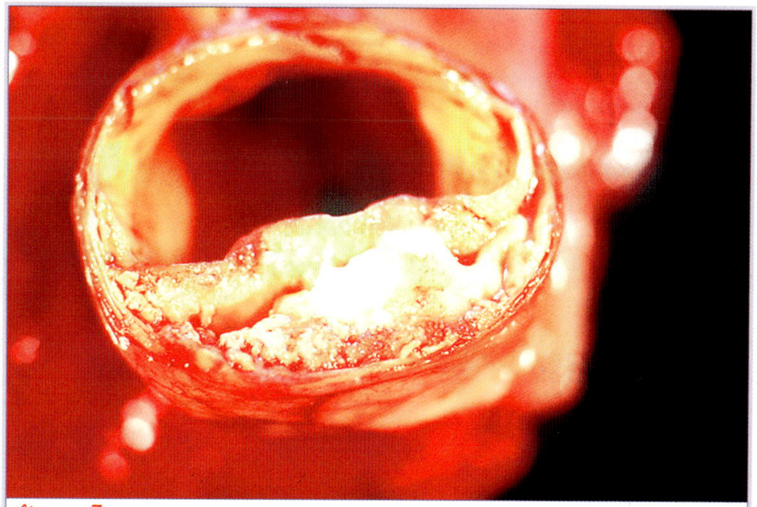

figure 7 **Section de la crosse aortique**

Activité 5 Diagnostic de pathologies vasculaires

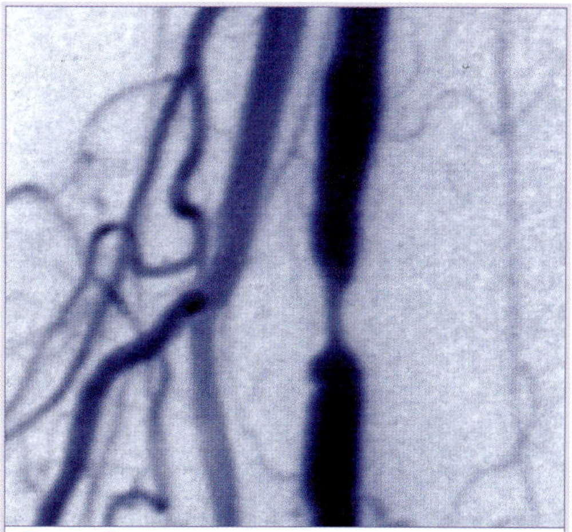

figure 8 **Angiographie au niveau de l'artère fémorale**

La figure 8 est une angiographie de l'artère fémorale réalisée chez M. Octet, informaticien de 45 ans, fumeur, non sportif, présentant un IMC de 29 (▶ *Manuel de 1re ST2S, page 153*) et se plaignant de douleurs et de crampes à la marche dans les membres inférieurs l'obligeant à s'arrêter tous les 300 mètres.

La figure 9 est une angioscanographie 3D réalisée chez un autre patient fumeur de 55 ans, qui souffre de douleurs nocturnes aux jambes, de refroidissements et de troubles cutanés des pieds ; il a été hospitalisé pour un début de gangrène.

L'angioscanner 3D a été motivé par l'examen Doppler, qui a révélé un déficit circulatoire nécessitant une intervention chirurgicale.

Questions

❶ Donner le principe d'imagerie médicale du cliché de la figure 8 en citant le moyen ayant permis la visualisation des vaisseaux.

❷ Analyser les figures 8 et 9 puis identifier la pathologie dont souffrent les 2 patients.

❸ Le graphe de la figure 10 a été réalisé à partir de différents examens Doppler.
En reliant la réponse précédente à la sémiologie des patients, retrouver l'évolution de l'angiopathie en précisant pourquoi les douleurs apparaissent d'abord à la marche.

❹ À l'aide du cours, expliquer brièvement le principe de l'examen Doppler.

❺ Analyser la courbe et, en lien avec les schémas proposés, montrer l'intérêt diagnostique de cet examen.

❻ À l'aide du cours et de la figure 10, indiquer les propositions qui vous paraissent exactes.
a) Au niveau d'une sténose, la vitesse du sang augmente.
b) Au niveau d'une sténose, la vitesse du sang ralentit.
c) Au niveau d'une thrombose, la vitesse du sang est nulle et il n'y a pas d'effet Doppler.
d) Au niveau d'une thrombose, l'effet Doppler est maximal.

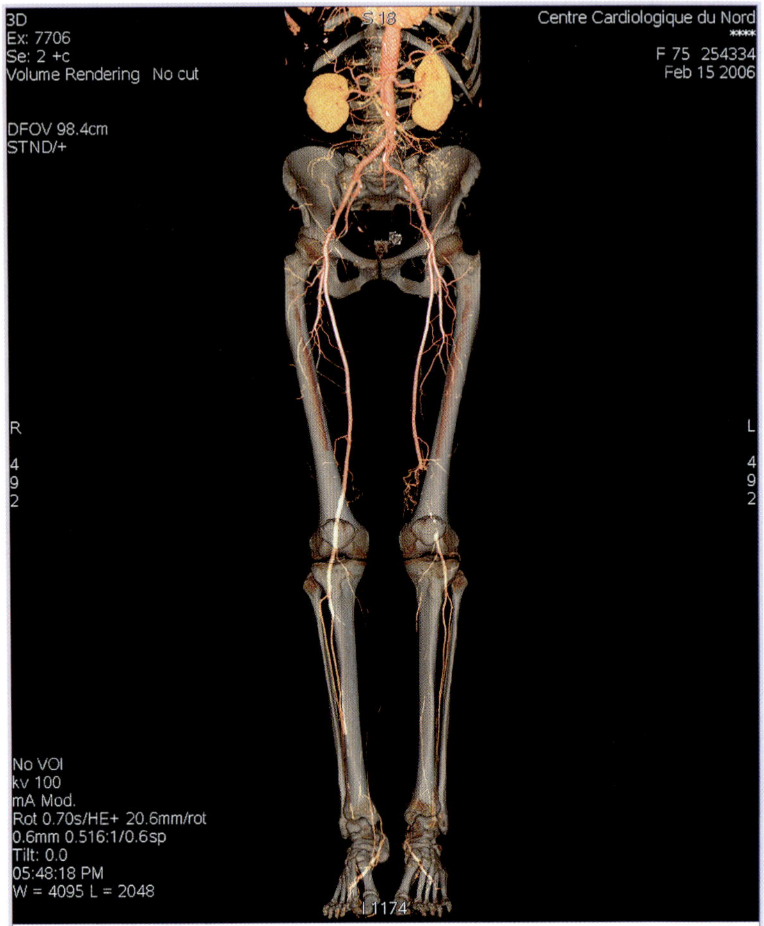

figure 9 **Angioscanner 3D**

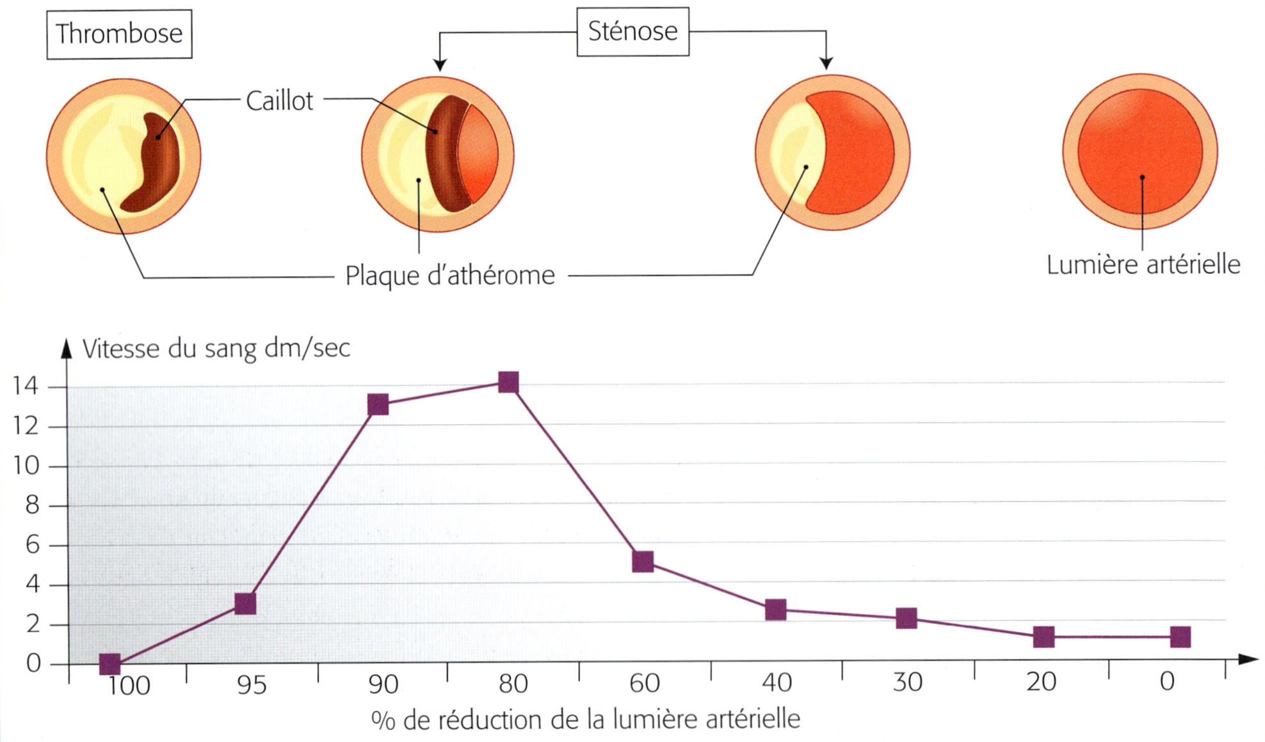

figure 10 **Vitesse du sang et sténose**

Activité 6

Mesure et variations de la pression artérielle

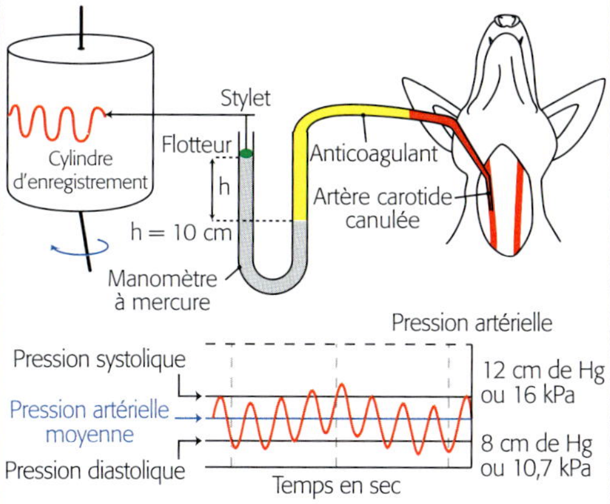

figure 11 **Méthode historique de mesure de la pression artérielle**

Donnée 1 La section de l'artère carotide montre que le sang y circule sous une forte pression puisqu'il jaillit par saccades à près de 2 m de hauteur. La première mesure de la pression artérielle s'est faite avec un manomètre à mercure relié d'un côté par une canule remplie d'anticoagulant à l'artère sectionnée et de l'autre côté à un flotteur-stylet inscripteur (▶ *figure 11*).

Donnée 2 La méthode de mesure de la tension artérielle palpatoire ou auscultatoire consiste à placer un manomètre-brassard gonflable contre la paroi de l'artère explorée afin d'exercer une contre-pression externe opposée à la pression du sang, nommée tension. La palpation du pouls ou l'auscultation de l'artère à l'aide d'un stéthoscope, en aval du brassard, permet la mesure des pressions systolique et diastolique dans l'artère successivement comprimée puis relâchée.

Des mesures sont réalisées chez l'enfant et chez des adultes d'âges différents.

Âge	Enfant	Adulte (20-60)	Adulte âgé
TA (PS – PD) en cm de Hg	8 – 5	14 – 7.5	15 – 9
TA (PS – PD) en kPa	10,6 – 6,7	18,6 – 10	20 – 12

Donnée 3

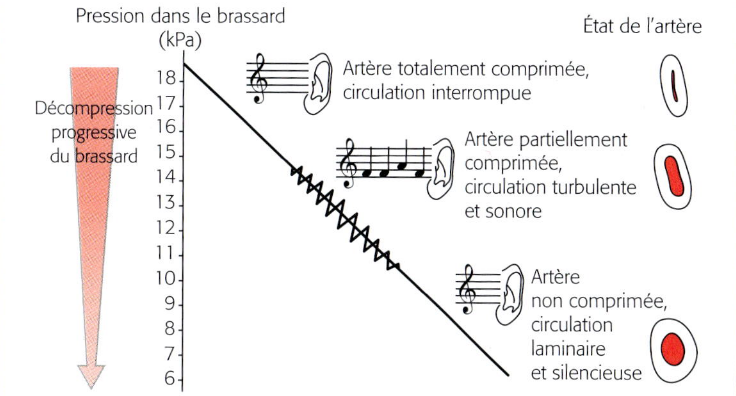

figure 12 **Mesure de la tension artérielle par auscultation**

Données 4 Au lycée, des mesures par EXAO ont enregistré la tension artérielle chez des élèves. L'exploitation du graphe a permis d'extraire des valeurs de la pression artérielle moyenne dans deux artères des membres et dans différentes positions.

Position	Décubitus ou horizontale		Décubitus bras levé		Orthostatique ou verticale	
Artère	mm Hg	kPa	mm Hg	kPa	mm Hg	kPa
humérale	100	13,3	82	10,9	105	12,6
tibiale	100	13,3	100	13,3	185	24,6

Questions

1 Rechercher la signification des termes *systolique* et *diastolique* et déduire l'origine de la pression artérielle.

2 Montrer que la pression artérielle moyenne est supérieure à la pression atmosphérique et indiquer sa valeur en cm de Hg et en kPa. (Une pression de 1 mm de Hg correspond à une pression de 0,133 kPa).

3 La pression différentielle, écart entre la pression systolique et la pression diastolique, n'existe que dans les grosses artères et s'annule dans les petites artères dites musculaires. En se référant à la structure de la paroi artérielle (▶ *activité 2*), indiquer les éléments histologiques responsables de cette pression différentielle et citer la propriété des grosses artères qui en découle.

4 Un proverbe dit : « On a l'âge de ses artères. » Comment varie la pression ou tension artérielle avec l'âge, comment nomme-t-on ce vieillissement artériel et quelle en est la cause ?

5 Expliquer le raisonnement qui permet la détermination sur la figure 12 des pressions systolique et diastolique.

6 La tension artérielle augmente au cours du stress et lors d'un exercice physique. On recherche si la position du corps a une influence sur la pression artérielle moyenne dans un vaisseau. Analyser les données du tableau puis justifier les différences de tension artérielle dans l'artère humérale en position bras levé et dans l'artère tibiale en position verticale.

7 En déduire les conditions préconisées pour une mesure fiable et reproductible de la tension artérielle.

FONCTIONS DE NUTRITION

6 Circulation vasculaire et pathologies

Cours

L'appareil cardio-vasculaire est formé de deux circulations closes, l'une pulmonaire et l'autre systémique, montées en série et réunies par le cœur, qui est la pompe commune aux deux circulations contenant les 5 litres de sang constituant la volémie.

Les veines sont des vaisseaux afférents qui s'abouchent aux oreillettes. Les artères sont des vaisseaux efférents qui éjectent le sang provenant des ventricules.

Organisation générale du système circulatoire

1. La petite circulation ou circulation pulmonaire

Elle n'irrigue que les poumons et débute dès la sortie du ventricule droit par l'artère pulmonaire, rapidement scindée en artères pulmonaires droite et gauche qui prennent la direction des poumons. La ramification artérielle suit l'arbre bronchique et les artérioles pulmonaires terminales se ramifient en réseaux capillaires alvéolaires, siège de l'hématose sanguine.

Le sang quitte les alvéoles par les veinules pulmonaires qui convergent pour former les quatre veines pulmonaires s'abouchant à l'oreillette gauche.

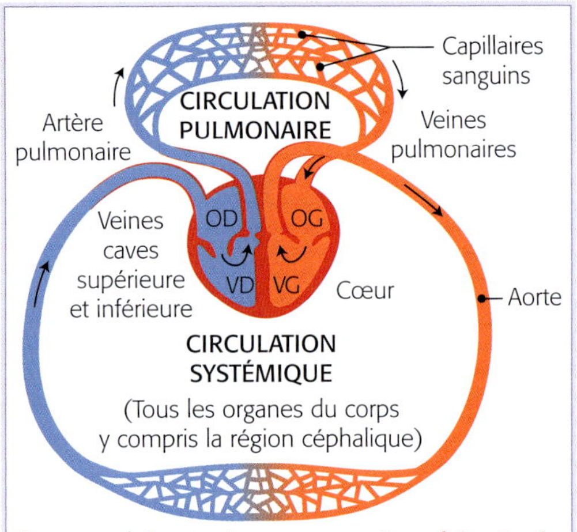

figure 13 **Schéma de l'appareil cardio-vasculaire**

2. La grande circulation ou circulation systémique

Elle débute à la sortie du ventricule gauche par l'artère aorte, qui donne naissance à de nombreuses artères au cours de son trajet thoracique puis abdominal.

Ce système d'artères systémiques branchées en parallèle sur l'aorte se ramifie et forme des artérioles systémiques. Celles-ci alimentent les réseaux capillaires tissulaires, sièges des échanges gazeux. Le sang repart des tissus par des veinules puis des veines systémiques qui rejoignent les veines caves supérieure et inférieure assurant le retour veineux à l'oreillette droite.

Le nombre élevé de veines, leur diamètre important et leur paroi souple confèrent au réseau veineux un rôle capacitif sanguin contenant les deux tiers de la volémie (▶ *figure 14*).

La nomenclature correspond soit au nom de l'organe irrigué, soit à la proximité des os. L'organisme possède un réseau veineux superficiel et un autre profond, communiquant par des veines dites perforantes. Le réseau artériel est en général profond et protégé.

Vocabulaire

artères Vaisseaux efférents conduisant le sang des ventricules vers les organes

veines Vaisseaux afférents transportant le sang des organes vers les oreillettes

Les veines et les artères sont des vaisseaux macroscopiques (diamètre variant de 25 mm à 0,5 mm). Les vaisseaux, invisibles à l'œil nu, sont nommés **artérioles** et **veinules** et relient les réseaux **capillaires**

capillaires Vaisseaux très fins (diamètre moyen de 7 µm)

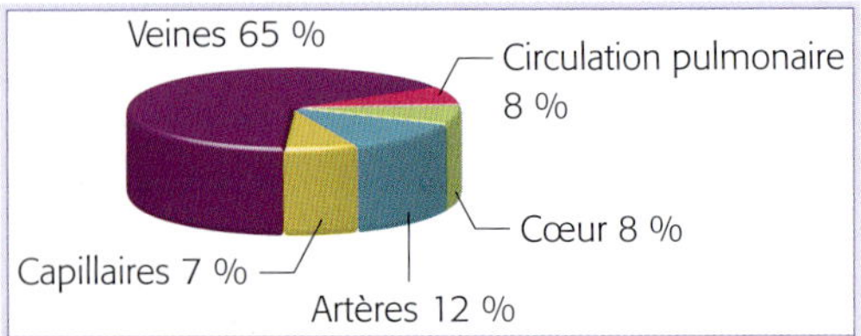

figure 14 **Répartition de la volémie**

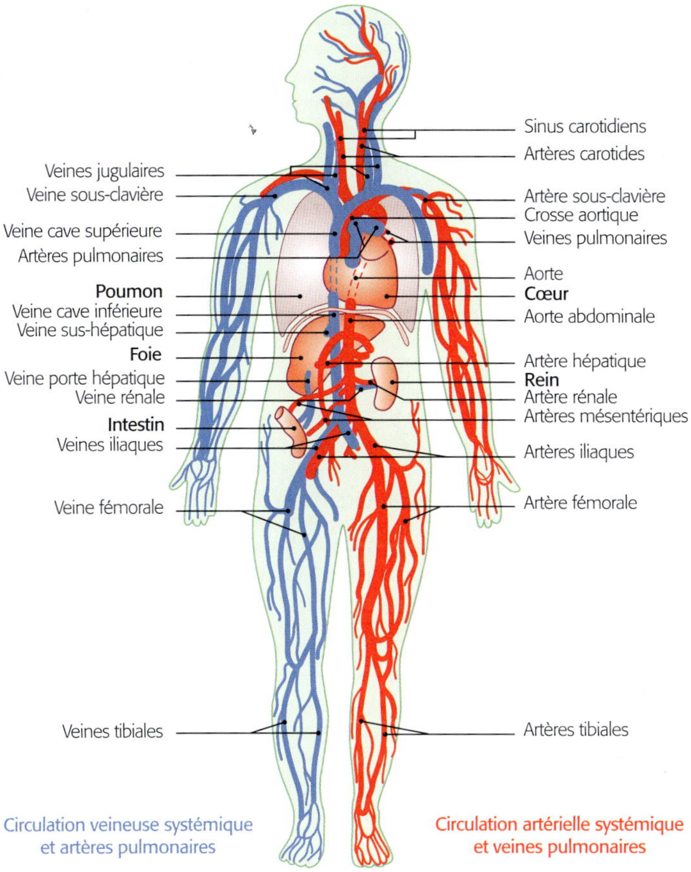

figure 15 **Schéma de l'appareil circulatoire**

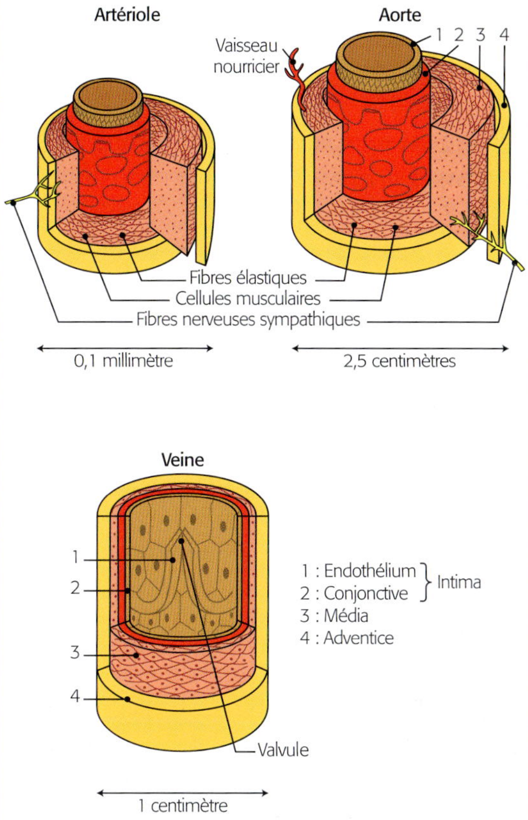

figure 16 **Schémas à des échelles différentes de différents vaisseaux**

Histologie des parois vasculaires

▶ À calibre égal, la paroi des artères est plus épaisse que celle des veines. C'est la raison pour laquelle une artère conserve, après section, une lumière circulaire alors que celle d'une veine se rétrécit.

Artères	– Média épaisse contenant selon le diamètre de nombreuses fibres élastiques ou des fibres musculaires.
Veines	– Média mince contenant des fibres musculaires peu nombreuses. – Valvules formées par des replis de l'intima.
Capillaires	– Paroi constituée d'un endothélium simple doublé à l'extérieur par une lame basale.

La paroi des vaisseaux sanguins présente la même organisation en trois couches tissulaires concentriques (▶ *figure 16*) :
– l'intima, couche interne constituée d'un endothélium (1) et d'une couche conjonctive (2) ;
– la média (3), couche moyenne riche en fibres élastiques ou en fibres musculaires lisses ;
– l'adventice (4), qui est la tunique la plus externe.

L'intima des veines, notamment celles des membres inférieurs, possède des valvules qui empêchent le reflux du sang. L'épaisseur et la composition de chacune des couches varient selon la nature et le calibre du vaisseau, ce qui lui confère ses caractéristiques circulatoires.

La lame basale sur laquelle repose l'endothélium est formée de fibres de collagène et de glycoprotéines.

Hémodynamique vasculaire

1. Artères

À chaque systole ventriculaire, le sang est éjecté dans l'aorte et les grosses artères systémiques sous une **pression systolique** de 16 kPa capable de dilater la paroi des grosses artères élastiques. Cette énergie, emmagasinée par les fibres élastiques de la média, est restituée au sang durant la diastole (**pression diastolique** plus faible de 10 kPa) en prolongeant l'effet propulsif de l'éjection ventriculaire.

L'élasticité artérielle transforme le flux cardiaque discontinu des grosses artères en un flux artériel continu dans les artérioles (▶ *figure 18*). Cette propriété facilite le travail du cœur qui dépense ainsi moins d'énergie pour la distribution sanguine aux organes. Le diamètre important des artères offre une faible résistance à l'écoulement du sang et favorise une pression artérielle et une vitesse du sang élevée.

Dans les artérioles, la pression différentielle s'annule du fait d'une média pauvre en fibres élastiques. La diminution du diamètre des artérioles et des capillaires compensée par une augmentation du nombre de ces vaisseaux (donc une augmentation de la surface totale des sections) provoque une augmentation de la résistance à l'écoulement du sang.

Au niveau des artérioles, la contraction des fibres musculaires lisses produit une diminution de leur diamètre ou **vasoconstriction**. Inversement, leur relâchement augmente le calibre des artérioles : c'est la **vasodilatation**.

▶ La section d'une artère fait jaillir le sang par saccades ; si l'on sectionne une artériole, le sang s'écoule de manière continue.

▶ Dans les deux cas, le jaillissement montre que la pression sanguine dans les artères est supérieure à la pression atmosphérique.

Vocabulaire

pression artérielle Force exercée par le sang sur la paroi de l'artère. La paroi de l'artère oppose à cette force une force équivalente nommée **tension artérielle**. L'écart entre la pression systolique et la pression diastolique représente la pression différentielle

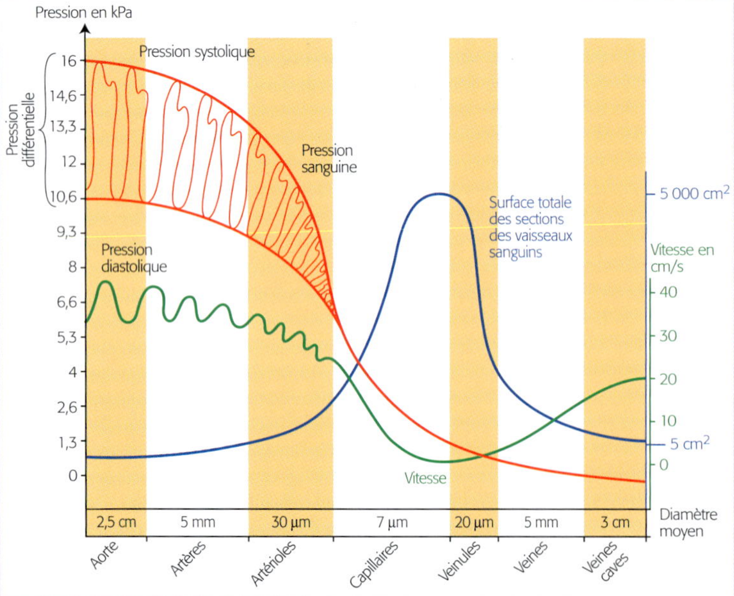

figure 17 **Variation des paramètres circulatoires dans les compartiments vasculaires**

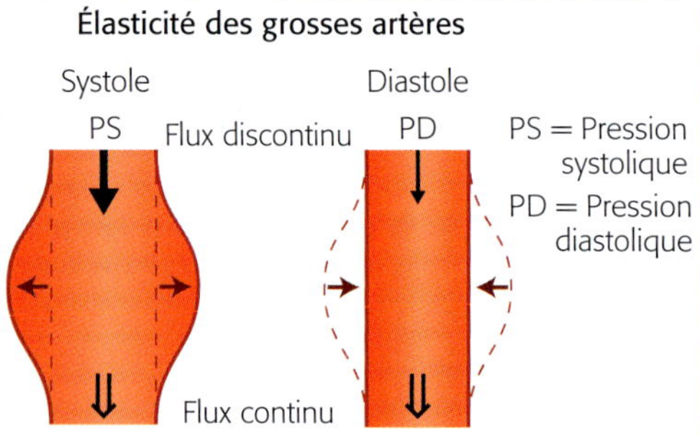

figure 18 **Élasticité artérielle**

▶ Une diminution de moitié du rayon d'un vaisseau augmente par seize fois la résistance à l'écoulement du sang. Il en découle une forte baisse du débit vasculaire, de la pression artérielle moyenne et de la vitesse du sang.

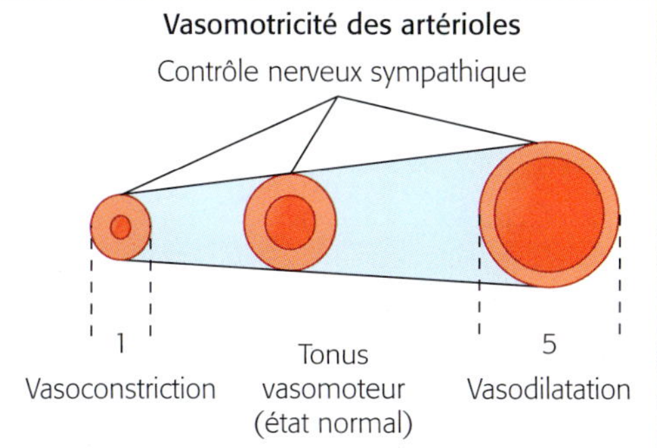

figure 19 **Vasomotricité artériolaire**

La vasomotricité des artérioles permet des variations de leur diamètre sous le contrôle des nerfs sympathiques. Les artérioles étant normalement en état de vasoconstriction (tonus vasomoteur), c'est la diminution de l'activité des nerfs sympathiques qui produit une vasodilatation artériolaire (▶ *figure 19*). Des facteurs chimiques locaux (pO_2, pCO_2, pH) agissent sur la vasomotricité afin d'adapter le débit de perfusion d'un organe à son activité.

Lors d'un exercice musculaire, on observe une vasodilatation des artérioles musculaires et cutanées afin de permettre un apport d'O_2 suffisant aux muscles et d'assurer la transpiration indispensable à la thermorégulation. Des organes tels que les reins, ceux de l'appareil digestif et, dans une moindre mesure, le cerveau sont moins irrigués.

En période post-prandiale, ce sont au contraire les artérioles alimentant l'ensemble de l'appareil digestif qui subissent la vasodilatation, rendant problématique une activité musculaire volontaire intense durant la phase digestive.

▶ Le neurotransmetteur du système nerveux sympathique est la noradrénaline.

2. Veines

Dans les veinules et les veines, la pression sanguine reste basse ; l'augmentation du diamètre des vaisseaux réduit la résistance à l'écoulement sanguin et augmente la vitesse du sang pour faciliter le retour veineux.

La circulation dans les veines se déroulant sous une faible pression sanguine, le retour du sang des veines inférieures au cœur doit être aidé afin de lutter contre la pesanteur qui s'exerce en position verticale.

Des valvules veineuses congénitalement déficientes, une paroi veineuse altérée par diverses circonstances (station debout prolongée, grossesse, obésité, alcoolisme...) déclenchent une distension des veines, nommée *varices* dans les membres inférieurs et l'abdomen, ou *hémorroïdes* au niveau des veines rectales.

▶ **Quatre dispositifs facilitent le retour veineux jusqu'à l'oreillette droite :**
– les valvules veineuses, replis de l'intima, nombreuses dans les membres inférieurs, fragmentent la colonne sanguine et facilitent le retour veineux en évitant le reflux sanguin ;
– le tonus musculaire et la contraction volontaire des muscles striés squelettiques entourant les veines profondes compriment en permanence la paroi veineuse ;
– de nombreuses fibres musculaires lisses, présentes dans la média des veines et veinules, se contractent sous la commande nerveuse sympathique veinomotrice ;
– la pression sanguine, très faible dans l'oreillette droite, fait fonction de pompe aspirante.

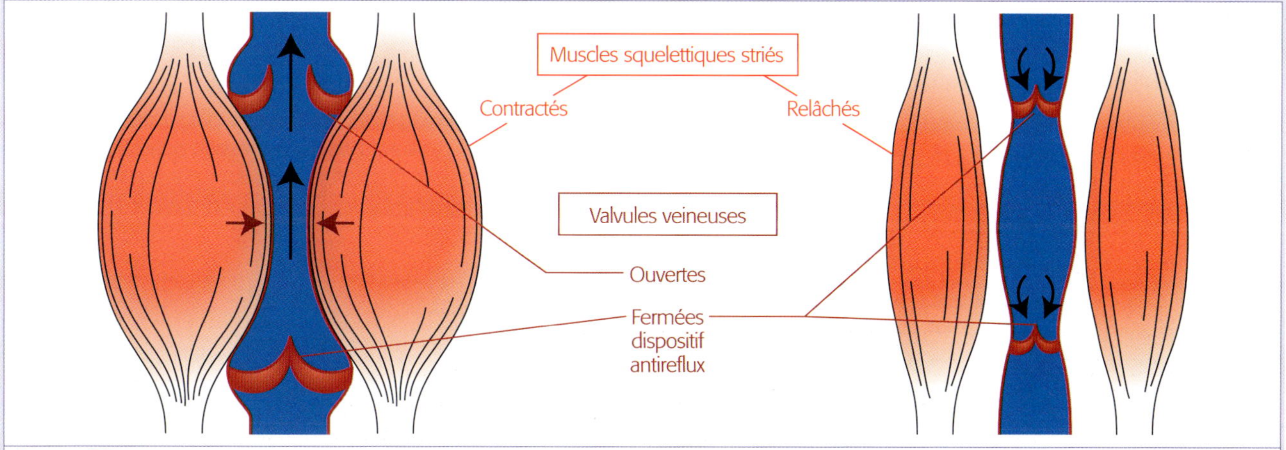

figure 20 **La pompe musculaire et les valvules veineuses**

3. Capillaires

Les réseaux capillaires sont situés entre une artériole et une veinule. Une artériole se distribue en une ou plusieurs métartérioles anastomosées directement à la veinule et à des centaines de capillaires issus des métartérioles. Des sphincters précapillaires, formés de cellules musculaires lisses, se contractent (**vasoconstriction sur la figure 21**) ou se relâchent (**vasodilatation sur la figure 22**), contrôlant ainsi le débit sanguin dans un réseau capillaire en fonction de son activité.

Le nombre et la longueur des réseaux capillaires et leur très faible diamètre leur confèrent une forte résistance à l'écoulement du sang. La microcirculation se déroule donc à basse pression et avec une vitesse sanguine très lente qui rend possibles des échanges (gaz, nutriments) très complets avec la lymphe interstitielle.

L'ensemble des réseaux capillaires forme la microcirculation.

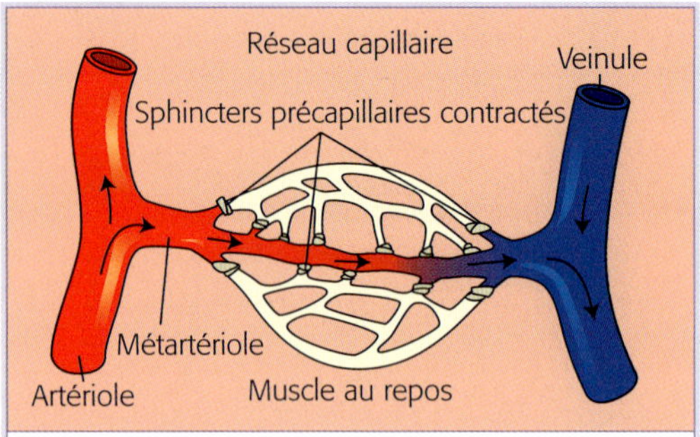

figure 21 **Vasoconstriction capillaire**

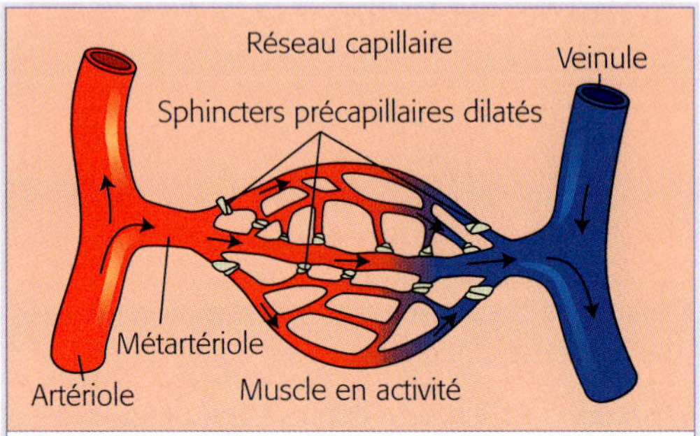

figure 22 **Vasodilatation capillaire**

4. Mesure et variation de la pression artérielle

Chez l'homme, on mesure la tension artérielle par la méthode auscultatoire qui nécessite un stéthoscope (instrument d'amplification des bruits du corps) et un sphygmotensiomètre (brassard gonflable muni d'un manomètre).

Les valeurs de tension artérielle sont comprises chez l'adulte entre 11 et 14 cm de Hg (14,6-18,6 kPa) pour la pression systolique et entre 7 et 9 cm de Hg (9,3-12 kPa) pour la pression diastolique. On parle d'**hypertension** lorsque ces valeurs sont régulièrement dépassées et d'**hypotension** lorsqu'elles ne sont pas atteintes.

Un enregistrement par technique ambulatoire (Holter tensionnel) permet de diagnostiquer des poussées d'hypertension au cours d'une journée.

La pression artérielle augmente avec l'âge du fait de l'artériosclérose, durant l'effort, au cours du stress (tension nerveuse) et dans certaines maladies (insuffisance rénale, athérosclérose, etc.).

L'hypertension fatigue le cœur et fragilise les artérioles et artères, qui peuvent subir une rupture, notamment lorsque l'artère présente des dilatations de sa paroi (**anévrisme**). La rupture d'anévrisme d'une artère ou d'une artériole produit une hémorragie interne qui peut être mortelle.

L'hypotension entraîne une asthénie et peut provoquer une syncope ; une hémorragie peut en être la cause.

▶ Mesure de la tension artérielle

Le sujet doit être au repos et en position horizontale. On réalise deux mesures à cinq minutes d'intervalle pour établir la valeur clinique. Le protocole est le suivant.

1. On gonfle le brassard à une pression supérieure à la pression systolique de façon à comprimer totalement l'artère. La conséquence est l'arrêt de la circulation dans l'artère, se traduisant par un silence au point d'auscultation.
2. On dégonfle lentement le brassard et, lorsque sa pression devient inférieure à la pression artérielle maximale, le sang circule de nouveau dans l'artère de manière turbulente et sonore à l'auscultation. La pression à laquelle apparaissent les premières turbulences est la pression systolique.
3. On poursuit la décompression de l'artère en dégonflant le brassard. Les sons s'amplifient puis s'atténuent pour disparaître. L'artère ayant retrouvé son diamètre normal, le sang circule à nouveau silencieusement. La disparition des turbulences correspond à la pression diastolique.

Athérosclérose

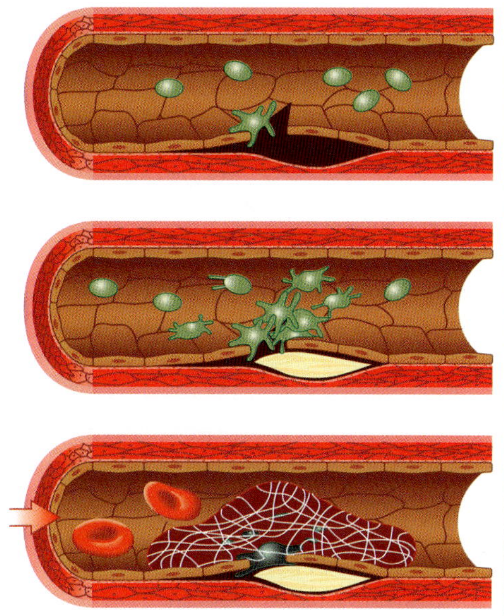

figure 23 **De l'athérome à la thrombose artérielle**

▶ Origines de l'athérome

Le flux de cholestérol d'origine endogène et exogène allant du foie vers les cellules se fait via les lipoprotéines **LDL-cholestérol**, qualifiées **d'athérogènes** car elles ont la particularité de pouvoir se fixer sur des récepteurs endothéliaux de l'intima.

Au contraire, le flux de cholestérol excédentaire revenant des cellules vers le foie se fait via les lipoprotéines **HDL-cholestérol**, que l'on qualifie de protectrices contre l'athérome puisqu'elles permettent d'excréter le cholestérol dans la bile.

La fixation des LDL-cholestérol sur les cellules endothéliales de l'intima, des lésions d'origines variées (turbulence circulatoire, agressions infectieuses ou toxiques comme avec la nicotine) sont à l'origine de réactions inflammatoires locales où interviennent des macrophages venus phagocyter le cholestérol excédentaire. Ces microthrombi et la transformation des macrophages en cellules dites spumeuses favorisent la fibrose et la sclérose de la paroi artérielle.

1. Définition et pathogénie

L'athérosclérose est une maladie dégénérative des grosses et moyennes artères, qui subissent, après des lésions de l'intima, des dépôts de **plaques d'athérome** (plaque lipidique) épaississant l'intima et entraînant le rétrécissement ou **sténose** du calibre de l'artère. Évoluant lentement sur plusieurs décennies, la dégénérescence se poursuit dans la média avec perte de fibres élastiques ou **fibrose**, responsable d'un durcissement de l'artère ou **sclérose** et des ulcérations avec calcification.

2. Physiopathologie

Le développement des plaques d'athérome aboutit à la formation de caillots faisant obstacle à la circulation sanguine ou **ischémie**. Celle-ci est d'abord **transitoire** puis **permanente** et est responsable d'hypoxémie et d'hypoxie. L'obstruction des vaisseaux ou **thrombose** provoque la **nécrose** ou mort tissulaire. **L'hypertension artérielle** qui précède ou découle de l'athérosclérose pourra provoquer à tout moment des détachements de plaques ou la migration de caillots des grosses artères vers de petites artères, causant leur occlusion soudaine ou **embolie artérielle**.

3. Épidémiologie et facteurs favorisants

L'athérosclérose est la principale cause des maladies cardiovasculaires, deuxième cause de mortalité en France avec 180 000 décès annuels. Plusieurs facteurs favorisants sont identifiés et leur cumul chez un individu multiplie les risques de maladies cardio-vasculaires. Certains facteurs endogènes sont parfois d'origine héréditaire, mais ils sont le plus souvent dus à une alimentation hypercalorique trop riche en lipides saturés et en cholestérol présents dans les graisses animales et à une mauvaise hygiène de vie.

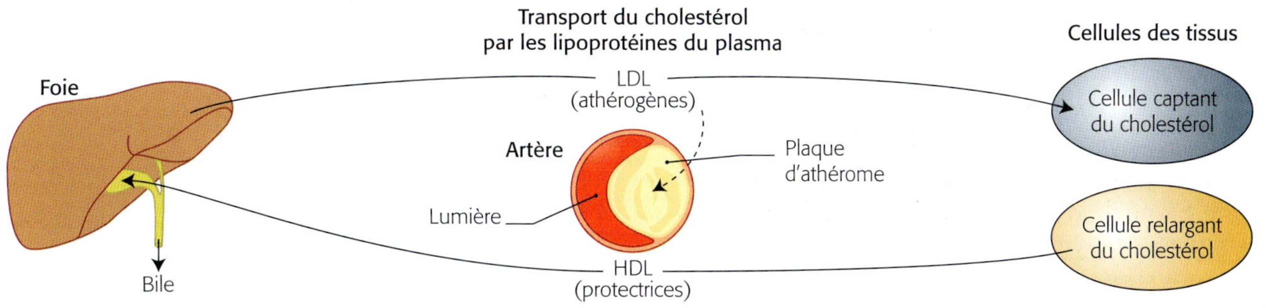

figure 24 **Transport du cholestérol et athérosclérose**

4. Principales localisations et conséquences

La morbidité très élevée des maladies cardio-vasculaires qui touchent au total un français sur quinze est due principalement aux conséquences de l'athérosclérose dans trois réseaux artériels.

Artères coronaires : trois millions de malades coronariens sont atteints de coronaropathies : crises d'angor et 140 000 infarctus du myocarde (IDM) chaque année.

Artères des membres inférieurs : 600 000 artérites, essentiellement observées chez les fumeurs souffrant d'hypertension.

Artères carotides et cérébrales : 100 000 accidents vasculaires cérébraux (AVC), fréquents chez des sujets hypertendus.

L'évolution des symptômes montre pour ces trois localisations des déficits circulatoires dus à une ischémie d'abord transitoire, souvent à l'effort, puis permanente, suivie d'une nécrose plus ou moins étendue selon l'artère obstruée.

L'artérite des membres inférieurs se traduit par des crampes à la marche (boiterie ou claudication intermittente), puis des douleurs à la jambe et au pied. En l'absence de traitement, il y a aggravation en gangrène avec nécrose nécessitant une amputation.

L'athérosclérose des artères carotides et cérébrales est mise en évidence par des symptômes unilatéraux moteurs (hémiparésie, hémiplégie) et sensoriels (▶ *figure 25*) (hémiparesthésie, hémianesthésie, hémianopsie) et des pertes des capacités supérieures psychiques (aphasie, alexie, agraphie, amnésie).

L'intensité et la gravité des troubles et des séquelles dépendront de l'importance de l'ischémie ; lorsque celle-ci touche des régions comprenant des centres vitaux (tel le bulbe rachidien), l'infarctus cérébral pourra être létal.

▶ **Les facteurs majeurs de l'athérosclérose sont :**
- l'hypercholestérolémie (> 2,5 g/L) ;
- l'hyperlipidémie (> 8 g/L) ;
- les dyslipoprotéinémies* (taux de HDL-cholestérol < 0,35 g/L) ;
- l'hypertension artérielle (prévalence = 7 millions) ;
- le tabagisme (prévalence = 18 millions) ;
- le surpoids et l'obésité (IMC > 30 kg/m^2) ;
- le diabète* (de type II principalement, prévalence = 1,8 million) ;
- l'alcoolisme (prévalence = 5 millions) ;
- l'âge (> à 45 ans chez l'homme et 55 ans chez la femme).

Les facteurs mineurs sont la sédentarité, le stress, l'anxiété, la prise d'une pilule œstro-progestative associée au tabagisme.

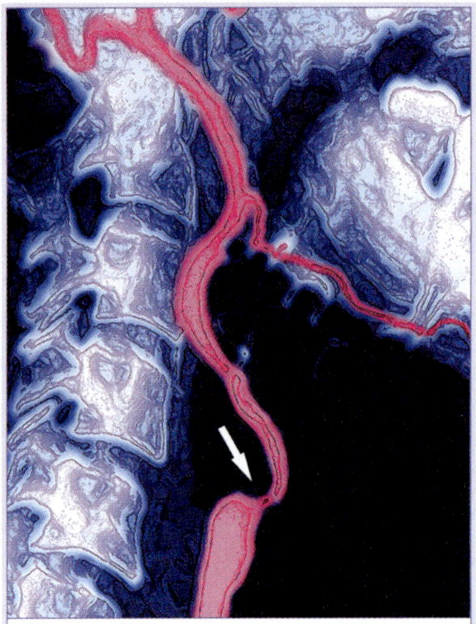

figure 25 **Angiographie numérisée sagittale du cou montrant une thrombose de la carotide**

L'angiographie

Définition et principe

L'angiographie regroupe l'ensemble des examens d'imagerie médicale radiologiques permettant de visualiser les vaisseaux sanguins.

La technique consiste à injecter de l'iode dans la circulation *via* un cathéter (tuyau fin et souple introduit par une artère ou une veine au niveau d'un membre).

L'iode opaque aux rayons X constitue un produit de contraste qui va temporairement opacifier (opacités blanches sur les clichés) les vaisseaux sanguins avant d'être éliminé dans les urines du patient. L'angiographie peut être conventionnelle ou numérisée, avec traitement informatique des images.

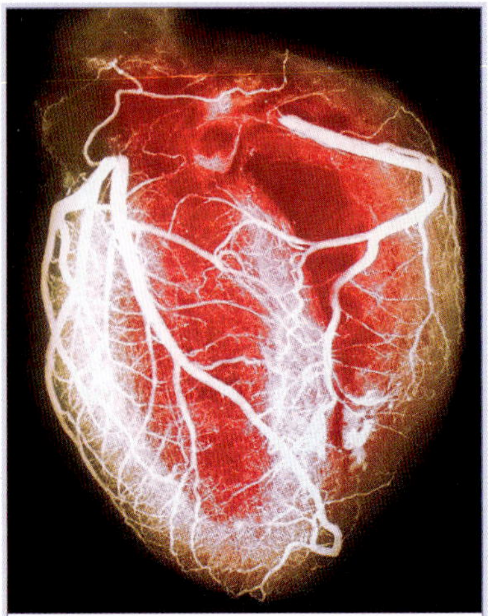

figure 26 **Coronarographie**

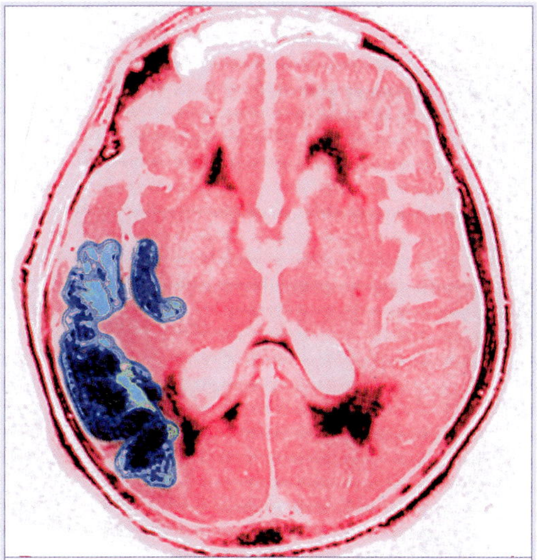

figure 27 **Accident vasculaire cérébral dû à une thrombose artérielle dans l'hémisphère droit. Scanner du crâne en coupe axiale**

Vocabulaire

angiocardiographie Radiographie du cœur et des troncs artériels

artériographie Radiographie des artères

coronarographie Radiographie des artères coronaires

phlébographie Radiographie des veines

Intérêts médicaux

Les angiographies conventionnelles ou numérisées permettent le diagnostic de certitude d'angiopathies diverses.

Artériographie et coronarographie : diagnostic de sténoses, thromboses, provoquées par l'athérosclérose, d'angiomes et d'anévrismes, participe au diagnostic d'angor ou d'IDM.

Phlébographie : diagnostic d'insuffisances valvulaires profondes, de phlébites et des thromboses veineuses.

Ces examens ont également des applications thérapeutiques :
- dilatations de sténoses artérielles par angioplastie transluminale (*cf.* chapitre 8) ;
- pose d'endoprothèse ou stent, traitement d'anévrismes.

Inconvénients

Ce sont des examens très invasifs pratiqués au bloc opératoire (particulièrement la coronarographie, qui nécessite l'introduction d'un cathéter acheminé à contre-courant depuis une artère d'un membre jusqu'à l'artère coronaire explorée *via* l'aorte). Ils nécessitent une anesthésie et exposent le patient à des risques chirurgicaux et infectieux.

Ces examens sont contre-indiqués chez les patients présentant une allergie à l'iode ou souffrant d'insuffisance rénale ainsi qu'aux femmes enceintes.

Examen Doppler ou vélocimétrie sanguine

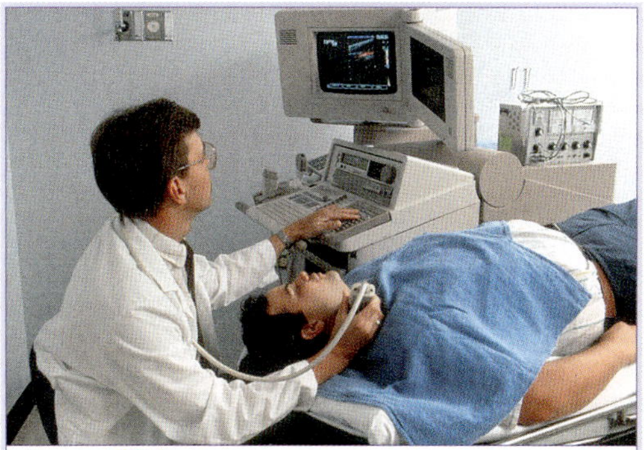

figure 28 **Échographie Doppler de la carotide**

▶ Effet Doppler et athérosclérose

L'examen d'une artère faiblement sténosée montre une accélération de la vitesse du sang, qui compense l'augmentation de la résistance vasculaire afin d'assurer un débit constant malgré la sténose.

En cas de thrombose, la fréquence des ultrasons n'est pas modifiée du fait de l'immobilité du sang dans le vaisseau.

L'examen Doppler

L'examen Doppler est une méthode d'enregistrement graphique utilisant la transmission d'ultrasons pour mesurer la vitesse du sang dans les vaisseaux.

Une sonde émettrice **d'ultrasons** est placée sur la peau et dirigée vers le vaisseau exploré dans lequel circulent les hématies. Les cellules constituent des surfaces échogènes mobiles réfléchissant les ultrasons en modifiant leur fréquence. C'est l'effet Doppler, qui est proportionnel à la vitesse du sang.

Cet examen non invasif et indolore ne présente aucune contre-indication, il peut être répété au niveau de nombreux vaisseaux : artères et veines des membres inférieurs, artères carotides et cérébrales, vaisseaux ombilicaux. Il participe au diagnostic de l'athérosclérose (sténose, thrombose) et de différentes artériopathies (artérites, anévrismes) et veinopathies (varices, phlébites).

Organisation et fonctionnement du cœur

Activités

Introduction aux activités

De l'étude anatomique et expérimentale du muscle cardiaque à celle d'enregistrements des différentes manifestations physiologiques des révolutions cardiaques, les activités de ce chapitre ont pour but d'observer et de comprendre le fonctionnement du cœur sain.

Activité 1 — Expérience sur le cœur

Questions

1 À l'aide des expériences et du cours, identifier les vaisseaux numérotés 1 à 7 sur les figures 1 et 2 et indiquer les cavités cardiaques avec lesquelles chacun de ces vaisseaux s'abouche.

2 Les figures 3 et 4 sont des schémas du cœur humain disposés selon des angles différents des figures précédentes. Identifier les vaisseaux correspondant aux lettres A à G ainsi que les cavités cardiaques repérées par les lettres W à Z.

3 Déduire des expériences comment communiquent les différentes cavités cardiaques et quel est le sens d'écoulement imposé du sang dans ces cavités et dans les vaisseaux A à G.

Le cœur de mouton a une organisation semblable à celle du cœur humain. Sur les figures 1 et 2, on a introduit à l'intérieur des principaux vaisseaux des tubes en caoutchouc numérotés de 1 à 7 pour faciliter l'observation de l'abouchement des vaisseaux au cœur. Afin d'expérimenter les voies et sens de la circulation du sang dans le cœur, on introduit de l'eau sous pression dans les différents vaisseaux.

- Si de l'eau est introduite par les tubes 6 ou 7, elle ressort par le tube 5. L'expérience inverse ne donne aucun résultat.
- Si l'eau est introduite par les tubes 4, elle s'écoule par les vaisseaux 2 et 3. L'expérience inverse reste sans résultat.
- Une dissection du cœur a montré que les vaisseaux 1 à 4 s'abouchaient à la partie gauche du cœur alors que les vaisseaux 5 à 7 s'abouchaient à la partie droite.

Sur une vue antérieure du cœur, la partie droite du cœur est bien visible alors qu'une vue postérieure montre essentiellement la partie gauche du cœur.

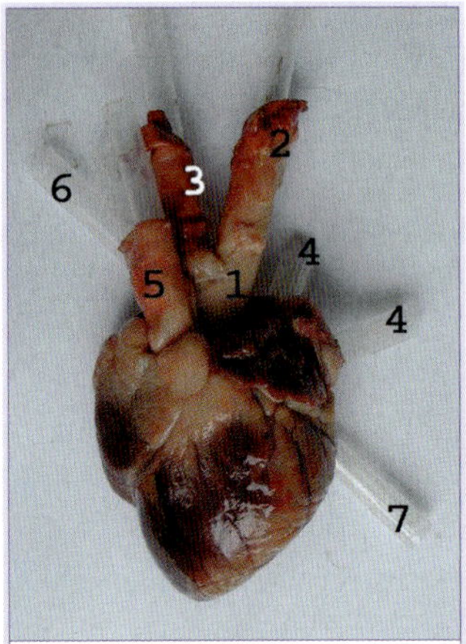

figure 1 **Vue antérieure du cœur humain**

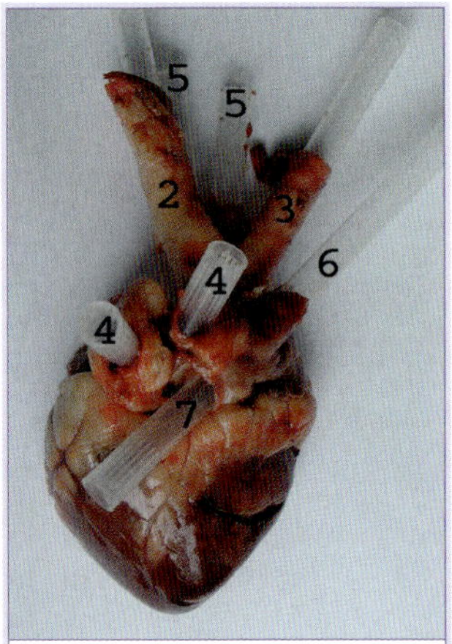

figure 2 **Vue postérieure du cœur humain**

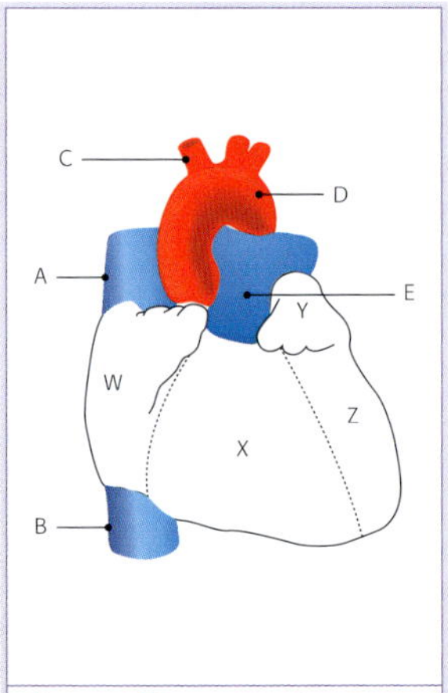

figure 3 **Vue antérieure du cœur humain**

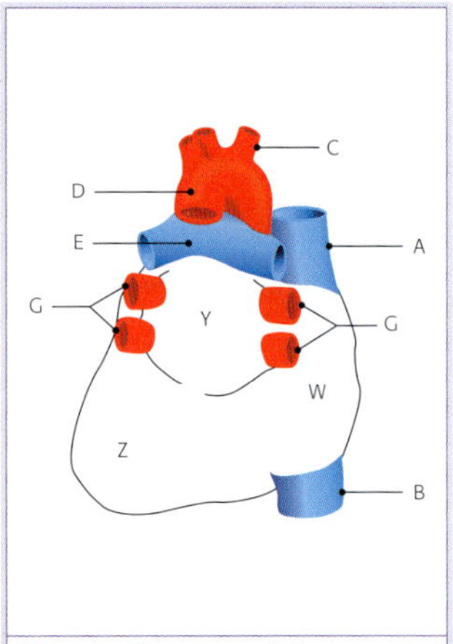

figure 4 **Vue postérieure du cœur humain**

Activité 2

Questions

1 Un élève s'est entraîné à dessiner un schéma d'une coupe frontale du cœur (▶ *figure 6*) à partir de la figure 16 du cours. Retrouver les légendes de la figure 6.
La figure 7 et son schéma d'interprétation (▶ *figure 8*) montrent une coupe transversale du cœur réalisée au niveau ventriculaire. On devine sur cette section les valves auriculo-ventriculaires.

2 Quels rôles jouent les cordages fibreux lors de la contraction des ventricules ?

3 Les valves sigmoïdes présentent-elles des cordages ?

4 Indiquer les différences observées au niveau des ventricules droit et gauche. En déduire quel ventricule aura la force de contraction la plus élevée.

Les cavités cardiaques

Les oreillettes sont séparées des ventricules par les **valves auriculoventriculaires** droites et gauches.

Les extrémités des valvules composant ces valves sont rattachées à la paroi ventriculaire par des **cordages fibreux** qui s'insèrent au niveau de zones renforcées du myocarde ventriculaire nommés **piliers**.

Les ventricules sont séparés des troncs artériels par les **valves sigmoïdes** aortique et pulmonaire, qui n'ont pas de cordages.

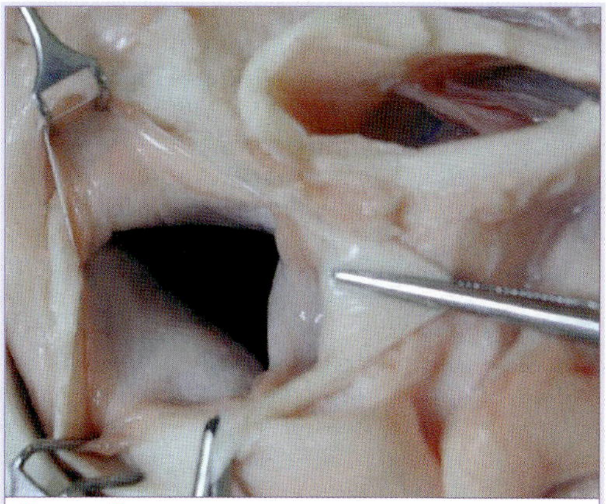

figure 5 **Valve sigmoïde ouverte**

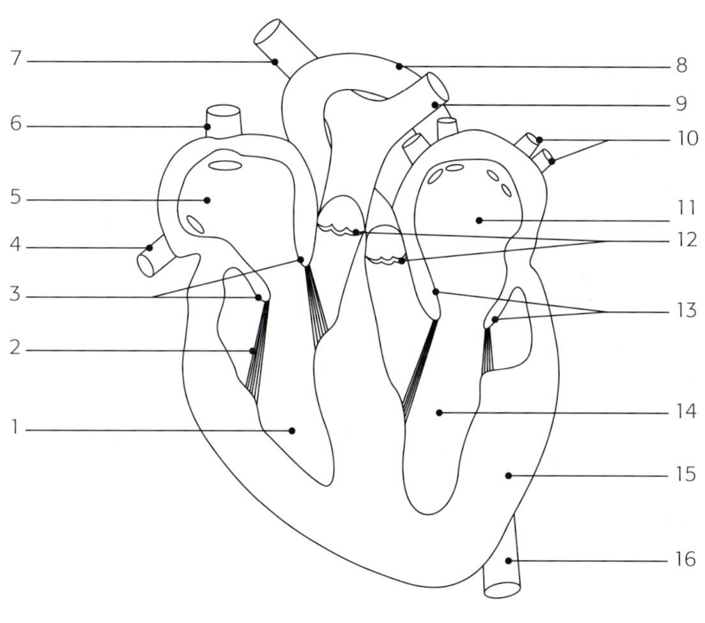

figure 6 **Schéma d'une coupe frontale du cœur**

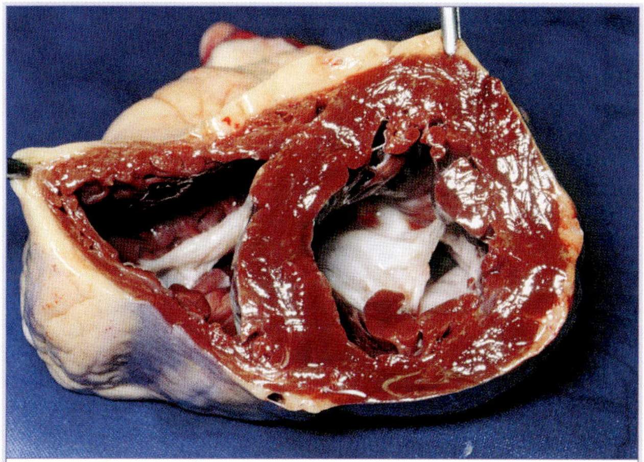

figure 7 **Coupe transversale du cœur**

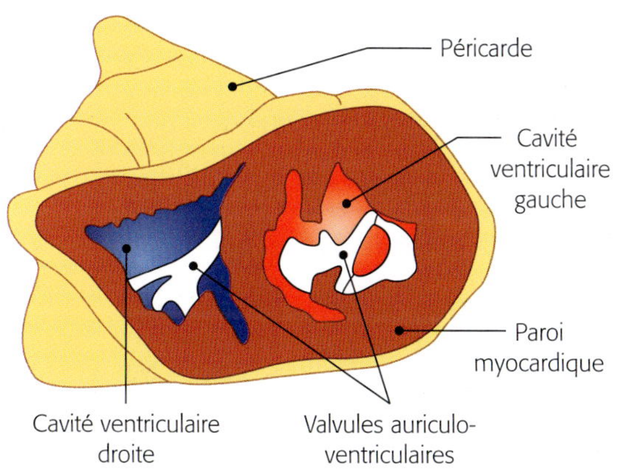

figure 8 **Schéma d'interprétation**

Activité 3

Mise en évidence de l'automatisme cardiaque

La paroi du cœur est constituée de l'extérieur à l'intérieur de plusieurs tuniques : péricarde, myocarde et endocarde.

Le myocarde est le tissu musculaire du cœur ; il est constitué de fibres musculaires appelées cardiomyocytes et il contient un tissu particulier pauvre en myofibrilles se répartissant en nœuds et faisceaux : le tissu nodal.

On réalise des expériences de culture *in vitro* des cellules nodales et de cardiomyocytes prélevées aux différentes localisations cardiaques (▶ *figure 9*).

On observe que certaines cellules se contractent et l'on mesure leur fréquence de contractions par minute (cpm).

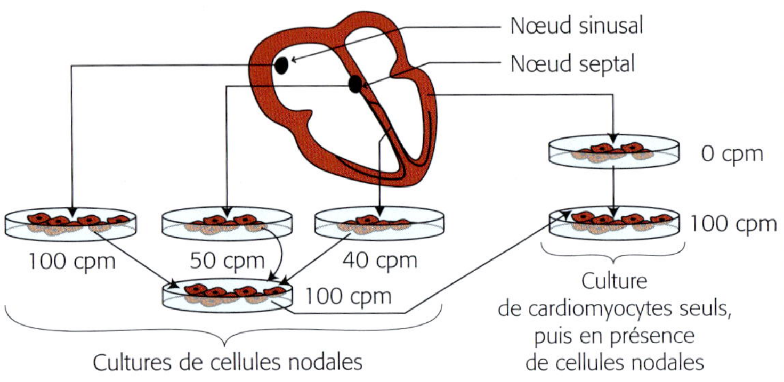

figure 9 **Expériences de cultures de cellules nodales**

On rappelle que la contraction d'une cellule musculaire nécessite qu'elle subisse au préalable une dépolarisation.

Différentes expériences sont réalisées sur le cœur d'un chien dont le rythme ou fréquence de contractions au repos est de 80-90 cpm. À chaque contraction, les deux oreillettes se contractent d'abord simultanément, puis ce sont les deux ventricules qui se contractent ensemble après 180 ms. Pour ces expériences, le cœur isolé est perfusé par du liquide physiologique à 38 °C.

Expérience 1 :
On isole le cœur du chien en supprimant toutes les connexions nerveuses (cœur dénervé). Il continue de se contracter à un rythme de 120 battements par minute.

Expérience 2 :
Sur un cœur dénervé, la destruction de tous les foyers de tissu nodal entraîne l'arrêt des contractions cardiaques. La destruction du tissu nodal situé sur l'oreillette droite provoque l'arrêt des contractions des oreillettes, mais les ventricules continuent de battre à un rythme plus lent (40 battements par minute).

Expérience 3 :
La destruction sélective du nœud sinusal de l'oreillette droite provoque momentanément un arrêt cardiaque, puis les quatre cavités reprennent leurs contractions à un rythme commun de 50 battements par minute.

Questions

1 Quelles cellules disposent-elles de la propriété d'auto-excitabilité ?

2 Identifier les trois localisations nodales présentant des fréquences de contractions propres.

3 Que révèle la mise en contact commun des différentes cellules nodales ?

4 Proposer une hypothèse à la contraction des cardiomyocytes en présence des cellules nodales.

5 Analyser l'expérience 1 et préciser la caractéristique du fonctionnement cardiaque mise en évidence puis citer le tissu qui en est à l'origine. Justifier les conditions expérimentales permettant la mise en évidence de cette caractéristique.

6 Analyser l'expérience 2 ; en déduire le rôle des foyers nodaux situés sur l'oreillette droite et proposer une hypothèse pour expliquer la contraction des ventricules.

7 Analyser l'expérience 3 et identifier le « rythmeur » ou « pacemaker » physiologique du cœur, son suppléant possible et les rôles des diverses localisations nodales dans la dépolarisation du myocarde.

Activité 4

L'activité électrique cardiaque

Questions

1 À l'aide des données, identifier la signification des trois ondes P, QRS, T sachant que P caractérise le début d'une révolution cardiaque.

2 Définir la fréquence cardiaque et proposer deux méthodes de son calcul selon la durée de l'enregistrement dont on dispose.

3 Calculer à partir des figures 11 et 12 les fréquences cardiaques au repos et à l'effort. Comparer ces valeurs.

4 Des ECG pathologiques peuvent notamment montrer des troubles de l'excitation des oreillettes ou des ventricules *(arythmie, bradycardie, tachycardie, fibrillation)* et des troubles de la conduction de la dépolarisation entre les oreillettes et les ventricules, dus à un faisceau de His défectueux. Rechercher les définitions des troubles de l'excitation cardiaque en italique.

5 Quel trouble du rythme cardiaque est-il nécessairement traité par sismothérapie ou électrochocs ?

Comme tout muscle, le cœur possède une activité électrique qui varie au cours de sa contraction et de son relâchement.

L'**électrocardiographie** est une méthode d'enregistrement graphique de l'activité électrique du cœur réalisée habituellement au repos chez un cardiologue et produisant un **électrocardiogramme ou ECG** (▶ *figure 10*) et son schéma d'interprétation (▶ *figure 11*).

Les axes d'un ECG sont :
- en abscisse le temps en secondes ;
- en ordonnée le voltage en millivolts.

La contraction des oreillettes puis des ventricules nécessite des **ondes de dépolarisation** qui parcourent le myocarde. Le relâchement est précédé d'**ondes de repolarisation**. L'amplitude des ondes dépend de la taille des cavités. Ainsi, la repolarisation des oreillettes n'est pas visible sur les ECG puisqu'elle est synchrone et masquée par la dépolarisation des ventricules.

Il est également possible d'enregistrer l'ECG d'une élève, Juliette, au lycée. Pour cela, on dispose trois électrodes aux poignets et à la cheville gauche de Juliette après un effort. Les électrodes sont connectées à un module d'acquisition électrophysiologique relié à un ordinateur. L'ECG d'effort de Juliette est représenté sur la figure 12.

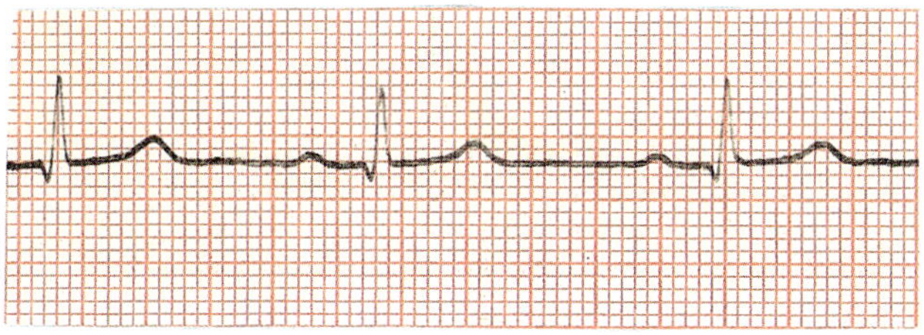

figure 10 **Électrocardiogramme normal de repos**

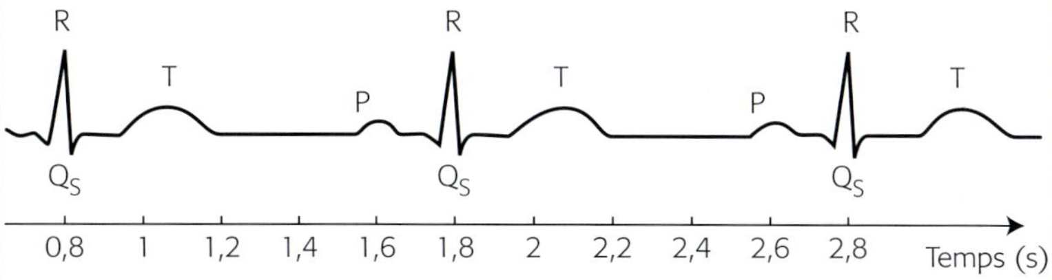

figure 11 **Électrocardiogramme enregistré au repos**

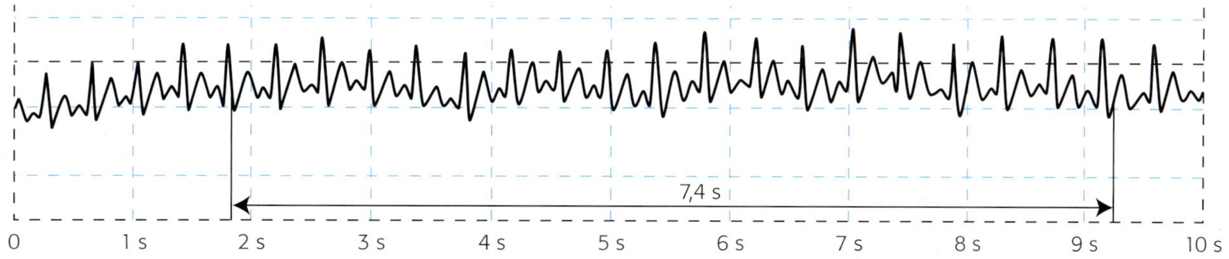

figure 12 **Électrocardiogramme enregistré chez Juliette après 20 flexions**

Activité 5

Hémodynamique et révolution cardiaque

Questions

1 Délimiter une révolution cardiaque grâce aux lettres A, B, C, D, E, F de la figure 14a puis, à l'aide des données 1, établir la chronologie des cinq phases en les associant aux phases AB, BC, CD, DE, EF.

2 En observant les graphes de la figure 14a et 14b, compléter, pour chacune des phases, le tableau ci-dessous à l'aide des termes suivants : inférieure, supérieure (en comparant les courbes de pression) ; ouverte, fermée (à propos des valves) ; constant, augmente, diminue (à propos du volume ventriculaire).

3 Expliquer, au cours des différentes phases, le trajet du sang dans le cœur en utilisant les variations de pression et de volume et les conséquences sur le jeu des valves.

4 Situer grâce aux lettres A à F, l'ouverture et la fermeture des différentes valves. À quel silence du phonocardiogramme correspond la systole ventriculaire ?

L'introduction d'une sonde manométrique par cathétérisme permet de mesurer les variations de la pression sanguine dans les cavités cardiaques et dans les troncs artériels au cours d'un cycle cardiaque. La figure 14a montre l'évolution des pressions intra-auriculaire, intraventriculaire et intra-aortique de l'hémi-cœur gauche et la figure 14b la variation du volume intraventriculaire au cours d'un cycle ou révolution cardiaque.

Données 1 Une **systole** est la contraction de la paroi d'une cavité, qui augmente la pression dans cette cavité et éjecte une partie du sang qu'elle contient. La **systole auriculaire** permet le remplissage actif des ventricules.

La **systole ventriculaire** présente deux phases : la phase **isovolumétrique** (ventricules à volume constant car les quatre valves sont fermées) suivie d'une phase **isotonique**.

Une **diastole** est le relâchement d'une cavité qui se remplit de sang. La **relaxation isovolumétrique** est suivie de la **diastole générale** au cours de laquelle les quatre cavités se relâchent.

Données 2 L'ouverture ou la fermeture des valves sont régies par les différences de pression sanguine dans les cavités. Par exemple, lorsque la pression intraventriculaire devient supérieure à la pression intra-auriculaire, les valves auriculoventriculaires se ferment, marquant ainsi le début de la systole ventriculaire.

De même, lorsque la pression dans les ventricules dépasse celle des troncs artériels, les valves sigmoïdes s'ouvrent et permettent l'éjection systolique dans les artères.

Donnée 3 L'ouverture des valves est physiologiquement silencieuse alors que leur **fermeture** est audible à l'auscultation et peut être enregistrée sur un phonocardiogramme (▶ *figure 13*).

Bruit à la fermeture :	Chronologie	Précédé du :
des valves auriculo-ventriculaires	1er bruit « toum »	Grand silence (GS)
des valves sigmoïdes	2e bruit « ta »	Petit silence (PS)

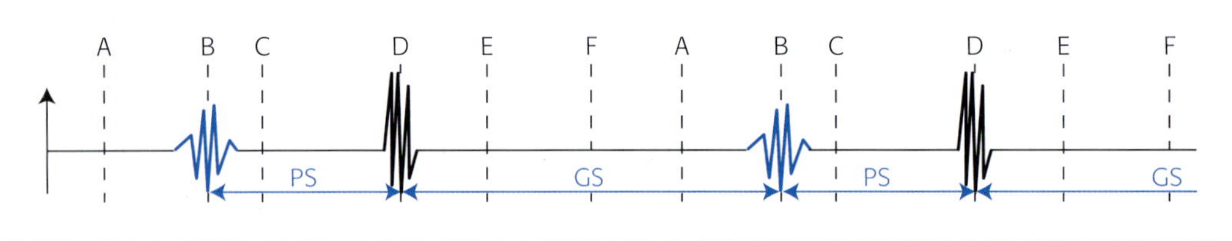

figure 13 **Phonocardiogramme**

	Phase AB	Phase BC	Phase CD	Phase DE	Phase EF
Pression intra-auriculaire					
Pression intra-ventriculaire					
Pression intra-aortique					
Valves auriculoventriculaires					
Valves sigmoïdes					
Volume ventriculaire					

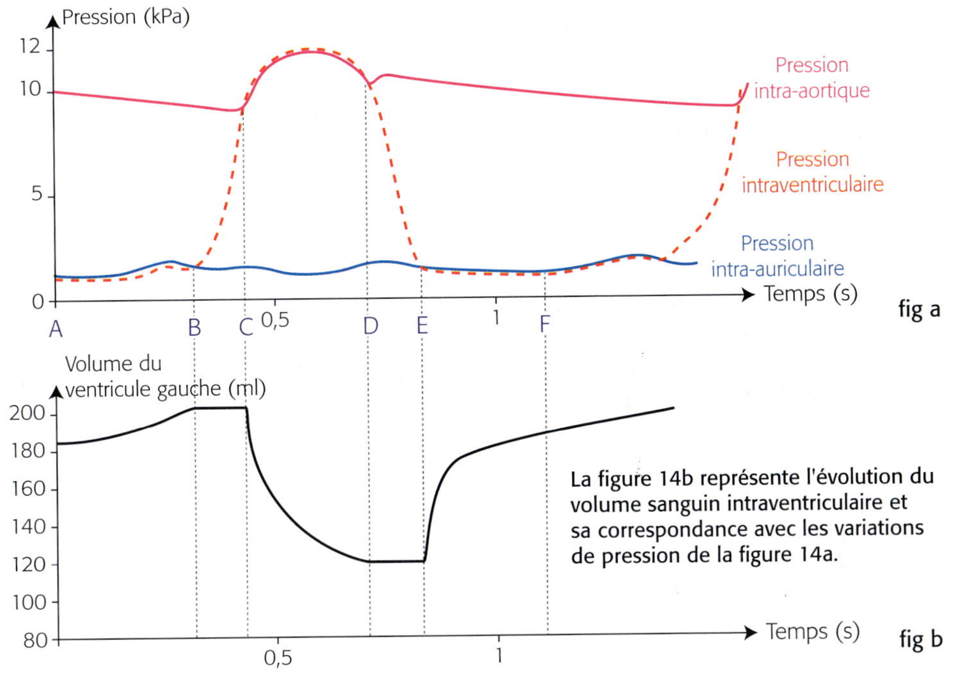

figure 14 **Variation de pression et de volume ventriculaire de l'hémi-cœur gauche**

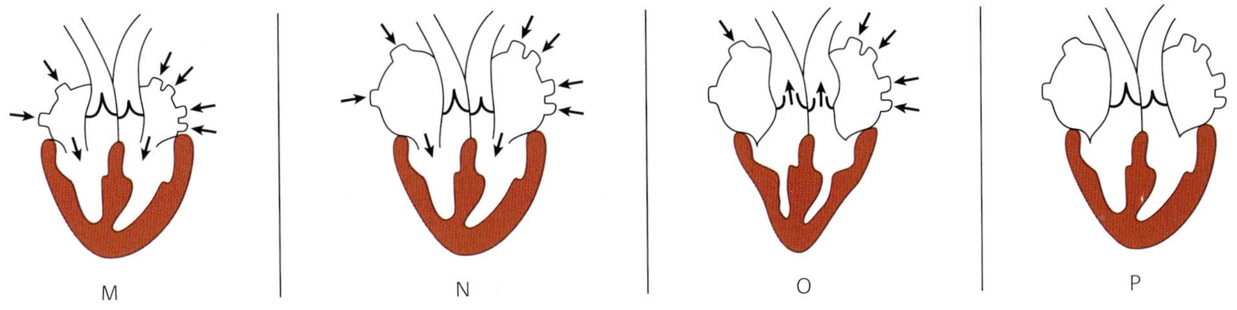

N.B : les variations de volume des cavités ne sont pas représentées.

figure 15 **Schémas des phases de la révolution cardiaque**

Gilles, 30 ans a subi un test d'effort effectué par un cardiologue, au cours duquel ont été mesurés la fréquence cardiaque (FC) et le volume d'éjection systolique (VES).

$$VES = VTD - VTS$$

- VTD = volume télédiastolique ou volume ventriculaire maximal
- VTS = volume télésystolique ou volume ventriculaire minimal

	FC (cpm)	VES (mL)	Débit (L/min)
Repos	60		
Effort maximal	180	160	

5 À l'aide de la figure 14b et du tableau ci-contre, déterminer le VES au repos, puis calculer le débit cardiaque de Gilles au repos puis en effort maximal.
En déduire le coefficient multiplicateur du débit cardiaque au cours de l'effort maximal.

6 Identifier chacune des quatre phases représentées par les schémas M, N, O, P de la figure 15 puis les ordonner chronologiquement.

7 Citer la phase non représentée et la schématiser.

7 FONCTIONS DE NUTRITION

Organisation et fonctionnement du cœur

Cours

Le cœur est un muscle vital puisqu'il mobilise le sang dans l'appareil circulatoire en générant la pression artérielle. La pompe cardiaque possède des performances exceptionnelles liées à ses particularités histologiques et électrophysiologiques lui permettant d'adapter son débit aux besoins des autres organes.

Organisation cardiaque

1. La morphologie externe du cœur

De la taille d'un poing et pesant environ trois cents grammes chez l'adulte, le cœur est localisé dans la cavité médiastinale et se loge dans la dépression du lobe supérieur du poumon gauche. Sa face antérieure ou sternocostale, composée principalement des cavités droites, est visible sur la figure 16. Sa face postérieure permet d'observer l'oreillette gauche et les veines pulmonaires. Sa face inférieure ou diaphragmatique est composée principalement du ventricule gauche, dont la pointe, ou apex cardiaque, se projette au niveau du cinquième espace intercostal gauche.

Sur une vue antérieure, le cœur est parcouru par deux grands sillons, le sillon auriculoventriculaire et le sillon interventriculaire qui le divisent en quatre parties inégales, deux oreillettes, petites et flasques, et deux ventricules plus importants et charnus.

▶ Le myocarde est vascularisé par les artères coronaires droite et gauche qui prennent naissance au début de l'aorte (orifices coronaires). Elles se ramifient et pénètrent dans l'épaisseur du myocarde. Le sang revient du myocarde par des veines coronaires et s'écoule dans l'oreillette droite au niveau de l'orifice du sinus coronaire.

▶ Chaque territoire myocardique n'est vascularisé que par une seule artère coronaire. En cas de sténose (rétrécissement) ou d'obstruction (thrombose) de celle-ci, l'absence de suppléance possible par une autre artère rend le muscle cardiaque vulnérable à la nécrose (infarctus du myocarde) (chapitre 8 insuffisances coronariennes).

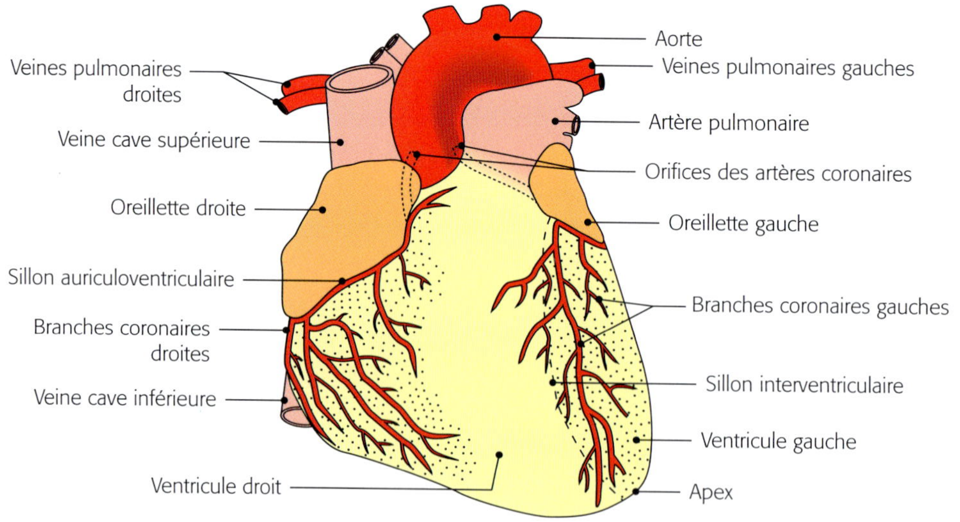

figure 16 **Vue antérieure du cœur et circulation coronaire**

2. L'anatomie interne du cœur

Sur une coupe frontale du cœur, on distingue l'intérieur des cavités et les valvules qui les font communiquer.

L'oreillette droite communique avec le **ventricule droit** par la valve tricuspide ou auriculoventriculaire droite formée de trois valvules. L'ensemble forme l'hémi-cœur droit.

L'oreillette gauche communique avec le **ventricule gauche** par la valve mitrale ou auriculoventriculaire gauche formée de deux valvules. Ces deux cavités forment l'hémi-cœur gauche.

Les valves auriculoventriculaires (▶ *figure 17*) et sigmoïdes sont formées d'un anneau fibreux et de deux ou trois valvules fines et constituées d'endocarde. Seules les valves auriculoventriculaires sont attachées à la paroi des ventricules par des cordages tendineux qui empêchent le reflux sanguin vers les oreillettes lors de la contraction des ventricules.

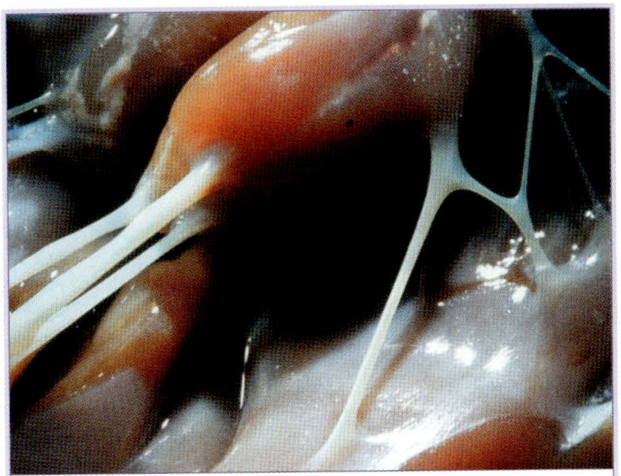

figure 17 **Valve auriculoventriculaire gauche, pilier et cordages tendineux**

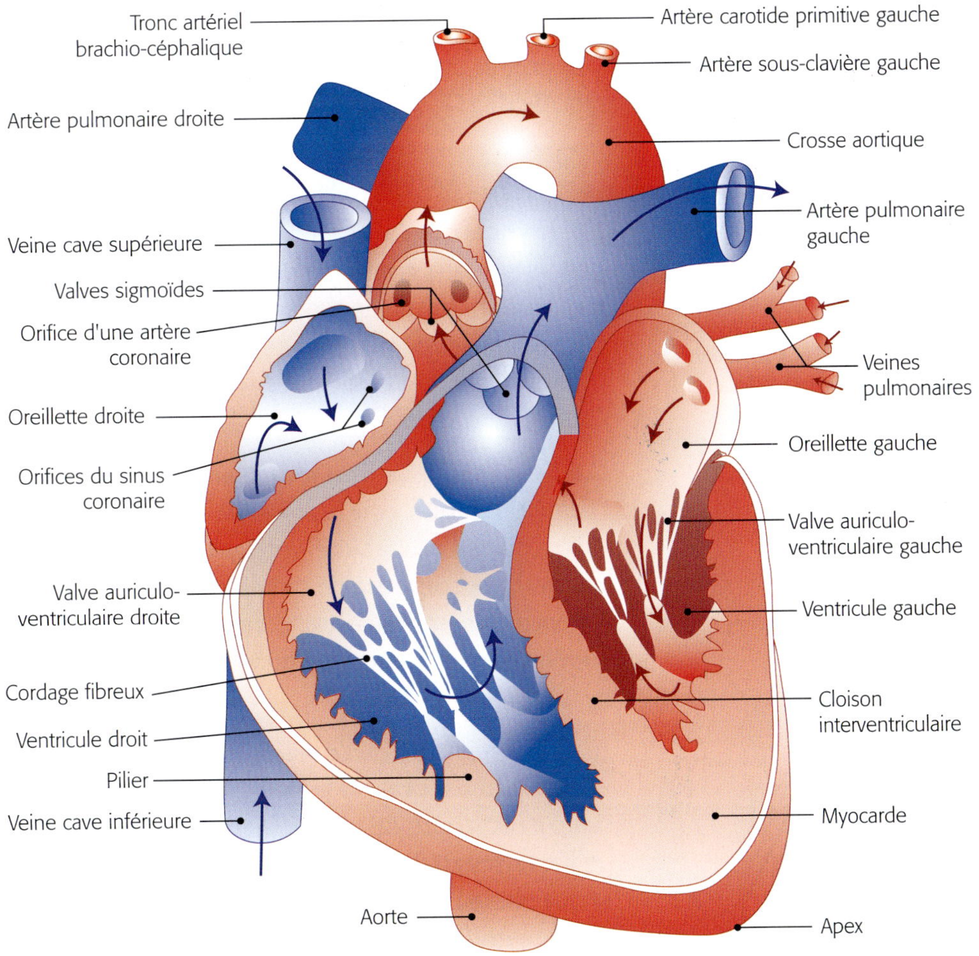

figure 18 **Coupe frontale du cœur**

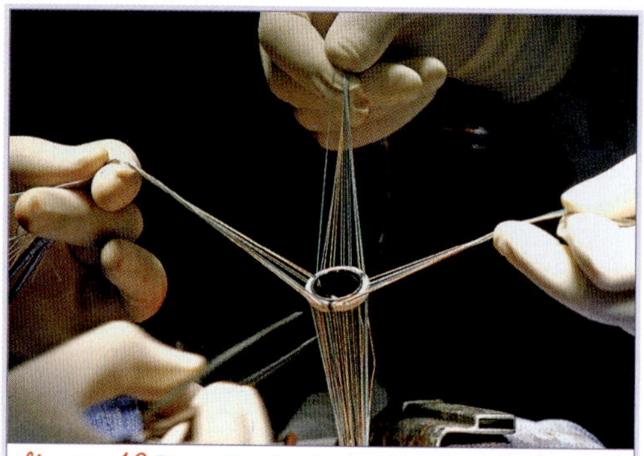
figure 19 **Pose d'un implant valvulaire mitral**

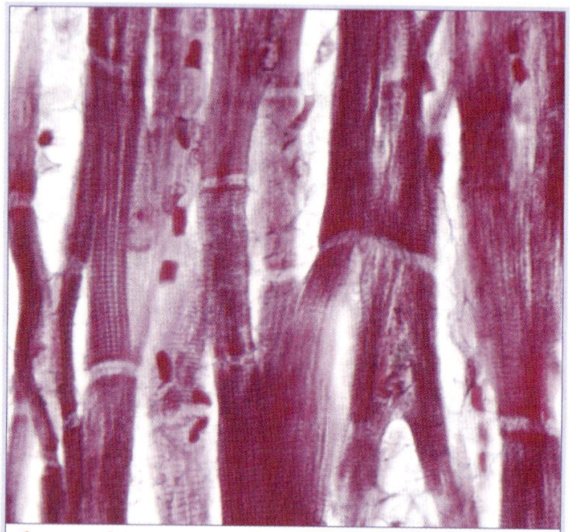
figure 20 **Histologie du myocarde en microscopie optique**

▶ L'épaisseur du myocarde, plus faible au niveau des oreillettes qu'au niveau des ventricules et plus importante à gauche qu'à droite, conditionne la force de contraction du myocarde de chacune des quatre cavités.

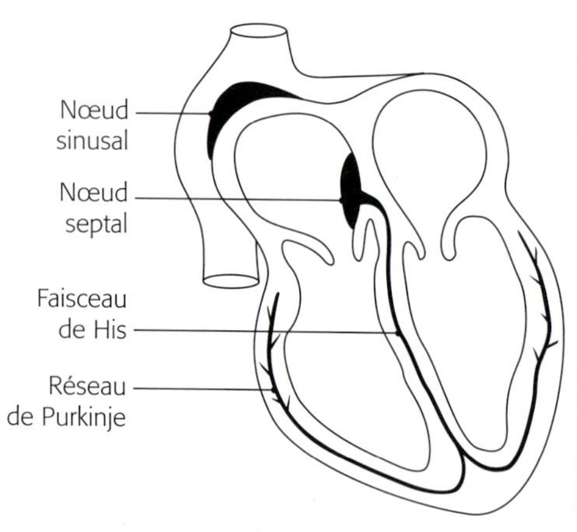

figure 21 **Le tissu nodal**

3. Valvulopathies

Les valves cardiaques peuvent être altérées lors d'infections ou présenter une anomalie congénitale. On distingue un rétrécissement ou sténose valvulaire (les valvules ne s'ouvrent pas complètement), d'une insuffisance ou fuite (les valvules ne se ferment pas complètement). Parfois, la sténose et la fuite concernent la même valve (ex. maladie mitrale). Lors d'une insuffisance mitrale, le ventricule gauche travaille davantage pour assurer un débit cardiaque normal et subit une dilatation. Lors d'une sténose, on observe une insuffisance ventriculaire. Une valve déficiente peut être remplacée lors d'une valvuloplastie par une bioprothèse d'origine animale ou par une prothèse mécanique (▶ *figure 19*).

4. Histologie cardiaque

La paroi du cœur est constituée, de l'extérieur vers l'intérieur, de trois tuniques principales : l'épicarde appartenant au péricarde, le myocarde contenant le tissu nodal, l'endocarde formant les valves et tapissant les cavités cardiaques.

Le péricarde. Le péricarde fibreux maintient le cœur dans le médiastin en formant un sac protecteur. Le péricarde séreux, formé d'un feuillet pariétal et d'un feuillet viscéral ou **épicarde** au contact du muscle cardiaque, permet la motilité du cœur grâce au glissement des feuillets séreux l'un contre l'autre.

Le myocarde. Ce tissu musculaire, quantitativement le plus important, est constitué de fibres myocardiques striées mononucléées en forme de Y, riches en myofibrilles. Les cardiomyocytes sont unis par des jonctions nommées stries scalariformes (en marche d'escalier) assurant un ancrage mécanique et une dépolarisation rapide par synapses électriques.

Le tissu nodal. Ce tissu musculaire est responsable de l'automatisme cardiaque. Il ne représente que 1 % du myocarde, mais de lui dépend l'excitabilité autorythmique et propagée du myocarde. Il est composé de cellules pauvres en myofibrilles, dont la propriété essentielle est d'être autoexcitables. Les myocytes nodaux se répartissent en **quatre amas ou faisceaux** (▶ *figure 21*).

- **Le nœud sinusal** est situé au niveau du sinus veineux dans la paroi postérieure de l'oreillette droite.
- **Le nœud septal** est localisé dans la cloison auriculoventriculaire à proximité de la valvule tricuspide.
- **Le faisceau de His** est situé dans la cloison interventriculaire.
- **Le réseau de Purkinje** est le prolongement du faisceau de His qui se ramifie en deux branches gauche et droite parcourant les deux parois ventriculaires de l'apex en direction du sillon auriculo-ventriculaire.

Fonctionnement cardiaque – Électrophysiologie et automatisme cardiaque

1. L'autoexcitabilité des cellules nodales

Le tissu nodal est un tissu musculaire dont les cellules sont peu contractiles mais elles ont comme caractéristique d'être autoexcitables du fait d'un potentiel de membrane instable. Cette instabilité électrique produit des dépolarisations autorythmiques nommées potentiels d'action nodaux (▶ *figure 22*) à l'origine de l'automatisme cardiaque.

In vitro, les cellules du nœud sinusal d'un cœur dénervé (dépourvu de toute afférence nerveuse) ont une fréquence de contractions élevée (100 PA/min) et elles imposent leur rythme aux cellules plus lentes du nœud septal, du faisceau de His et du réseau de Purkinje pour que l'ensemble fonctionne à la fréquence maximale commune. Le nœud sinusal constitue le rythmeur ou « pacemaker » physiologique du cœur

In vivo et au repos, le rythme de dépolarisation du nœud sinusal est ralenti à 70 PA/min sur un cœur disposant d'une régulation nerveuse extracardiaque (▶ *chapitre 9*).

Une défaillance du nœud sinusal peut être suppléée par le nœud septal qui prend alors le contrôle cardiaque avec un rythme plus faible (bradycardie). D'autres pathologies nodales peuvent concerner le nœud septal ou le faisceau de His : la dépolarisation des ventricules est alors perturbée par des blocages transitoires ou permanents de la conduction, visibles sur un électrocardiogramme.

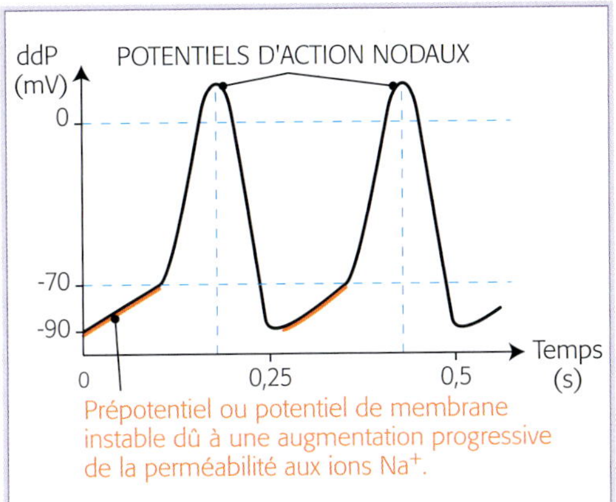

figure 22 **Potentiels d'action nodaux**

▶ Le tissu nodal est responsable de l'automatisme cardiaque, de la propagation de la dépolarisation des oreillettes vers les ventricules et de l'excitation du myocarde.

2. L'excitabilité des cardiomyocytes

Les cardiomyocytes n'étant pas autoexcitables, ils sont incapables de se contracter seuls. Le contact avec les cellules nodales permet aux potentiels d'action nodaux de dépolariser à leur tour les fibres myocardiques proches qui génèrent ensuite des potentiels d'action (PA) myocardiques (▶ *figure 23*) se propageant rapidement par les jonctions communicantes des cardiomyocytes ; les cardiomyocytes se contractent alors à la même fréquence que les cellules nodales.

La repolarisation lente des cardiomyocytes allonge la durée de leurs potentiels d'action et produit une longue période réfractaire empêchant la fréquence cardiaque de dépasser le rythme maximal de 200 contractions par minute (cpm).

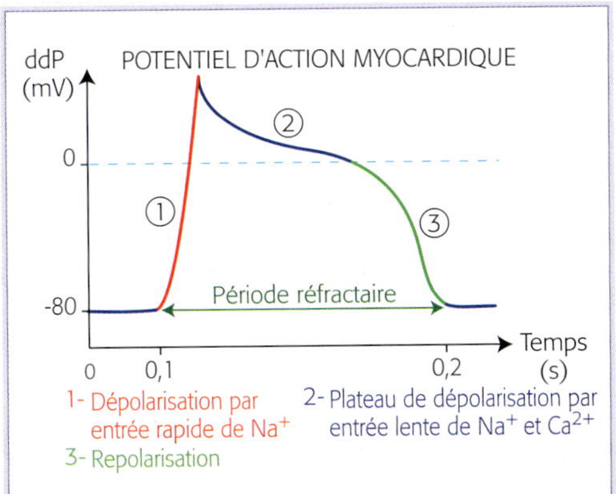

figure 23 **Potentiel d'action myocardique**

▶ La période réfractaire des cardiomyocytes fait du cœur un muscle **intétanisable** qui se distingue des muscles striés squelettiques.

▶ Différents troubles de l'excitation cardiaque sont observables sur un ECG

– Une **bradycardie** est une fréquence cardiaque de repos inférieure à 50 cpm.

– Une **tachycardie** est une fréquence cardiaque de repos dépassant 100 cpm.

– Dans les **fibrillations auriculaire et ventriculaire**, des fréquences de 200 à 400 cpm provoquent un remplissage ventriculaire incomplet qui diminue fortement le débit cardiaque. Les électrochocs (sismothérapie) permettent une défibrillation pour rétablir un rythme cardiaque efficace.

– Les **arythmies** correspondent à des irrégularités du rythme cardiaque.

– Les **extrasystoles** sont des contractions supplémentaires et prématurées, survenant pendant la diastole générale (DG). Elles sont suivies d'un repos compensateur (DG plus longue). Les drogues excitantes (nicotine, caféine) les favorisent.

3. L'électrocardiogramme (ECG)

L'électrocardiographie est un examen enregistrant l'activité électrique du cœur. On obtient différents tracés en fonction de la disposition des électrodes d'exploration placées sur le thorax. Un tracé caractéristique est analysé sur la figure 24.

L'enregistrement en continu de l'électrocardiogramme sur 24 heures selon la méthode de Holter (technique ambulatoire où l'électrocardiographe miniaturisé est porté à la ceinture) permet de détecter des arythmies ou toute autre cardiopathie visible sur l'ECG, survenues au cours d'actes de la vie quotidienne.

4. L'ECG physiologique

Chaque cycle cardiaque est caractérisé par trois ondes : P, QRS, T.

L'onde P de dépolarisation auriculaire correspond à l'ensemble des PA myocardiques des oreillettes. Son origine est le nœud sinusal. L'onde P atteint le nœud septal, puis est transmise aux ventricules par la seule voie du faisceau de His après un délai de 0,18 seconde (intervalle de temps PR) nécessaire à la conduction de l'onde entre les oreillettes et les ventricules.

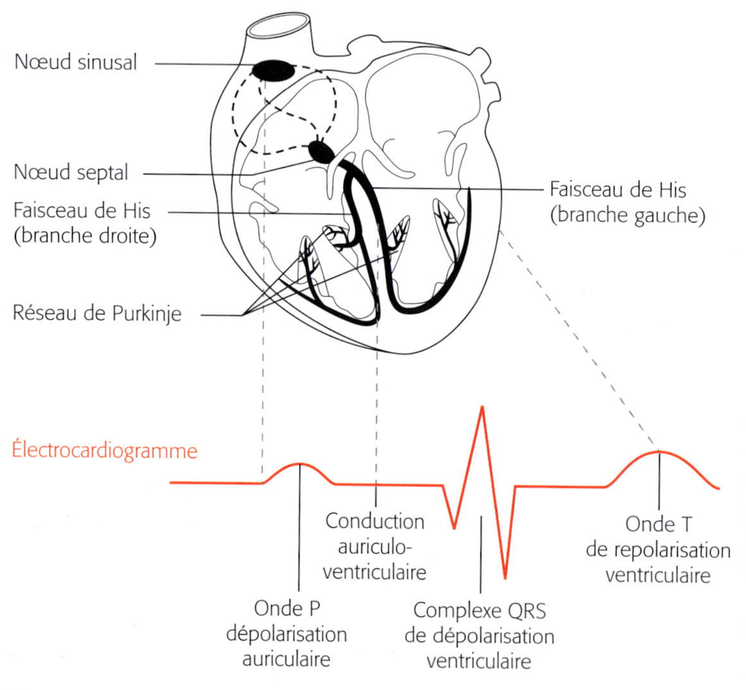

figure 24 **Localisation et rôles du tissu nodal**

L'onde R ou complexe QRS de dépolarisation ventriculaire correspond à l'ensemble des PA myocardiques des ventricules. L'importance de l'onde R « masque » la repolarisation des oreillettes. La dépolarisation des ventricules commence à la pointe du cœur et remonte en direction des oreillettes sans les atteindre car le tissu fibreux auriculoventriculaire isole électriquement les oreillettes des ventricules.

L'onde T correspond à la repolarisation ventriculaire et se propage dans le même sens que la dépolarisation. Elle est suivie d'un tracé électrique « plat », correspondant au repos du cœur en phase de relâchement ou diastole générale.

5. Troubles de la conduction cardiaque

Ces troubles se manifestent sur l'ECG soit par un allongement du temps [PR], soit par un blocage de transmission de l'onde de dépolarisation entre les oreillettes et les ventricules (absence d'onde QRS et T dans le bloc complet).

Un bloc sino-auriculaire produit des « blancs » sur l'ECG car la dépolarisation reste bloquée au niveau du nœud sinusal (aucune onde P, QRS, T).

Un bloc auriculoventriculaire montre des ondes P normales mais l'onde R n'est pas toujours présente (2e degré) ou n'est jamais transmise (3e degré) par le nœud septal ; la fréquence de dépolarisation des ventricules est plus faible puisqu'elle provient de l'activité du faisceau de His qui fonctionne à un rythme plus lent, et on observe une désynchronisation des oreillettes et des ventricules qui battent à des fréquences différentes. L'implantation d'un stimulateur cardiaque (figure 26 : pile et générateur placés sous la peau du thorax et électrodes déchargeant sur l'apex cardiaque) réglé à un rythme constant de 100 dépolarisations par minute est un traitement substitutif efficace d'un bloc auriculo-ventriculaire.

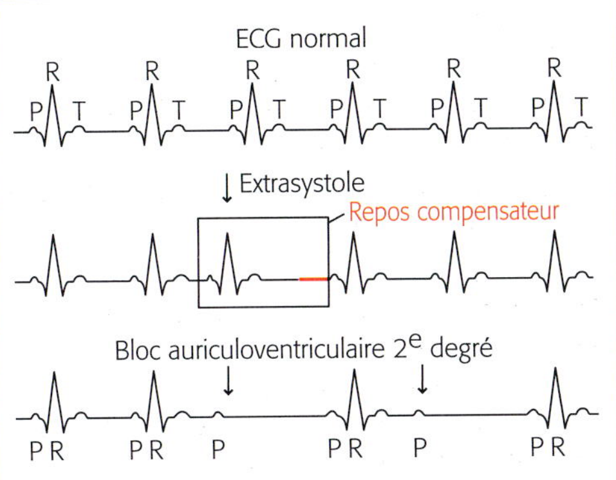

figure 25 **ECG normal et ECG pathologique**

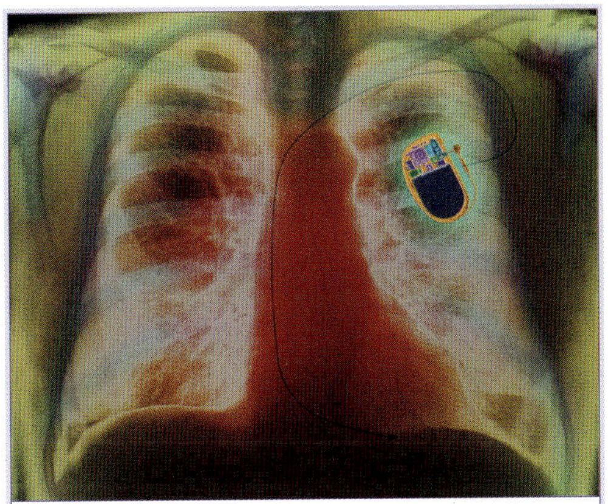

figure 26 **Implantation d'un stimulateur cardiaque**

La révolution cardiaque et l'hémodynamique cardiaque

Une révolution cardiaque est l'ensemble des manifestations observables au cours d'un cycle cardiaque et qui se reproduisent indéfiniment. Ces manifestations électriques et mécaniques (des contractions ou systoles suivies de relâchements ou diastoles) produisent des variations hémodynamiques (de volume des cavités cardiaques et de pression sanguine) responsables du fonctionnement des valves.

Diverses techniques permettent l'exploration des différentes phases d'une révolution cardiaque.

▶ Toutes les manifestations d'une révolution cardiaque sont synchrones entre les hémi-cœurs droit et gauche.

Les contractions des oreillettes précèdent toujours celles des ventricules.

1. La phonocardiographie

C'est une méthode auscultatoire externe de l'hémi-thorax gauche qui nécessite un stéthoscope muni d'un microphone relié à un dispositif permettant d'enregistrer les bruits cardiaques. L'origine des deux bruits du cœur est la **fermeture des valves cardiaques**.

▶ Le premier bruit, « toum », correspond à la fermeture des valves auriculo-ventriculaires et marque la fin de la **systole auriculaire** (SA) et le début de la systole ventriculaire (SV).

▶ Le deuxième bruit, « ta », a lieu lors de la fermeture des valves sigmoïdes et coïncide avec la fin de la systole ventriculaire.

▶ Le **petit silence** (entre toum et ta) dure 0,3 seconde et est synchrone de la **systole ventriculaire**. Le **grand silence** (entre ta et toum suivant) dure 0,6 seconde et correspond au relâchement ou **diastole générale** des cavités cardiaques (DG).

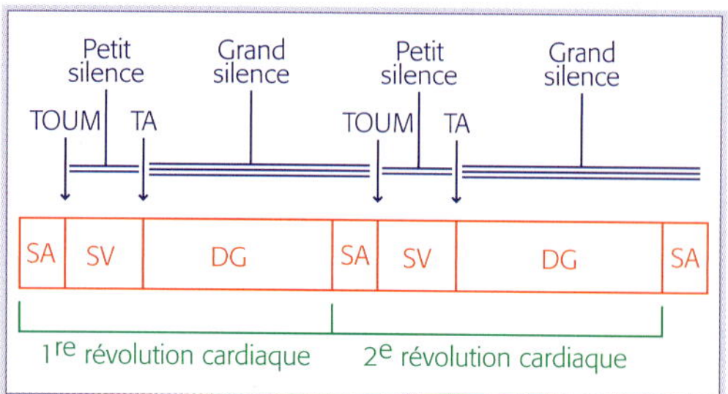

figure 27 **Phonocardiogramme**

2. La cardiographie interne

Le principe de cette technique d'exploration interne consiste à introduire dans un vaisseau un cathéter muni d'une sonde manométrique, qui est acheminé jusqu'au cœur (cathétérisme intracardiaque) afin de mesurer les variations de pression sanguine dans les cavités cardiaques.

▶ Pour explorer l'hémi-cœur droit, on introduit le cathéter par une veine du bras qui rejoint la veine cave supérieure et débouche dans l'oreillette droite ; on peut ensuite atteindre le ventricule droit. Les pressions mesurées sont basses (0,4 kPa dans l'oreillette, 1,5 kPa dans le ventricule).

▶ L'exploration de l'hémi-cœur gauche, plus délicate, est possible par une ponction de l'oreillette gauche permettant d'introduire la sonde. On mesure des pressions plus élevées (1,4 kPa dans l'oreillette, 16 kPa dans le ventricule).

3. L'hémodynamique cardiaque

La pression sanguine dans une cavité augmente lors d'une **systole** qui correspond à la contraction et donc à la diminution de volume d'une cavité, qui se vide de son sang.

Lors d'une **diastole**, la diminution de pression sanguine due au relâchement d'une cavité permet de la remplir de sang et d'augmenter son volume.

La structure et la disposition des valves cardiaques font que leur ouverture et leur fermeture dépendent des pressions sanguines s'exerçant dans les cavités ou vaisseaux qu'elles séparent. Ainsi, l'augmentation de pression du sang dans les ventricules déclenche la fermeture des valves auriculoventriculaires puis, dans un deuxième temps, l'ouverture des valves sigmoïdes.

Les différences d'épaisseur du myocarde au niveau des cavités cardiaques sont à l'origine des différences de pression sanguine observées dans ces cavités.

Vocabulaire

systole auriculaire Contraction des oreillettes permettant un remplissage actif des ventricules

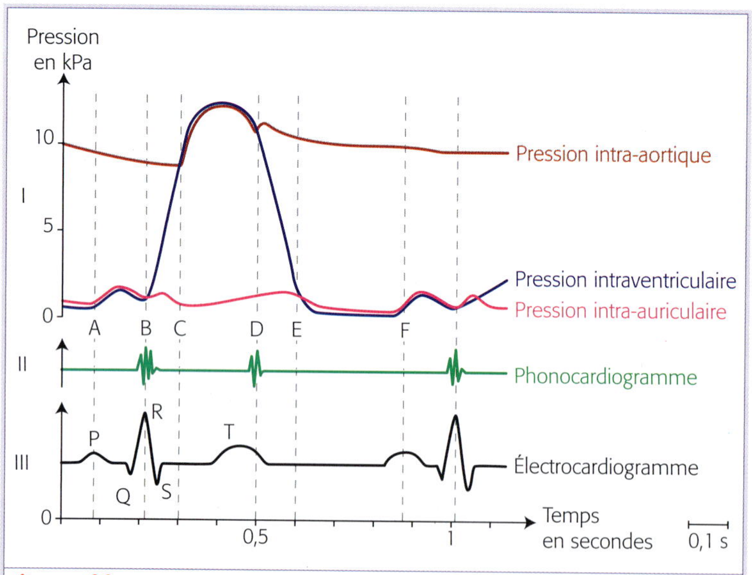

figure 28 **Différentes manifestations d'une révolution cardiaque**

Un cycle cardiaque comprend **cinq phases hémodynamiques** visibles sur le graphe I de la figure 28.

1. Systole auriculaire (phase AB)

La pression sanguine dans les oreillettes étant supérieure à celle existant dans les ventricules, les valves auriculoventriculaires sont ouvertes. La contraction des oreillettes permet le remplissage actif des ventricules, qui complète le remplissage passif qui a eu lieu durant la diastole générale (remplissage partiel = 70 %). Le volume ventriculaire maximal est appelé **volume télédiastolique**. La pression sanguine dans les artères étant supérieure à celle des ventricules, les valves sigmoïdes sont fermées.

2. Systole ventriculaire isovolumétrique (phase BC)

La pression sanguine, à présent plus élevée dans les ventricules que dans les oreillettes, provoque la fermeture des valves auriculo-ventriculaires et le premier bruit cardiaque (toum). Les valves sigmoïdes étant toujours fermées, cette deuxième phase se déroule à volume ventriculaire constant (phase isovolumétrique).

3. Systole ventriculaire isotonique (phase CD)

L'augmentation de la pression ventriculaire entraîne l'ouverture des valves sigmoïdes et l'éjection du sang dans les artères. L'éjection systolique se termine à la fermeture des valves sigmoïdes (deuxième bruit cardiaque ta), lorsque la pression sanguine ventriculaire devient de nouveau inférieure à la pression dans les artères. À la fin de cette phase, les ventricules ont leur **volume télésystolique** minimal.

4. Relâchement isovolumétrique (phase DE)

Les ventricules commencent à se relâcher au cours d'une phase à volume constant où les quatre valves sont fermées. Lorsque la pression ventriculaire devient inférieure à celle des oreillettes, les valves auriculoventriculaires s'ouvrent et marquent la fin de cette phase.

5. Diastole générale (phase EF)

Durant cette longue phase, les oreillettes et les ventricules poursuivent leur relâchement; les valves auriculoventriculaires ouvertes permettent un remplissage passif et partiel des ventricules sous une pression faible et constante.

Vocabulaire

systole ventriculaire isovolumétrique Contraction et mise sous pression des ventricules clos

systole ventriculaire isotonique Contraction des ventricules permettant l'éjection du sang dans les artères

relâchement isovolumétrique Relâchement des ventricules clos

diastole générale Relâchement cardiaque et remplissage passif des ventricules

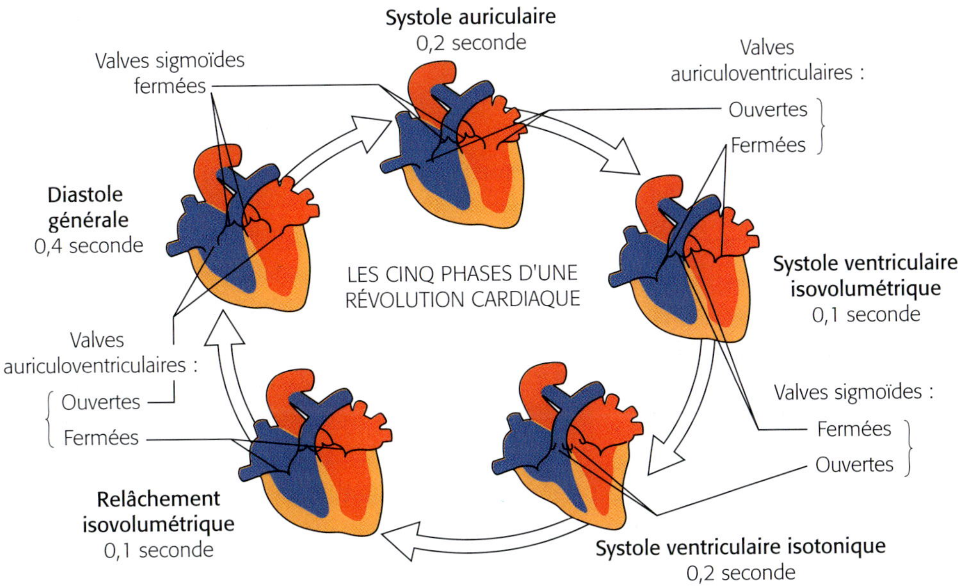

figure 29 **Coordination de la révolution cardiaque**

▶ Le pouls est une onde propagée à la vitesse de 7 m/s dans la paroi des artères à chaque systole ventriculaire ; il reflète donc la fréquence cardiaque.

▶ Ne pas confondre le pouls avec la vitesse du sang dans l'artère, 20 fois plus lente, puisque d'environ 0,4 m/s

4. La fréquence ou rythme cardiaque

Elle mesure le nombre de révolutions cardiaques par minute exprimée en cpm (contractions par minute). Chez l'adulte au repos, elle est de 60 à 70 cpm ; à l'effort, la fréquence cardiaque maximale peut atteindre 200 cpm. Plusieurs méthodes permettent sa mesure.

– **La prise du pouls** sur 15 secondes, multiplié par 4, permet une estimation rapide du rythme cardiaque.

$$\text{FC} = \text{n RC} \times \frac{60 \text{ secondes}}{[\text{temps de mesure en secondes}]}$$

– **La palpation thoracique** au niveau du mamelon gauche apprécie le nombre de chocs transmis à la paroi du corps lors de chaque systole ventriculaire par l'apex cardiaque.

– **À partir d'enregistrements graphiques** (ECG, cardiogramme ou phonocardiogramme), on compte le nombre de révolutions cardiaques (n RC) sur la période d'enregistrement puis on réalise un calcul de proportionnalité pour exprimer la fréquence par minute. Si l'on dispose de la durée d'une seule révolution cardiaque, on peut déterminer la fréquence en appliquant la formule ci-contre.

$$\text{FC} = \frac{60 \text{ secondes}}{[\text{durée d'une RC en secondes}]}$$

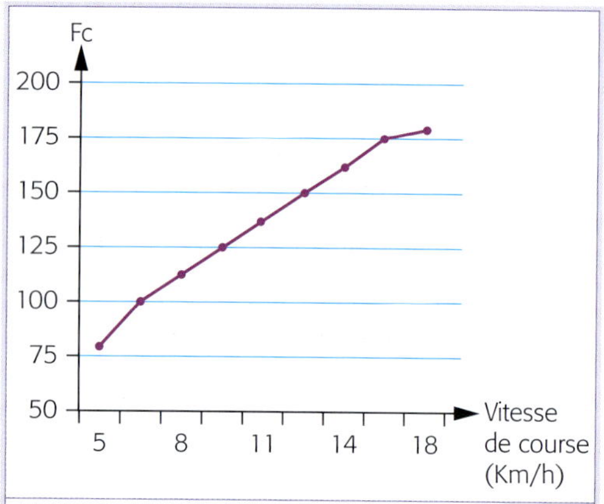

figure 30 **Évolution de la fréquence cardiaque à l'effort (cpm)**

5. Le volume d'éjection systolique (VES)

Le volume de sang éjecté par chaque ventricule lors de la systole ventriculaire isotonique se calcule par différence entre le volume maximal ou télédiastolique (VTD) et le volume minimal ou télésystolique (VTS). Il varie de 70 ml chez l'adulte au repos à 150 ml à l'effort chez certains sportifs très entraînés.

6. Le débit cardiaque

Le débit cardiaque est le volume de sang expulsé par minute par chacun des ventricules. On le calcule en multipliant la fréquence cardiaque par le volume d'éjection systolique et on l'exprime en L/min.

Les composantes du débit cardiaque peuvent varier sous l'influence de nombreux facteurs :
– l'âge modifie la fréquence cardiaque de repos et d'effort ;
– l'entraînement physique, principalement lors d'activités d'endurance, ralentit la fréquence cardiaque, mais augmente le VES ;
– la digestion, le changement de position (allongée/debout), la fièvre, le tabagisme augmentent la fréquence cardiaque ;
– la fréquence cardiaque et le VES augmentent lors de l'exercice musculaire.

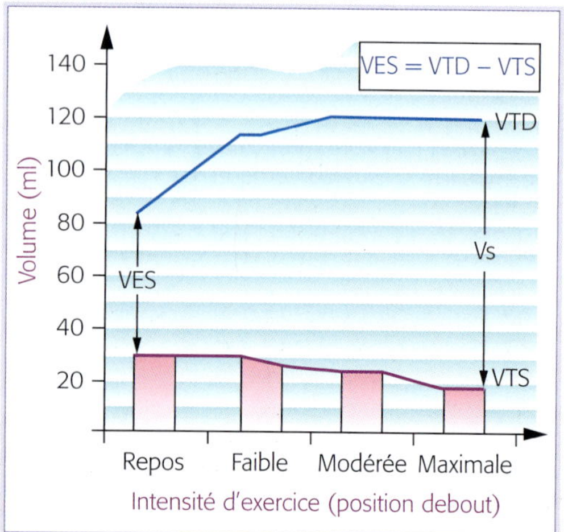

figure 31 **Variation du VES à l'effort**

Chez un athlète, la fréquence cardiaque entre le repos et l'effort maximal peut varier considérablement, cette variation ayant pour but d'assurer une oxygénation musculaire suffisante.

▶ Le débit du ventricule droit, identique à celui du ventricule gauche, est d'environ 5 L/min chez un adulte au repos.

▶ Lors d'un effort maximal chez un athlète, le débit cardiaque peut atteindre 40 L/min.

performances cardiaques Un calcul simple montre qu'un cœur peut effectuer 2 milliards de contractions en assurant un débit de plus de 200 millions de litres au cours d'une vie

Débit = VES × FC
L/min mL N/min

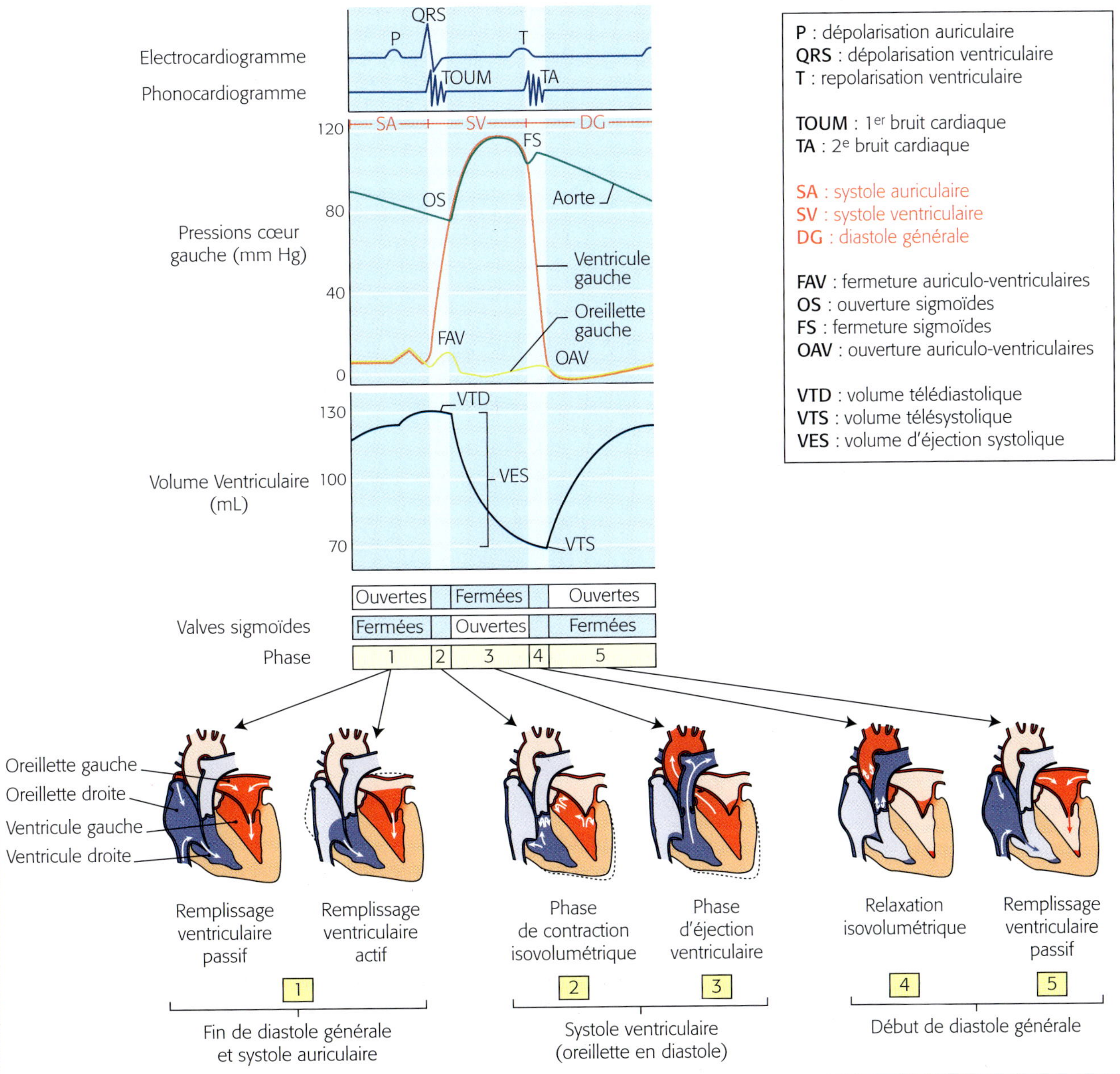

figure 32 **Schéma bilan : les différentes manifestations au cours d'une révolution cardiaque**

Insuffisances coronariennes

Activités

Introduction aux activités

En s'appuyant sur des cas cliniques documentés, ces activités visent à étudier l'étiologie, le diagnostic et les traitements des insuffisances coronariennes et à évaluer les risques de la complication la plus grave : l'infarctus du myocarde.

Activité 1 — Calcul du risque statistique de décéder d'un infarctus du myocarde dans les 10 ans à venir

Le **risque cardio-vasculaire** (RCV) est la probabilité qu'a un patient de décéder de maladie cardio-vasculaire (MCV) dans un délai de 10 ans. Il s'évalue grâce au calculateur Score accessible sur Internet (site de la Société européenne de cardiologie, *cf.* activité Tice), dont un extrait simplifié est présenté dans la **figure 1** et interprété en **figure 2**.

Score Âge	Pression artérielle systolique (mm Hg)	Femmes – Non fumeuses					Femmes – Fumeuses					Hommes – Non fumeurs					Hommes – Fumeurs				
Cholestérolémie en mmol/L		4	5	6	7	8	4	5	6	7	8	4	5	6	7	8	4	5	6	7	8
65	180	4	5	6	6	7	9	9	11	12	14	8	9	10	12	14	15	17	20	23	26
	160	3	3	4	4	5	6	6	7	8	10	5	6	7	8	10	10	12	14	16	19
	140	2	2	2	3	3	4	4	5	6	7	4	4	5	6	7	7	8	9	11	13
	120	1	1	2	2	2	3	3	3	4	4	2	3	3	4	5	5	5	6	8	9
60	180	3	3	3	4	4	5	5	6	7	8	5	6	7	8	9	10	11	13	15	18
	160	2	2	2	2	3	3	4	4	5	5	3	4	5	5	6	7	8	9	11	13
	140	1	1	1	2	2	2	2	3	3	4	2	3	3	4	4	5	5	6	7	9
	120	1	1	1	1	1	1	2	2	2	3	2	2	2	3	3	3	4	4	5	6
55	180	1	1	2	2	2	3	3	3	4	4	3	4	4	5	6	6	7	8	10	12
	160	1	1	1	1	1	2	2	2	3	3	2	2	3	3	4	4	5	6	7	8
	140	1	1	1	1	1	1	1	1	2	2	1	2	2	2	3	3	3	4	5	6
	120	0	0	1	1	1	1	1	1	1	1	1	1	1	2	2	2	2	3	3	4
50	180	1	1	1	1	1	1	1	2	2	2	2	2	3	3	4	4	4	5	6	7
	160	0	0	1	1	1	1	1	1	1	1	1	1	2	2	2	2	3	3	4	5
	140	0	0	0	0	0	1	1	1	1	1	1	1	1	1	2	2	2	2	3	3
	120	0	0	0	0	0	0	0	0	1	1	1	1	1	1	1	1	1	2	2	2
40	180	0	0	0	0	0	0	0	0	0	0	0	1	1	1	1	1	1	1	2	2
	160	0	0	0	0	0	0	0	0	0	0	0	0	0	1	1	1	1	1	1	1
	140	0	0	0	0	0	0	0	0	0	0	0	0	0	0	0	0	1	1	1	1
	120	0	0	0	0	0	0	0	0	0	0	0	0	0	0	0	0	0	0	1	1

4 5 6 7 8 mmol — 1,5 2 2,5 3 g/L

figure 1 **Extrait du Score cardio-vasculaire**

Pour utiliser ce tableau, il convient :
- d'arrondir l'âge par tranche de 5 ans ;
- de considérer le sexe et l'état de fumeur ou non ;
- d'arrondir la pression systolique et la cholestérolémie du sujet.

Soient deux patients :

Anne : 49 ans, 1,72 m, 76 kg, fumeuse, tension systolique 142 mmHg, cholestérolémie = 7,1 mmol.

Gilles : 64 ans, 1,85 m, 104 kg, fumeur, tension systolique 185 mmHg, cholestérolémie = 7,9 mmol.

Remarque : L'hérédité (un parent ou plus atteint de maladie cardio-vasculaire avant 60 ans), les diabètes (DID et DNID), l'obésité, les valeurs élevées du bilan lipidique (hypertriglycéridémie, athérogénicité) sont des facteurs qui élèvent le RCV et favorisent les MCV.

Questions

1 Calculer et interpréter l'IMC d'Anne et de Gilles.

2 Estimer et interpréter le RCV des patients.

3 Citer des mesures d'hygiène leur permettant d'abaisser leur niveau de risque.

4 Utiliser le calculateur en ligne pour calculer les RCV et déterminer en pourcentage la part relative des trois facteurs de risque principaux (activité Tice).
https ://escol.escardio.org/heartscore3/calc.aspx?model=europelow

5 Proposer un schéma montrant l'effet cumulatif des trois facteurs de risque principaux pris en compte dans le Score CV chez un sujet de 60 ans (modèle ensembles emboîtés).

Faible	RCV < 1 %
Modéré	1 < RCV < 3 %
Moyen	3 < RCV < 5 %
Élevé	5 < RCV < 10 %
Très élevé	RCV > 10 %

figure 2 **Grille de lecture du Score CV**

▶ **Indice de masse corporelle**

$$IMC = \frac{\text{Poids en kg}}{(\text{Taille en mètre})^2}$$

IMC < 18,5 = maigreur
18,5 ≤ IMC < 25 = normal
25 ≤ IMC < 30 = surpoids
IMC ≥ 30 = obésité
30 ≤ IMC < 35 = obésité modérée
35 ≤ IMC < 40 = obésité sévère
IMC ≥ 40 = obésité morbide

▶ Rappel chapitre 6
La **cholestérolémie** physiologique est comprise entre 1,5 $g.L^{-1}$ ou **4** $mmol.L^{-1}$ et 2,5 $g.L^{-1}$ ou **6,5** $mmol.L^{-1}$.

Activité 2

L'infarctus du myocarde : urgence médicale

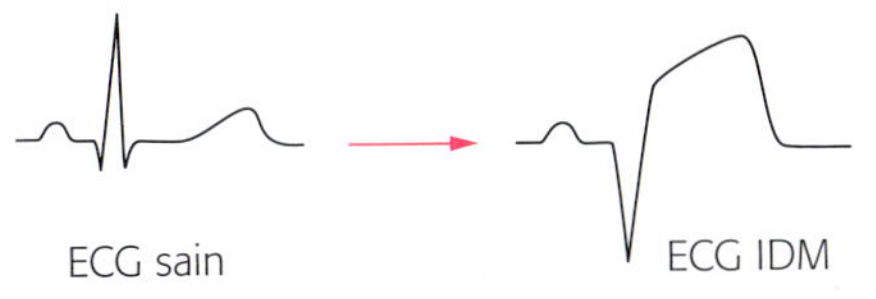

figure 3 **Électrocardiographies**

Louis, 65 ans, 105 kg, fumeur, ne pratiquant pas d'activité physique est traité pour un diabète non insulinodépendant et pour une hypercholestérolémie.

Depuis deux mois, Louis présentait des douleurs thoraciques **rétrosternales**, **transitoires**, cessant au repos. À 2 heures du matin ce lundi, le patient a ressenti une douleur thoracique rétrosternale en barre, intense, persistante, accompagnée de sueurs, de nausées et de vomissements.

Le SAMU est arrivé à 4 heures et le médecin a noté un patient agité et anxieux, la persistance de la douleur thoracique, une **tension artérielle à 9/6 cm de Hg** et une **tachycardie**. L'ECG (▶ *figure 3*) évoquant un infarctus du myocarde, l'urgentiste administre au malade un anxiolytique et un **thrombolytique**.

Le patient est ensuite admis en unité de soins intensifs de cardiologie à 5 heures. Après l'examen clinique, un dosage d'enzymes cardiaques puis une scintigraphie cardiaque confirment le diagnostic d'urgence. Un traitement comportant un bêta-bloquant et un anticoagulant a été prescrit. Du fait de l'évolution clinique et du résultat de la coronarographie, une **angioplastie** avec pose d'un ressort ou « stent » dans l'artère dilatée a été effectuée.

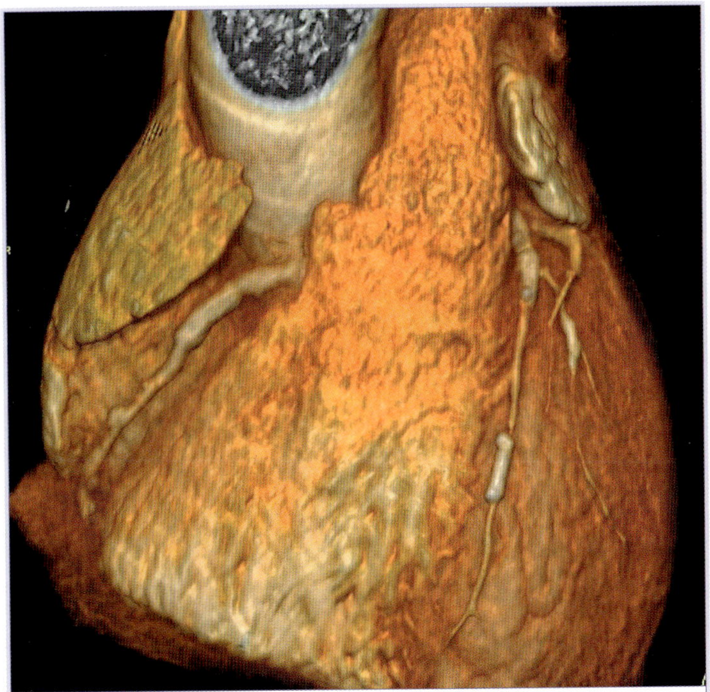

figure 4 **Scanner 3D montrant un stent coronaire après dilatation par ballonnet**

Questions

1. Relever dans le texte les éléments qui constituent des facteurs de risque pour la pathologie diagnostiquée chez Louis.
2. Définir ou expliquer les termes et l'expression en gras dans le cas clinique.
3. Présenter succinctement les mécanismes pathogéniques qui ont conduit à l'infarctus du myocarde.
4. Citer les principaux examens complémentaires permettant le diagnostic d'un IDM.
5. À l'aide du cours, expliquer l'intérêt d'un dosage d'enzymes cardiaques.
6. À l'aide des figures 4 à 6, expliquer le traitement chirurgical réalisé.
7. Quelle autre alternative chirurgicale pourrait être entreprise en cas d'échec de l'angioplastie ?

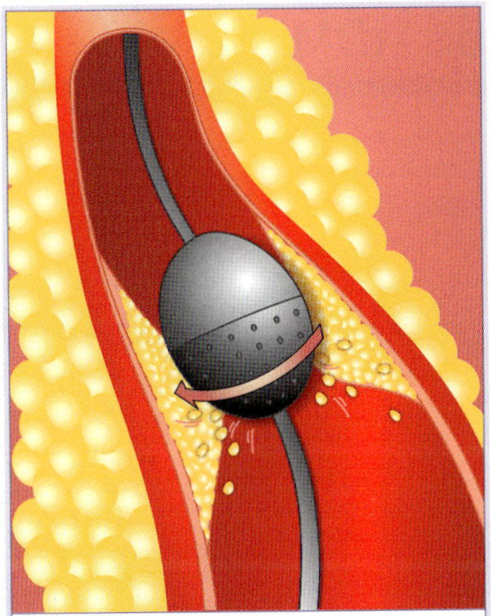

figure 5 **Athérectomie rotationnelle par rotablateur d'une plaque d'athérome calcifiée**

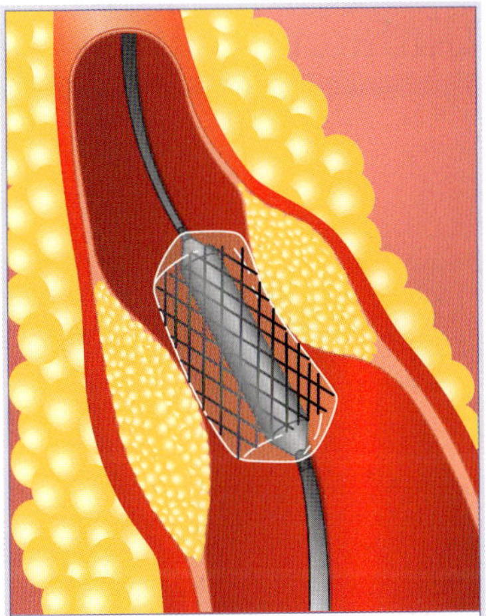

figure 6 **Angioplastie réalisée à l'aide d'un cathéter à ballonnet et d'un stent**

Insuffisances coronariennes

Cours

En France, près d'un Français sur quinze souffre de maladies coronaires ou coronaropathies. Les maladies cardio-vasculaires représentent la deuxième cause de mortalité en France après les cancers. On compte notamment 110 000 infarctus du myocarde par an, responsables de 50 000 décès. À l'instar des complications du tabagisme, ces pathologies, pour lesquelles les hommes sont plus exposés que les femmes, pourraient être souvent évitées par une meilleure hygiène alimentaire et de vie.

L'angine de poitrine ou angor

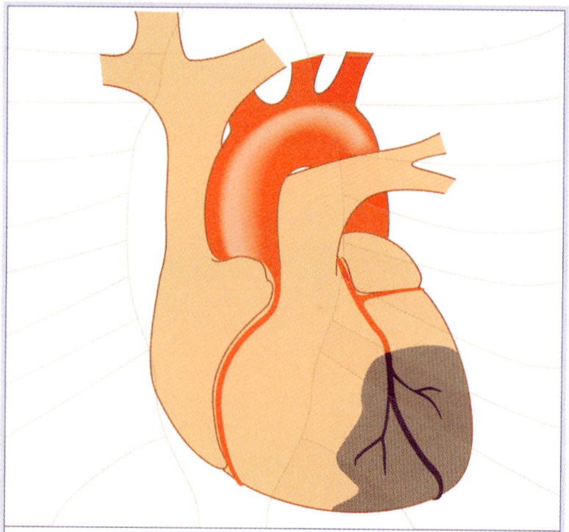

figure 7 **Illustration d'un infarctus du myocarde par sténose de l'artère coronaire gauche**

Il s'agit d'une ischémie myocardique transitoire produisant une insuffisance d'oxygénation du cœur lors d'un effort et dont la cause est le plus souvent due à un rétrécissement ou sténose d'une ou plusieurs artères coronaires touchées par l'athérosclérose.

La crise d'angor concerne un malade coronarien sur trois. Elle s'accompagne d'une douleur ressentie lorsque la sténose diminue d'environ 75 % le calibre de l'artère coronaire (sténose « serrée »), ce qui empêche l'augmentation du débit vasculaire coronaire nécessaire durant un effort.

L'infarctus du myocarde (IDM)

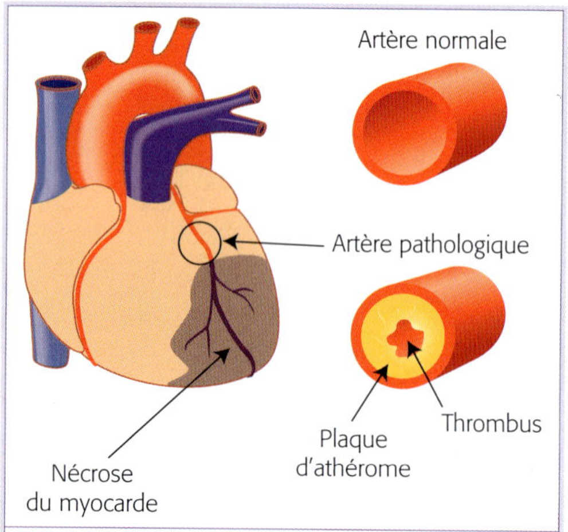

figure 8 **Un infarctus du myocarde par sténose de l'artère coronaire gauche**

C'est une urgence médicale grave et fréquente qui touche un Français sur cinq après 65 ans et dont la mortalité est élevée. Elle produit une nécrose plus ou moins importante du myocarde consécutive à l'ischémie myocardique permanente due à l'occlusion ou thrombose d'une artère coronaire par athérosclérose ou **embolie**.

L'infarctus du myocarde intervient au repos ou à l'effort et fait souvent suite à une crise d'angine de poitrine, qui constitue parfois un signe d'alerte et dont il s'avère être la complication majeure.

Lorsqu'un territoire myocardique n'est plus oxygéné, 50 % de la zone est détruite en 2 heures, et la totalité l'est entre 4 et 6 heures. Cette vitesse de nécrose impose des traitements d'urgence.

Si la surface infarcie est inférieure à 1 cm^2, l'infarctus peut donner les troubles de lipothymie comme dans l'angor.

Lorsqu'un quart du myocarde est nécrosé, une insuffisance cardiaque est inévitable ; si la zone infarcie dépasse 40 %, l'issue est létale par arrêt cardiaque ou fibrillation en l'absence de traitement thrombolytique.

Diagnostic de l'angor et de l'IDM

L'interrogatoire recherchera les antécédents et précisera la douleur caractéristique dans la poitrine.

L'examen clinique mesure l'hypotension chez un sujet qui souffre habituellement d'hypertension artérielle et la tachycardie.

Un électrocardiogramme est réalisé au repos et lors d'une épreuve d'effort, qui permet de simuler les circonstances d'apparition de l'angor. Un ECG d'effort positif sera suivi d'une coronarographie et d'une scintigraphie cardiaque qui permettront la localisation de la sténose ou de l'infarctus.

Les dosages d'enzymes cardiaques (les transaminases ASAT et ALAT, la créatine-phospho-kinase CPK, la lactate déshydrogénase LDH) sécrétées dans le plasma sont des marqueurs de la nécrose cardiaque. Ils permettent de confirmer le diagnostic d'IDM dans les heures ou les jours qui suivent l'infarctus.

▶ Sémiologie comparée de l'angor et de l'infarctus du myocarde (IDM)

Angor

Douleur angoissante survenant à l'effort ou lors d'un stress intense (cœur semblant serré dans un étau), précordiale rétrosternale. Cette douleur :
- irradie vers le bras gauche, le cou et la mâchoire inférieure ;
- est parfois modérée chez un patient qui limite ses efforts en fonction de son « seuil ischémique » ;
- cesse au repos ou après la prise de médicaments antiangineux comme la trinitrine qui est un vasodilatateur coronarien ;
- s'accompagne parfois de lipothymie (malaise passager, pâleur, sueur, vision trouble, évanouissement).

IDM

Douleur précordiale rétrosternale constrictive d'intensité variable selon la surface ischémiée, survenant au repos comme à l'effort :
- minimale (simple sensation d'oppression thoracique dans les mini-infarctus silencieux) ;
- maximale (sensation d'un coup de poignard) ;
- durable (quelques minutes à quelques heures et résistante à la prise de trinitrine) ;
- douleur irradiante aux bras, à la mâchoire, s'accompagne d'une dyspnée ;
- douleur parfois accompagnée de nausées, vomissements ;
- s'accompagne d'un état de choc cardiogénique avec collapsus, hypotension, fébricule, arythmie.

Traitement de l'infarctus

1. Traitements médicamenteux

En urgence, on traite le choc cardiogénique et les troubles du rythme cardiaque associés (réanimation, défibrillation), on supprime par voie chimique la thrombose par des thrombolytiques en perfusion (action efficace jusqu'à 6 heures après un IDM) et on traite la douleur et l'anxiété (antalgique, anxiolytique).

Le sujet est placé au repos strict et parfois sous oxygénothérapie. Ensuite, on prévient une récidive par la prescription d'un vasodilatateur coronarien comme la trinitrine, d'un anticoagulant, d'un antiarythmique.

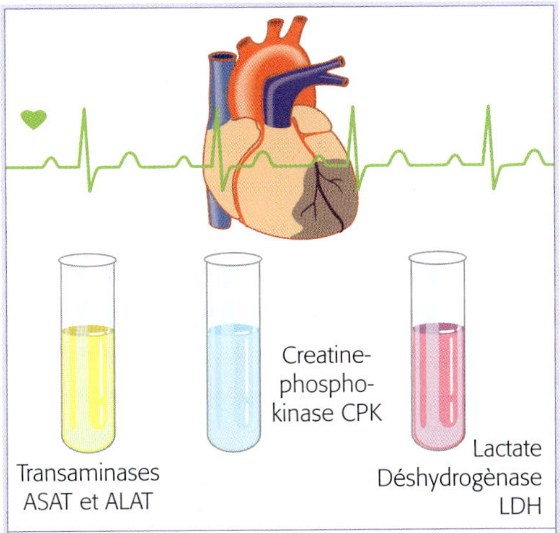

figure 9 **Dosage des enzymes cardiaques. Infarctus du myocarde**

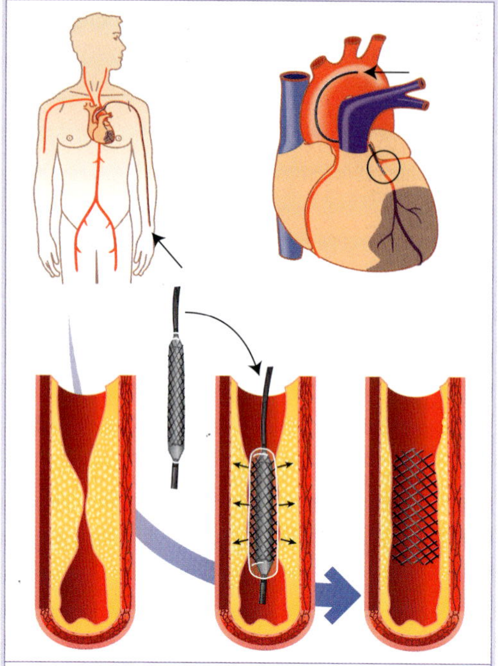

figure 10 **Angioplastie coronaire : pose d'un stent coronaire**

▶ Traitements de prévention de l'athérosclérose : hypolipidémiants, hypoglycémiants, antihypertenseurs (famille des béta-bloquants, diurétiques, vasodilatateurs, hypouricémiants), antiagrégants plaquettaires (aspirine), anticoagulants (héparine, antivitaminiques K, calciparine), inhibiteurs calciques luttant contre une calcification artérielle.

Les traitements d'urgence permettent habituellement une récupération des fonctions cardiaques dans les 4 heures qui suivent un infarctus mineur. La cicatrisation du myocarde est lente et peut durer de 2 à 3 mois selon l'importance de la surface nécrosée.

2. Traitements chirurgicaux

Angioplastie transluminale : il s'agit d'un remodelage d'une artère par l'introduction d'une sonde munie d'un ballonnet qui est gonflé à l'endroit de la sténose afin de produire une dilatation par surpression durant 1 à 2 min. L'intervention peut être réalisée après une coronarographie, être éventuellement renouvelée et ne dure qu'une heure. Elle est donc moins lourde que les pontages. En cas d'échec, un pontage s'avère nécessaire. La pose d'une prothèse artérielle est aussi parfois envisagée (endoprothèse).

Pontage aorto-coronarien : il s'agit d'une intervention cardiaque qui consiste à prélever une artère (en général mammaire) et à l'anastomoser entre l'artère aorte et une artère coronaire occluse en aval du point de thrombose afin de permettre une irrigation sanguine suffisante du myocarde.

Prévention hygiéno-diététique des coronaropathies

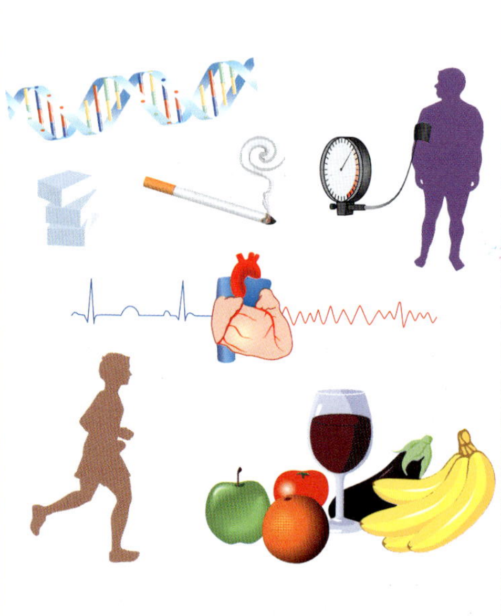

figure 11 **Des risques à la prévention des MCV**

Les facteurs de risque cardio-vasculaires majeurs sont le tabac, l'hypercholestérolémie, l'hypertension artérielle, l'obésité, l'existence d'un diabète, l'âge, la sédentarité.

Sachant que le cumul des facteurs tabagisme, hypertension et hypercholestérolémie multiplie par 16 les risques de maladies cardio-vasculaires, des conseils hygiéno-diététiques visant à rétablir une bonne hygiène alimentaire et de vie sont essentiels pour prévenir une récidive :
- limitation de l'apport de lipides exogènes dont le cholestérol ;
- limitation de la consommation de sel, qui favorise la rétention d'eau et l'hypertension artérielle ;
- surveillance du poids et lutte contre la sédentarité par la pratique d'exercices physiques réguliers ;
- dépistage et traitement des hypertendus (un Français sur cinq), des diabètes DID et DNID ;
- arrêt du tabac et diminution de la prise d'alcool ;
- traitements vitaminiques (vitamines C et E qui ont un rôle protecteur antiathérogène) ;
- exploration fonctionnelle cardiaque.

Scintigraphies cardiaques

1. Définition

Ces examens d'imagerie médicale consistent à injecter une substance, nommée traceur, marquée par un élément radioactif (thallium 201 ou technétium 99), qui va se fixer temporairement sur le myocarde puis dégager un rayonnement gamma qui sera détecté par une gamma-caméra scintigraphique chargée d'établir la carte de fixation isotopique de l'organe.

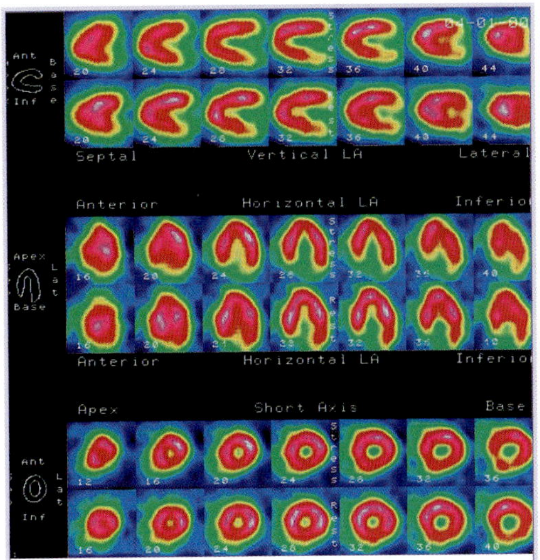

figure 12 **Scintigraphie myocardique normale**

2. Principe

Une perfusion permet d'injecter le traceur qui diffuse vers le cœur puis est éliminé dans les urines. Parfois, une deuxième injection effectuée entre 6 et 24 heures après la première est nécessaire pour comparer la fixation du traceur et donc indirectement l'activité myocardique.

Les scintigraphies cardiaques offrent peu de détails anatomiques; en revanche, le codage des couleurs offre des renseignements sur la viabilité et l'activité des différentes zones myocardiques. Lors d'une scintigraphie de perfusion myocardique, le thallium se fixe rapidement sur le muscle cardiaque sain, qui apparaît en rouge orangé, alors que les zones sténosées mal oxygénées apparaissent en jaune ou vert car le thallium s'y fixe moins. Les zones non oxygénées ou nécrosées apparaissent en bleu.

Une zone de muscle cardiaque encore viable se distinguera d'une zone infarcie en pouvant apparaître verte lors d'une scintigraphie d'effort puis en se colorant en orange lors des clichés tardifs ou lors d'une scintigraphie de repos. Il est possible d'obtenir des coupes de l'organe par tomoscintigraphie (reconstruction 3D du cœur si celui-ci est relié à un ordinateur).

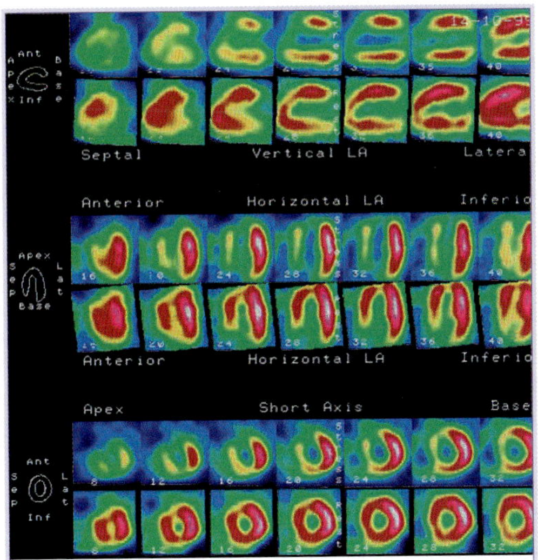

▶ Scintigraphie au thallium anormale : on constate un défaut de perfusion antéroseptal réversible.

figure 13 **Scintigraphie anormale de Louis**

3. Intérêts médicaux

Les scintigraphies cardiaques peuvent permettre :
– la recherche d'une zone myocardique mal irriguée et donc d'une ischémie ;
– la mesure de l'étendue d'un infarctus du myocarde et le pronostic de viabilité myocardique ;
– l'évaluation d'une menace d'infarctus chez un angineux ;
– la mesure de la fraction d'éjection systolique (venticulographie isotopique au technétium 99) ;
– des bilans préopératoires et des contrôles thérapeutiques chirurgicaux (pontage, coronaroplastie) et médicaux.

▶ **Avantages**
La scintigraphie de nombreux organes permet de rechercher des zones chaudes (hyperfixation du traceur) ou froides (hypofixation), d'aider au diagnostic de tumeurs et de métastases.
Examens peu irradiants et assez faciles à interpréter.

▶ **Inconvénients**
Examens invasifs.
Examens assez longs dans un service de médecine nucléaire (20 min d'acquisition des clichés et hospitalisation d'une demi-journée).
Contre-indiqué chez la femme enceinte.

La régulation de l'activité cardiaque

Activités

Introduction aux activités

Mettre en évidence les éléments nerveux et hormonal influençant l'activité cardiaque, comprendre les modalités et finalité d'une régulation cardiaque, tels sont les objectifs des 4 activités de ce chapitre.

Activité 1

Les expériences de section et de stimulation du système nerveux neurovégétatif

- Une fibre nerveuse propage *in vivo* des potentiels d'action (PA) des dendrites vers l'axone.
- Les fibres nerveuses sensitives ou afférentes propagent les PA des vaisseaux vers les centres nerveux.
- Les fibres nerveuses motrices ou efférentes propagent les PA des centres nerveux vers le cœur avec lequel elles font synapse.
- Les nerfs mixtes, par exemple les nerfs vagues, contiennent les deux types de fibres nerveuses motrices et sensitives reliant l'oreillette droite au bulbe rachidien.
- Les effets observés après une section nerveuse sont opposés aux effets physiologiques du nerf.

On réalise sur un lapin une série d'expériences de sections nerveuses et d'excitations électriques des fibres nerveuses. Les résultats sont rassemblés dans le tableau ci-dessous.

Nerfs sectionnés	Effet de la section sur la fréquence cardiaque (Fc) et l'amplitude des contractions	Excitations électriques	
		Bout périphérique fait synapse avec un organe	Bout central en relation avec le centre nerveux
Pneumogastriques (système parasympathique)	Augmentation (Fc = 135)	Diminution	Sans effet
Cardiaques (système sympathique)	Faible diminution	Augmentation	Sans effet
Nerfs de Hering et de Cyon	Augmentation	Sans effet	Diminution si nerfs X intacts
Pneumogastriques et nerfs cardiaques	Augmentation (Fc = 120)		

La stimulation des centres neurovégétatifs situés dans le bulbe rachidien et la moelle épinière entraîne les effets suivants :
- la stimulation ventrale bulbaire entraîne un ralentissement cardiaque ;
- la stimulation latérale bulbaire entraîne une accélération cardiaque ;
- la stimulation médullaire entraîne une accélération cardiaque.

Sur un cœur isolé de chien perfusé par du liquide physiologique de Ringer à 38 °C, on réalise des injections de deux solutions contenant l'une de la noradrénaline, l'autre de l'acétylcholine à 1 ‰. On mesure les fréquences cardiaques obtenues.

Conditions expérimentales	Avant toute injection	Noradrénaline	Acétylcholine	Noradrénaline + Acétylcholine
Fréquence cardiaque	120	150	70	100

Questions

1. Analyser ces observations et déduire la nature sensitive ou motrice, afférente ou efférente des différents nerfs.
2. Indiquer l'action des centres nerveux et des nerfs efférents sur le rythme cardiaque. Ces actions sont-elles agonistes, antagonistes ?
3. Associer les neurotransmetteurs étudiés aux systèmes sympathique et parasympathique.
4. Quel serait l'effet (cardiomodération ou cardioaccélération) d'une stimulation simultanée des nerfs pneumogastriques et cardiaques ? En déduire l'importance quantitative de chacune des deux actions neurovégétatives.

Activité 2

Les modalités d'une régulation cardiaque

Questions

1 Analyser les données 1 et 2 et identifier une autre composante de la modulation cardiaque. Une syncope est un malaise avec chute brutale de la pression artérielle.

2 Quelle peut être la cause d'une syncope vagale chez l'homme.

3 À partir de l'analyse des données et des figures 2 et 3, déterminer la propriété des barorécepteurs.

4 Analyser l'activité du nerf de Hering avant et après l'occlusion basse (▶ *figure 2*) et justifier la tachycardie qui en résulte.

5 Proposer une expérience permettant d'obtenir l'activité du nerf de Hering correspondant à l'enregistrement E de la figure 3.

Donnée 1 Chez une personne bénéficiant d'un stimulateur cardiaque, le rythme imposé par la pile n'est plus l'objet d'une régulation neurovégétative et reste constant autour de 90 cpm. On observe cependant à l'effort une augmentation lente et modérée de son rythme cardiaque. Un dosage sanguin en fin d'effort montre une adrénalinémie plus élevée qu'au repos.

Donnée 2 Chez un chien, on injecte de l'acétylcholine puis de l'adrénaline. On observe sur la figure 1 les conséquences de ces injections sur la pression artérielle moyenne.

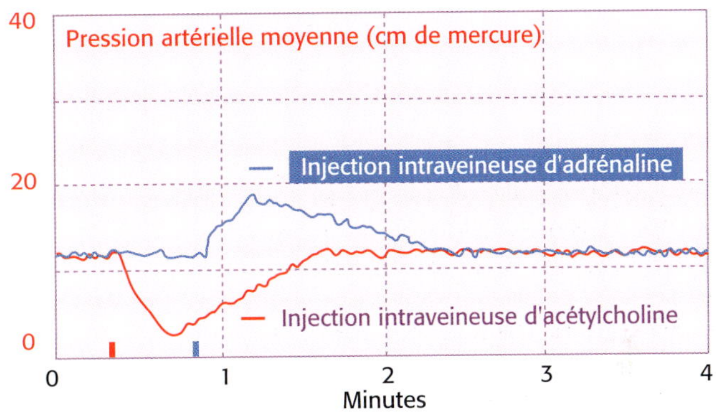

figure 1 **Expériences d'injections de substances**

Donnée 3 Chez un chien, la pose de pinces entre l'aorte et le sinus carotidien permet une occlusion basse des carotides limitant l'afflux sanguin dans les sinus (▶ *figure 2*). Les axones des neurones barorécepteurs partant de la paroi des sinus forment les nerfs de Hering. On mesure la fréquence des PA dans ce nerf avant l'occlusion (enregistrement D) et après l'occlusion progressive (enregistrement de C à A) qui entraîne une tachycardie.

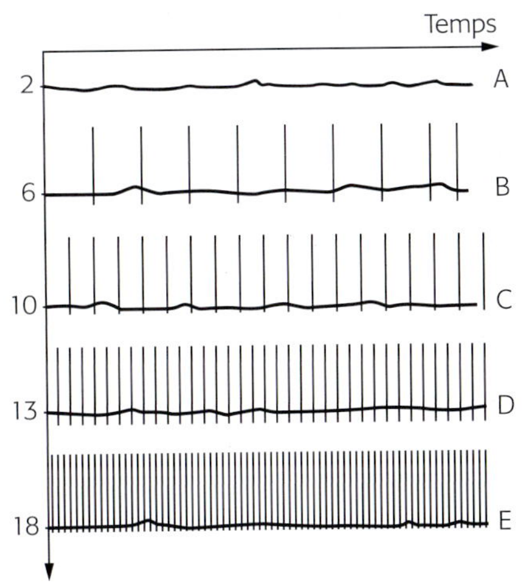

figure 3 **Fréquence des PA dans les nerfs de Hering en fonction de la pression dans le sinus carotidien**

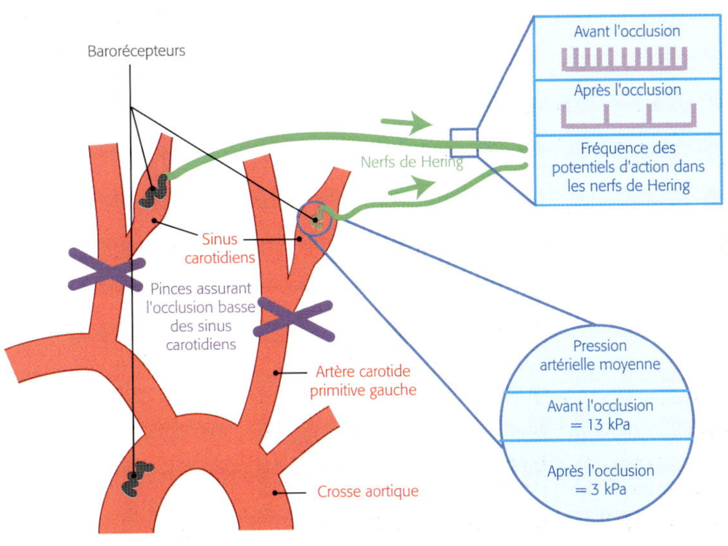

figure 2 **Expérience d'occlusion basse des carotides**

Activité 3

Questions

❶ Analyser la donnée 1 et justifier les différences observées lors des périodes d'éveil et de sommeil.

❷ Analyser la donnée 2 et justifier l'apparition du trouble homéostasique grave aboutissant au coma de l'animal.

Finalité de la régulation neuro-humorale cardiaque

Donnée 1 La fréquence cardiaque comme la tension artérielle présentent des variations immédiates, par exemple lors d'un changement de position ou lors d'un effort. On observe également une variabilité circadienne de ces deux paramètres cardio-vasculaires (▶ *tableau et figure 4*).

Variations circadiennes de la fréquence cardiaque					
Heure	01 h	08 h	11 h	15 h	19 h
Fréquence	68	71	74	72	76

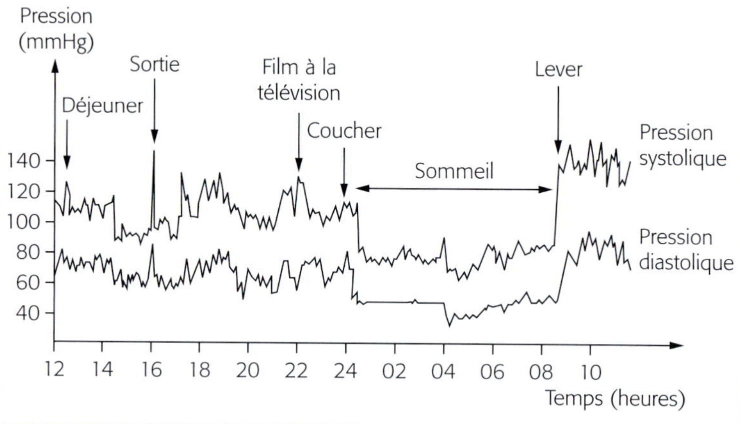

figure 4 **Variations de la pression artérielle de repos au cours d'une journée**

Donnée 2 Chez un animal dont le cœur est dénervé, la fréquence cardiaque au repos est supérieure à celle d'un chien témoin. Si l'on fait subir un effort au chien, celui-ci tombe dans le coma, victime d'acidose et son rythme cardiaque n'augmente pratiquement pas, contrairement au chien témoin.

Activité 4

Causes et conséquences d'une régulation cardio-vasculaire

Le tableau ci-dessous présente les conséquences d'une petite hémorragie (inférieure à 10 % de la volémie) sur la pression artérielle et l'activité cardiaque.

Avant l'hémorragie		Après l'hémorragie – Mesures immédiates	Après l'hémorragie – Mesures 5 minutes après
Pression systolique (mmHg)	12,5	8	12
Pression diastolique (mmHg)	7,5	5,5	7,5
Débit cardiaque (L/min)	5	2,8	4,5
Fréquence cardiaque (cpm)	70	70	90
VES (mL)	72	40	50

Questions

❶ Analyser les paramètres cardio-vasculaires avant, pendant et après l'hémorragie puis montrer la variable régulée et les modalités de cette régulation.

❷ En s'inspirant de la figure 8 du cours, construire un schéma simplifié de la régulation nerveuse cardiaque en le complétant d'informations fonctionnelles décrivant la réponse réflexe cardiaque en réponse à l'hypotension ou à l'hémorragie.

La régulation de l'activité cardiaque

Cours

Durant le sommeil, la pression artérielle et la fréquence cardiaque sont abaissées. Durant un effort, ces valeurs peuvent s'élever rapidement. Comment l'activité cardiaque est-elle en permanence régulée afin d'adapter la circulation sanguine aux besoins de l'organisme et aux modifications des caractéristiques vasculaires comme la pression artérielle ?

Grâce au tissu nodal qui assure son automatisme, le cœur possède un fonctionnement autonome qui le distingue des autres muscles striés. Son fonctionnement n'est pas contrôlé par le système nerveux cérébro-spinal et il est impossible d'exercer un contrôle volontaire du rythme cardiaque. Cependant, le rythme cardiaque est régulé par le **système nerveux autonome** et par le système endocrine pour permettre une réponse adaptative du cœur aux besoins de l'organisme.

Les systèmes nerveux autonome et endocrine assurent un contrôle sur le rythme cardiaque et le volume d'éjection systolique. Par ailleurs, le muscle cardiaque assure lui-même un contrôle de sa force d'éjection lorsque l'augmentation du retour veineux distend ses cavités droites.

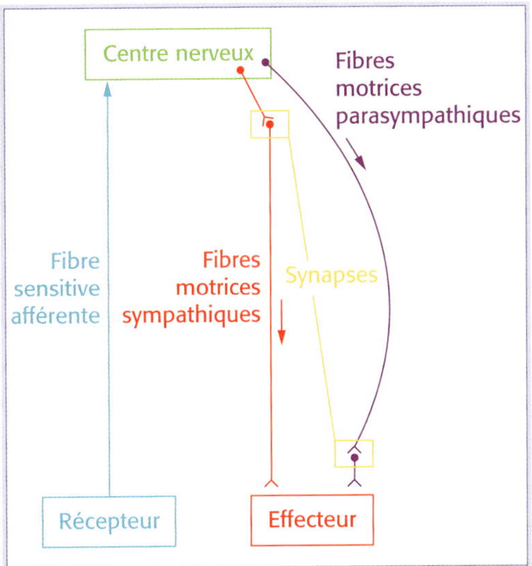

figure 5 **Arc réflexe neurovégétatif ou autonome**

Le système nerveux autonome ou neurovégétatif

Le système nerveux autonome ou végétatif contrôle l'activité des organes de la vie de nutrition (muscles lisses, myocarde, glandes, viscères). La plupart de ces organes subissent un double contrôle moteur réalisé par deux **systèmes antagonistes** nommés système sympathique et système parasympathique (para : opposé à).

▶ Les voies nerveuses motrices du système nerveux autonome reliant le centre nerveux et le cœur sont disynaptiques puisque composées de deux neurones successifs faisant synapse entre eux au niveau de ganglions nerveux situés plus ou moins près du cœur.

▶ Le **système sympathique** présente des neurones préganglionnaires courts qui font synapse au niveau des ganglions étoilés de la chaîne latérale paravertébrale avec des neurones postganglionnaires longs reliant la chaîne ganglionnaire au cœur.

▶ Le **système parasympathique** présente des neurones préganglionnaires longs qui font synapse avec des neurones postganglionnaires très courts dans des ganglions présents près du cœur.

Localisation des centres de l'activité réflexe cardiaque

Des expériences de lésion et de stimulation de certaines zones du système nerveux central sont répertoriées dans le tableau :

Il existe dans les centres nerveux inférieurs 3 localisations différentes qui possèdent 2 types d'actions régulatrices sur la fréquence cardiaque et donc sur la pression artérielle.

Zone du SNC	Zone ventrale du bulbe rachidien	Zone latérale du bulbe rachidien et moelle épinière entre D1 et D4
Action de stimulation	Entraîne une bradycardie et une hypotension artérielle	Entraîne une tachycardie et une hypertension artérielle par vasoconstriction
Action de lésion	Tachycardie et hypertension	Bradycardie et hypotension

Ce sont :

– le **centre bulbaire parasympathique cardio-modérateur** (I) dont l'action est de ralentir le cœur ;

– le **centre bulbaire sympathique cardio-accélérateur** (II) qui transmet les informations au centre médullaire ;

– le **centre médullaire sympathique cardio-accélérateur** (III) qui augmente la fréquence cardiaque.

Les centres parasympathique et sympathique sont antagonistes et la stimulation de l'un des centres inhibe l'activité de l'autre. Des interneurones inhibiteurs permettent ce « fonctionnement alternatif ».

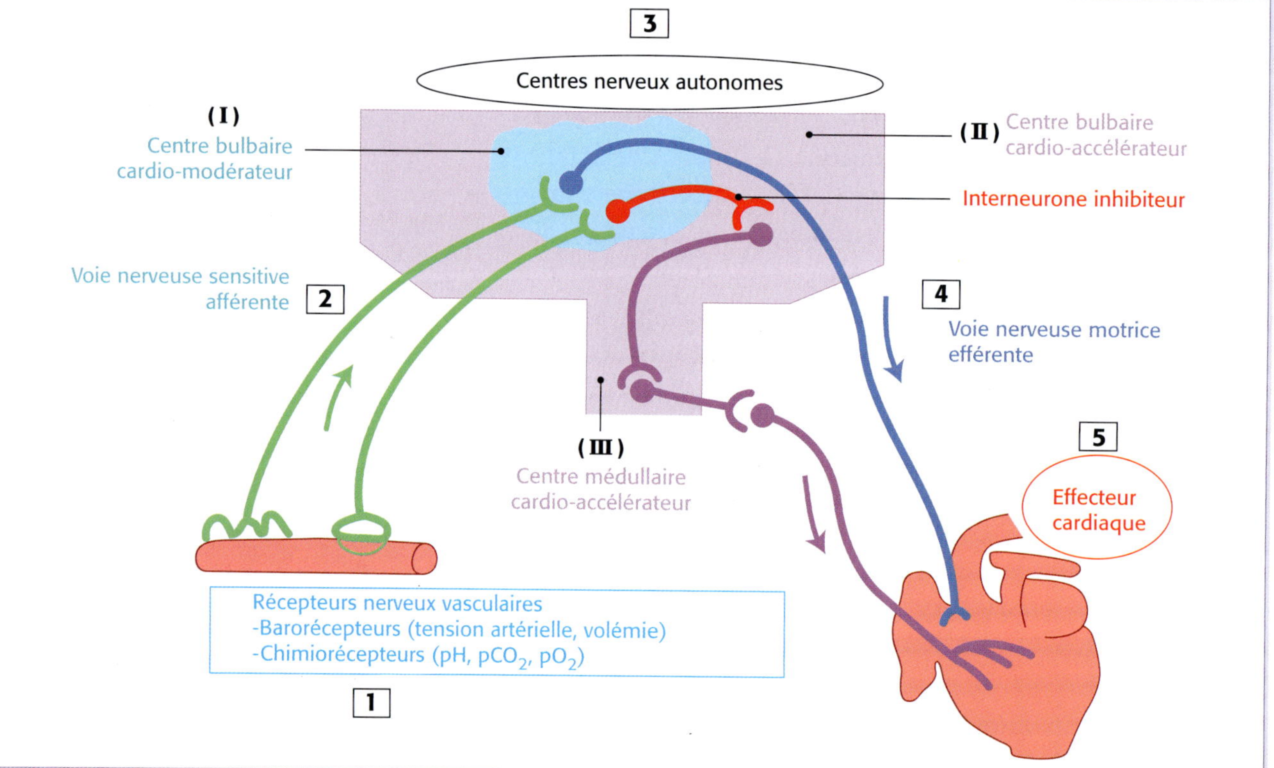

figure 6 **L'arc réflexe neurovégétatif**

Les voies nerveuses de l'arc réflexe cardio-vasculaire

Les principaux nerfs efférents innervant le cœur et les gros vaisseaux sont :

– les **nerfs vagues** ou dixième paire de nerfs crâniens ou nerfs pneumogastriques (nerfs parasympathiques),

– les **nerfs cardiaques** (nerfs sympathiques).

Les nerfs afférents participant à la régulation réflexe cardio-vasculaire sont :

– le **nerf de Cyon** issu de la crosse aortique,

– le **nerf de Hering** issu des sinus carotidiens situés à la bifurcation des artères carotides interne et externe.

Des expériences de stimulation de ces nerfs donnent les résultats présentés dans le tableau ci-dessous.

Les fibres des nerfs sympathiques propagent vers le cœur des potentiels d'action issus du **centre médullaire cardio-accélérateur**. Ces fibres **motrices** libèrent la **noradrénaline** qui augmente la fréquence de dépolarisation en réduisant la durée du prépotentiel des cellules nodales (▶ *chapitre 7 figure 22*), provoquant ainsi l'augmentation du rythme cardiaque.

Les fibres des nerfs parasympathiques propagent vers le cœur des potentiels d'action issus du centre bulbaire cardio-modérateur. Ces fibres **motrices** libèrent l'**acétylcholine** à proximité des cellules nodales du nœud sinusal. Ce neurotransmetteur ralentit la fréquence de dépolarisation en allongeant la durée du prépotentiel instable de ces cellules, provoquant ainsi un ralentissement cardiaque.

Les fibres nerveuses des nerfs de Hering et de Cyon sont des fibres sensitives qui propagent des potentiels d'action issus de la stimulation de récepteurs situés dans la paroi artérielle de l'aorte et dans celle de la paroi du sinus carotidien (bifurcation des artères carotides) en direction du centre bulbaire cardio-modérateur. Elles permettent d'informer les centres nerveux neurovégétatifs sur la valeur de la pression artérielle et sur la composition chimique sanguine (gaz dissous et pH).

Vocabulaire

barorécepteurs Neurones sensibles à l'étirement de la paroi artérielle

chimiorécepteurs Neurones sensibles aux modifications chimiques sanguines (à l'étirement de la paroi artérielle) (pO_2, pCO_2, pH, etc.)

Nerfs	Stimulation
Parasympathiques ou nerfs vagues	Bradycardie et diminution du VES
Sympathiques ou nerfs cardiaques	Tachycardie et augmentation du VES
Nerf de Hering ou nerf de Cyon	Bradycardie et diminution du VES

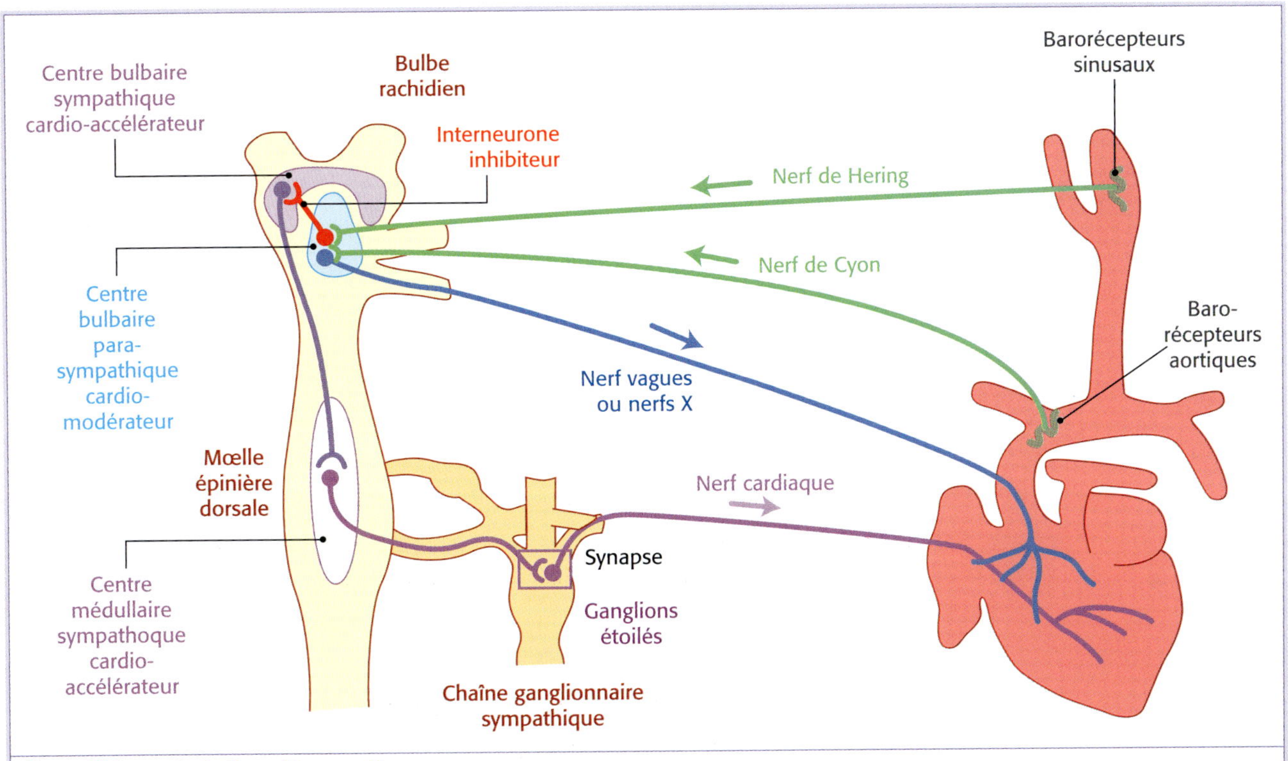

figure 7 **Anatomie de l'arc réflexe cardiaque**

Le déclenchement d'une régulation cardio-vasculaire

▶ Une fréquence élevée de potentiels d'action dans ces fibres (3) traduit l'augmentation de leur activité, ainsi que celle du centre cardio-modérateur (4) qui est stimulé. Parallèlement, des interneurones inhibiteurs freinent l'activité du centre bulbaire cardio-accélérateur, puis du centre médullaire (4'), afin d'assurer la cohérence de la réponse réflexe par l'inhibition du système sympathique antagoniste.

La stimulation du centre cardio-modérateur génère une activité nerveuse élevée dans les fibres motrices des nerfs vagues (5) puis une libération importante d'acétylcholine (6) dans le nœud sinusal d'où une bradycardie. L'inhibition du centre sympathique engendre une faible activité dans les nerfs cardiaques (5') qui libèrent peu de noradrénaline (6'). Le ralentissement du cœur permet une réponse hypotensive (7).

Un réflexe régulateur cardio-vasculaire naît de la détection d'une variation de la pression artérielle ou de modifications physico-chimiques du sang par des neurones récepteurs nommés **barorécepteurs** et **chimiorécepteurs**, localisés dans la paroi artérielle de la crosse aortique et du sinus carotidien. L'hypertension, l'hypotension, l'hypoxémie (diminution du taux de dioxygène sanguin), l'hypercapnie (augmentation du taux de dioxyde de carbone sanguin), l'acidose ou l'alcalose constituent autant de perturbations physico-chimiques capables de déclencher une réponse réflexe assurant la correction du paramètre homéostasique régulé (tension artérielle, pO_2, pCO_2, pH).

Exemple : l'hypertension artérielle ou, chez l'animal, la ligature haute des carotides, en aval du sinus carotidien, qui reproduit expérimentalement une hypertension, (1) étirent les barorécepteurs (2) et stimulent les fibres sensitives des nerfs de Hering.

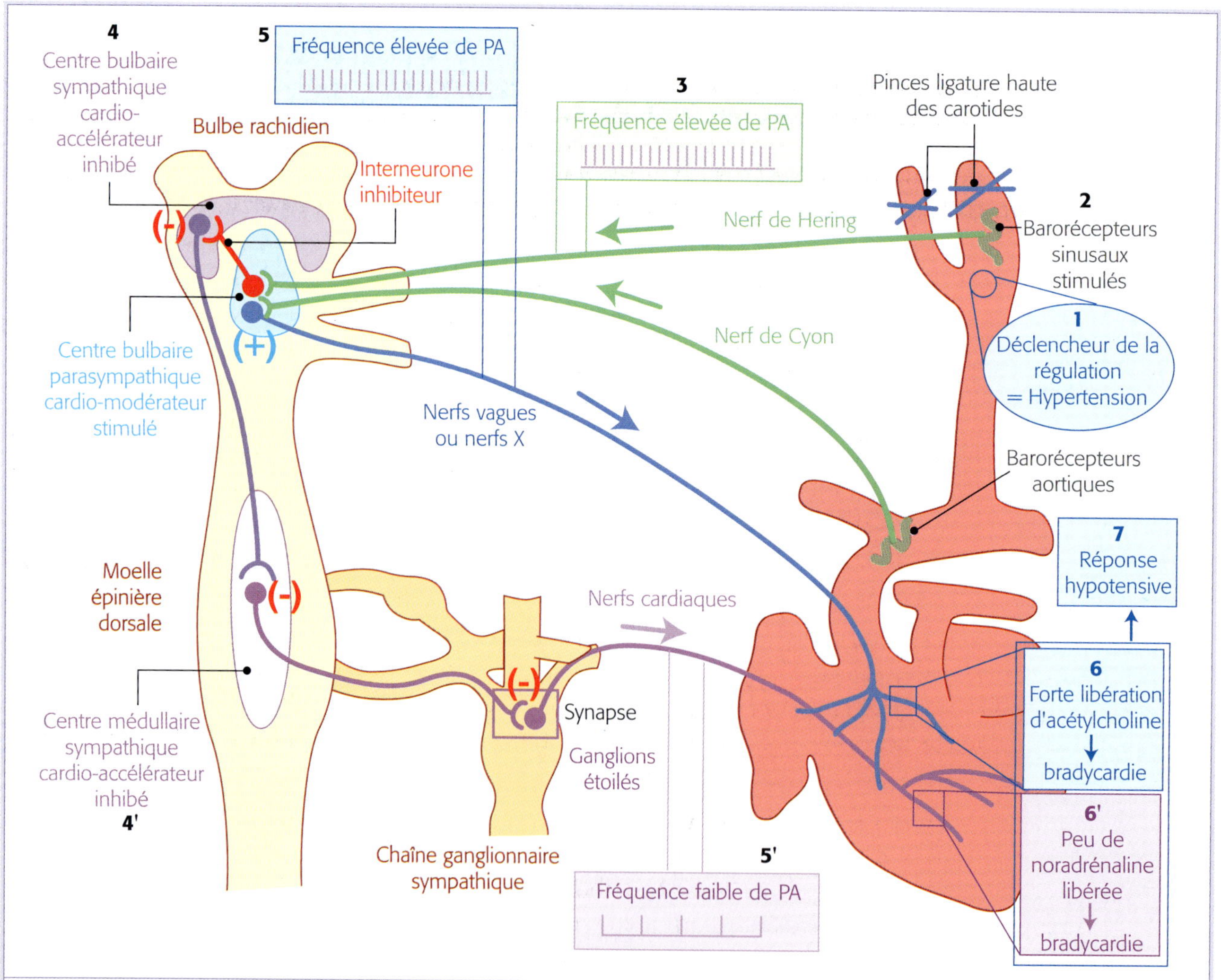

figure 8 **Régulation nerveuse cardiaque en réponse à une hypertension**

Lors d'une douleur vive, d'un mouvement brusque, **une forte stimulation parasympathique, ou réflexe vagal**, produit la libération excessive d'acétylcholine dans l'espace synaptique des myocytes nodaux. L'excès de neurotransmetteurs provoque l'hyperpolarisation membranaire nodale. Le cœur ralentit (bradycardie) et s'arrête en diastole. La dégradation enzymatique progressive du neurotransmetteur (action de la cholinestérase) permet au cœur d'échapper à l'inhibition parasympathique vagale et de reprendre ses contractions. Un rythme suffisant succède à la bradycardie, ce qui permet à l'individu de sortir de son état de **syncope vagale**.

Mort subite à l'effort et régulation cardiaque

Des recherches sur la mort subite de l'adulte à l'effort ont été menées chez 6 000 hommes ayant réalisé des tests d'efforts avec ECG durant leurs pratiques sportives. Les chercheurs ont mis en évidence, outre l'importance du facteur d'athérosclérose coronaire, trois autres facteurs de risque chez l'adulte indemne de pathologie coronaire expliquant les morts subites à l'effort : une fréquence cardiaque élevée au repos, une élévation insuffisante de la fréquence cardiaque durant l'exercice et une diminution faible après l'exercice.

▶ L'hypothèse d'un déséquilibre entre le système nerveux sympathique « activateur » et parasympathique « freinateur » cardiaque est émise comme facteur de risque spécifique de mort subite chez l'adulte indemne de pathologie coronaire.

Les modulations physico-chimiques et humorales

Des modifications physico-chimiques du sang modulent le rythme cardiaque.

Une hypercalcémie, l'augmentation de la température du sang lors d'un effort, la fièvre, provoquent l'accélération du cœur. Lors d'un stress ou d'un choc émotionnel, la stimulation sympathique provoque une libération massive d'adrénaline par les médullo-surrénales.

L'adrénaline, « hormone du stress ou d'urgence », est tachycardisante et hypertensive en favorisant la vasoconstriction artériolaire. Lors d'une hypotension sévère (hémorragie), l'injection d'adrénaline permet le retour à une tension normale.

Inversement, une hyperkaliémie, l'hypothermie ralentissent le cœur. Lors d'une intervention chirurgicale avec mise en place d'une circulation extra-corporelle, le ralentissement puis l'arrêt électromécanique provisoire mais nécessaire du cœur sont obtenus en perfusant les coronaires par un liquide froid (25 °C) enrichi en KCl. La cardioplégie froide par hypothermie provoquée est ainsi employée en chirurgie cardiaque ou pour améliorer la réanimation des arrêts cardiaques. L'hypothermie modérée thérapeutique durant 24 heures autour de 33 °C limite les séquelles cardiaques et neurologiques de l'ischémie provoquées lors d'un accident cardiaque.

Vocabulaire

hypercalcémie Augmentation du taux de calcium sanguin

hyperkaliémie Augmentation du taux de potassium sanguin

hypothermie Diminution de la température interne en dessous de 35 °C, qui devient grave en dessous de 32 °C

réflexe Activité nerveuse motrice ou sécrétoire répondant à une stimulation de récepteurs nerveux

stress Ensemble des perturbations psycho-physiologiques et métaboliques provoquées dans l'organisme par des agresseurs variés (traumatique, chirurgical, émotionnel…)

syncope Perte de connaissance brutale due à une anoxie cérébrale

Entraînement au Bac 3

Cholestérol et maladies cardio-vasculaires

1. Prévenir l'artérite
(Sujet Guyane, juin 2009)

Le jaune d'œuf est riche en cholestérol. L'excès de cette molécule dans l'organisme peut être à l'origine de l'athérosclérose.

1 Le schéma du **document 1** représente la coupe transversale d'une artère saine. Reporter sur la copie les annotations de ce schéma.
Le **document 2** est le résultat d'une IRM thoracique. L'image obtenue fait apparaître une artère atteinte d'athérosclérose.

2 Définir le terme « athérosclérose ».

3 Nommer la lésion repérée sur le **document 2**, la localiser par rapport aux structures d'une artère saine et indiquer ses conséquences sur la paroi artérielle.

Monsieur V., âgé de 56 ans, en surpoids, consulte son médecin traitant : depuis un mois environ, il ressent lors de la marche des douleurs dans le membre inférieur droit qui l'obligent à s'arrêter tous les 300 à 400 mètres.
Monsieur V. est tabagique depuis l'âge de 20 ans. Il apprécie de partager avec ses amis de bons repas où sont consommées des boissons alcoolisées. Souvent, il se contente de grignoter devant son téléviseur.
Depuis l'âge de 50 ans, il est suivi pour une **hypertension artérielle**. Son dernier examen sanguin avait révélé une **hypercholestérolémie**, avec notamment une concentration élevée des LDL, ainsi qu'une hyperglycémie modérée.
Un enregistrement Doppler des artères des membres inférieurs est réalisé ; l'examen révèle une **sténose** des artères du membre inférieur droit.
Le médecin pose le diagnostic d'une artérite des membres inférieurs.

4 Définir les termes **en gras** dans le texte.

5 Expliquer la relation entre l'artérite diagnostiquée chez monsieur V. et les douleurs ressenties lors de la marche. Envisager l'évolution possible en l'absence de traitement.

6 Monsieur V. présente plusieurs facteurs de risque d'athérosclérose. Relever dans le texte les facteurs de risque et proposer pour chacun d'eux un moyen de prévention adapté au cas de ce patient.

7 Relever dans le texte l'examen complémentaire d'imagerie médicale qui est pratiqué. Donner sa définition.

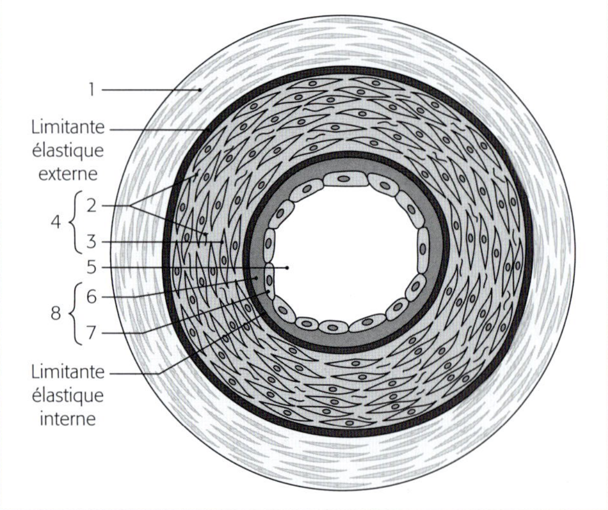

document 1 **Coupe d'artère saine**

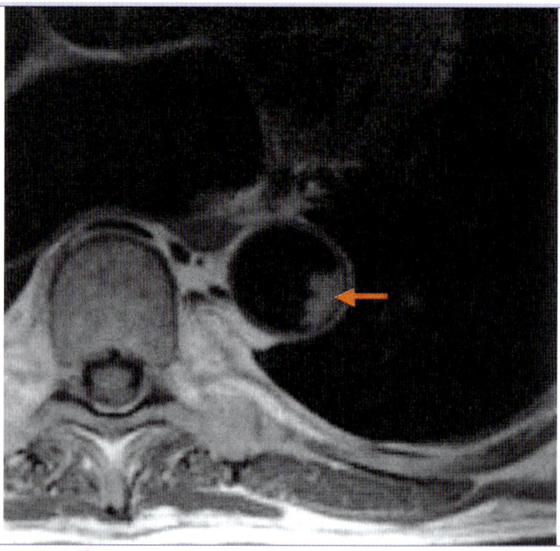

document 2 **IRM thoracique (anomalie fléchée)**

Entraînement au Bac 4

Le cœur et la circulation sanguine

1. Pression artérielle
(Sujet Métropole, septembre 2009)

À la suite de divers troubles, Madame A. décide de consulter son médecin généraliste.
L'examen clinique révèle, entre autres, une **tachycardie**. Le médecin soupçonne une **artérite** des membres inférieurs et demande des examens complémentaires pour confirmer son diagnostic :
- une analyse sanguine, qui met en évidence une **hyperglycémie** et une **hypercholestérolémie** ;
- un **Doppler**, qui confirme la **sténose** de l'artère tibiale : il faudra envisager une **angioplastie**.

1 Définir les termes **en gras** dans le texte ci-dessus.

2 Définir l'expression « pression artérielle ».

3 À l'aide des données ci-dessous, définir et déterminer les valeurs des pressions systoliques et diastoliques mesurées par le médecin chez Madame A. Préciser la méthode utilisée pour déterminer ces valeurs. Conclure.

Donnée : la méthode de mesure de la pression artérielle consiste à placer un manomètre-brassard gonflable contre la paroi de l'artère explorée afin d'exercer une contre-pression externe opposée à la pression du sang.
L'auscultation de l'artère à l'aide d'un stéthoscope, en aval du brassard, permet la mesure des pressions systoliques et diastoliques dans l'artère successivement comprimée puis relâchée.
Les valeurs physiologiques en fonction des tranches d'âge sont données ci-dessous.

Psyst = pression systolique

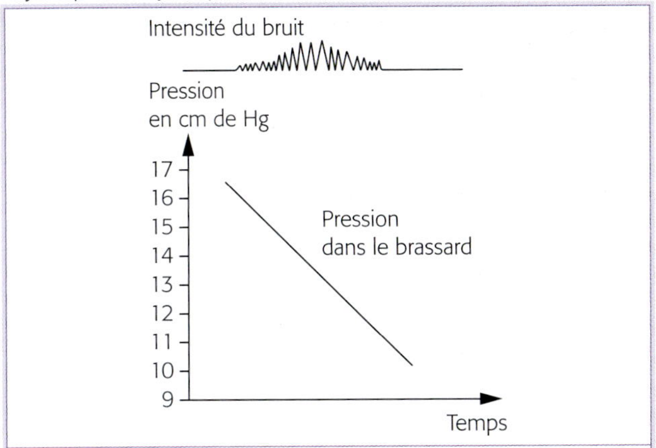

document 1 **Mesures obtenues chez Madame A.**

Âge	Enfant	Adulte (20-60)	Adulte âgé
$P_{sys} - P_{dist}$ (en cm de Hg)	8 – 5	14 – 7,5	15 – 9

Pdist = pression diastolique

2. Le cœur
(Sujet Polynésie, 2010)

Lors de l'auscultation, le médecin décèle une anomalie de la fréquence cardiaque de Madame X. Il prescrit alors un ECG.

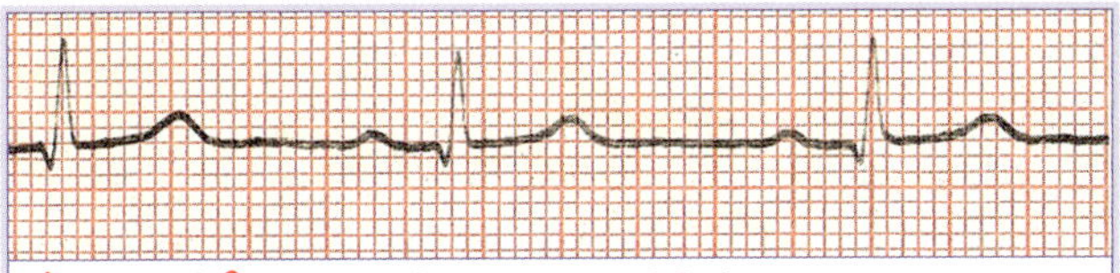

document 2 **ECG (5 petits carreaux = 0,2 s)**

Le **document 2 (à rendre avec la copie)** montre le résultat d'un ECG obtenu après exploration de l'activité cardiaque de Madame X.

1 Définir l'ECG. Indiquer le principe de la technique.

2 Localiser sur ce document les différentes ondes et préciser à quoi elles correspondent.

3 Sur ce document, délimiter un cycle cardiaque. Donner sa durée.

4 Définir l'expression « fréquence cardiaque ». Donner sa valeur dans le cas étudié. Conclure.

Le **document 3** représente une coupe frontale du cœur.

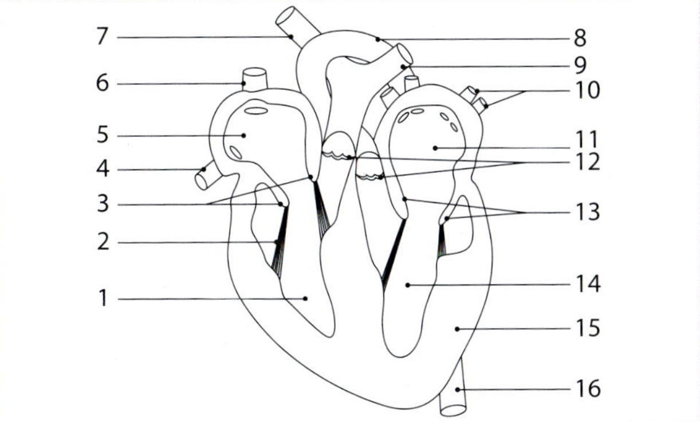

document 3 **Coupe longitudinale du cœur**

5 Annoter ce schéma. Représenter, sur ce même schéma, les structures impliquées dans l'activité électrique du cœur en les nommant.

Entraînement au Bac 5

Physiopathologie cardio-vasculaire

1. Nutrition et risques cardio-vasculaires

Les lipides alimentaires sont variés : acides gras saturés, insaturés constituant les triglycérides, ester de cholestérol, etc. Ils ont principalement un rôle énergétique, mais certains ont des rôles structuraux ou fonctionnels. L'excès lipidique peut présenter des risques pour la santé.

document 1 **Bilan diététique et lipidique effectué chez Madame Stérol**

Apport journalier en grammes	Mme Stérol	Normes
Apport glucidique	300	250
Apport lipidique	100	70
Apport protidique	70	60
Bilan lipidique		
Triglycérides	2,8 g/L	0,35 à 1,4 g/L
Cholestérol total	2,95 g/L	1,5 à 2,5 g/L
Cholestérol – HDL	0,45 g/L	> 0,5 g/L

On rappelle :

- qu'une ration énergétique équilibrée s'établit en kJ par les proportions 4/2/1 en glucides/lipides/protides ;
- qu'un gramme de lipides apporte une énergie chimique potentielle de 39 kJ, alors qu'un gramme de glucides ou de protides apporte 17 kJ ;
- que l'IMC est le rapport du poids divisé par le carré de la taille exprimée en mètres ;
- que l'indice d'athérogénicité (IA) est le taux de cholestérol total divisé par le taux de cholestérol-HDL ;
- que les valeurs conseillées pour le cas étudié sont : apport énergétique journalier conseillé pour une femme = 8 000 kJ ; 19 < IMC < 25 ; IA < 5.

Mme Colette Stérol, 68 ans, 1,57 m, 78 kg, est hospitalisée en urgence pour une **hémiplégie** gauche avec **aphasie**. Dans ses antécédents pouvant expliquer son accident vasculaire cérébral (AVC), on relève que son père est décédé à 59 ans d'un **infarctus du myocarde** et, sur le plan médical, on note un diabète non insulinodépendant et une **hypertension artérielle** traités. La **tomodensitométrie** confirme l'accident vasculaire cérébral. Le diagnostic posé est celui d'une **athérosclérose**. Un ECG et une scintigraphie cardiaque d'effort sont programmés pour rechercher une éventuelle cardiopathie **ischémique**.

1. Définir les termes **en gras** dans le texte.
2. À l'aide du **document 1**, calculer l'apport énergétique journalier de Mme Stérol.
3. Calculer l'IMC et l'indice d'athérogénicité de Mme Stérol.
4. Définir son déséquilibre nutritionnel et relever les facteurs de risque d'athérosclérose chez Mme Stérol.
5. Donner la définition et le principe de l'examen d'imagerie ayant confirmé le diagnostic d'AVC.

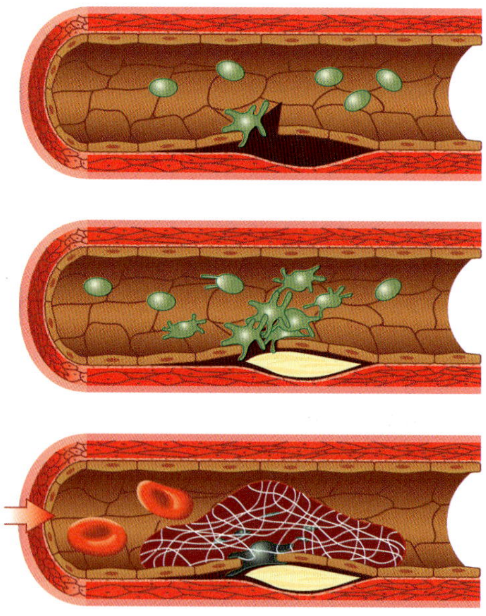

document 2 **De l'athérome à la thrombose artérielle**

2. Infarctus du myocarde et imagerie

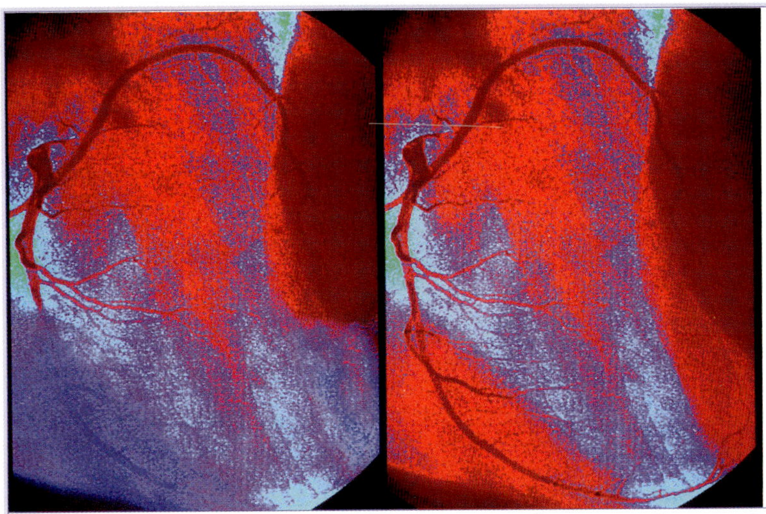

▶ Les zones rouges ou violettes indiquent un myocarde richement vascularisé, les zones bleues montrent des territoires mal vascularisés.

document 3 **À droite : artère coronaire gauche normale. À gauche : artère coronaire gauche thrombosée et infarctus du myocarde.**

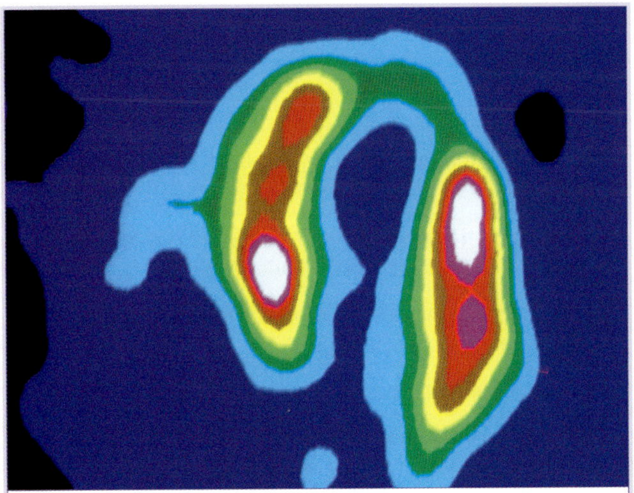

document 4 **Scintigraphie cardiaque au thallium 201 IDM**

6 À l'aide du **document 2**, décrire la pathogénie de l'athérosclérose et présenter ses principales complications.

7 Présenter les principaux traitements médicaux et chirurgicaux permettant de lutter contre l'athérosclérose et ceux traitant les complications coronariennes.

Le **document 3** présente deux coronarographies réalisées chez un patient sain (à droite) et chez un patient victime d'un infarctus du myocarde (à gauche). Ces examens ont nécessité un cathétérisme coronarien.

8 À quel type d'examen d'imagerie appartient la coronarographie ?

9 Indiquer par quel moyen les vaisseaux coronaires ont été rendus visibles et retracer, à l'aide d'un schéma, le parcours anatomique suivi par le cathéter.

10 Analyser le **document 3** et montrer l'importance de cet examen dans la prévention des insuffisances coronariennes.

Le **document 4** représente une scintigraphie cardiaque réalisée dans un plan transverse juste après un infarctus du myocarde. Elle montre un déficit de perfusion du traceur (thallium 201), situant la zone infarcie au niveau de la pointe ventriculaire (apex) et de la cloison interventriculaire (septum).

11 Indiquer le principe de la scintigraphie cardiaque.

3. Cœur et pathologies

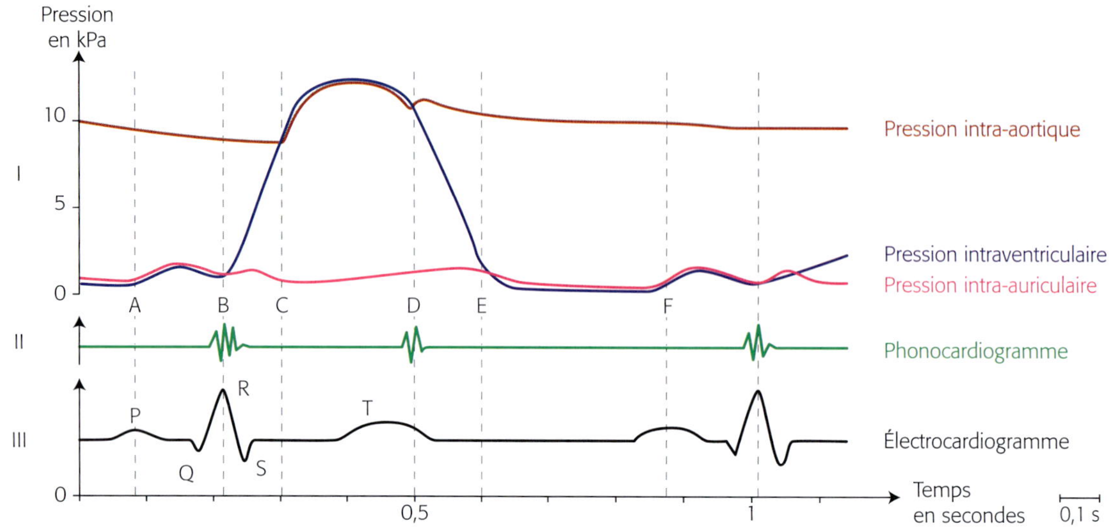

document 5 **Différentes manifestations au cours d'un cycle cardiaque**

Le tableau ci-dessous indique les valeurs de différents paramètres chez M. Tranchant avant, puis après une hémorragie rapidement jugulée au cours d'une intervention chirurgicale.

document 6 **Différents paramètres chez M. Tranchant**

	Avant	Mesures immédiates après	Mesures 5 minutes après
Pression artérielle (kPa)	16,6/10	10,6/7,3	15,3/10
Volume d'éjection systolique (mL)	75	40	53
Fréquence cardiaque (contractions/min)	70	70	91
Débit cardiaque (L.min–1)			4,8

M. Bacter a été victime d'une **septicémie** due à un germe (le streptocoque) connu pour ses capacités à endommager l'endocarde, plus précisément les valvules cardiaques. Les conséquences de cette **endocardite** valvulaire sont qu'une partie du sang est refoulée lors de la **systole** ventriculaire des ventricules vers les oreillettes, ce qui entraîne une diminution de sa pression artérielle.

On observe que, pour pallier cette diminution de pression, le système cardiorégulateur compense par une **tachycardie**.

1. Définir les termes **en gras** dans le texte.
2. Réaliser un schéma fonctionnel du cœur et de la circulation sanguine précisant la nature et le sens de la circulation du sang.
3. À l'aide du **document 5**, expliquer le jeu des valvules au cours des différentes phases d'une révolution cardiaque.
4. Citer un examen pouvant permettre de diagnostiquer l'importance des lésions valvulaires
5. Quel traitement peut-il être envisagé pour M. Bacter ?
6. Analyser le **document 6**, calculer les valeurs du débit cardiaque en L.min–1 avant et pendant l'hémorragie de M. Tranchant.
7. Montrer la similitude de la réponse cardiaque dans l'affection de M. Bacter et dans l'accident hémorragique de M. Tranchant.
8. Nommer les structures anatomiques correspondant aux différents éléments qui interviennent dans l'arc réflexe cardio-accélérateur (récepteurs, centres nerveux, nerfs et neurotransmetteur).

Partie 7

Cellules, chromosomes, gènes

Chromosomes et caryotypes

Activités

Introduction aux activités

La technique du caryotype permet d'identifier les chromosomes présents dans les cellules d'un individu. Elle a permis d'élucider l'origine de maladies congénitales comme le syndrome de Down, ou trisomie 21. Actuellement en France, c'est environ une grossesse sur dix qui donne lieu à la recherche du caryotype fœtal.

Activité 1

Réalisation du caryotype

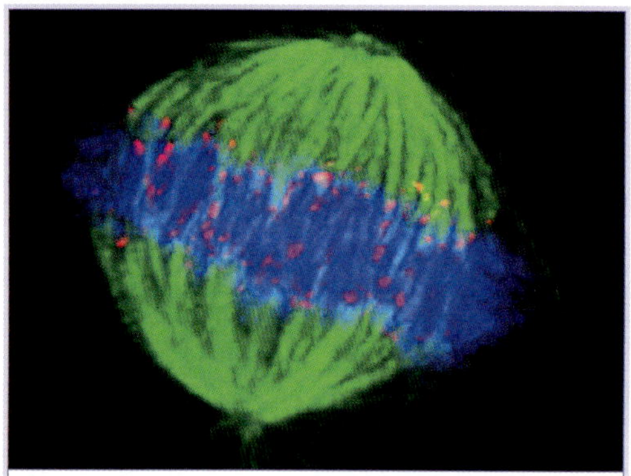

figure 1 **Chromosomes dans une cellule en métaphase de mitose**

Questions

❶ Quel critère détermine le choix du prélèvement pour le caryotype ? Que révèle la diversité des prélèvements utilisables ?

❷ Analyser les étapes successives de la réalisation du caryotype et justifier son délai d'obtention (8 à 10 jours). En comparant les figures 1 et 3, identifier la difficulté principale que doit résoudre la technique.

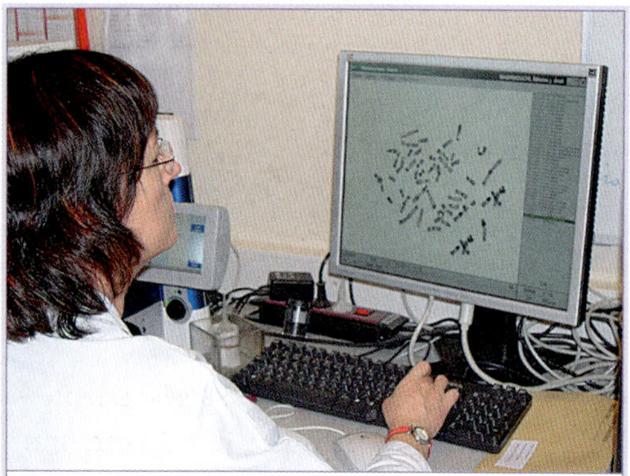

figure 2 **Repérage et tri des chromosomes d'une cellule en métaphase**

Donnée 1 Le caryotype d'un individu peut être réalisé à partir de tout prélèvement tissulaire contenant des cellules aptes à se multiplier. Avant la naissance, on prélève généralement du liquide amniotique qui entoure le fœtus. Pour un caryotype postnatal, on prélève du sang veineux, parfois de la moelle osseuse ou de la peau.

Donnée 2 La technique classique du caryotype fœtal exige la culture des cellules durant environ une semaine. Les cellules fœtales, obtenues par centrifugation du liquide amniotique, sont placées dans une boîte contenant un milieu stérile pour culture cellulaire et une lame de verre immergée au fond de la boîte.

Lors de l'incubation à 37 °C, quelques cellules se fixent sur la lame et commencent à se multiplier par mitose. Ces cellules donnent des clones qui s'étalent sur la lame de verre.

Les lames en culture sont observées sous microscope pour suivre la croissance des clones. Quand le milieu tend à s'épuiser, après 5 jours, la croissance s'arrête. Le renouvellement du milieu permet le redémarrage synchronisé des mitoses. Lorsque la population cellulaire est jugée suffisante, on ajoute de la colchicine, qui provoque un blocage des mitoses en métaphase.

La lame est alors introduite dans une solution hypotonique puis dans un bain de fixation. Elle subira ensuite un traitement thermique à 87 °C puis une coloration de Giemsa.

La préparation colorée est observée sous microscope, d'abord à faible grossissement afin de choisir les cellules en métaphase qui présentent des chromosomes bien étalés sur la lame. Les chromosomes de ces cellules sont alors photographiés au fort grossissement. Les clichés obtenus sont analysés par un spécialiste qui identifie et classe les différents chromosomes de la cellule (▶ *figure 2*). La production du caryotype (▶ *figures 4 et 5*) se fait après avoir étudié plusieurs cellules, provenant de plusieurs clones cellulaires. Le caryotype est représentatif des chromosomes présents dans les cellules du fœtus.

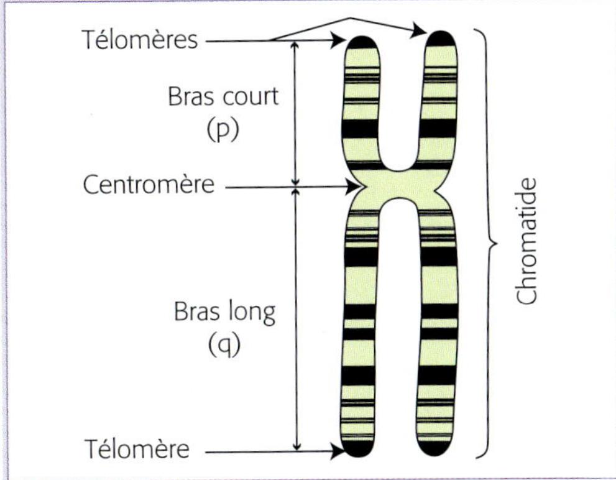

figure 3 **Schéma de chromosome métaphasique (coloration par bandes)**

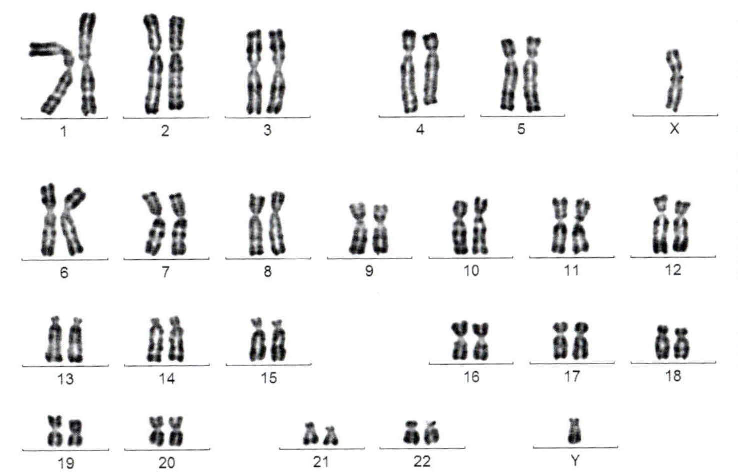

figure 4 **Caryotype masculin (technique RHG)**

❸ Décrire le caryotype de la figure 4 et préciser les critères utilisés pour classer les chromosomes.

❹ Les figures 4 et 5 présentent les deux caryotypes normaux retrouvés dans l'espèce humaine. Comparer ces caryotypes. Qu'appelle-t-on chromosomes sexuels ou gonosomes ? Indiquer leurs particularités. À chaque caryotype correspond une formule chromosomique : 46,XX pour les filles, 46,XY pour les garçons. Élucider l'écriture de la formule chromosomique.

❺ Dans la fécondation *in vitro*, qui reproduit le processus naturel, on fusionne un spermatozoïde avec un ovule. Proposer une explication au caryotype 46,XY du garçon issu de cette fécondation.

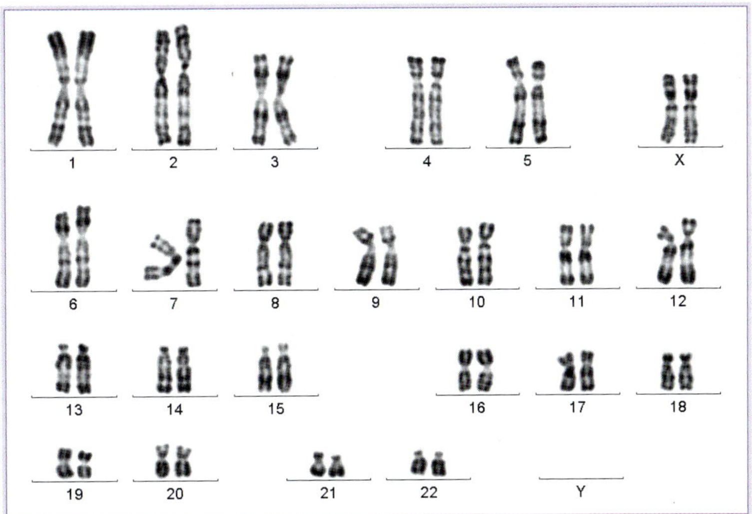

figure 5 **Caryotype féminin (technique RHG)**

Activité 2

Indications du caryotype – Principales anomalies

Donnée 1 Le syndrome de Down est dû à une anomalie chromosomique qui affecte naturellement environ 1 nouveau-né sur 700. Actuellement en France, du fait du diagnostic prénatal par recherche du caryotype, l'incidence est d'environ 1 cas pour 2000 naissances. Les personnes atteintes présentent des dysmorphies, des malformations. L'encéphalopathie est constante.

Donnée 2 L'âge de la mère influence le risque de naissance d'un enfant atteint du syndrome de Down (▶ *figure 7*). Or l'âge moyen des femmes qui accouchent en France est passé de 27 ans en 1980 à 30 ans en 2009.

Donnée 3 Les trois échographies du suivi de grossesse permettent le dépistage. La première, généralement vers la 11e semaine, est particulièrement importante. Elle permet la mesure de la clarté nucale.

Vocabulaire

diagnostic prénatal Ensemble de pratiques médicales ayant pour but de détecter des maladies graves sur l'embryon ou le fœtus

clarté nucale Épaisseur d'un œdème situé dans la région postérieure de la nuque du fœtus. Il y a une corrélation reconnue entre l'augmentation de la clarté nucale entre la 8e et la 12e semaine de grossesse et le risque du syndrome de Down

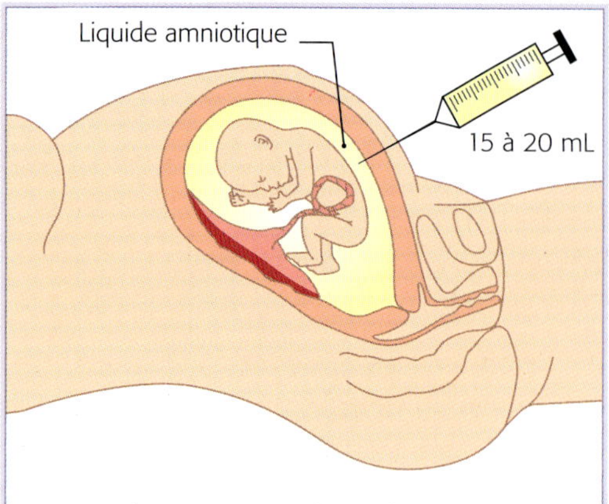

▶ Le prélèvement de cellules fœtales n'est pas dépourvu de risques. L'amniocentèse réalisée en période favorable, entre la treizième et la quinzième semaine de grossesse, déclenche environ 0,5 % de fausses couches.

figure 6 **Amniocentèse**

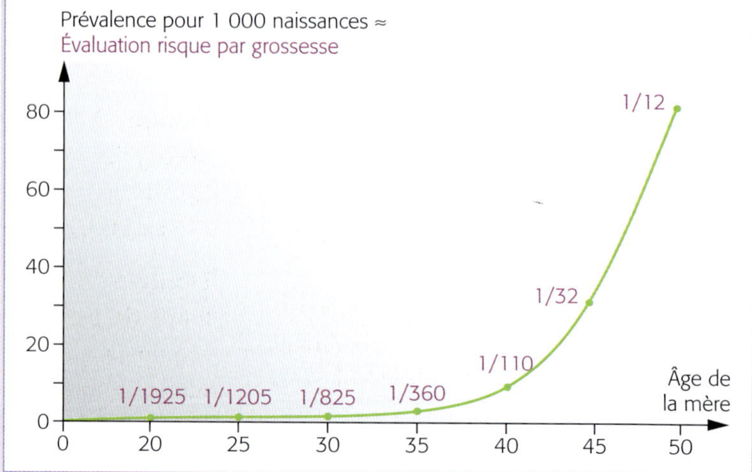

figure 7 **Syndrome de Down et âge de la mère**

Questions

1 Expliquer la proposition de recherche du caryotype fœtal faite aux femmes enceintes âgées de plus de 38 ans. Justifier l'existence d'un cadre législatif pour le diagnostic prénatal.

2 Distinguer dépistage prénatal et diagnostic prénatal. Comment expliquer que près d'une grossesse sur dix donne lieu à la réalisation du caryotype fœtal en France ?

3 Quelle est la cause de la maladie décrite par Down ? Pourquoi l'appelle-t-on communément trisomie 21 ? Expliciter la formule chromosomique du malade : 47,XY+21.

4 Identifier l'anomalie du caryotype de la figure 9. Que peut-on en déduire concernant l'origine des troubles ?

5 Identifier l'anomalie chromosomique du caryotype de la figure 10. Quelle peut-être son origine ? Quelles sont les conséquences de la présence d'une anomalie chromosomique dans un caryotype ?

Le dépistage se fait également par des dosages biologiques. Entre 12 et 15 semaines de grossesse, on dose une protéine fœtale et deux hormones fœto-placentaires dans le sérum de la mère. Les résultats de ce triple test donnent lieu à un calcul de risque. Lorsque le risque estimé de naissance d'enfant atteint du syndrome de Down est supérieur à 1/250, un diagnostic prénatal est proposé à la mère. Le prélèvement de cellule est réalisé par amniocentèse.

Donnée 4 Le syndrome de Down est diagnostiqué grâce au caryotype. Il y a deux possibilités :
- dans la grande majorité des cas, environ 92 %, le caryotype de l'organisme atteint correspond à celui de la figure 8 ;
- le caryotype de la figure 9 est beaucoup plus rare. Les symptômes sont sensiblement les mêmes dans les deux cas.

Donnée 5 Le caryotype de la figure 10 provient d'un embryon rejeté lors d'un avortement précoce.

Les aberrations chromosomiques concerneraient entre 10 et 40 % des conceptions et elles sont reconnues responsables de 60 % des fausses couches spontanées du premier trimestre de grossesse. À la naissance, c'est environ 0,7 % des bébés qui sont affectés. Chez l'adulte, on connaît très peu de maladies chromosomiques ; la plus fréquente est la trisomie 21.

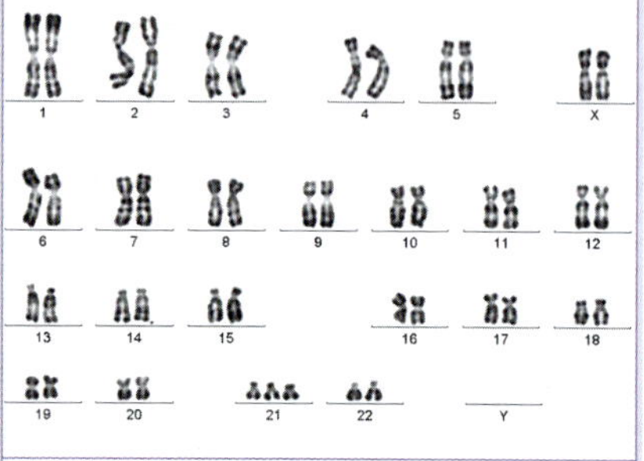

figure 8 **Caryotype syndrome de Down**

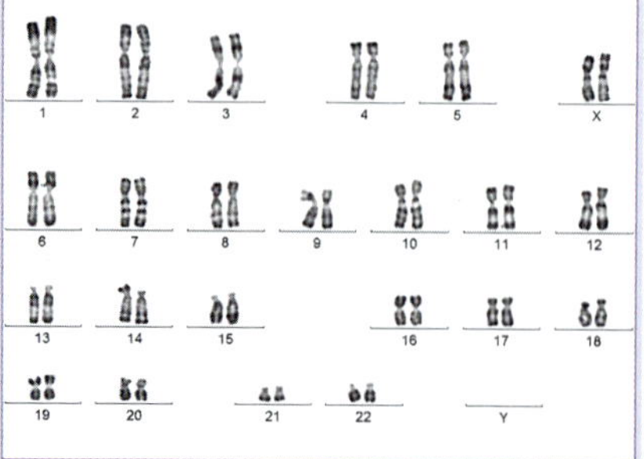

figure 9 **Caryotype syndrome de Down**

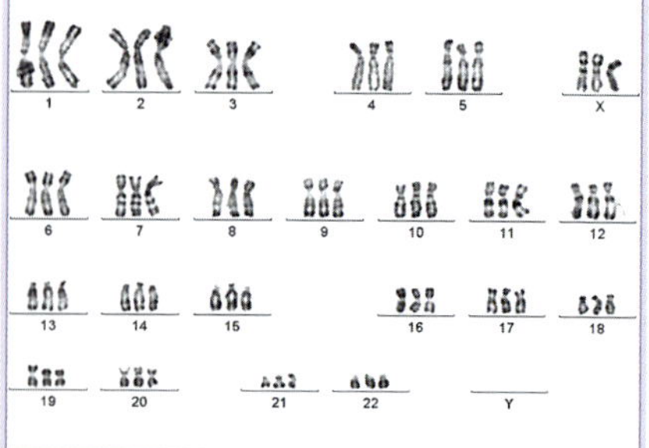

figure 10 **Caryotype embryon (avortement précoce)**

Activité 3

L'ADN des chromosomes, application à la cytogénétique moléculaire

Questions

1 Définir le terme nucléotide à partir de sa composition (▶ *chapitre 5, figures 5 et 6*). Quels sont les quatre nucléotides libérés lors de l'hydrolyse de l'ADN ?

2 Décrire et expliquer la structure de l'ADN. Réaliser un schéma très simple, représentatif de la séquence de l'ADN de la figure 11.

Donnée 1 Chaque chromosome contient une molécule d'acide désoxyribonucléique (ADN) qui représente le tiers de sa masse, le reste est constitué de protéines. La structure de l'ADN (▶ *figures 11 et 12*) a été élucidée par Watson et Crick en 1953.

Donnée 2 L'ADN des 46 chromosomes humains comporte 3 milliards de paires de bases qui constituent le génome humain. Le séquençage de ce génome, achevé en 2004, a permis de déterminer la nature de l'enchaînement des bases de l'ADN constitutif de chacun des chromosomes.

Donnée 3 On sait synthétiser des sondes ADN en associant des nucléotides complémentaires d'une courte séquence d'ADN et marquer ces sondes, par exemple à l'aide d'une molécule fluorescente en UV. La figure 14 rend compte de la technique permettant de fixer la sonde sur un ADN cible.

Par chauffage à environ 90 °C, on sépare les deux brins d'un ADN. En refroidissant progressivement, on permet le réappariement des ADN simple brin grâce aux bases complémentaires (▶ *figure 13*) et la reconstitution de la molécule double brin. Le réappariement peut se faire avec n'importe quelle séquence complémentaire, par exemple avec une sonde marquée (▶ *figure 14*).

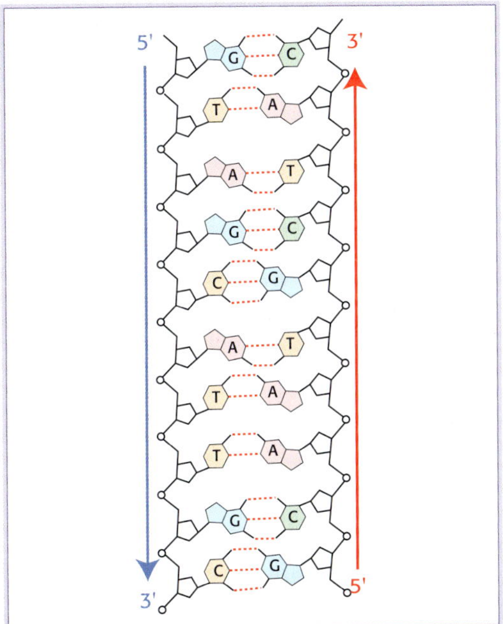

figure 11 **Fragment d'ADN (représentation linéaire)**

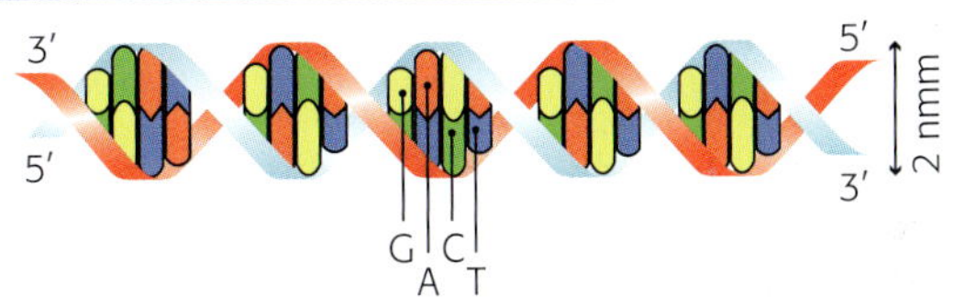

figure 12 **La double hélice d'ADN**

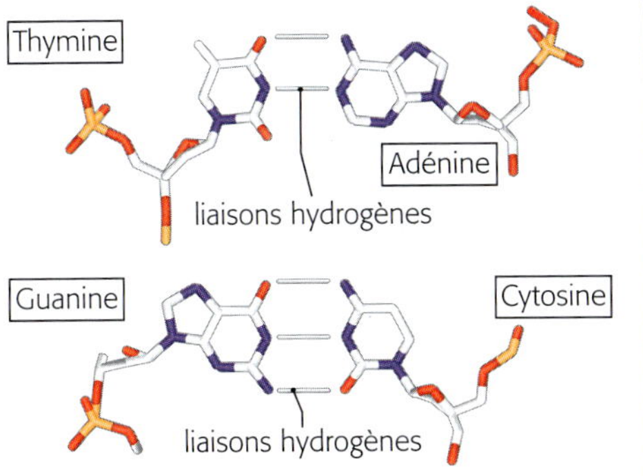

figure 13 **Appariement des bases azotées de l'ADN**

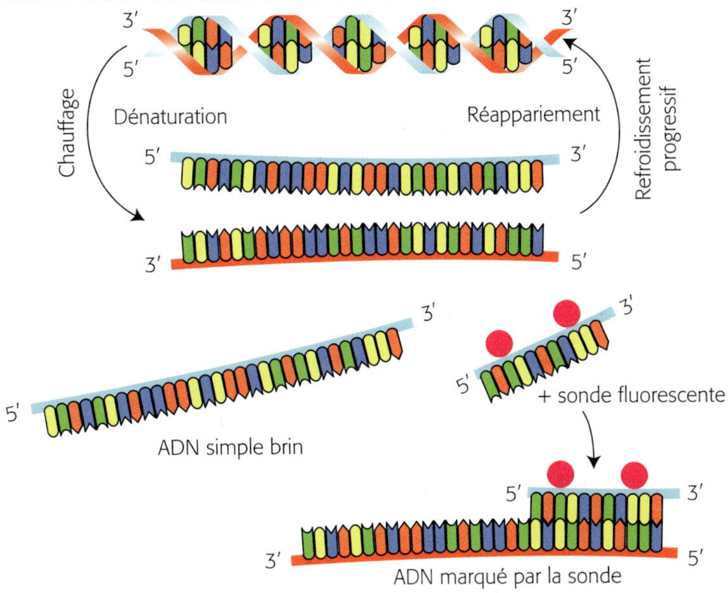

figure 14 **Hybridation ADN – sonde**

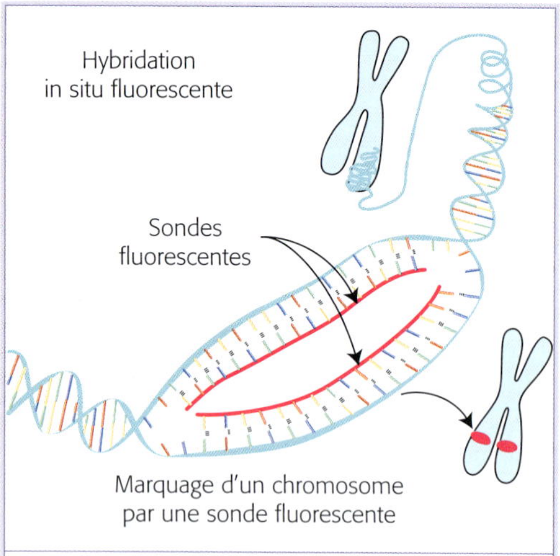

figure 15 **Hybridation *in situ* fluorescente ou FISH**

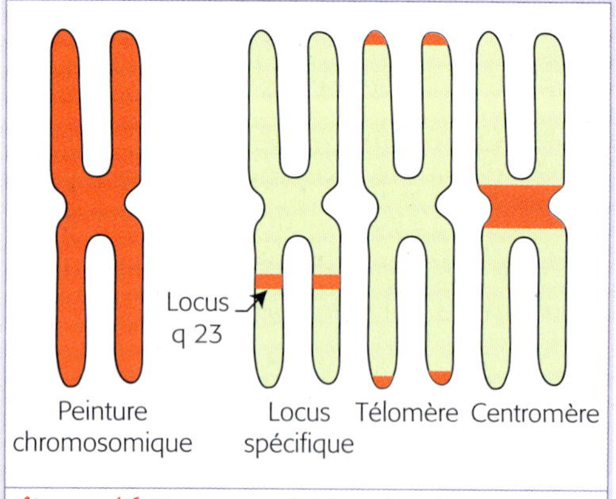

figure 16 **Marquage spécifique des chromosomes par différentes sondes**

❸ Décrire une sonde ADN et rechercher des applications possibles de ce type de sondes dans la recherche de pathologie liées aux chromosomes.

❹ En vous aidant des figures 14 et 15, identifier le rôle de chacune des étapes de la technique FISH (donnée 5).

❺ Analyser le document de la figure 17. Que peut-on en conclure ? Quel est l'avantage de cette technique par rapport à celle du caryotype classique ?

Donnée 4 L'utilisation de sondes ADN marquées peut se faire sur des cellules (hybridation *in situ* fluorescente ou FISH). Le microscope à fluorescence permet de les localiser sur une préparation cellulaire ; seules les zones marquées par la sonde fluorescente sont apparentes. Selon le type de marqueur fluorescent, la couleur varie. Plusieurs sondes peuvent être utilisées simultanément. On peut utiliser la technique sur des cellules en mitose (et ainsi visualiser les chromosomes), soit en totalité (peinture chromosomique), soit de manière spécifique sur une partie de chromosome (télomère ou centromère) ou un locus (emplacement d'un gène)(▶ *figure 16*).

Donnée 5 On peut soumettre des cellules fœtales obtenues par amniocentèse à l'action de sondes ADN fluorescentes. Avec cette technique FISH, contrairement au caryotype classique, on ne met pas les cellules fœtales en culture.

La technique FISH comporte les étapes suivantes :
- action de protéases ;
- chauffage à 80-90 °C ;
- incubation en présence des sondes ADN, préalablement chauffées à 80 °C, durant 6 à 24 h à une température de 37 °C-42 °C ;
- plusieurs lavages ;
- action d'un colorant bleu fluorescent spécifique de l'ADN.

La figure 17 présente un résultat obtenu après action de deux sondes :
- une sonde spécifique d'une séquence d'ADN appartenant au bras long du chromosome 21, marquée en fluorescente verte ;
- une sonde spécifique d'une séquence d'ADN du chromosome 5, marquée en fluorescente rose.

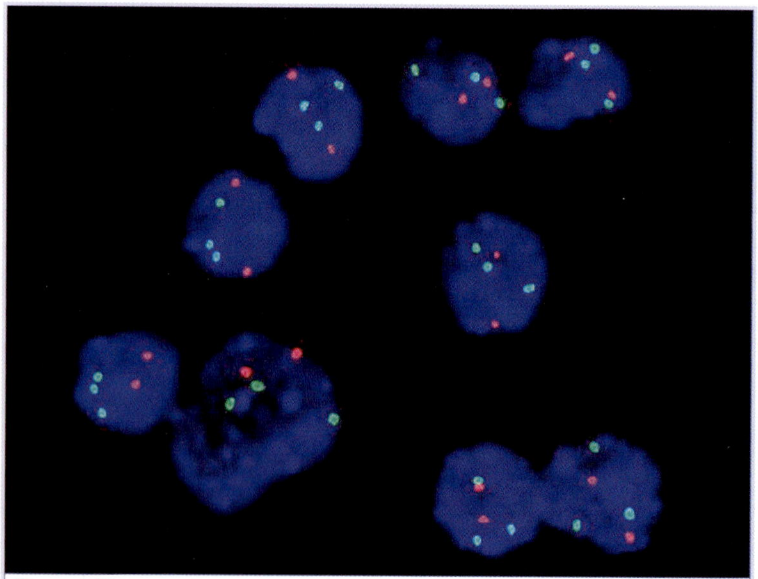

figure 17 **Observation des cellules en microscopie à fluorescence.**

10 TRANSMISSION DE LA VIE, HÉRÉDITÉ

Chromosomes et caryotypes

Cours

Les chromosomes, forme condensée de la chromatine du noyau, sont visibles lors de la division cellulaire. Ils contiennent le matériel génétique qui représente une constante au niveau de l'espèce. Les anomalies chromosomiques ne sont généralement pas compatibles avec la vie ou alors elles génèrent des pathologies chez l'individu ou dans sa descendance.

Le caryotype

1. Technique du caryotype en cytogénétique classique

Obtenir des cellules en division. On cultive généralement des lymphocytes ou des fibroblastes (prélèvement aisé).

Dans le cas du diagnostic prénatal, l'obtention des cellules est plus problématique : la sécurité du fœtus est primordiale. La technique la plus sûre, 0,5 % d'échecs, consiste à prélever du liquide amniotique sous échographie, à partir de 14 semaines de grossesse. Ce prélèvement est pauvre en cellules : il faut parfois plus d'une semaine de culture pour qu'elles soient en nombre suffisant.

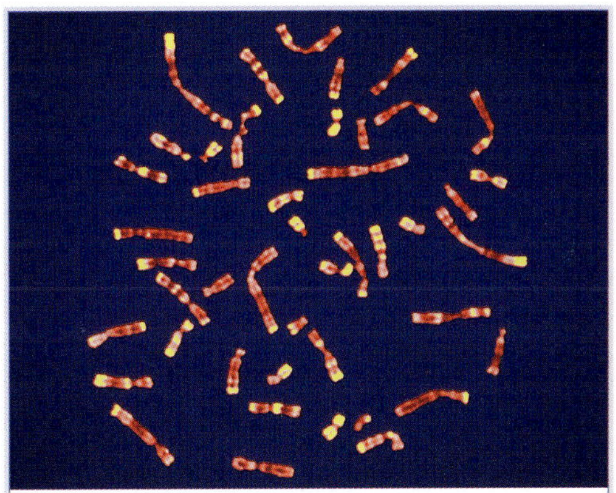

figure 18 **Chromosomes d'une cellule en métaphase (colorant fluorescent)**

Observer et classer les chromosomes des cellules. La technique de culture sur lame permet l'observation directe des cellules. Toute cellule en division donne naissance à un clone dont on peut suivre la croissance. Lorsque celle-ci est suffisante, les mitoses sont synchronisées et bloquées en métaphase par colchicine.

Les lames sont placées en milieu hypotonique : le volume des cellules augmente, d'où une plus grande dispersion des chromosomes. On les place ensuite dans un bain de fixation. Cette étape est essentielle pour obtenir des chromosomes dispersés et fixés sur une aire limitée de la lame de verre.

Les chromosomes sont ensuite colorés. Chaque chromosome apparaît porteur de bandes colorées, à des emplacements caractéristiques. Selon la résolution obtenue, on peut compter entre 300 et 800 bandes pour l'ensemble du caryotype (▶ *figure 18*).

On réalise le caryogramme d'une cellule en classant ses chromosomes par paires, d'après leur taille et la position de leur centromère mais aussi en fonction des bandes colorées sur les bras chromosomiques. Plusieurs caryogrammes sont réalisés pour obtenir le caryotype d'un individu.

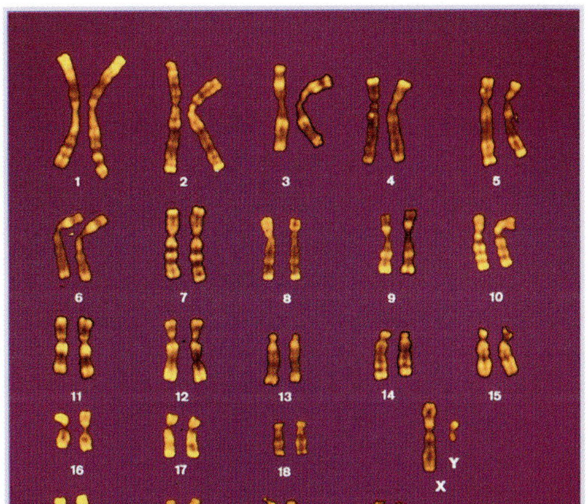

figure 19 **Caryotype masculin**

2. Le caryotype humain normal

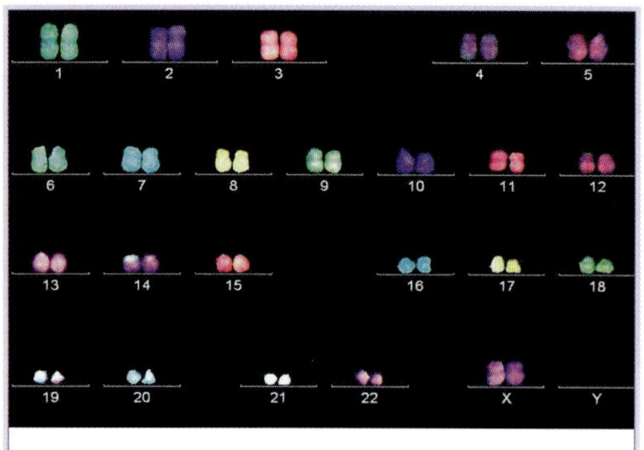

▶ Les techniques de cytogénétique moléculaire, avec utilisation de sondes ADN combinant cinq marqueurs fluorescents, permettent d'obtenir une coloration spécifique pour chaque paire de chromosomes.

figure 20 **Caryotype masculin (multi FISH)**

Le caryotype révèle la présence de 46 chromosomes dans les cellules humaines. Chaque chromosome est constitué de deux chromatides réunis au niveau du centromère. Ces deux chromatides sont identiques, elles sont destinées à être séparées et distribuées dans les cellules filles à l'issue de la mitose.

Les chromosomes sont regroupés en 23 paires. Chaque paire comporte un chromosome d'origine paternelle (fourni par le spermatozoïde fécondant), l'autre étant d'origine maternelle (fourni par l'ovule fécondé).

Il y a 22 paires d'autosomes, classées de 1 à 22 du plus grand au plus petit, et répartis en 7 groupes en fonction de leur morphologie. Les chromosomes d'une paire sont dits homologues, ils apparaissent identiques, avec en particulier le même profil de bandes colorées.

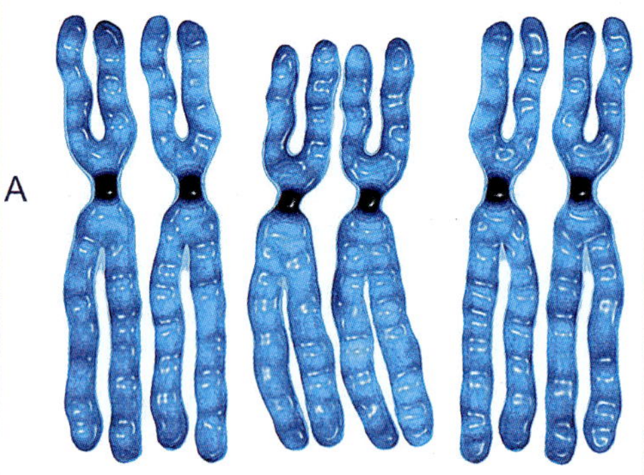

figure 21 **Paires de chromosomes du groupe A (bandes R)**

La paire de gonosomes, ou chromosomes sexuels, diffère selon le sexe de la personne. Chez une femme, c'est une paire XX, chez un homme c'est XY, Y étant de très petite taille.

Le caryotype normal peut être représenté par une formule chromosomique : 46,XX chez la femme, 46,XY chez l'homme. Il correspond à des cellules diploïdes, qui possèdent 2 n chromosomes, avec n = 23 dans l'espèce humaine.

Bien que le caryotype soit caractéristique de l'espèce, il existe un certain polymorphisme chromosomique, avec des variations limitées, possibles au niveau des bras de certains chromosomes, par exemple sur les 1, 9, 16 et Y.

3. Aberrations ou anomalies chromosomiques

Les anomalies de nombre

– Les **polyploïdies** : triploïdies (3n = 69) (▶ *figure 10*) et exceptionnellement tétraploïdies (4n = 92) peuvent être observées chez des embryons rejetés lors d'avortements précoces.

- Les **aneuploïdies** sont des anomalies de nombre portant sur un seul chromosome. On parle de **trisomie** quand il y a un chromosome en trop et de **monosomie** s'il en manque un.

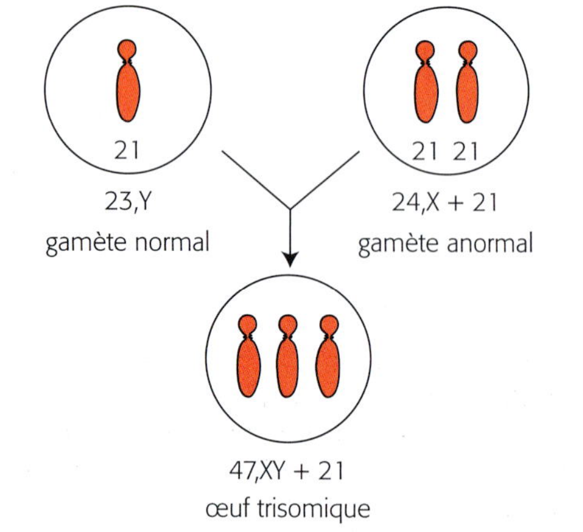

figure 22 **Origine de la trisomie 21 libre**

L'origine de l'anomalie remonte généralement à la conception et affecte toutes les cellules de l'organisme. Par exemple, un des gamètes ayant fusionné pour former la cellule œuf possédait un chromosome en surnombre (▶ *figure 22*). Dans 95 % des cas, c'est le gamète femelle qui est responsable, en raison de la durée de l'ovogenèse. Aussi le risque de trisomie est-il nettement accru lorsque la mère a plus de 40 ans.

Plus rarement, on peut avoir une anomalie qui apparaît lors des premières divisions de l'embryon, elle n'affecte alors qu'une partie des cellules de l'organisme (aneuploïdie mosaïque).

La plupart des aneuploïdies donnent des individus non viables, mais il y a quelques exceptions. Lorsque l'aneuploïdie porte sur les autosomes, les troubles sont graves. Les personnes sont atteintes à des degrés divers de dysmorphie et de retard intellectuel. La trisomie 21 libre, formule chromosomique 47,XY+21, est l'anomalie la plus fréquente (environ 1 individu sur 800). Les trisomies 18 et 13 sont possibles mais beaucoup plus rares, la survie des personnes atteintes est très limitée.

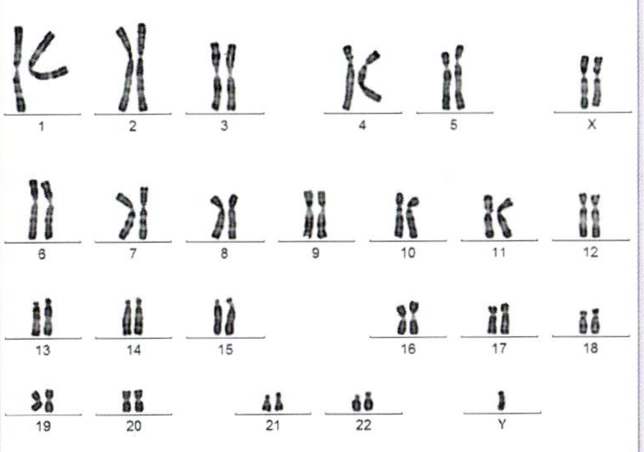

figure 23 **Caryotype 47,XXY, syndrome de Klinefelter (environ 1 homme sur 1 000)**

L'aneuploïdie portant sur les gonosomes concerne environ 1 naissance sur 500 ; les symptômes sont moins apparents. Chez les garçons, on rencontre des trisomies correspondant aux caryotypes 47,XXY (syndrome de Klinefelter), dont le seul symptôme constant est la stérilité, et 47,XYY, pour lequel il n'y a pas toujours de symptôme apparent. Chez les filles, on rencontre les caryotypes 45,X (syndrome de Turner), la seule monosomie donnant des individus viables, et 47,XXX, trisomie équivalant au syndrome de Klinefelter chez le garçon.

Certains caryotypes présentent un petit fragment de chromosome excédentaire. Il en résulte des troubles de développement du système nerveux. Le fragment de chromosome ne peut être identifié que par des techniques de cytogénétique moléculaire.

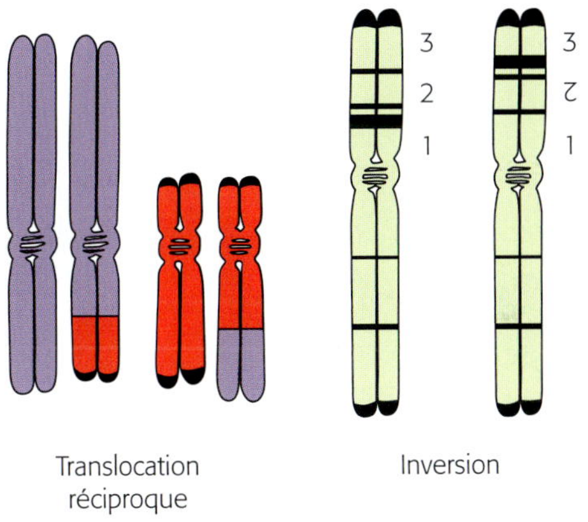

figure 24 **Chromosomes porteurs d'anomalies équilibrées**

Les anomalies de structure

Les chromosomes peuvent échanger des bras chromosomiques lors de la formation des gamètes, ce qui provoque une altération de leur structure. Certaines anomalies sont repérées lors de l'examen des bandes portées par les chromosomes du caryotype. Mais d'autres n'affectent que de tout petits segments chromosomiques et ne sont révélées que par les sondes marquées, utilisées en cytogénétique moléculaire.

Lorsque les anomalies sont équilibrées, il n'y a pas de variation de quantité de matériel génétique dans la cellule (▶ *figure 24*).
– Cas de la **translocation** : échange de bras chromosomiques entre chromosomes non homologues.
– Cas de l'**inversion** : cassure suivie d'un recollement après inversion du segment de chromosome.

Il n'y a généralement aucun symptôme chez le porteur de ces anomalies équilibrées, mais il peut en être autrement pour sa descendance. Ainsi, environ 5 % des cas de trisomie 21 résultent d'une translocation présente chez l'un des parents. La fusion d'un gamète normal avec un gamète comportant un excédent de matériel génétique donne un œuf contenant trois bras longs du chromosome 21 (▶ *figure 25*). Les conséquences sont identiques à celle de la trisomie 21 libre.

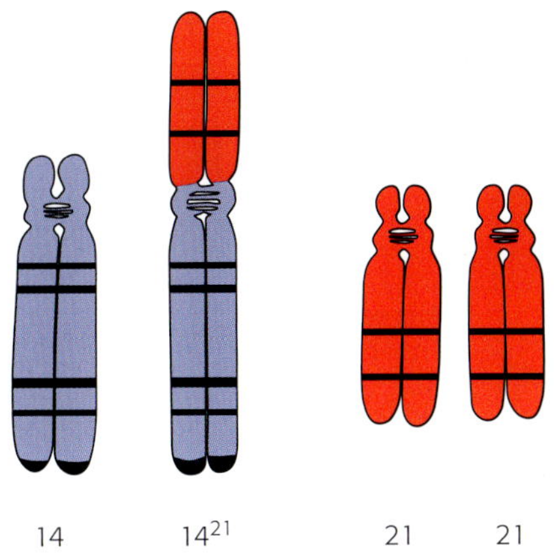

▶ On notera la disparition des bras courts de l'un des chromosomes 14. Cette disparition est sans conséquence, elle porte sur une région du chromosome codant pour des ARN ribosomiques, retrouvée sur plusieurs chromosomes.

figure 25 **Trisomie 21 par translocation**

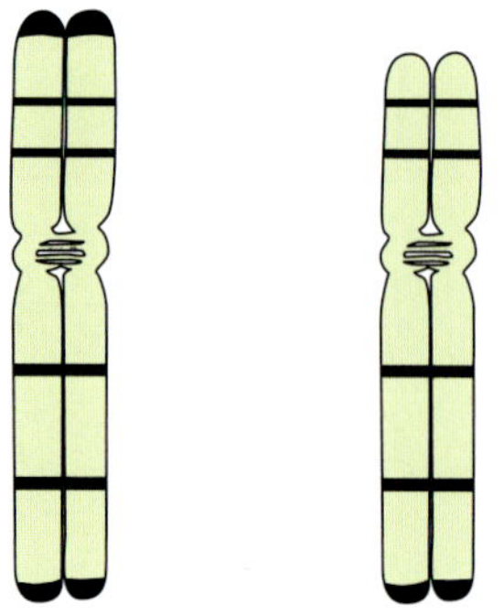

figure 26 **Délétion sur un chromosome**

L'anomalie peut entraîner une perte de matériel génétique, il s'agit d'une **délétion**. Sauf exception, les individus porteurs ne sont pas viables. La délétion chromosomique la plus fréquente, entre 1/20 000 et 1/50 000 naissances, porte sur un fragment de bras court du chromosome 5. Il en résulte une microcéphalie et un déficit intellectuel important. La maladie appelée « maladie du cri du chat » est parfois reconnue à la naissance à cause d'une malformation de la glotte à l'origine d'un cri proche du miaulement d'un chaton.

4. Indications du caryotype

Les indications majeures du caryotype concernent le diagnostic prénatal. Les aberrations chromosomiques recherchées sont responsables de troubles graves et incurables, aussi le diagnostic peut-il déboucher sur une interruption médicale de grossesse. La demande de caryotype est faite par un médecin, avec l'accord explicite de la mère, après qu'elle a été informée des risques pour le fœtus.

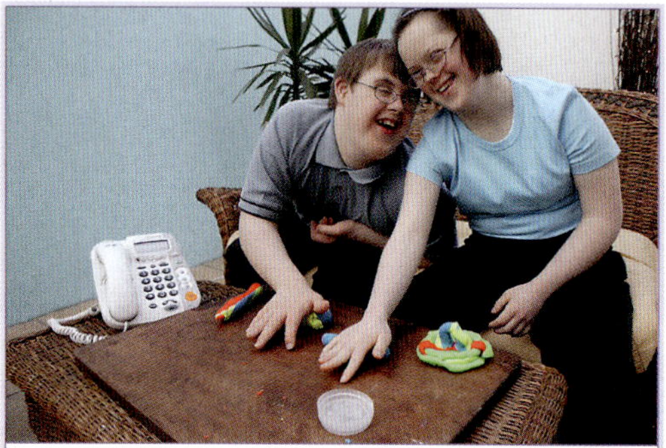

figure 27 **Adolescents – trisomie 21**

Environ 80 % des prescriptions de caryotype concernent le diagnostic de la trisomie 21 ou syndrome de Down. Son incidence naturelle est de l'ordre de 1,5 pour 1 000 naissances. Actuellement en France, le diagnostic prénatal permet de détecter 70 % des cas et l'incidence réelle est d'environ 1 pour 2 000 naissances.

Le syndrome de Down regroupe différents types de symptômes :
– dysmorphies au niveau de la tête : faciès rond, profil plat, oreilles petites et implantées bas, bouche petite avec langue protuse, etc. ;
– dysmorphies au niveau des membres, en particulier des mains larges aux doigts courts avec un seul pli palmaire ;
– malformations cardiaques (50 % des cas), nécessitant souvent une intervention chirurgicale précoce pour garantir la survie, et malformations digestives ;
– encéphalopathie se traduisant par une hypotonie à la naissance puis par un retard de développement psychomoteur avec acquisition de la marche et du langage retardée, apprentissage de la lecture difficile, celui de l'écriture étant encore plus problématique. Le QI se situe aux alentours de 50 vers cinq ans, il régresse souvent par la suite.

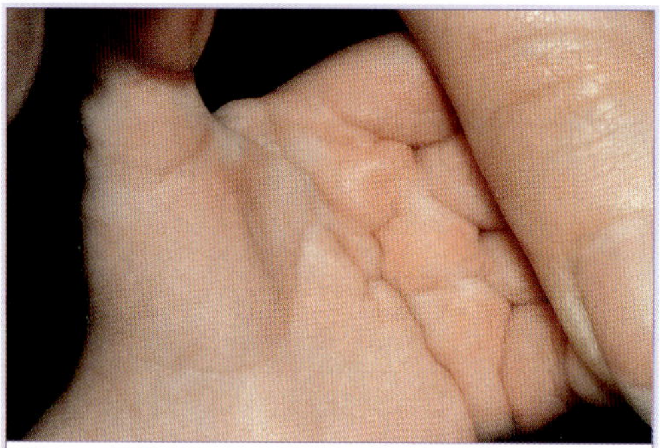

figure 28 **Main de trisomique 21**

Le risque de trisomie 21 augmente fortement avec l'âge de la mère (▶ *figure 7*). Aussi le caryotype fœtal est-il systématiquement proposé aux mères de plus de 38 ans. Il en est de même lorsqu'une anomalie chromosomique (translocation) a été décelée chez un des parents, lorsqu'il y a eu une naissance d'enfant trisomique dans la famille ou encore si la femme a subi plusieurs avortements spontanés précoces.

▶ Une prise en charge lourde (médicale, psychomotrice, nutritionnelle et sociale) permet aux personnes atteintes du syndrome de Down de bénéficier de conditions de vie satisfaisantes. Ils restent plus sujets aux problèmes de maladies liées au vieillissement.

Un dépistage de la trisomie 21 est proposé à toutes les femmes enceintes. Il permet de repérer les grossesses à risque grâce aux échographies et à des dosages biologiques (triple test). L'intérêt de la première échographie, avec mesure de la clarté nucale vers la douzième semaine de grossesse est évident, on dépiste ainsi près de 75 % des trisomies 21. Par contre, celui du triple test est parfois remis en cause. Il aboutit à préconiser une amniocentèse lorsque le risque d'anomalie est estimé supérieur à 1/250. En France, sur cent vingt amniocentèses réalisées, une seule permet de diagnostiquer une trisomie 21 et beaucoup s'accordent pour dire qu'il faut revoir la politique de dépistage.

Le caryotype peut être demandé chez l'enfant, l'adolescent ou l'adulte (caryotypes en période postnatale) :

– dès la naissance pour confirmer un diagnostic de trisomie 21, mais également pour diagnostiquer d'autres maladies chromosomiques plus rares, évoquées par l'examen clinique ;
– durant l'enfance et la puberté, suite à des troubles de croissance, des problèmes de développement nerveux ou de comportement, des anomalies de l'appareil génital, etc. ;
– chez l'adulte lorsqu'un enfant naît porteur d'une anomalie, en cas de stérilité ou d'avortements précoces à répétition. On réalise aussi des caryotypes dans le cadre du diagnostic ou du suivi de certains cancers.

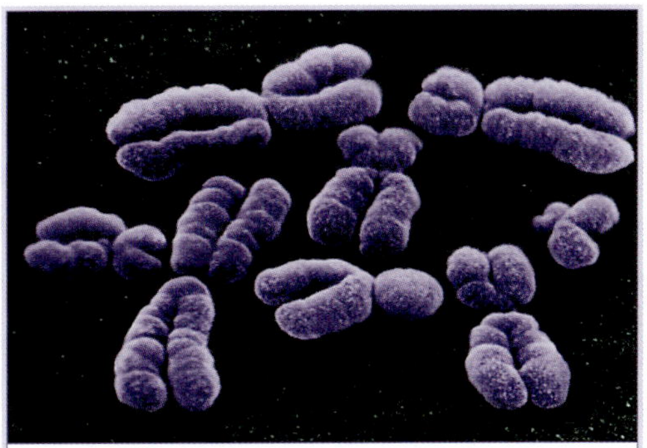

figure 29 **Chromosomes métaphasiques humains (microscopie électronique à balayage)**

Morphologie du chromosome métaphasique

Les chromosomes apparaissent en début de division cellulaire et disparaissent en fin de division.

Ils présentent un maximum de condensation lors de la métaphase ; leur longueur varie entre 1 et 8 µm. C'est à ce stade que leur aspect est le plus caractéristique, d'où le blocage des divisions en métaphase pour réaliser le caryotype.

Chaque chromosome comprend deux chromatides identiques, reliées par le centromère ou constriction primaire. Chaque chromatide possède deux bras inégaux (p et q) qui se terminent par un télomère. Certains chromosomes présentent des zones de rétrécissement : les constrictions secondaires.

Selon la technique de coloration, il apparaît différentes bandes, alternativement sombres et claires. Ces bandes occupent des emplacements caractéristiques sur chacun des chromosomes. Elles constituent des repères pour les classer par paires et pour identifier d'éventuelles anomalies chromosomiques.

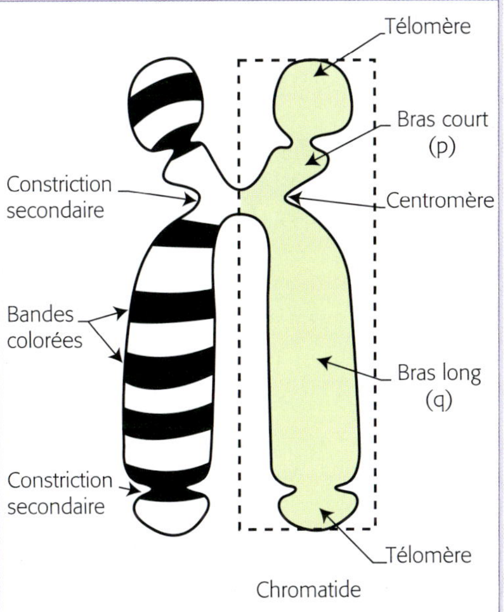

figure 30 **Chromosome métaphasique**

Structure et ultrastructure du chromosome

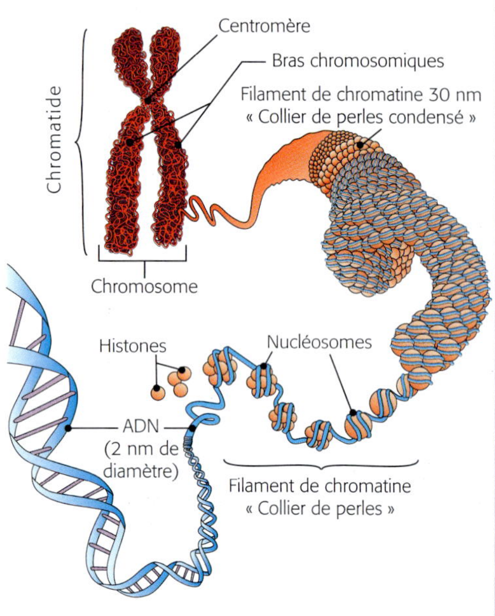

figure 31 **Ultrastructure du chromosome**

L'architecture du chromosome (▶ *figure 31*) associe une ossature protéique autour de laquelle s'organisent des boucles de nucléofilament. L'ensemble est particulièrement condensé et sa structure fine est encore mal connue.

Le nucléofilament, ou filament de chromatine, est une structure de 30 nm de diamètre, associant ADN et protéines en proportions équivalentes. Il correspond au niveau de condensation de l'hétérochromatine du noyau.

Le « collier de perles » est un enchaînement régulier de nucléosomes. Chaque **nucléosome** comprend un noyau protéique, composé de huit molécules d'histones, autour duquel s'enroule un segment de molécule d'ADN de 146 paires de bases. Les histones sont des protéines basiques, comportant des charges +, elles établissent des liaisons ioniques avec les charges – de la double hélice d'ADN.

On admet généralement que la structure « collier de perles » permet l'expression du matériel génétique dans le noyau. De l'ordre de 10 % de l'euchromatine du noyau serait sous cette forme.

Certaines régions du chromosome comportent une architecture particulière :
– le **centromère** est la zone d'attache des deux molécules d'ADN appartenant aux chromatides. Cette région est moins condensée et comporte des séquences d'ADN répétitives ;
– les **télomères** comportent de très courtes séquences répétitives d'ADN organisées en boucle, ils interviennent dans la protection des chromosomes, empêchant leur fusion.

Chaque chromatide contient une molécule d'ADN. C'est une macromolécule de plusieurs centimètres de long pour un diamètre de 2 nm. L'ADN comporte deux brins complémentaires associés en hélice (▶ *figure 32*).

Chaque brin est un polymère de désoxyribonucléotides. La structure des nucléotides a été étudiée dans le chapitre 5 (voir ATP). Les désoxyribonucléotides associent un ose (le désoxyribose) + une base azotée + un phosphate. Il y a quatre bases azotées : adénine (A), guanine (G), cytosine (C) et thymine (T), donc quatre monomères dans l'ADN, mais une infinité de possibilités pour les associer en longs polymères.

Les nucléotides sont reliés par des liaisons phosphate pour constituer un brin d'ADN possédant deux extrémités, une 3'OH et l'autre 5'Phosphate. Les bases complémentaires, A–T et G–C, permettent de former l'hélice d'ADN double brin.

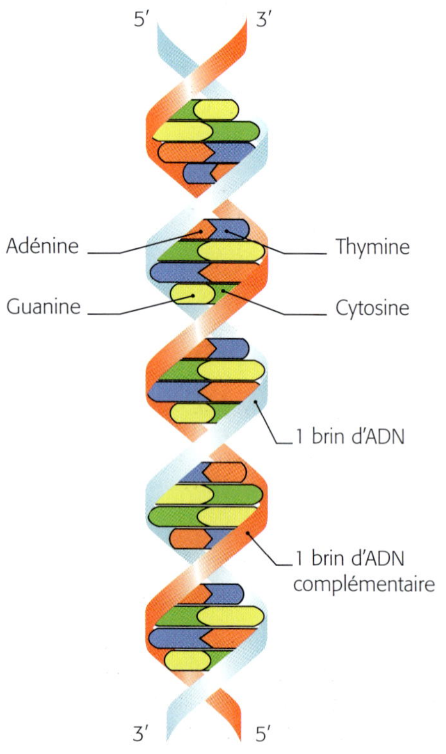

figure 32 **Fragment d'ADN**

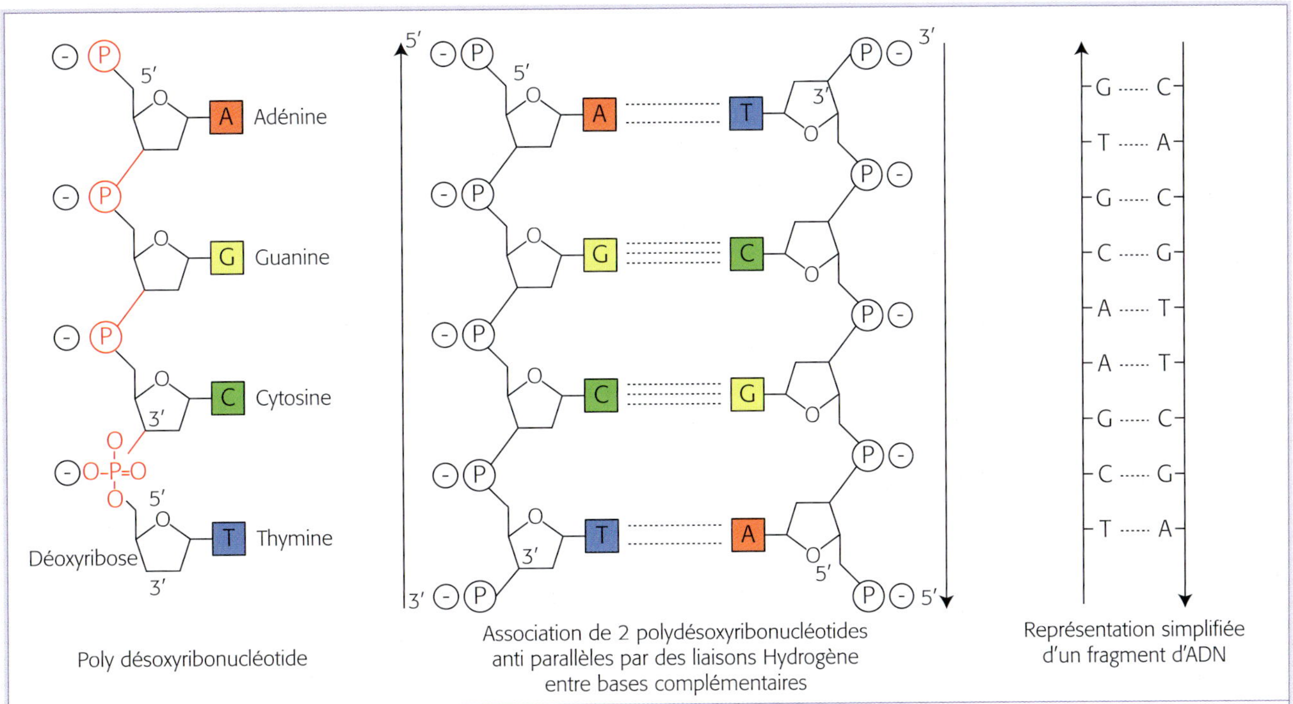

figure 33 **Structure de l'ADN**

Le génome et les gènes

Le génome est l'ensemble du matériel génétique d'un organisme. Le génome humain est constitué de 46 molécules d'ADN, soit plus de trois milliards de paires de base dont la séquence a été élucidée en 2003. Il comporte entre 22 000 et 25 000 gènes qui représentent moins de 30 % du génome. Les 70 % restants, localisés dans l'hétérochromatine du noyau, comportent des séquences répétitives dont on ignore le rôle.

Un gène est une unité d'hérédité contrôlant un caractère héréditaire précis. La plupart de ces gènes codent la synthèse de protéines (d'où la correspondance un gène = une protéine), mais certains codent la synthèse d'ARN, les ARN ribosomiques par exemple.

Chaque gène eucaryote correspond à une séquence d'ADN, située dans une région précise d'un chromosome, appelé **locus** (▶ *figure 34*). Cependant, les gènes des cellules eucaryotes présentent la particularité d'être morcelés. Par exemple, le gène de la dystrophine, dont l'absence provoque la myopathie de Duchenne, comporte 14 000 nucléotides regroupés en séquences codantes ou introns, répartis dans un total de 2,4 millions de nucléotides. Cette partie codante ce représente que 2 à 5 % de l'ADN total de la cellule.

Chaque gène, présent à un locus, peut se trouver sous différentes versions appelées allèles. Le génotype est la somme des gènes que possède un individu, soit la somme de ses allèles.

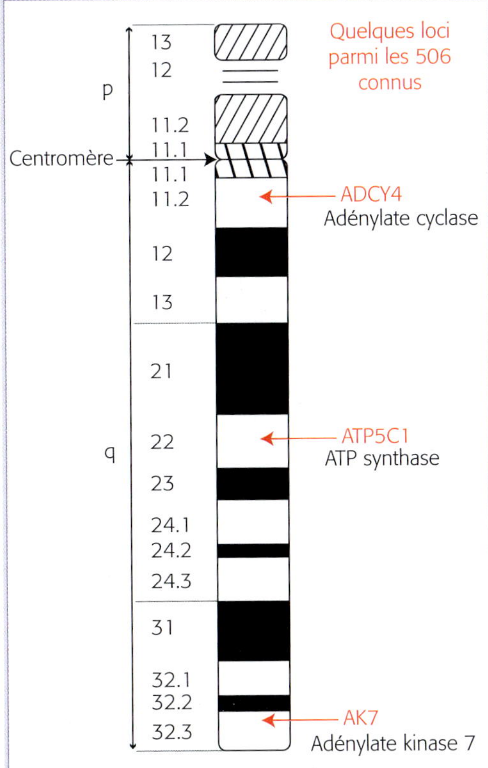

▶ Selon une codification internationale, chaque bras chromosomique est divisé en régions (ici trois régions sur le bras q, une seule sur le bras p). Chaque région est elle-même subdivisée.

figure 34 **Cartographie chromosome 14**

Hérédité humaine

Activités

Introduction aux activités

Dans certaines familles, la fréquence de pathologies particulières est nettement plus élevée que dans l'ensemble de la population. Ces pathologies semblent se transmettre des parents aux enfants. Les activités présentées vont mettre en évidence les mécanismes de transmission de ces pathologies.

Activité 1

Savoir construire un arbre généalogique

Donnée 1 Cécile et Léa sont deux cousines qui se ressemblent énormément. Cécile est la fille d'Anne, sœur de Gabriel qui est le père de Léa. Anne est mariée à Jacques et Gabriel à Zoé. Avant Cécile, Anne et Jacques ont eu un autre enfant, Thomas. Les parents de Léa ont une deuxième fille prénommée Adeline. Anne et Gabriel ont une petite sœur, Esther, qui a épousé José. Esther et José ont conçu Agnès. Thomas n'a pas que des cousines : il a également un petit cousin, Bernard, petit frère d'Agnès. Cécile, Léa, Thomas, Adeline, Agnès et Bernard ont des grands-parents communs : Aude et Olivier.

Donnée 2 Dans un arbre généalogique :
- les femmes sont représentées par un cercle et les hommes par un carré ;
- les individus d'une même génération sont indiqués sur une même ligne ;
- les individus mariés sont unis par un trait horizontal situé sous eux et les enfants sont unis à leurs parents par un trait vertical ; les frères et sœurs sont unis par un trait horizontal situé au-dessus d'eux.

Question

À partir de ces données, reconstruire l'arbre généalogique de cette famille.

Activité 2

Différentes formes d'une protéine

Donnée 1 La glucose 6 phosphodéshydrogénase est une enzyme humaine intervenant dans le métabolisme des glucides. Cette enzyme peut se présenter sous deux formes notées A et B (ces deux formes ont la même activité enzymatique et les personnes possédant l'une ou l'autre forme ne sont pas malades). On peut distinguer ces deux formes par une méthode biochimique de séparation appelée l'électrophorèse. Le résultat obtenu est un électrophorégramme, sur lequel les deux formes de l'enzyme se visualisent par des bandes distinctes.

Questions

❶ Indiquer (pour la paire de chromosomes sexuels) l'équipement chromosomique du père et celui de la mère.

❷ Indiquer l'équipement chromosomique, toujours pour la paire de chromosomes sexuels, de Léa et de Paul.

❸ Jean présente une particularité. Indiquer laquelle et en déduire son équipement chromosomique.

Donnée 2 On étudie la glucose 6 phosphodéshydrogénase dans une famille de trois enfants : Léa, Paul et Jean. Les électrophorégrammes obtenus sont présentés dans la figure 1.

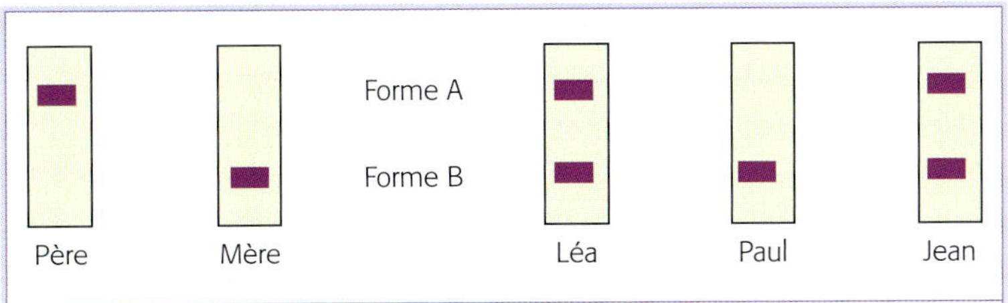

figure 1 **Électrophorégrammes de la famille de Léa, Paul et Jean**

Donnée 3 On sait que le gène responsable de la synthèse de la glucose 6 phosphodéshydrogénase est situé sur le chromosome X de la paire de chromosomes sexuels. On notera X_A un chromosome X codant pour la forme A de l'enzyme et X_B un chromosome X codant pour la forme B.

Donnée 4 Dans l'espèce humaine, les femmes ont pour chromosomes sexuels 2 chromosomes X (X//X) et les hommes un chromosome X et un chromosome Y (X//Y).

Activité 3

Étude d'une pathologie rénale

Donnée 1 Une pathologie se traduisant par l'apparition de calculs rénaux est due à l'accumulation d'une substance normalement dégradée par une enzyme E. Pierre, 4 ans, souffre de cette maladie, alors qu'aucun autre membre de sa famille n'en est affecté. On effectue des dosages de l'enzyme E chez différents membres de la famille de Pierre. Ils sont exprimés en pourcentage de la quantité normale d'enzyme, correspondant à 100 %. Les résultats sont fournis dans le tableau 1.

tableau 1

Pierre	0 %	Grand-mère maternelle	50 %
Mère	50 %	Grand-père paternel	100 %
Père	50 %	Eric, demi-frère de Pierre (même mère, père différent)	100 %

Donnée 2 On sait que, chez certaines personnes, la portion d'ADN qui code pour E est modifiée et conduit à une enzyme inactive. On notera E_a la portion d'ADN codant pour l'enzyme active et E_i la portion d'ADN codant l'enzyme inactive.

Donnée 3 Un calcul rénal est la présence de précipités minéraux dans les reins, formant de petits « cailloux » pouvant boucher les voies urinaires. Ces calculs doivent être éliminés car il y a risque de détérioration des reins si l'urine ne peut plus en être évacuée.

Donnée 4 Les cellules somatiques sont les cellules d'un être humain autres que les gamètes.

Questions

❶ Rechercher dans un dictionnaire les significations de « diploïde » et « haploïde ». Les cellules somatiques humaines sont-elles haploïdes ou diploïdes ?

❷ Expliquer pourquoi seul Pierre présente des calculs rénaux.

❸ Indiquer les différences au niveau de l'ADN entre des personnes ayant soit 0, soit 50 ou bien 100 % d'enzyme E active.

❹ Expliquer pourquoi Pierre est malade alors qu'aucun de ses parents ne l'est.

❺ Indiquer si le père d'Éric présente des calculs rénaux.

Activité 4 Un cas de transmission simple : la mucoviscidose

Donnée 1 La mucoviscidose affecte, en France, 1 enfant sur 2 000 et se manifeste par des anomalies dans les échanges cellulaires, conduisant au blocage progressif des fonctions respiratoires et digestives. Depuis les années 1960, on sait par l'étude généalogique des familles, dont certains membres sont atteints, qu'il s'agit d'une maladie héréditaire.

Donnée 2 Des analyses de laboratoire ont pu montrer que le gène impliqué dans la mucoviscidose est situé sur la septième paire de chromosomes.

Donnée 3 La figure 2 représente l'arbre généalogique d'une famille dans laquelle on trouve des cas de mucoviscidose.

Donnée 4 Pour connaître la descendance théorique d'un couple, on réalise un tableau appelé échiquier de croisement : les différents types de gamètes produits par le père sont disposés en ligne et les différents types de gamètes produits par la mère sont disposés en colonne. Chaque intersection de ligne et de colonne fournit l'une des fécondations envisageables.

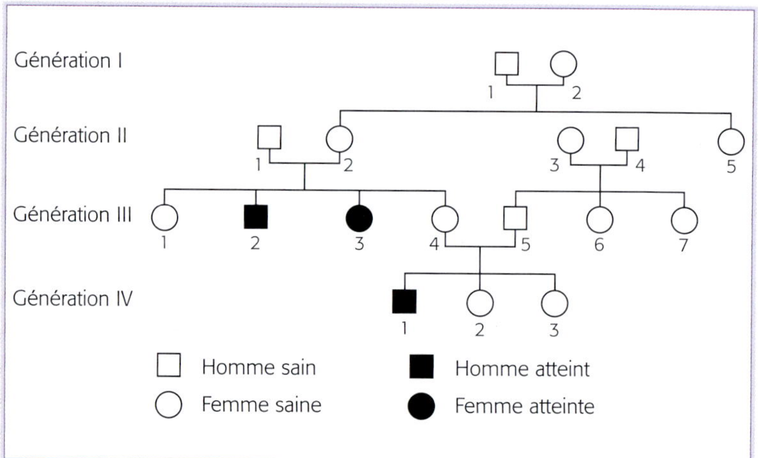

figure 2 **Arbre généalogique d'une famille atteinte de mucoviscidose**

Questions

1. Préciser si l'allèle responsable de la mucoviscidose est dominant ou bien s'il est récessif.
2. Indiquer le (ou les) équipement(s) chromosomique(s) possible(s) (pour les allèles de la mucoviscidose) pour les individus suivants : II_1, II_2, I_1, III_2 et IV_2.
3. Indiquer les différents types de gamètes que peuvent produire les individus II_1 et II_2.
4. À l'aide d'un échiquier de croisement, indiquer la descendance théorique du couple II_1 et II_2.
5. En observant l'arbre généalogique, indiquer si l'allèle responsable de la mucoviscidose est présent dans la famille de l'individu III_5.

Activité 5 Savoir identifier une transmission autosomique

Donnée 1 Le terme *diabète* désigne un ensemble de pathologies caractérisées par une hyperglycémie. Parmi les différents diabètes, certains sont héréditaires ; ils sont dus à une insuline (hormone participant à la régulation de la glycémie) modifiée et inactive.

Donnée 2 La transmission de la maladie a été étudiée dans une famille dont l'arbre généalogique est présenté dans la figure 3.

Questions

1. Préciser si l'allèle responsable de ce type de diabète est dominant ou bien s'il est récessif.
2. Démontrer que le gène de l'insuline ne peut pas être porté par le chromosome Y.

3 Démontrer que le gène de l'insuline ne peut pas être porté par le chromosome X.

4 Donner le(s) équipement(s) chromosomique(s) possible(s) pour les individus I_1, I_2, IV_1, IV_2, III_2 et III_3.

5 À l'aide d'un échiquier de croisement, indiquer la probabilité théorique pour le couple III_2 et III_3 d'avoir un enfant atteint de diabète.

Donnée 3 L'allèle conduisant à une insuline inactive sera noté i et celui conduisant à une insuline active sera noté A.

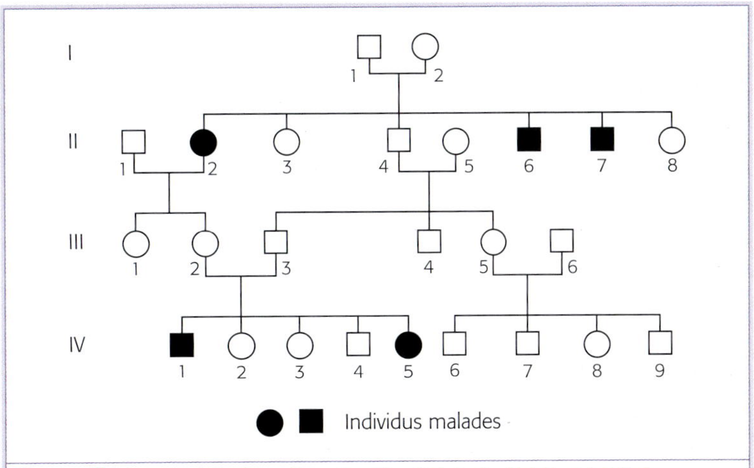

figure 3 **Arbre généalogique d'une famille atteinte de diabète héréditaire**

Activité 6

Un seul gène et trois allèles

Donnée 1

Le système de groupes sanguins ABO comprend 4 phénotypes différents correspondant aux 4 groupes sanguins : A, B, AB et O.

Les personnes de groupe A possèdent sur leurs globules rouges des molécules de type A.

Les personnes de groupe B possèdent des molécules de type B.

Les personnes de groupe sanguin AB possèdent les deux types de molécules et les personnes de groupe sanguin O ne possèdent ni A ni B.

Donnée 2

La synthèse des molécules A ou B est due à un gène pour lequel existent 3 allèles notés A (synthèse de A), B (synthèse de B) et o (absence de synthèse). Les allèles A et B peuvent s'exprimer en même temps.

Donnée 3

La figure 4 présente l'arbre généalogique d'une famille.

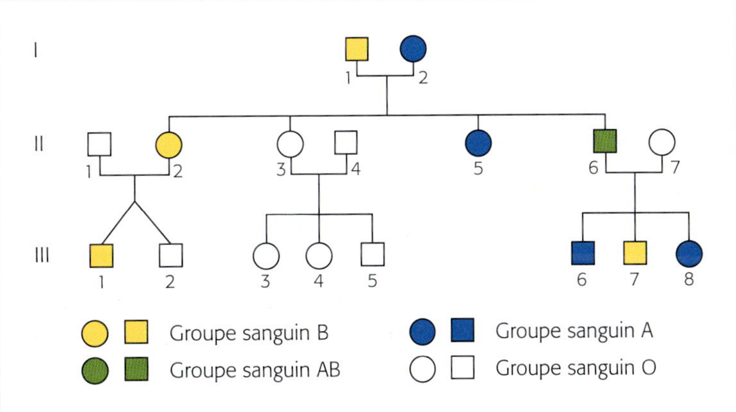

figure 4 **Arbre généalogique indiquant les différents groupes sanguins**

Questions

1 Indiquer l'équipement chromosomique pour les personnes appartenant à chacun des 4 groupes sanguins possibles dans le système ABO.

2 Prévoir les différents gamètes possibles pour les individus I_1 et I_2.

3 Déduire de la question précédente les groupes sanguins que peuvent présenter les enfants de ce couple.

4 Le couple II_6 et II_7 attend un quatrième enfant ; prévoir la probabilité que cet enfant soit de groupe sanguin AB.

5 Les individus III_1 et III_2 sont des jumeaux. Indiquer en le justifiant s'il s'agit de vrais ou de faux jumeaux.

Activité 7 — Un exemple de transmission gonosomique

Donnée 1 L'hémophilie est une maladie qui se traduit par des saignements plus longs et des hématomes (« bleus ») plus nombreux que chez la majorité des gens. Il s'agit d'un défaut de la coagulation sanguine, qui est plus lente que pour la moyenne des individus.

Donnée 2 Il existe plusieurs variétés d'hémophilie, dues à des mutations affectant différents facteurs de la coagulation ; les traitements de ces différentes hémophilies dépendent du facteur de la coagulation qui est en cause. Bien qu'il existe plusieurs types d'hémophilies, il s'agit d'une pathologie héréditaire dans la majorité des cas. On constate alors que les femmes sont très rarement atteintes par cette pathologie ; lorsqu'elles sont atteintes, on s'aperçoit que leur père était lui-même hémophile.

Donnée 3 L'arbre généalogique d'une famille atteinte d'hémophilie est présenté dans la figure 5.

Donnée 4 Il n'existe aucun cas connu d'hémophilie dans la famille de l'individu II_6, ni dans celle de l'individu III_3.

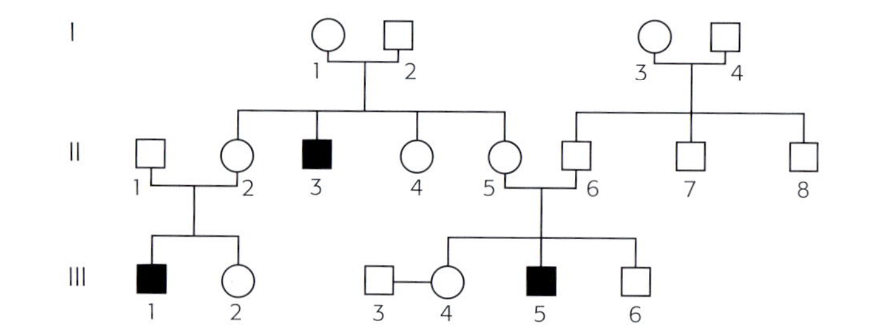

figure 5 **Arbre généalogique d'une famille atteinte d'hémophilie**

Questions

1. Indiquer de façon argumentée si l'allèle responsable de l'hémophilie est dominant ou récessif.
2. Rechercher dans un dictionnaire le sens de l'expression *sex ratio*. Préciser alors le *sex ratio* pour l'hémophilie.
3. Déduire du *sex ratio* la localisation (gonosomique ou autosomique) la plus probable pour le gène impliqué.
4. Démontrer que le gène impliqué ne peut pas être porté par le chromosome Y.
5. Donner l'équipement chromosomique des individus I_1, I_2, II_3, II_5 et III_4.
6. Le couple III_3 et III_4 attendant un enfant. Estimer la probabilité que cet enfant soit hémophile.

Activité 8 — La mucoviscidose

Donnée 1 La mucoviscidose est une maladie héréditaire qui touche environ 1 enfant sur 2000. Elle est due à une anomalie dans les échanges membranaires et se manifeste par la production d'un mucus épais qui bloque progressivement les fonctions respiratoires et digestives.

Donnée 2 Monsieur et Madame A. présentent leur dernier-né, René, à leur médecin. Ils sont inquiets car René souffre d'étouffements, de gêne respiratoire et rejette un mucus bronchique épais. Ils sont d'autant plus inquiets que leur deuxième enfant, Pascal, est décédé à trois mois des mêmes symptômes et que leur aîné, Roger, possède également les mêmes symptômes. Seule leur fille Angélique est en parfaite santé, comme eux.

Par un interrogatoire assez long, le médecin peut reconstituer l'arbre généalogique présenté dans la figure 6.

Questions

1. Expliquer pourquoi Hélène, la fille du médecin, fait cette réflexion.
2. Montrer par un raisonnement clairement argumenté qu'Hélène s'est trompée dans son affirmation.
3. Donner l'équipement chromosomique de Monsieur A. et celui de son épouse.

4. En envisageant les différents gamètes produits par Monsieur A. d'une part et par Madame A. d'autre part, indiquer la fréquence d'enfants atteints de mucoviscidose attendue pour ce couple.

5. Proposer une explication pour la fréquence élevée d'enfants atteints dans la descendance de Monsieur et Madame A.

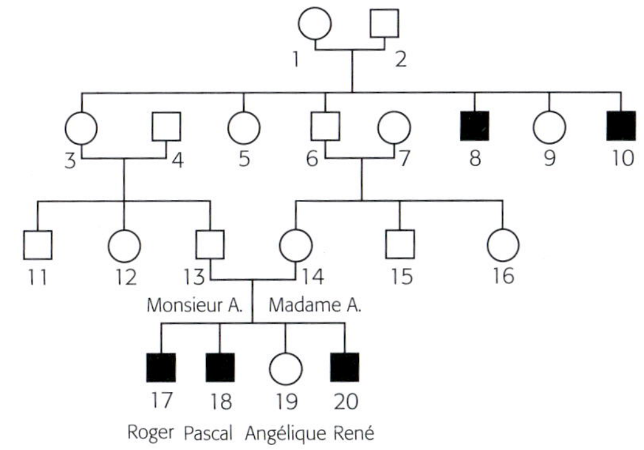

figure 6 **Arbre généalogique d'une famille atteinte de mucoviscidose**

Donnée 3 Un interrogatoire plus poussé de Madame A. montre que sa mère est issue d'une famille dans laquelle il n'y a jamais eu de cas de mucoviscidose.

Donnée 4 Hélène, la fille du médecin, fait des études de biologie. Elle découvre l'arbre généalogique de Monsieur et Madame A. sur le bureau de son père et s'étonne alors : « Tiens, je ne savais pas que la transmission de la mucoviscidose est liée au sexe. »

Activité 9

Raisonner à partir de données d'interrogatoire

Donnée 1 Le daltonisme est une pathologie dans laquelle il y a confusion entre certaines couleurs. La confusion porte en particulier sur le rouge et le vert.

Donnée 2 Le daltonisme est une maladie héréditaire dont la transmission est liée aux chromosomes sexuels. L'allèle responsable du daltonisme est noté d.

Donnée 3 Pierre souffre de daltonisme, ainsi que certains membres de sa famille. Alors que la mère et une des sœurs de Pierre ne souffrent pas de cette pathologie, le père et l'autre sœur de Pierre en sont atteints. Cette dernière a 3 enfants : 2 garçons daltoniens et une fille non daltonienne. Pierre a lui-même 2 garçons et 2 filles dont aucun n'est daltonien. En revanche, le frère de la mère de Pierre (oncle de Pierre) est lui-même daltonien.

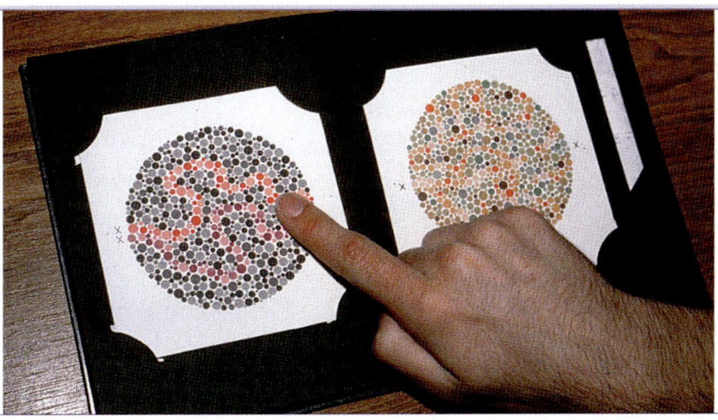

figure 7 **Test d'Ishiara pour détecter le daltonisme**

Questions

1. Reconstruire l'arbre généalogique de la famille de Pierre.

2. Déduire de cet arbre si l'allèle du daltonisme est dominant ou récessif.

3. Indiquer sur quel chromosome sexuel se trouve l'allèle du daltonisme.

4. Préciser l'équipement chromosomique de Pierre, de ses parents et de ses sœurs.

5. Donner l'équipement chromosomique de la femme et des enfants de Pierre, ainsi que ceux du mari et des enfants de la sœur daltonienne de Pierre.

11 Hérédité humaine

Cours

Une caractéristique est héréditaire lorsqu'elle est reçue « en héritage » de ses ascendants (parents, grands-parents, etc.). L'étude de l'hérédité permet de prévoir de façon statistique la descendance d'un couple, ce qui est utile en cas de risque de transmission d'une pathologie grave.

Généralités

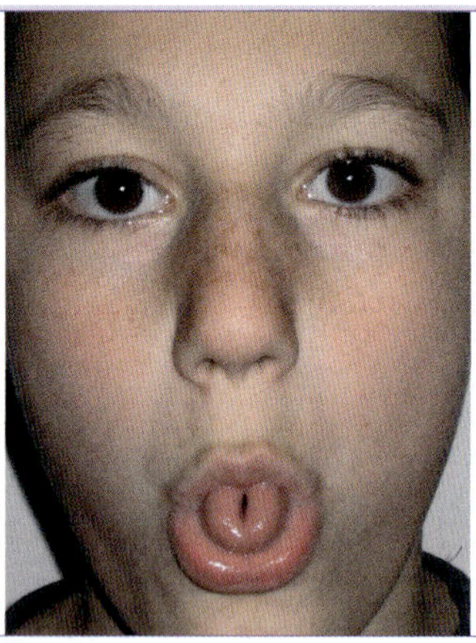
figure 8 **Enroulement de la langue**

Dans toutes les familles, certaines personnes sont capables d'enrouler leur langue (▶ *figure 7*), alors que d'autres en sont incapables. Dans quelques rares familles, tous les garçons possèdent un sixième orteil, alors que toutes les filles en possèdent cinq. Enfin, on constate souvent que des parents ayant tous les deux les yeux bleus ont des enfants ayant les yeux bleus. Ces trois exemples montrent que certaines caractéristiques sont transmises par les parents à leurs enfants.

Dans d'autres cas, une caractéristique présente chez un des parents est absente chez les enfants mais se manifeste de nouveau après quelques générations, ou bien chez un neveu ou une nièce. C'est par exemple le cas de la surdi-mutité.

Cette transmission de caractéristiques à la descendance (soit directe, c'est-à-dire les enfants, soit indirecte) est appelée l'hérédité. L'étude des règles qui gouvernent l'hérédité permet de prévoir (de façon statistique) la descendance d'un couple, et en particulier de fournir à ce couple des probabilités d'apparition de certaines pathologies parmi leurs enfants.

1. Quelques termes utilisés pour l'hérédité

Les notions de génome, de gène, de génotype et d'allèle ont déjà été vues dans le chapitre 10. Pour mémoire, le génome est l'ensemble des gènes d'un individu. Un gène est une séquence d'ADN qui porte une information. Le génotype correspond à l'information portée par un gène et un allèle est l'une des « formes » possibles pour un gène donné.

La notion de caractère (ou caractéristique) est employée très souvent en hérédité. Un caractère est une particularité quantifiable (qui peut être mesurée) ou qualifiable (qui peut être décrite) retrouvée chez un individu. Par exemple, la couleur des yeux, le groupe sanguin ou le type d'hémoglobine sont des caractères.

Le phénotype est l'ensemble des caractères observés pour un individu. Il dépend du génotype mais également du milieu environnant. Le phénotype se note entre crochets, pour le différencier du génotype, qui se note pour sa part sous forme de fraction avec un double trait (chaque trait représente un des chromosomes de la paire, avec l'allèle qu'il porte). Ainsi, blond//blond est un génotype (information codée sur l'ADN) et permet d'obtenir le phénotype [blond].

Afin de faire des études en hérédité humaine, on s'intéresse en général à plusieurs générations. La génération la plus ancienne est notée P (pour parentale) ou I, la génération suivante est notée F_1 ou II, la génération qui fait suite F_2 ou III et ainsi de suite. Ainsi, P sont les arrière-grands-parents de F_3.

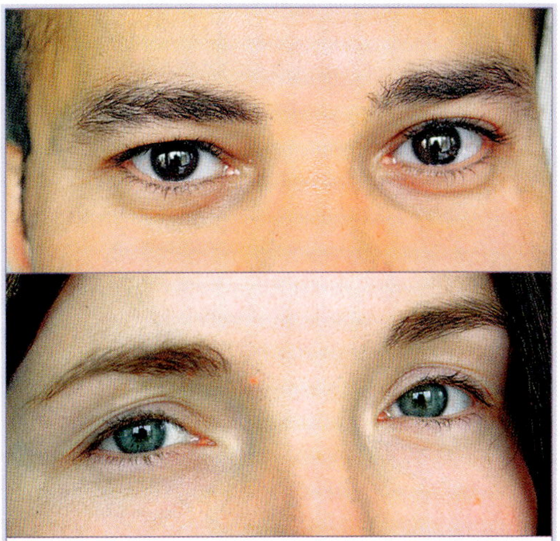

figure 9 **Un caractère qualifiable, la couleur des yeux**

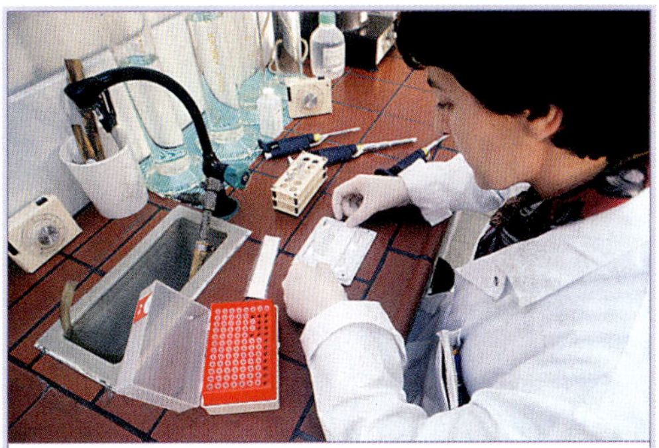

figure 10 **Un caractère quantifiable, le type d'hémoglobine (électrophorèse d'hémoglobine)**

2. Les arbres généalogiques

Un exemple d'arbre généalogique est donné dans la figure 11. Il s'agit de la famille royale d'Angleterre, dans laquelle on trouve plusieurs cas d'hémophilie (l'hémophilie se traduit par une coagulation sanguine ralentie, et donc des saignements importants qui peuvent entraîner la mort).

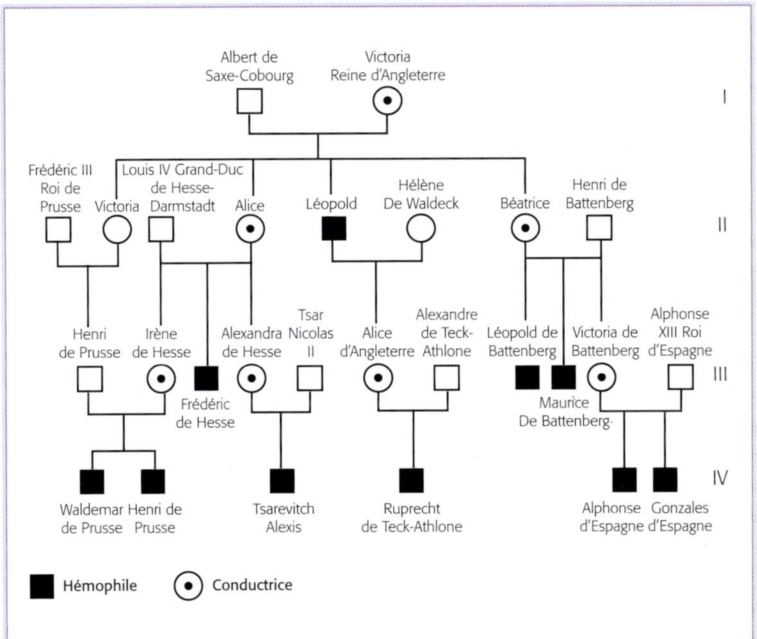

figure 11 **Arbre généalogique de la descendance de la reine Victoria (1819-1901)**

▶ Il s'agit de représenter sous forme de schéma une famille avec ses différents individus et les relations qui existent entre eux. On indique également le statut des individus : « normal » ou « sain », ou bien porteur de la pathologie, mutation, etc. Pour cela, certaines conventions sont utilisées :
– les femmes sont représentées par un cercle et les hommes par un carré ;
– les individus d'une même génération sont indiqués sur une même ligne ;
– les individus mariés sont unis par un trait horizontal situé sous eux et les enfants sont unis à leurs parents par un trait vertical ; les frères et sœurs sont unis par un trait horizontal situé au-dessus d'eux ;
– les individus porteurs de la pathologie, ou mutation, sont représentés avec un symbole noirci. Parfois, les individus capables de transmettre la pathologie, ou mutation, mais sans être eux-mêmes atteints, sont représentés avec un symbole portant un point noir ; ils sont appelés porteurs sains, ou conducteurs.

Le génotype correspond à l'information portée par l'ADN au niveau des gènes. Le phénotype, quant à lui, correspond au caractère exprimé par l'individu étudié. Même si le génotype n'est pas seul en cause pour gouverner le phénotype (des facteurs environnementaux peuvent également intervenir), on peut dans un certain nombre de cas prédire le phénotype lorsque le génotype est connu. De même, dans quelques cas, la connaissance du phénotype permet d'avoir accès au génotype.

1. Le cas de la β-thalassémie

▶ Les thalassémies sont des pathologies sanguines qui conduisent à la synthèse d'une hémoglobine anormale (l'hémoglobine intervient dans le transport des gaz respiratoires, voir chapitre 4). Il existe plusieurs types de thalassémies, dont les β-thalassémies, qui affectent la chaîne β de l'hémoglobine. La principale β-thalassémie existe sous deux formes : une forme mineure, peu invalidante et une forme majeure, plus grave et pouvant entraîner la mort du sujet.

L'arbre généalogique d'une famille atteinte de β-thalassémie est donné dans la figure 12.

On sait que dans cette famille existent deux formes du gène codant pour la chaîne β de la globine : une forme conduit à la synthèse d'une chaîne β normale ; cet allèle est noté N ; la deuxième forme conduit à la synthèse d'une chaîne β anormale, responsable de la maladie ; l'allèle correspondant est noté A.

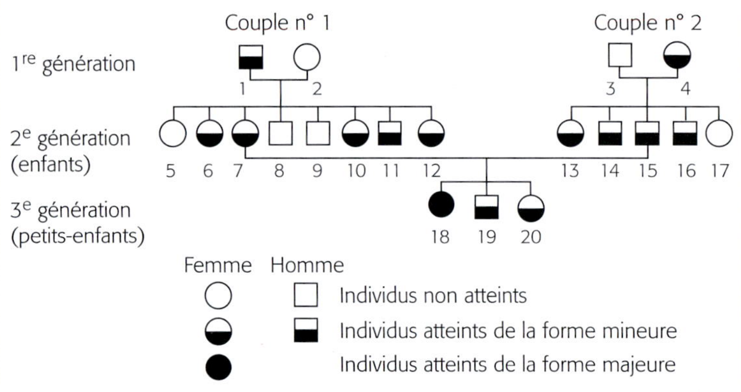

figure 12 **Arbre généalogique d'une famille dans laquelle sévit une β-thalassémie**

Les cellules humaines sont diploïdes : elles possèdent deux chromosomes de chaque type, et en particulier du chromosome 11 qui porte le locus de la chaîne β de l'hémoglobine. Chacun de ces chromosomes, avec son propre allèle du gène de la chaîne β, donne lieu à la synthèse d'un type de chaîne β. On peut ainsi envisager les différents génotypes possibles et en déduire les phénotypes correspondants.

Génotype N//N : les deux chromosomes de la paire 11 permettent la synthèse d'hémoglobine normale ; le phénotype est donc [non atteint].

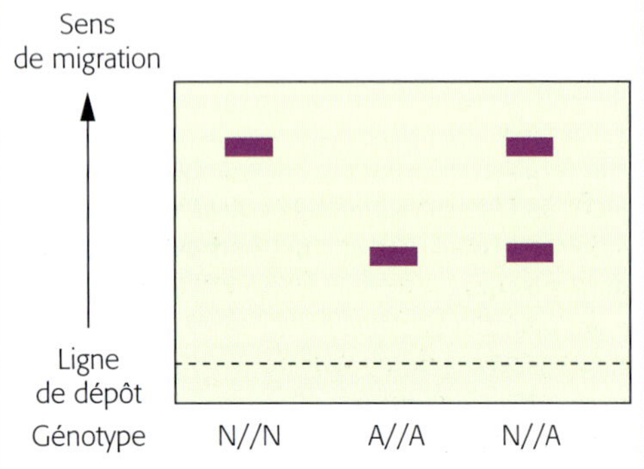

figure 13 **Schéma de l'électrophorèse de l'hémoglobine pour les trois génotypes possibles en cas de β-thalassémie**

Génotype A//A : les deux chromosomes de la paire 11 permettent la synthèse d'hémoglobine anormale ; le phénotype est donc [atteint de forme majeure]. Ces deux phénotypes correspondent tous les deux à l'existence d'un seul allèle (présent en double exemplaire) chez l'individu. On parle d'homozygotie et l'individu est appelé homozygote.

Génotype N//A (ou A//N qui est équivalent) : un des deux chromosomes de la paire 11 permet la synthèse d'hémoglobine normale et l'autre chromosome permet la synthèse d'hémoglobine anormale. Les deux types d'hémoglobine coexistent chez cet individu, qui a donc pour phénotype [atteint de forme mineure].

Ce phénotype correspond à l'existence de deux allèles différents d'un même gène chez un individu (les deux allèles étant présents une seule fois). On parle dans ce cas d'hétérozygotie et l'individu est appelé hétérozygote.

Dans le cas de l'individu hétérozygote, les deux allèles du gène considéré se manifestent en même temps. On dit qu'ils sont codominants, c'est-à-dire qu'ils sont tous les deux exprimés au niveau du phénotype.

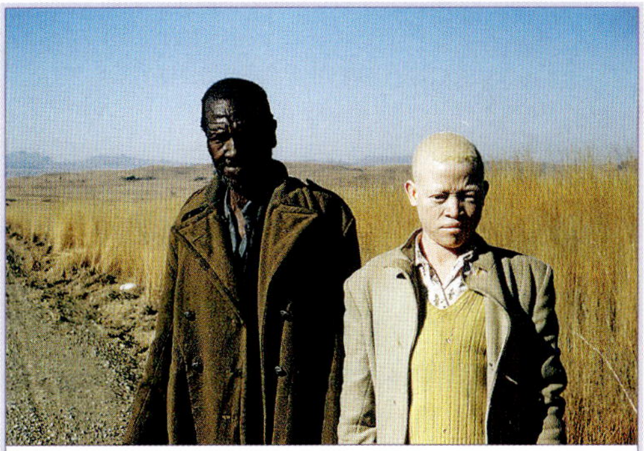

figure 14 **Homme albinos**

2. Le cas de l'albinisme

L'albinisme se caractérise par une absence de pigmentation de la peau, des cheveux, des yeux. Il existe plusieurs formes d'albinisme (partiel ou total), qui résultent de mutations dans le gène codant pour la tyrosinase, enzyme permettant de fabriquer la mélanine. La mélanine est l'un des principaux pigments de l'organisme.

L'arbre généalogique d'une famille atteinte d'albinisme est donné dans la figure 15.

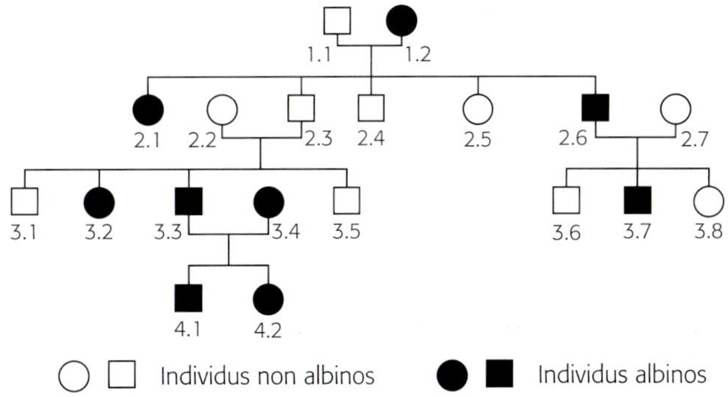

figure 15 **Arbre généalogique d'une famille atteinte d'albinisme**

On considère qu'il existe deux allèles pour le gène de la tyrosinase : un allèle noté N qui permet la synthèse de tyrosinase normale, active, et un allèle noté a (comme albinisme) qui permet la synthèse d'une tyrosinase altérée, non active.

On peut envisager l'existence de trois génotypes, et prévoir les phénotypes correspondants.

Génotype N//N : il y a synthèse de tyrosinase active, production de mélanine et le phénotype est ainsi [normal].

Génotype a//a : il y a synthèse uniquement de tyrosinase inactive et donc absence de mélanine. Le phénotype est donc [albinos].

Génotype N//a (ou a//N) : il y a cette fois-ci synthèse de tyrosinase active et de tyrosinase inactive. Il y a donc fabrication de mélanine (grâce à la tyrosinase active) et le phénotype est [normal].

On voit ici qu'un même phénotype (le phénotype [normal]) peut résulter de génotypes différents (N//N et N//a).

On constate dans ce cas que, pour les individus hétérozygotes, un seul des deux allèles présents est exprimé : la présence de l'allèle N, même en un seul exemplaire, conduit au phénotype [normal]. L'allèle qui est exprimé dans le phénotype est appelé dominant (on parle de dominance de cet allèle), et l'allèle qui n'est pas exprimé au niveau du phénotype est appelé récessif (on parle de récessivité).

▶ De nombreuses pathologies héréditaires humaines sont dues à des mutations conduisant à un allèle récessif. En voici quelques exemples :
- la mucoviscidose ;
- la myopathie de Duchène ;
- la phényl-cétonurie ;
- l'hémophilie ;
- la surdi-mutité héréditaire ;
- le daltonisme ;
- le diabète héréditaire.

Par convention, un allèle dominant se note en majuscule alors qu'un allèle récessif se note en minuscule. Dans l'exemple de l'albinisme, on note ainsi les allèles N et a. On écrit également parfois N > a pour exprimer le fait que N est dominant sur a.

Transmission des caractères héréditaires

L'étude des règles régissant la transmission des caractères est importante en hérédité humaine car elle permet de prévoir la descendance d'un couple et donc les risques de transmission de pathologies héréditaires.

On distingue le cas où le locus du gène étudié est situé sur un autosome (ou chromosome non sexuel) et celui où il est situé sur un gonosome (ou chromosome sexuel) car les modes de transmission sont alors différents.

1. L'hérédité autosomique

▶ La chorée de Huntington est une maladie héréditaire dont les manifestations apparaissent relativement tardivement, vers 40 ans. Elle se traduit par des mouvements anormaux qui se manifestent chez le sujet éveillé, ainsi que par des déficits cérébraux évoluant de la perte de mémoire à la démence. Cette maladie est due à une dégénérescence de neurones dans certaines zones de la substance grise de l'encéphale. L'allèle responsable est situé sur le chromosome numéro 4.

Le locus du caractère étudié se situe dans ce cas sur un autosome. On distingue le cas où l'allèle du caractère étudié est dominant et celui où cet allèle est récessif.

Hérédité autosomique dominante

Les hommes et les femmes sont porteurs avec la même fréquence (puisque le locus n'est pas sur un chromosome sexuel). Le caractère est transmis directement par au moins l'un des parents et il y a au moins 50 % de sujets portant ce caractère dans la descendance. Un sujet n'exprimant pas le caractère ne peut pas transmettre l'allèle correspondant à sa descendance (l'allèle étant dominant, il s'exprime dans le phénotype dès qu'il est présent ; un individu n'exprimant pas le caractère ne porte donc pas l'allèle et ne peut bien sûr pas le transmettre puisqu'il en est dépourvu). En revanche, un individu porteur a toujours au moins l'un de ses parents porteur également.

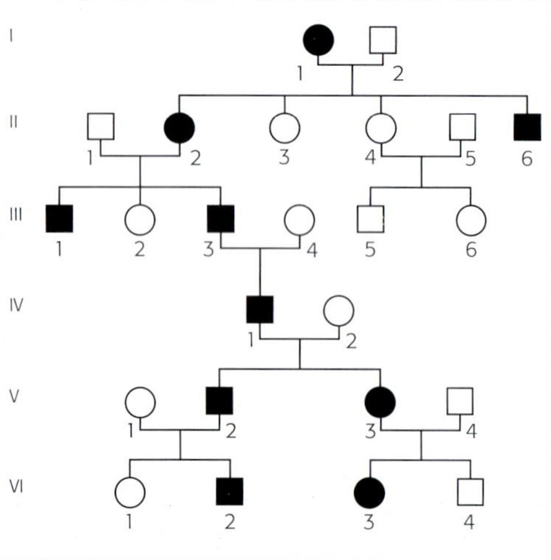

figure 16 **Arbre généalogique d'une famille atteinte de chorée de Huntington**

Un exemple d'une telle pathologie est la chorée de Huntington dont la transmission est présentée dans la figure 16.

On constate sur cet arbre généalogique que la chorée de Huntington touche les hommes comme les femmes, en proportions à peu près équivalentes (ici 40 % pour 60 %, mais il ne faut pas oublier que l'on raisonne sur un faible nombre d'individus). Cela oriente vers une transmission non liée aux chromosomes sexuels. De plus, un individu atteint possède toujours au moins l'un de ses parents lui-même atteint, et la pathologie est transmise de génération en génération, sans sauter de génération. Ces différentes constatations orientent vers une transmission autosomique dominante.

Hérédité autosomique récessive

Les hommes et les femmes sont porteurs avec la même fréquence (puisque le locus n'est pas sur un chromosome sexuel). Un individu atteint transmet le caractère à 25 % au maximum de sa descendance, et le caractère n'est pas obligatoirement présent à toutes les générations.

On constate par exemple sur l'arbre de la figure 15 que l'albinisme touche 5 femmes et 4 hommes, soit 55 % de femmes et 45 % d'hommes. Cette absence de différence entre les sexes oriente vers une transmission non liée aux chromosomes sexuels. De plus, l'individu 3.2 est atteint d'albinisme ; il a donc reçu l'allèle responsable de l'albinisme (noté a) d'au moins l'un de ses parents. On peut donc affirmer que les individus 2.2 et/ou 2.3 possèdent l'allèle a. Or ni 2.2 ni 2.3 ne sont eux-mêmes albinos. On peut ainsi conclure que l'allèle a est présent chez certains individus mais ne s'y exprime pas. Cet allèle est donc récessif.

Inversement, lorsqu'on connaît le génotype des parents, on peut prévoir de façon probabiliste la descendance pour un couple. Soit un gène situé sur un autosome et pour lequel existent deux allèles notés A et B (les deux allèles peuvent être codominants ou l'un dominant et l'autre récessif). En prenant l'hypothèse que les deux parents sont hétérozygotes pour le gène considéré, ils ont tous les deux pour génotype A//B. Ils donneront donc des gamètes portant soit l'allèle A soit l'allèle B (avec la même probabilité dans chaque cas). Les résultats attendus pour la descendance sont donnés par un tableau appelé échiquier de croisement : on indique les différents gamètes possibles pour le père et pour la mère, et chaque case du tableau correspond à une fécondation possible.

On trouve ainsi les proportions théoriques suivantes : 25 % de génotype A//A ; 25 % de génotype B//B ; 50 % de génotype A//B.

▶ Parmi les maladies autosomiques récessives, il faut citer la mucoviscidose et la phénylcétonurie. La phénylcétonurie se caractérise par une arriération psychomotrice grave qui a pour origine un trouble du métabolisme de la phénylalanine. Ce trouble est dû à la déficience en une enzyme dont le gène normal est dominant et le gène anormal, récessif.

tableau 2 **Échiquier de croisement en cas d'hérédité autosomique**

♀ \ ♂	A	B
A	A//A	A//B
B	A//B	B//B

2. L'hérédité gonosomique

Le locus du caractère étudié se situe dans ce cas sur un chromosome sexuel. On distingue le cas où l'allèle du caractère étudié est sur un chromosome Y ou bien sur un chromosome X.

Hérédité liée au chromosome Y

Il n'y a pas dans ce cas à considérer le caractère récessif ou dominant de l'allèle, puisqu'il y a un seul chromosome Y : dès que l'allèle est présent, il s'exprime. Les caractères correspondants sont bien sûr retrouvés uniquement chez les hommes (une femme ne possède pas de chromosome Y). Ces caractères sont transmis de génération en génération, et affectent tous les hommes à chaque génération (▶ *tableau 3*).

tableau 3 **Hérédité liée au chromosome Y**

♀ \ ♂	X	Y_m
X	X//X	X//Y_m
X	X//X	X//Y_m

(Y_m correspond au chromosome Y portant l'allèle responsable du caractère étudié.)

▶ Ce type de transmission est peu fréquent. Il s'agit le plus souvent de caractères dermatologiques, comme par exemple l'hypertrichose auriculaire (présence de longs poils sur le bord externe de l'oreille).

On constate sur la figure 17 que seuls les garçons sont atteints, ce qui oriente vers un allèle lié aux chromosomes sexuels. Un garçon atteint a toujours son père atteint, et inversement, un père atteint transmet systématiquement le caractère à tous ses fils. Cela oriente vers une transmission liée au chromosome sexuel Y.

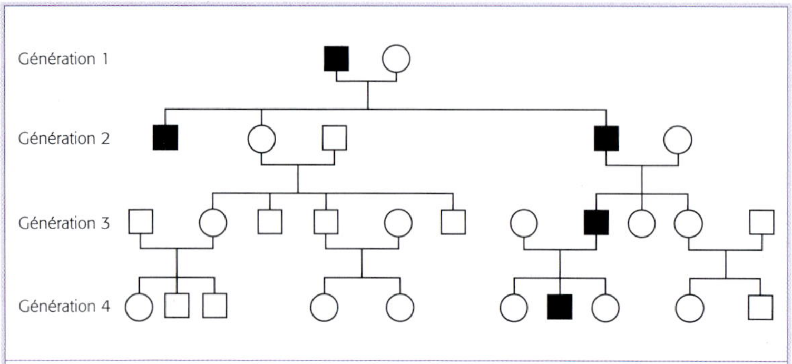

figure 17 **Arbre généalogique d'une famille atteinte d'hypertrichose**

Hérédité dominante liée au chromosome X

L'allèle étant dominant, il s'exprime dès qu'il est présent chez les hommes (qui ont pour chromosomes sexuels X et Y) comme chez les femmes (qui ont pour chromosomes sexuels X et X). Une femme portant l'allèle le transmet à 50 % de sa descendance si elle est hétérozygote, et à 100 % de sa descendance si elle est homozygote, avec dans chaque cas la même fréquence pour les filles et les garçons.

En revanche, un homme portant l'allèle le transmet à toutes ses filles (à qui il « donne » un chromosome sexuel X) et à aucun de ses garçons (à qui il « donne » un chromosome sexuel Y).

Il existe relativement peu de pathologies transmises suivant ce type d'hérédité. On peut citer par exemple le rachitisme non vitamino-dépendant : rachitisme qui n'est pas dû à un manque de vitamine D mais à une anomalie de son métabolisme.

Hérédité récessive liée au chromosome X

Les caractères dont les allèles sont récessifs et situés sur le chromosome X s'expriment rarement chez les femmes : celles-ci possédant deux chromosomes X, l'allèle ne s'exprime que s'il est à l'état homozygote (puisqu'il est récessif), ce qui est relativement rare. En revanche, certaines femmes sont capables de transmettre le caractère sans pour autant l'exprimer ; elles sont appelées conductrices.

Pour les hommes, la présence de l'allèle se traduit obligatoirement par l'expression du caractère, puisqu'il y a un seul exemplaire de chromosome X.

De tels caractères sont transmis aux hommes par les femmes, car chez un homme, le chromosome X provient toujours de la mère (le père « donne » un chromosome Y, sinon l'enfant est une fille). En revanche, la transmission aux femmes peut se faire par la mère ou le père.

L'union d'un homme porteur et d'une femme non conductrice donnera des garçons non porteurs (car le chromosome X provient de la mère) et des filles conductrices (car l'un des chromosomes X provient du père), comme le montre le tableau 4.

tableau 4 **Hérédité liée à X et récessive ; homme porteur et femme non conductrice**

♀ \ ♂	X_m	Y
X	$X_m//X$	X//Y
X	$X_m//X$	X//Y

(X_m correspond au chromosome X portant l'allèle responsable du caractère étudié.)

En revanche, comme le montre le tableau 5, l'union d'un homme non porteur et d'une femme conductrice donnera des filles conductrices (probabilité de 25 %), des filles non conductrices (probabilité de 25 %), des garçons porteurs (probabilité de 25 %), et des garçons non atteints (probabilité de 25 %).

tableau 5 **Hérédité liée à X et récessive ; homme non porteur et femme conductrice**

♀ \ ♂	X	Y
X_m	X_m//X	X_m//Y
X	X//X	X//Y

(X_m correspond au chromosome X portant l'allèle responsable du caractère étudié.)

Il existe de nombreuses pathologies humaines transmises suivant ce type d'hérédité. On peut citer par exemple l'hémophilie A, l'hémophilie B, le daltonisme, la dystrophie musculaire de Duchenne (dégénérescence musculaire importante apparaissant durant les premières années de la vie et conduisant à la mort vers 20 ans). Un exemple d'arbre généalogique pour une famille dans laquelle existe cette pathologie est montré dans la figure 18.

On constate que la dystrophie musculaire de Duchenne touche uniquement les garçons. Cela oriente vers un allèle lié aux chromosomes sexuels, puisqu'il y a une différence entre les sexes. Il faut alors déterminer s'il s'agit du chromosome X ou du chromosome Y qui porte l'allèle responsable. On réalise le plus souvent dans ce cas un raisonnement « par l'absurde » : on part d'une hypothèse et on montre que cette hypothèse est incompatible avec l'arbre généalogique présenté ; l'hypothèse posée au départ est donc fausse.

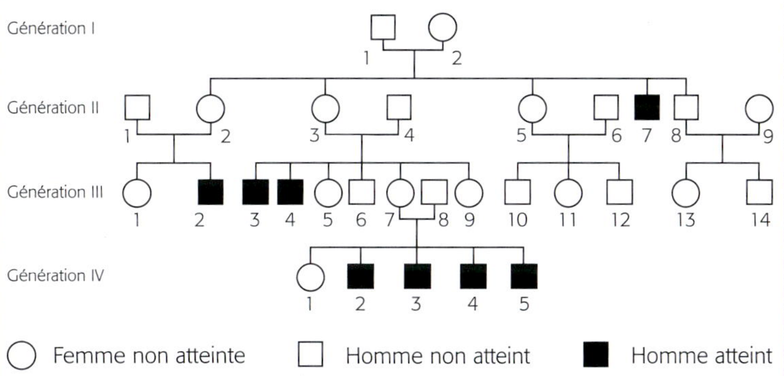

figure 18 **Arbre généalogique d'une famille atteinte de dystrophie musculaire de Duchenne**

Supposons ici que l'allèle de la dystrophie musculaire de Duchenne soit porté par le chromosome Y et notons Y_m un chromosome Y porteur de cet allèle. L'individu II_7 est un garçon atteint ; il doit donc avoir pour génotype X//Y_m (s'il avait pour génotype X//Y, il ne serait pas atteint). Son chromosome Y_m provient obligatoirement de son père (une mère donne à ses fils un chromosome X). Son père (individu I_1) doit donc avoir pour génotype X//Y_m également ; avec un tel génotype, I_1 devrait être atteint de dystrophie musculaire. Or, l'arbre généalogique indique que l'individu I_1 n'est pas atteint. On aboutit ainsi à une contradiction (I_1 devrait souffrir de myopathie mais n'est pas atteint), ce qui montre que l'hypothèse posée au départ est impossible.

On prouve ainsi que l'allèle responsable de la dystrophie musculaire de Duchenne n'est pas sur le chromosome Y. Comme cet allèle est porté par un chromosome sexuel mais pas par le chromosome Y, il est porté par un chromosome X.

En notant X_m un chromosome X porteur de l'allèle responsable de la mucoviscidose, un garçon atteint a donc pour génotype X_m//Y, et une femme conductrice X_m//X.

Génétique moléculaire

Activités

Introduction aux activités

Comment passe-t-on d'une information sous forme d'ADN (donc de désoxynucléotides) à une information sous forme de protéine (donc d'acides aminés) ? Quels sont les mécanismes expliquant la fabrication des protéines à partir de leur « plan » codé par l'ADN ? La génétique moléculaire permet de répondre à ces questions.

Activité 1

Synthèse protéique : localisation et molécules intermédiaires

Questions

1. Justifier, d'après les résultats fournis, dans quelle(s) fraction(s) cellulaire(s) débute la synthèse protéique.
2. Indiquer où se dirigent ensuite les protéines néosynthétisées.
3. Analyser les résultats de la donnée 2 ; que peut-on en conclure ?

Donnée 1 On sait, grâce à des techniques de centrifugation, séparer les différents organites cellulaires. Cette propriété peut être utilisée pour localiser la synthèse protéique dans les cellules. On cultive pour cela des cellules en présence d'acides aminés radioactifs durant une courte durée (une trentaine de secondes) ; le milieu de culture est ensuite remplacé par un milieu de culture contenant des acides aminés non radioactifs. Lorsque l'on procède ainsi, seules les protéines en cours de synthèse sont radioactives. Immédiatement après cette expérience (temps t_1), ou bien quelques minutes après (temps t_2), les différents organites cellulaires sont séparés par centrifugation et analysés (voir tableau ci-dessous).

Fraction cellulaire	Cellules entières	Noyau	Mitochondries	Ribosomes	Réticulum endoplasmique	Lysosomes
Radioactivité à t_1	++++	–	–	+++	+	–
Radioactivité à t_2	++++	–	–	++	++	–

Un signe + indique la présence de radioactivité et un signe – son absence ; la radioactivité est d'autant plus intense que le nombre de signes + est élevé.

Donnée 2 L'information génétique est localisée dans le noyau, et les résultats précédents montrent que la synthèse protéique ne s'y déroule pas. Il faut donc envisager un « intermédiaire » entre le noyau et le lieu de cette synthèse.

On isole différents constituants cellulaires et moléculaires du cytoplasme d'érythroblastes (cellules de la moelle osseuse rouge fabriquant de l'hémoglobine et précurseurs de globules rouges) afin de tester leur capacité à transmettre l'information pour la synthèse de l'hémoglobine. À cette fin, ces fractions cellulaires sont injectées dans des œufs d'amphibiens, qui ne possèdent pas la capacité de fabriquer l'hémoglobine (voir tableau ci-dessous).

Constituant injecté	Ribosomes (ARN et protéines)	ARN cytoplasmique de grande taille (plusieurs milliers de bases)	ARN cytoplasmique de petite taille (75 à 95 bases)	Mitochondries	Réticulum endoplasmique
Synthèse d'hémoglobine	non	oui	non	non	non

Activité 2

Du gène à la protéine

L'ocytocine et l'HAD (hormone antidiurétique) sont deux hormones peptidiques libérées par la post-hypophyse. La séquence d'ADN (brin non transcrit) correspondant à chacune de ces deux hormones est donnée ci-dessous.

Pour l'ocytocine :

T G C T A C A T C C A G A A C T G C C C C C T G G G C

Pour l'HAD :

T G C T A C T T C C A G A A C T G C C C A A G A G G A

Questions

❶ En détaillant les étapes du raisonnement et en utilisant le code génétique (partie cours), indiquer la séquence de ces deux hormones.

❷ Préciser si les différences observées au niveau de l'ADN sont toutes retrouvées dans les 2 hormones. Proposer une explication pour ce phénomène.

Activité 3

Les différents types de mutations

Donnée 1 On considère un fragment d'ADN dont la séquence du brin non transcrit est la suivante :

G G T A T T G T T C A A C A A T G A C C A

Donnée 2 Une mutation ponctuelle affecte cette séquence : la thymine en position 6 est remplacée par une cytosine.

Donnée 3 Une autre mutation ponctuelle peut affecter cette séquence : l'adénine en position 11 est remplacée par de la guanine.

Donnée 4 Dans une troisième mutation, la cytosine en position 13 est remplacée par de la thymine.

Donnée 5 Une mutation par addition de désoxynucléotide peut également affecter cette séquence : une molécule de guanine vient s'ajouter entre la thymine en position 6 et la guanine en position 7.

Questions

❶ En indiquant la démarche suivie, préciser la séquence d'acides aminés à laquelle conduit le fragment d'ADN de la donnée 1.

❷ Indiquer la nouvelle séquence peptidique suite à la mutation décrite dans la donnée 2 ; préciser alors l'effet de la mutation.

❸ Identifier l'effet de la mutation décrite dans la donnée 3.

❹ Donner la nouvelle séquence peptidique obtenue après la mutation 4.

❺ Indiquer l'effet sur le peptide synthétisé de la mutation décrite dans la donnée 5.

Activité 4

Les mutations de l'hémoglobine

Donnée 1 L'hémoglobine est une protéine trouvée dans les globules rouges, qui permet le transport des gaz respiratoires par le sang. Elle est formée de 4 chaînes protéiques : 2 chaînes α et 2 chaînes β.

Donnée 2 La séquence de l'ARN_m de la chaîne β est la suivante :

0 5 10 15
AUG GUG CAC CUG ACU CCU GAG GAG AAC UCU GCC GUU ACU GCC CUG UGG GCC AAG GUG
20 25 30 35
AAC GUG GAU GAA GUU GCU GCU GAG GCC CUG GCC AGG CUG CUG GUG GUC UAC CCU UGG
40 45 50 55
ACC CAG AGG UUC UUU GAG UCC UUU GGG GAU CUG UCC ACU CCU GAU GCU GUU AUG GGC
60 65 70 75
AAC CCU AAG GUG AAG GCU CAU GGC AAG AAA GUG CUC GGU GCC UUU AGU GAU GGC CGU
80 85 90
GCU CAC CUG GAC AAC CUC AAG GGC ACC UUU GCC ACA CUG AGU GAG CUG CAC UGU GAC
95 100 105 110
AAG CUG CAC GUG GAU CCU GAG AAC UUC AGG CUC CUG GGC AAC GUG CUG GUC UGU GUG
115 120 125 130
CUG GCC CAU CAC UUU GGC AAA GAA UUC ACC CCA CCA GUG CAG GCU GCC UAU CAG AAA
135 140 145
GUG GUG GCU GGU GUG GCU AAU GCC CUG GCC CAC AAG UAU CAC UAA

Questions

❶ En utilisant le tableau du code génétique (partie *cours*), envisager pour chacune des mutations proposées les effets sur la chaîne protéique.

❷ Répartir ces mutations en deux catégories : celles décalant le « cadre de lecture » et celles ne le décalant pas.

❸ Classer les mutations ne décalant pas le cadre de lecture en trois sous-catégories : non-sens (apparition d'un codon stop), faux-sens (changement d'acide aminé) ou silencieuse (pas de changement).

Donnée 3 De nombreuses mutations ont été identifiées pour la chaîne β de l'hémoglobine. Les principales mutations sont résumées dans le tableau ci-dessous.

Mutation	Codon	Type de mutation	Nouvelle séquence	Nombre d'acides aminés de la chaîne β	Effet
a	2	S	GTA	146	Protéine fonctionnelle
b	6	S	CAC	146	Protéine non fonctionnelle
c	6	S	TTC	146	Protéine peu fonctionnelle
d	6	D	C-C	17	Peptide non fonctionnel
e	16	D	CC-	17	Peptide non fonctionnel
f	17	S	ATC	16	Peptide non fonctionnel
g	39	S	ATC	38	Peptide non fonctionnel
h	41 et 42	D de 4 désoxynucléotides	----AA	58	Peptide non fonctionnel
i	71 et 72	I	AAAATCA	71	Peptide non fonctionnel
j	102	S	TGG	146	Protéine peu fonctionnelle
k	103	S	GAG	146	Protéine peu fonctionnelle
l	121	S de 3 désoxynucléotides	AAG	146	Protéine fonctionnelle

(S : substitution ; D : délétion ; I : insertion)

Activité 5

Les mutations ne sont pas toujours associées à des pathologies

Donnée 1 Il existe plusieurs typages pour les groupes sanguins. Le groupage sanguin le plus connu utilise le système ABO : les personnes de groupe sanguin A ou B possèdent des molécules de type A ou B respectivement sur leurs globules rouges ; les personnes de groupe sanguin AB possèdent les deux types de molécules et les personnes de groupe O n'en possèdent aucune.

Donnée 2 Les molécules de types A ou B sont synthétisées par des enzymes appelées A et B. Ces enzymes sont toutes deux des protéines de 354 acides aminés. Chez les personnes de groupe sanguin O, on constate la présence d'une protéine de 126 acides aminés dont les 87 premiers sont semblables à ceux de A ou B.

Donnée 3 Les séquences partielles du brin transcrit pour chacune des trois protéines sont les suivantes :

Position du codon	87	175	235	265
enzyme A	CAC CAC TGG…	CAC GCG CGG…	GGG CCG AAG…	ATG GAC CCC CCC AAG
enzyme B	CAC CAC TGG…	CAC CCG CGG…	GGG TCG AAG…	ATG TAC CCC CGC AAG
protéine O	CAC CA - TGG…			

Questions

❶ Donner les séquences d'acides aminés correspondant aux séquences d'ADN fournies pour A et B.

❷ Justifier l'absence de molécules de type A ou B chez les personnes de groupe sanguin O.

❸ Donner le nom des différentes mutations expliquant l'apparition des groupes sanguins ABO au cours de l'évolution.

TRANSMISSION DE LA VIE, HÉRÉDITÉ

12 Génétique moléculaire

Cours

La génétique moléculaire étudie comment l'information contenue dans le génome (ensemble des gènes d'un individu) conduit à la fabrication des protéines, ces dernières permettant l'expression du phénotype (ensemble des caractères observés chez un individu).

Une vision d'ensemble

Les gènes sont des séquences d'ADN qui portent chacune une information. La majorité des gènes sont « exprimés » sous forme de protéines. Les protéines ainsi synthétisées permettent aux cellules de réaliser certaines fonctions et donc de rendre « visible » l'information contenue dans les gènes.

Ce passage de l'ADN aux protéines correspond ainsi à l'expression de l'information génétique. Il se réalise en deux étapes : la transcription, qui permet d'obtenir de l'ARN, puis la traduction, qui permet d'obtenir les protéines.

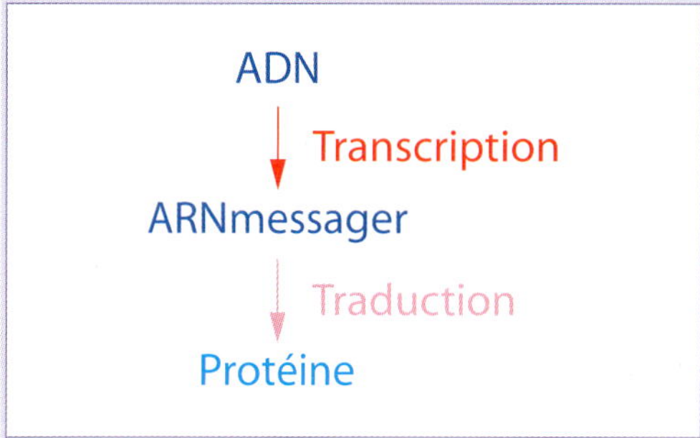

figure 1 **Passage des gènes aux protéines**

La transcription

1. Nécessité de la transcription

Les gènes ont pour support physique de l'ADN associé à des protéines pour former les chromosomes. Ces derniers constituent des structures de taille extrêmement importante et sont situés dans le noyau. Leur taille les empêche de sortir du noyau, et les gènes ne peuvent donc pas quitter le noyau.

Les acides aminés, éléments de base des protéines, se trouvent pour leur part dans le cytoplasme, où ils seront assemblés pour former les protéines. Il y a donc nécessité d'un intermédiaire (ou messager) entre le noyau et le cytoplasme, cet intermédiaire permettant de véhiculer l'information génétique entre le noyau (lieu de conservation de l'information génétique) et le cytoplasme (lieu d'expression de l'information génétique). Cet intermédiaire est l'$ARN_{messager}$ (ARN_m), dont la synthèse à partir de l'ADN constitue la transcription.

2. Mécanisme de la transcription

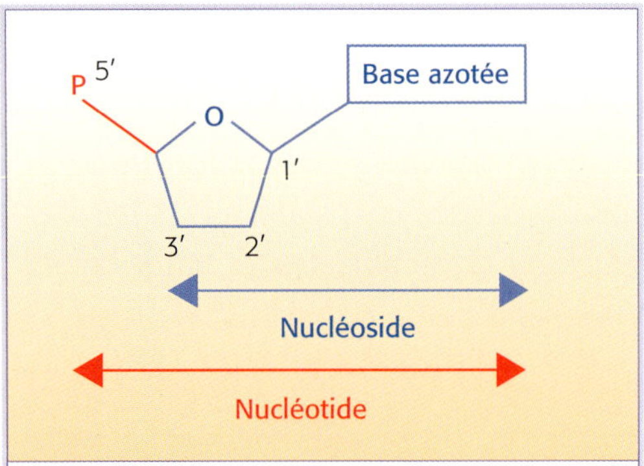

figure 2 **Schéma d'un nucléotide**

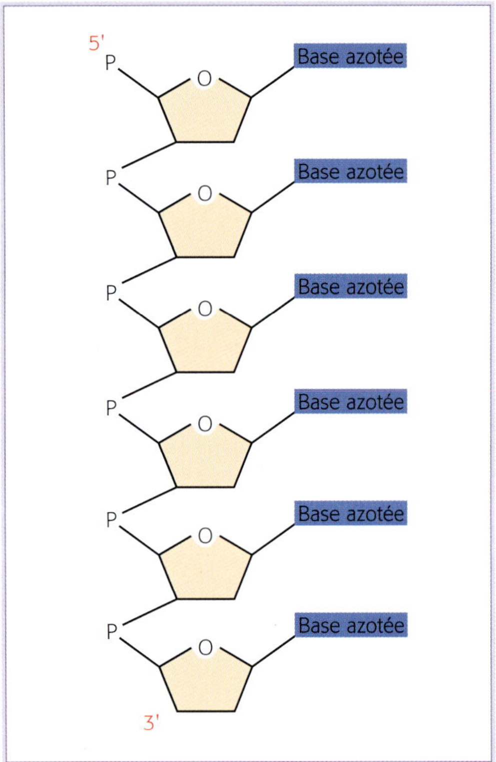

figure 3 **Structure de l'ARN**

La structure de l'ARN_m

L'ARN_m est un polymère d'unités élémentaires appelées les nucléotides. Ceux-ci ont une structure très proche de celle des désoxynucléotides de l'ADN : ils sont formés par association d'un glucide, d'une base azotée et d'acide phosphorique. Il y a cependant deux différences entre nucléotides et désoxynucléotides :

– le glucide est du ribose pour les nucléotides ; il comporte un groupement hydroxyle supplémentaire en position 2′ par rapport au désoxyribose de l'ADN ;

– les bases azotées constitutives de l'ARN sont l'adénine (A), la guanine (G), la cytosine (C) ou l'uracile (U), cette dernière remplaçant la thymine trouvée dans les désoxynucléotides.

De façon similaire à la structure retrouvée pour l'ADN, les nucléotides sont polymérisés par une liaison entre le groupement hydroxyle (-OH) en 3′ d'un nucléotide et le groupement phosphate en 5′ du nucléotide suivant. On obtient ainsi un brin formé par l'enchaînement de plusieurs centaines (en général) de nucléotides, avec une extrémité 5′ (portant un groupement phosphate libre) et une extrémité 3′ (portant un groupement hydroxyle libre).

Contrairement à ce qui est observé pour l'ADN, la structure de l'ARN_m est monocaténaire, c'est-à-dire constituée par un seul brin d'acide nucléique.

La séquence pour l'ARN_m se définit, comme pour l'ADN, par la succession des noms des différentes bases azotées dans l'ordre où elles sont rencontrées lorsqu'on parcourt la molécule d'ARN_m de l'extrémité 5′ vers l'extrémité 3′.

Le passage de l'ADN à l'ARN_m

La transcription se déroule dans le noyau. Elle nécessite la présence d'ADN qui va servir de matrice (c'est-à-dire de modèle) pour la synthèse de l'ARN_m, la présence de nucléotides « libres », c'est-à-dire non polymérisés, et enfin la présence d'un complexe enzymatique qui va permettre le déroulement des réactions chimiques de synthèse. Ce complexe enzymatique est appelé l'ARN-polymérase. Il se déplace sur l'ADN en réalisant une double activité :

– une fusion locale de la molécule d'ADN, c'est-à-dire une séparation des deux brins de la double hélice. L'un des brins d'ADN servira de matrice pour la synthèse de l'ARN ; il est appelé le brin transcrit. L'autre brin n'intervient pas et est appelé le brin non transcrit ;

– la polymérisation des nucléotides les uns aux autres pour former l'ARN. La séquence de l'ARN est déterminée par complémentarité avec le brin d'ADN transcrit comme le montre le tableau suivant.

Désoxynucléotide de l'ADN	G	C	T	A
Nucléotide ajouté sur l'ARN	C	G	A	U

Après passage de l'ARN-polymérase, les deux brins de la molécule d'ADN se réassocient par complémentarité pour reformer la structure en double hélice caractéristique de la molécule d'ADN.

L'ARN-polymérase se déplace de l'extrémité 5′ vers l'extrémité 3′ du brin transcrit. Avant un gène à transcrire se trouve une séquence comportant un point d'initiation pour l'ARN-polymérase et après ce gène se trouve une séquence comportant un point de terminaison de la transcription. De façon générale, l'ARN_m est donc plus long que le gène proprement dit, car il comporte des séquences régulatrices en positions 3′ et 5′.

Plusieurs ARN-polymérases peuvent se succéder sur un même segment d'ADN, ce qui permet d'obtenir plusieurs ARN_m d'un même gène et ainsi une synthèse protéique plus efficace.

Lorsque l'ARN_m a été synthétisé, il se détache de l'ADN et sort du noyau par les pores de l'enveloppe nucléaire. Il se retrouve ainsi au niveau cytoplasmique où se déroule la seconde étape de la synthèse protéique.

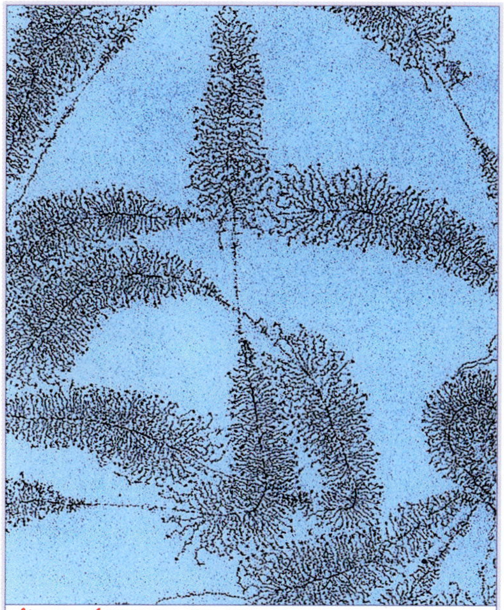

figure 4 **ADN d'œuf de Xénope en cours de transcription ; on distingue plusieurs ARN_m en cours de synthèse**

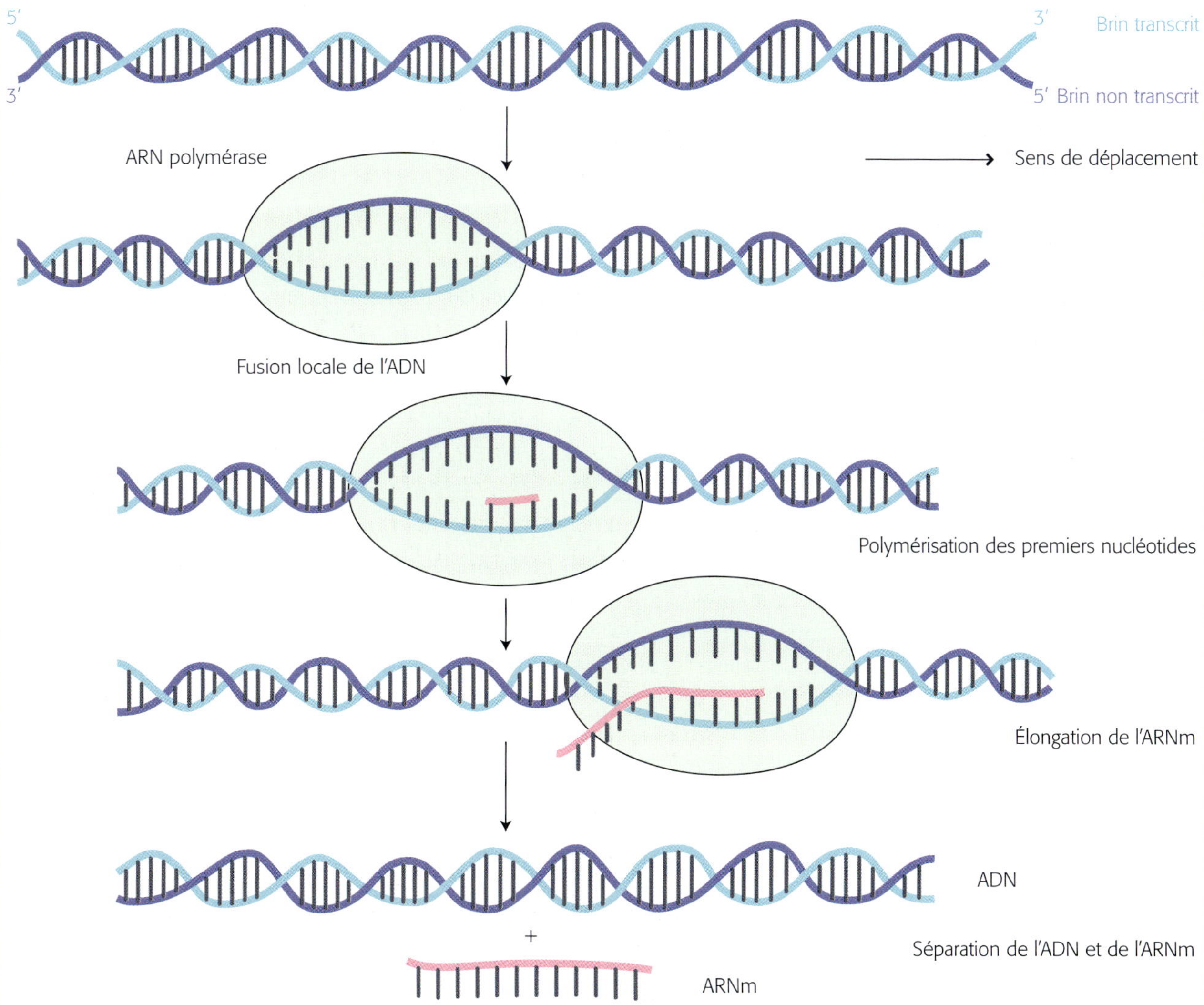

figure 5 **Schéma récapitulatif de la transcription**

La traduction

La traduction permet le passage de l'information codée par l'ARN_m à la séquence protéique. On passe ainsi de l'enchaînement des nucléotides à l'enchaînement des acides aminés (appelé la séquence primaire des protéines). Il y a donc nécessité d'une correspondance entre le « code » de l'enchaînement des nucléotides et les 20 acides aminés qui constituent les protéines.

1. Le code génétique

Pour permettre de coder les 20 acides aminés naturels avec seulement 4 bases azotées, il faut regrouper les nucléotides 3 par 3 (ce qui permet $4^3 = 64$ possibilités de codage). De tels ensembles de 3 nucléotides sont appelés des **triplets** ou **codons**.

Le code de correspondance entre les codons et les acides aminés est appelé le code génétique. Il est exprimé en triplets de nucléotides de l'ARN_m. Ce code est universel (valable pour toutes les cellules).

Première base azotée		Deuxième base azotée								Troisième base azotée
		U		C		A		G		
	U	UUU	phénylalanine	UCU	sérine	UAU	tyrosine	UGU	cystéine	U
		UUC	phénylalanine	UCC	sérine	UAC	tyrosine	UGC	cystéine	C
		UUA	leucine	UCA	sérine	UAA	stop	UGA	stop	A
		UUG	leucine	UCG	sérine	UAG	stop	UGG	tryptophane	G
	C	CUU	leucine	CCU	proline	CAU	histidine	CGU	arginine	U
		CUC	leucine	CCC	proline	CAC	histidine	CGC	arginine	C
		CUA	leucine	CCA	proline	CAA	glutamine	CGA	arginine	A
		CUG	leucine	CCG	proline	CAG	glutamine	CGG	arginine	G
	A	AUU	isoleucine	ACU	thréonine	AAU	asparagine	AGU	sérine	U
		AUC	isoleucine	ACC	thréonine	AAC	asparagine	AGC	sérine	C
		AUA	isoleucine	ACA	thréonine	AAA	lysine	AGA	arginine	A
		AUG	méthionine	ACG	thréonine	AAG	lysine	AGG	arginine	G
	G	GUU	valine	GCU	alanine	GAU	a. aspartique	GGU	glycine	U
		GUC	valine	GCC	alanine	GAC	a. aspartique	GGC	glycine	C
		GUA	valine	GCA	alanine	GAA	a. glutamique	GGA	glycine	A
		GUG	valine	GCG	alanine	GAG	a. glutamique	GGG	glycine	G

On constate que le code génétique est dégénéré (ou redondant) : un même acide aminé peut être codé par plusieurs codons. En revanche, la réciproque est fausse : un codon donné ne correspond qu'à un seul acide aminé.

Il faut noter l'existence de 4 codons particuliers : UAA, UAG et UGA qui sont des codons « stop » indiquant la fin de la synthèse de la protéine, et AUG qui est le codon initiateur indiquant le début de la synthèse de la protéine (et codant également pour la méthionine).

2. Les acteurs de la traduction

Les différents « acteurs » intervenant lors de la synthèse protéique sont les suivants :
- l'ARN_m qui a été synthétisé à partir de l'ADN lors de la transcription ; il comporte plusieurs milliers de bases ;
- les ribosomes (abréviation : Rb) qui sont des assemblages de protéines et d'ARN dits ARN_r ; les Rb sont constitués de deux sous-unités, une grosse et une petite. La grosse sous-unité comporte deux sites notés P (pour peptide) et A (pour amino-acide) ;
- les ARN_t qui comportent 75 à 95 bases et ont une structure particulière : certaines régions s'apparient par complémentarité entre les bases alors que d'autres restent non appariées.

Les ARN_t comportent deux régions particulières :
- une région appelée anticodon qui est complémentaire d'un codon donné (complémentarité entre bases, c'est-à-dire A/U et G/C) ;
- une région en 3′ qui peut fixer de façon spécifique un acide aminé. Cette fixation se réalise grâce à des enzymes et nécessite un apport d'énergie. Lorsque l'ARN_t a fixé l'acide aminé lui correspondant, il est dit activé.

Il existe autant d'ARN_t qu'il existe de codons, et chaque ARN_t ne peut fixer qu'un seul type d'acide aminé.

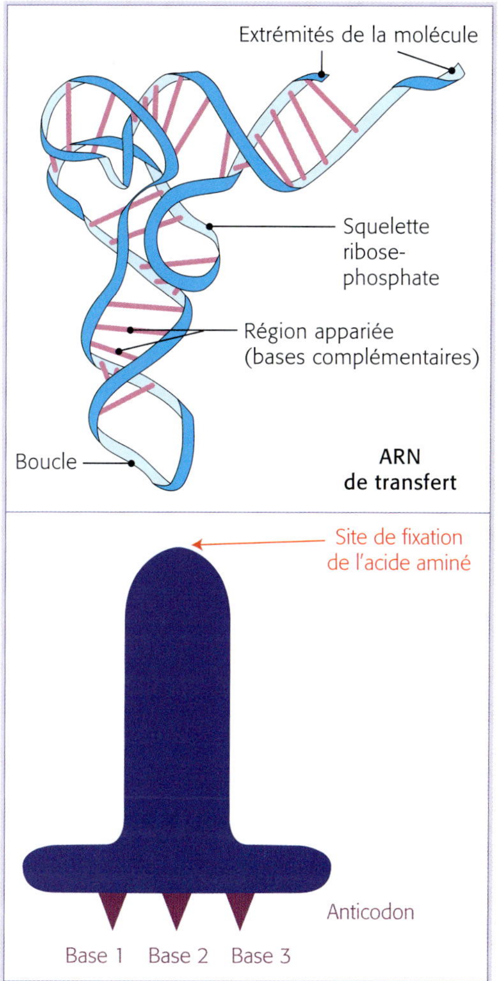

figure 6 **Structure d'un ARN_t et sa schématisation**

3. Le mécanisme de la traduction

La traduction se déroule dans le cytoplasme ou au niveau du réticulum endoplasmique granuleux. Elle nécessite de l'énergie, qui est apportée par de l'ATP. Elle comporte trois étapes différentes.

L'initiation, qui marque le début de la synthèse protéique

Le début d'un gène est signalé par la présence du codon initiateur AUG. Au niveau de ce codon, les deux sous-unités d'un Rb s'assemblent en « emprisonnant » le brin d'ARN_m entre elles. Le Rb ainsi formé recouvre deux codons sur l'ARN_m : le site P recouvre le codon AUG et le site A recouvre le codon suivant (situé en 3′).

Chacun des deux sites accueille alors l'ARN_t (avec son acide aminé) complémentaire du codon qui s'y trouve, et le ribosome permet la formation d'une liaison peptidique entre les deux acides aminés portés par les ARN_t. La liaison entre l'ARN_t du site P et son acide aminé (la méthionine) se brise ; cet acide aminé est maintenant fixé sur l'acide aminé porté par l'ARN_t du site A. Le ribosome se déplace sur l'ARN_m vers l'extrémité 3′, ce qui a pour effet de faire passer l'ARN_t portant les deux premiers acides aminés du site A sur le site P (et de libérer l'ARN_t qui ne porte plus d'acide aminé).

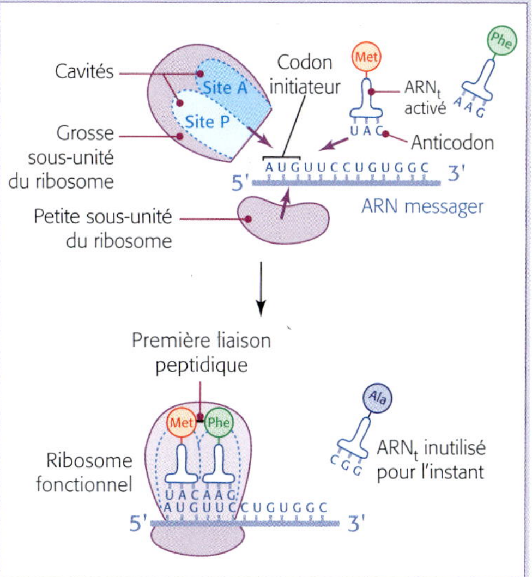

figure 7 **L'initiation de la synthèse protéique**

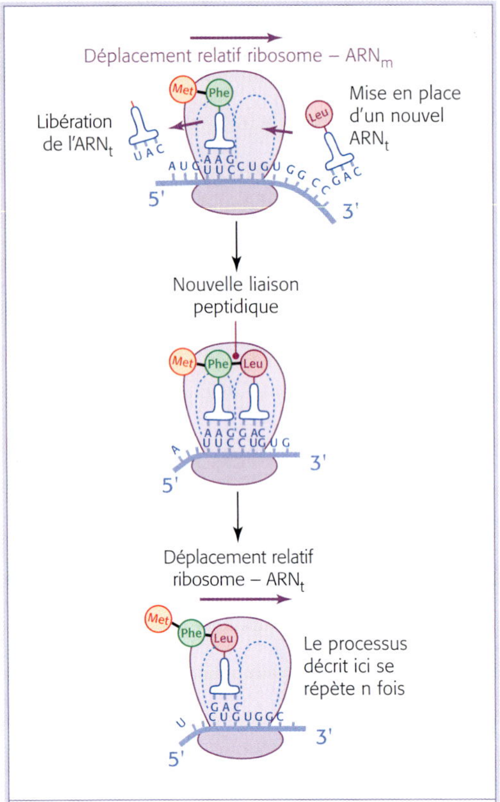

figure 8 **L'élongation de la synthèse protéique**

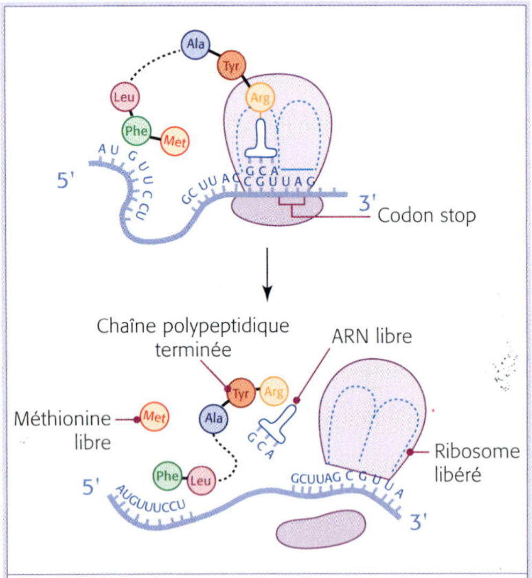

figure 9 **La terminaison de la synthèse protéique**

L'élongation, qui permet l'allongement de la chaîne d'acides aminés

L'étape d'élongation permet d'ajouter un acide aminé à la chaîne peptidique en formation ; elle se répète autant de fois que nécessaire.

Le ribosome parcourt l'ARN$_m$ de 5' vers 3'. Le site P porte un ARN$_t$ avec la chaîne protéique en formation et le site A est vide (puisque le ribosome vient d'avancer). Un ARN$_t$ activé complémentaire du codon situé dans le site A vient se positionner dans ce site. Le ribosome catalyse alors le passage de la chaîne protéique en formation du site P vers le site A (par rupture de la liaison avec l'ARN$_t$ situé au site P) et son accrochage sur l'acide aminé du site A (par formation d'une liaison peptidique).

Il y a alors déplacement du ribosome, ce qui libère l'ARN$_t$ qui était dans le site P et amène l'ARN$_t$ qui porte la chaîne peptidique en formation du site A vers le site P. Le site A se trouve ainsi libre pour un nouvel ARN$_t$ activé (complémentaire du codon maintenant situé au niveau du site A).

La terminaison, qui arrête l'élongation de la chaîne d'acides aminés

Les « cycles » de l'élongation se poursuivent ainsi jusqu'à ce que le Rb rencontre l'un des trois codons stop (UAA, UAG ou UGA). Il existe des ARN$_t$ pour ces codons, mais ces ARN$_t$ ne portent pas d'acide aminé même après activation. Lorsque la chaîne d'acides aminés est libérée du site P, elle n'a pas d'acide aminé sur lequel se fixer au site A. Cette chaîne est alors libérée du ribosome : la protéine n'est plus allongée. Les deux sous-unités du ribosome se séparent alors.

Des enzymes permettent alors d'enlever le premier acide aminé (la méthionine) car toutes les protéines ne commencent pas par la méthionine. Il peut également y avoir au niveau du réticulum endoplasmique et de l'appareil de Golgi des modifications post-traductionnelles de la protéine : glycosylation, ajout de résidus lipidiques, formation de ponts disulfures entre systèmes, phosphorylations, hydroxylation, etc. Ces différentes modifications permettent de réguler l'activité des protéines, de les fixer dans les membranes, de définir une « identité immunologique » (les groupes sanguins par exemple) ou encore de diriger les protéines vers des compartiments intracellulaires particuliers.

Remarque : un même ARN$_m$ peut être traduit plusieurs fois avant sa dégradation, ce qui conduit à une synthèse protéique plus abondante. Plusieurs ribosomes peuvent même « lire » le même ARN$_m$ en même temps, les uns à la suite des autres ; on parle alors de polysomes.

Récapitulatif

L'information génétique est conservée dans le noyau, sous forme d'ADN. Les molécules d'ADN sont extrêmement grosses et ne peuvent pas sortir du noyau. Au cours de la transcription, une copie complémentaire de l'ADN est réalisée sous forme d'ARN_m. Cet ARN_m peut sortir du noyau par les pores de l'enveloppe nucléaire et aller dans le cytoplasme, où il va être traduit en protéine, grâce aux ribosomes.

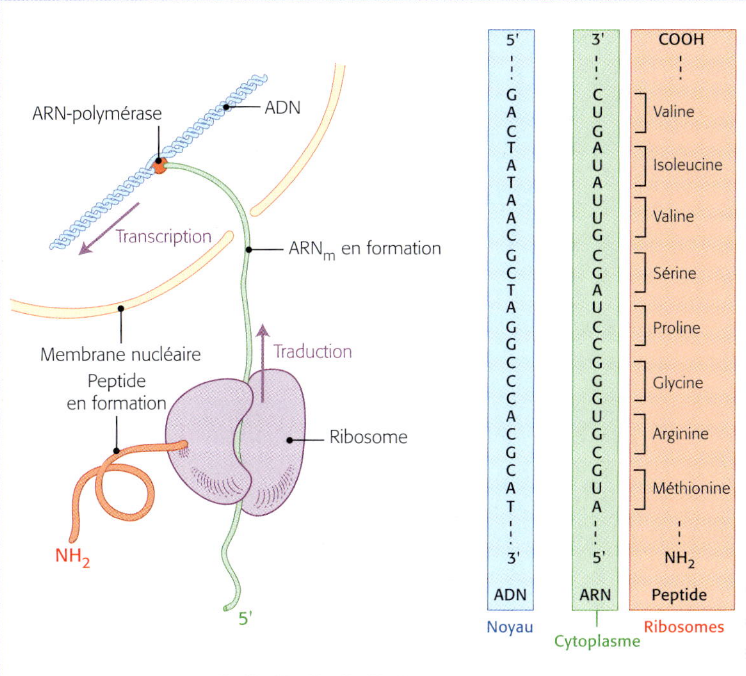

figure 10 **La synthèse protéique**

Les mutations

Les mécanismes décrits pour la synthèse des protéines sont extrêmement complexes et mettent en jeu de nombreuses activités enzymatiques. Il existe des systèmes de contrôle au sein de la cellule, mais des erreurs apparaissent cependant parfois. Bien que ces systèmes de contrôle soient très efficaces (moins d'une erreur par million de nucléotides), ils ne peuvent empêcher ou corriger toutes les erreurs, et on voit ainsi apparaître des modifications du message génétique. Ces modifications sont appelées des mutations. La plupart de ces mutations concernent un seul désoxynucléotide, un seul nucléotide, ou un seul acide aminé. On parle dans ce cas de mutation ponctuelle.

AGCUACCGUUCACGUAGCUUG

Ser - Tyr - Arg - Ser - Arg - Ser - Leu

Séquence normale

AGCUACCGUUGCACGUAGCUUG

Ser - Tyr - Arg - Cys - Thr - Stop

Séquence mutée : ajout d'un G en position 10

figure 11 **Mutation par insertion**

1. Les mutations par ajout

On parle de mutation par ajout lorsque, au cours de la réplication de l'ADN ou de la transcription, un désoxynucléotide ou un nucléotide (suivant l'acide nucléique considéré) vient s'intercaler dans le message génétique. Ce type de mutation est appelé une insertion.

Les insertions sont des mutations ayant un impact important lorsqu'elles surviennent à l'intérieur d'un gène : elles provoquent un décalage du « cadre de lecture ». Les bases azotées ne sont plus alors groupées correctement pour former les « bons » codons, et on observe donc une modification de la séquence d'acides aminés pour la suite de la protéine. Cette dernière ne peut ainsi plus être fonctionnelle.

AGCUACCGUUCACGUAGCUUG

Ser - Tyr - Arg - Ser - Arg - Ser - Leu

Séquence normale

AGCUACCGUU_ACGUAGCUUG

Ser - Tyr - Arg - Tyr - Val - Ala

Séquence mutée : perte du C en position 11

figure 12 **Mutation par délétion**

2. Les mutations par suppression

En cas de mutation par suppression, un désoxynucléotide ou un nucléotide est enlevé dans le message génétique. On parle dans ce cas de délétion.

Comme pour les insertions, les délétions conduisent à un décalage du cadre de lecture, et on observe une modification de la séquence protéique à partir de l'acide aminé correspondant à la délétion. Les conséquences sont donc là encore très importantes : la protéine ne peut plus être fonctionnelle.

3. Les mutations sans modification du cadre de lecture

Dans ce dernier type de mutation ponctuelle, le nombre de (désoxy)nucléotides est conservé. En revanche, une base azotée est remplacée par une autre dans la séquence de l'acide nucléique (par exemple, une cytosine qui devient une guanine). On parle alors de substitution.

Les substitutions conduisent en général à un changement d'acide aminé dans la séquence protéique ; on parle alors de mutation faux-sens. Dans certains cas cependant (notamment quand c'est le (désoxy)nucléotide en troisième position d'un codon qui est affecté), il n'y a pas de changement d'acide aminé. Cela est dû au fait que le code génétique est dégénéré : un même acide aminé peut être codé par plusieurs codons différents. Dans d'autres cas, la substitution conduit à l'apparition d'un codon stop, ce qui entraîne la fin de la synthèse protéique et donc une protéine tronquée et non fonctionnelle ; on parle alors de mutation non-sens.

Lorsque la protéine est tronquée ou dans la majorité des cas de remplacement d'un acide aminé par un autre, la protéine obtenue n'est pas fonctionnelle. Les caractéristiques cellulaires et donc le phénotype de l'individu sont alors modifiés, et la mutation est ainsi visible : on parle de mutation non silencieuse. En revanche, lorsque la mutation conduit au même acide aminé dans la protéine, il n'y a aucune répercussion au niveau cellulaire. On parle alors de mutation silencieuse.

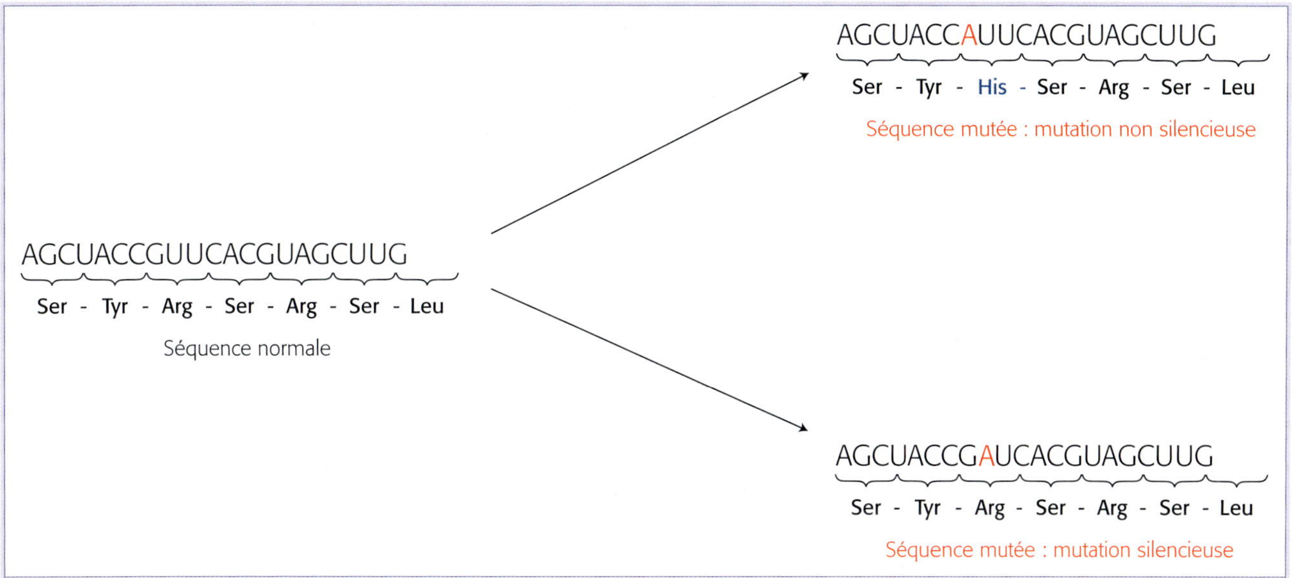

figure 13 **Mutation par substitution**

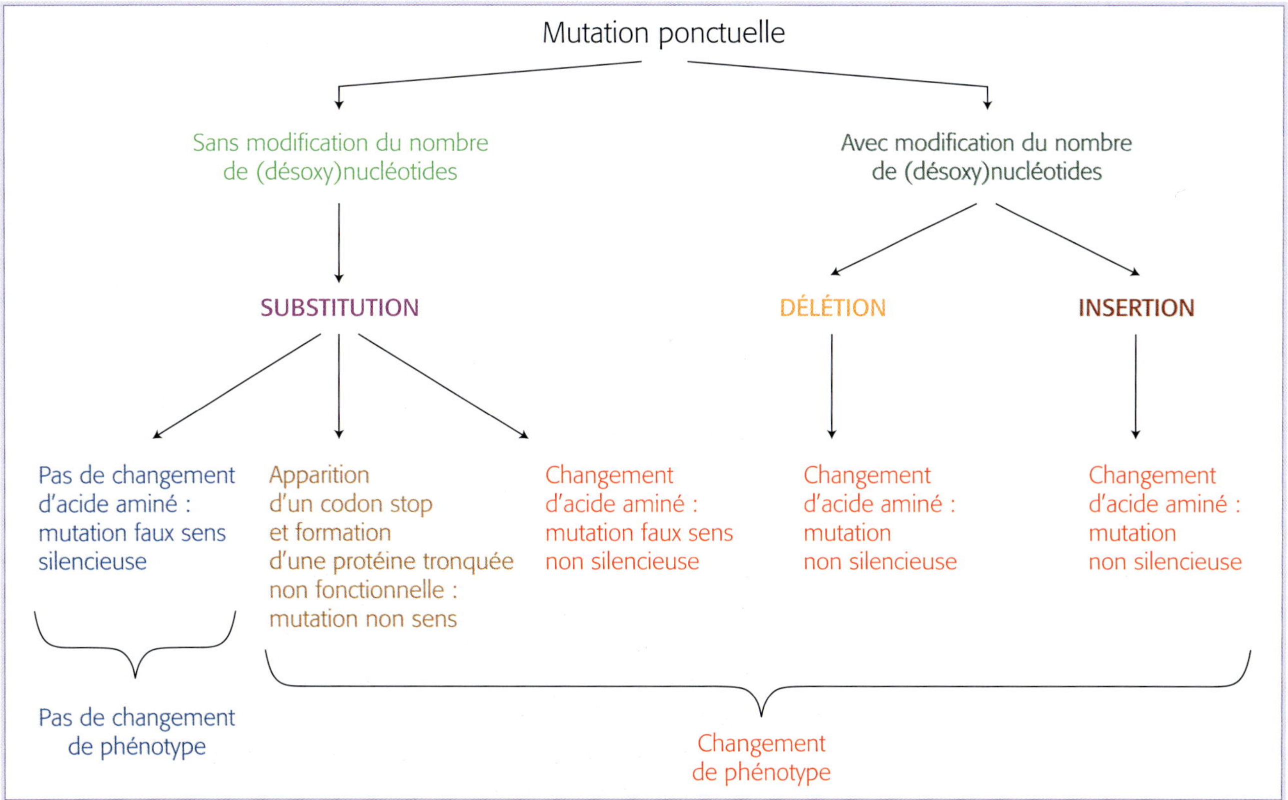

figure 14 **Les effets des mutations ponctuelles**

Cycle cellulaire

Activités

Introduction aux activités

Les cellules sont des unités vivantes, ce qui suppose qu'elles soient capables de se reproduire. Cette propriété permet la genèse de l'organisme et sa croissance, mais aussi le renouvellement tissulaire et la régénération des organes. La thérapie cellulaire vise à utiliser des cellules greffées ou obtenues par culture pour pallier un déficit de régénération de certains tissus.

Activité 1 Les phases du cycle cellulaire

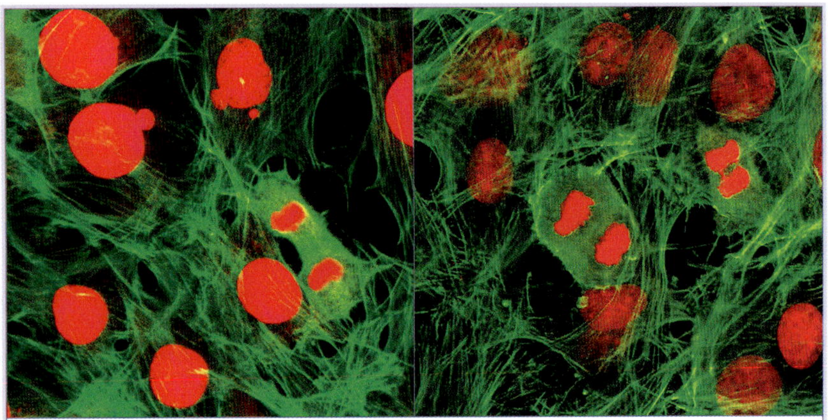

figure 1 **Culture de fibroblastes, microscopie confocale**

Vocabulaire

mitose Période de division cellulaire

interphase Période séparant deux divisions

Donnée 1 La figure 1 présente deux observations d'une culture de fibroblastes de souris en microscopie confocale. L'ADN est coloré en rouge, les microfilaments d'actine du cytosquelette en vert. On peut observer des cellules en mitose ou en interphase.

Donnée 2 On suit l'évolution de la quantité d'ADN d'une cellule en culture et celle de sa masse.

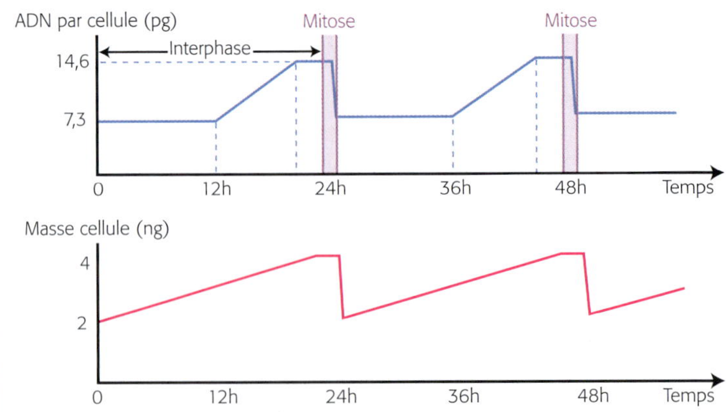

figure 2 **Évolution, masse et teneur en ADN d'une cellule**

Questions

1. Étudier les documents de la figure 1. Comment distingue-t-on une cellule en interphase d'une cellule en mitose.

2. Analyser la figure 2 et justifier l'expression « cycle cellulaire » utilisée pour décrire l'évolution d'une cellule en culture.

3. Décrire l'évolution d'une cellule au cours d'un cycle cellulaire.

Activité 2

Déroulement de la mitose

Vocabulaire

clone Ensemble d'entités génétiquement identiques, cellules ou êtres vivants complexes

clonage Procédé de reproduction asexuée mis en œuvre en laboratoire

Donnée 1 Le déroulement de la mitose est continu mais on y distingue quatre phases en fonction de l'aspect des cellules.

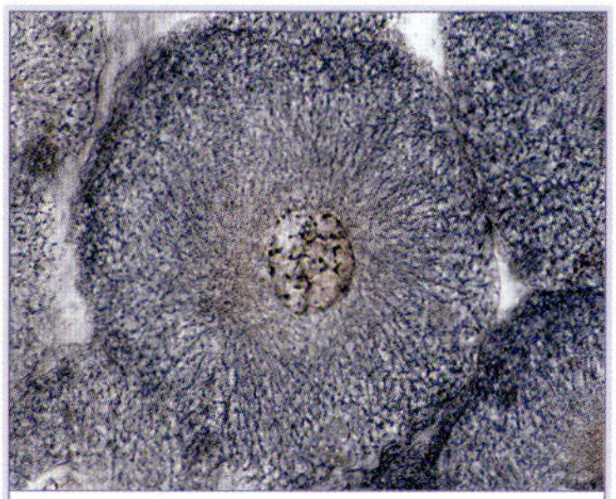

figure 3 **Interphase**

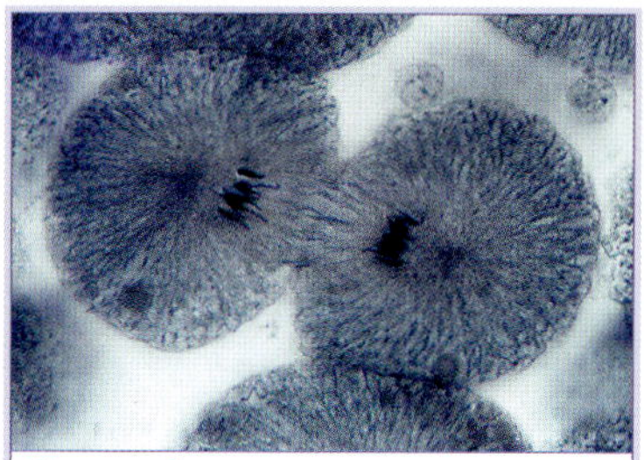

figure 4 **Télophase**

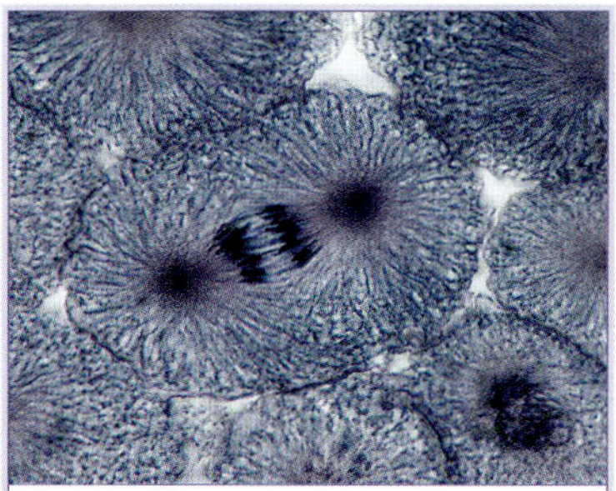

figure 5 **Anaphase**

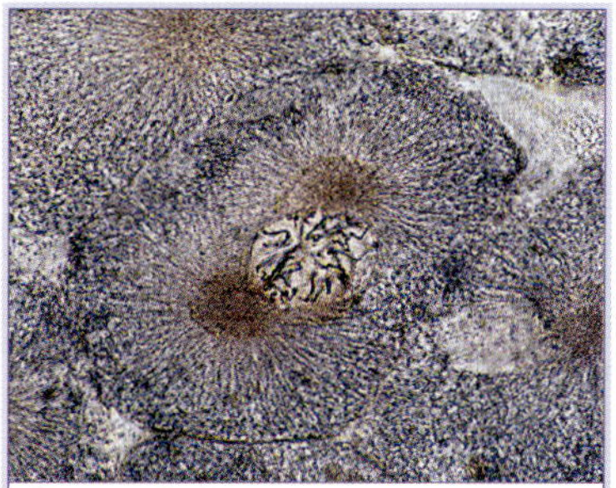

figure 6 **Prophase a**

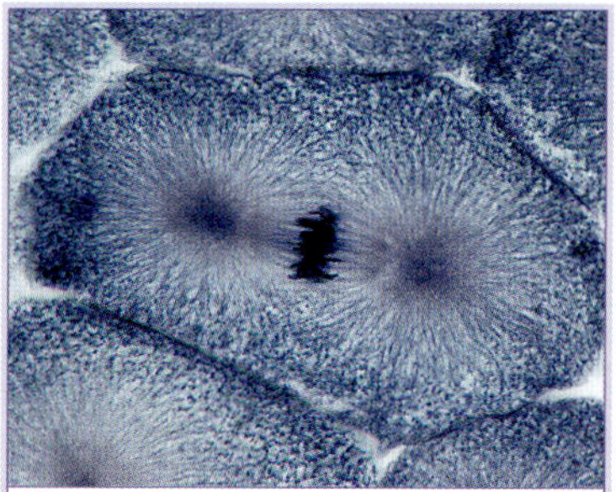

figure 7 **Métaphase**

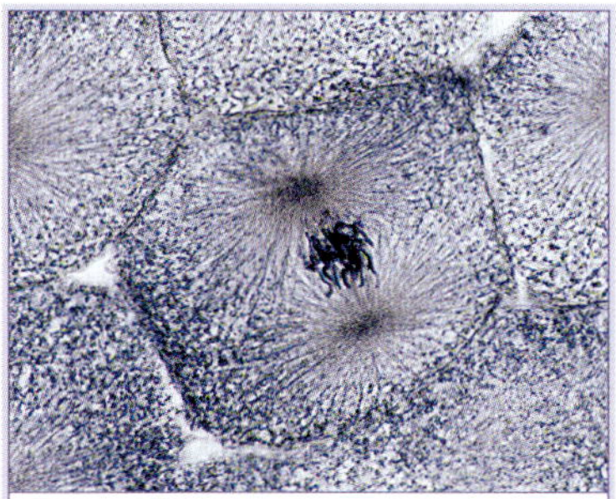

figure 8 **Prophase b**

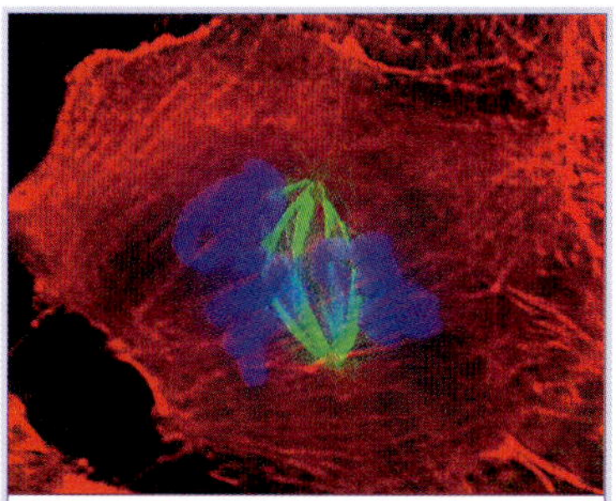

figure 9 **Prophase**

Donnée 2 La prophase dure environ 30 minutes, soit près de la moitié de la durée totale de la mitose. La figure 9, cliché de microscopie confocale, montre une cellule en fin de prophase, l'ADN y est coloré en bleu, les protéines des microtubules en vert et l'actine du cytosquelette en rouge.

Donnée 3 Hormis les cellules reproductrices, toutes les cellules d'un organisme sont issues d'une cellule œuf par mitose. On sait également reproduire les animaux en laboratoire par clonage et il est même possible de cloner des animaux déjà obtenus par clonage. Les cellules de ces animaux, toutes obtenues par mitose, possèdent les mêmes gènes que le noyau de la cellule œuf dont ils sont issus.

Donnée 4 Environ 3 % des cas de trisomie 21 sont en mosaïque. Dans ce cas, la formule chromosomique est 46,XX (ou XY), ou bien 47,XX + 21 (ou XY + 21) selon les tissus. Les symptômes de la maladie dépendent des populations de cellules touchées par l'anomalie.

Questions

1. Décrire les cellules en mitose (▶ *donnée 1*). En déduire l'ordre chronologique des figures 3 à 8.
2. Préciser les transformations subies par la cellule au cours de la prophase de mitose.
3. À partir des données et documents fournis, identifier les faits essentiels de la mitose. Justifier l'expression « mitose équationnelle ».
4. Comment expliquer l'existence des trisomies 21 en mosaïque ? Ces trisomies sont très rares : que peut-on déduire ?

Activité 3

La réplication de l'ADN

Vocabulaire

réplication Nom donné au processus de duplication de l'ADN

thymidine Nucléoside comportant une base azotée : la thymine, associée à une molécule de désoxyribose

thymidine tritiée Thymidine rendue radioactive par incorporation d'un isotope radioactif de l'hydrogène, le tritium

autoradiographie Technique permettant de repérer des molécules radioactives présentes sur une préparation. Celle-ci est recouverte d'une émulsion photographique comportant des sels d'argent, Ag^+. Le rayonnement émis par les molécules radioactives provoque la précipitation d'argent métallique noir et donne une image qui pourra être observée au microscope

Donnée 1 Durant les années 1957-1958, Meselson et Stahl réalisent une expérience pour élucider le mode de réplication de l'ADN. Dans un premier temps, ils cultivent une souche de bactéries E. coli, sur un milieu comportant de la thymidine ^{15}N, synthétisée avec l'isotope lourd de l'azote. Les bactéries poussant sur ce milieu possèdent un ADN lourd, contenant des atomes ^{15}N.

Dans un deuxième temps, ils transfèrent des bactéries de ce milieu dans du milieu neuf identique, mis à part qu'il contient de la thymidine ^{14}N, synthétisée avec l'isotope léger de l'azote. Les bactéries transférées sont de la génération appelée G_0, elles se multiplient et donnent successivement des bactéries de génération G_1, G_2, G_3, etc. Ils prélèvent une fraction de la culture toutes les 20 minutes, à chaque nouvelle génération, et extraient l'ADN bactérien dont la densité est testée par centrifugation sur gradient de chlorure de césium.

Tableau de résultats

Génération	G_0	G_1	G_2	G_3
ADN lourd	100 %			
ADN hybride		100 %	50 %	25 %
ADN léger			50 %	75 %

Repérage de l'ADN dans les tubes après centrifugation.

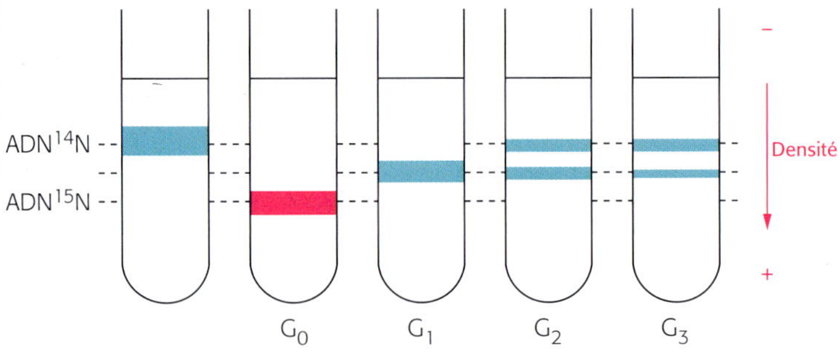

figure 10 **Centrifugation de l'ADN bactérien**

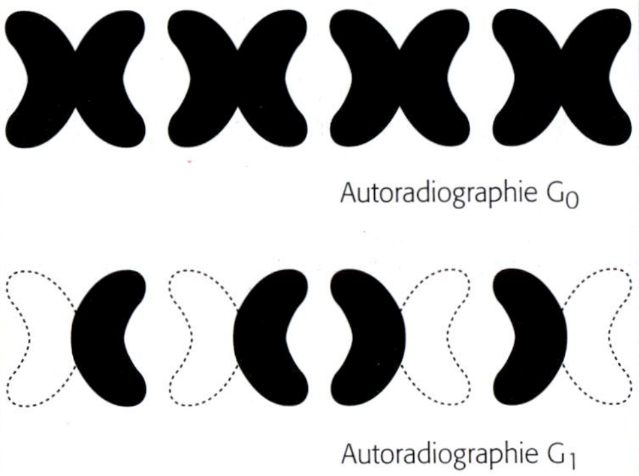

▶ Ces schémas de la figure 11 représentent l'image obtenue par autoradiographie pour les chromosomes métaphasiques d'une cellule de la génération G_0 et pour une cellule de la génération G_1.

figure 11 **Autoradiographies, expérience de Taylor**

Donnée 2 En 1957, Taylor étudie la réplication de l'ADN des cellules de racine de Bellevalia. Cette plante possède quatre chromosomes aisément identifiables dans les cellules en mitose. La racine est cultivée en présence de thymidine tritiée durant un cycle cellulaire génération G_0. Par la suite on la transfère dans un milieu froid.

Des extrémités de racines sont régulièrement prélevées, mises en présence de colchicine puis écrasées sur une lame de verre afin d'obtenir une couche monocellulaire. Par la suite, on coule une émulsion photographique sur la préparation, pour obtenir une autoradiographie permettant de visualiser les chromosomes radioactifs (▶ *figure 11*).

Questions

1 Analyser et interpréter l'expérience de Meselson et Stahl. Votre réponse comportera les éléments suivants :
- rappel de la structure de l'ADN ;
- justification de la présence d'ADN lourd chez la génération G_0 ;
- schéma simple des molécules d'ADN lourd, ADN léger, ADN hybride ;
- justification du qualificatif « semi-conservatif » attribué à la réplication de l'ADN.

2 Analyser l'expérience de Taylor et en proposer une interprétation.

Activité 4

Mitose et renouvellement de l'épithélium intestinal

Vocabulaire

cellule différenciée Cellule ayant acquis une spécialisation dans une fonction particulière. Il en découle des particularités au niveau de sa morphologie et du contenu de son cytoplasme

apoptose Mort cellulaire programmée ou suicide cellulaire

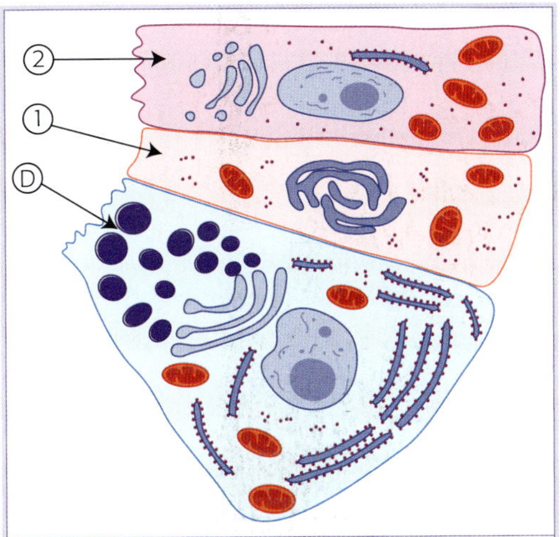

figure 13 **Ultrastructure des cellules des cryptes intestinales**

Donnée 1 L'épithélium intestinal possède une surface très irrégulière, avec des villosités et des cryptes (▶ *figure 12*). Les villosités comportent deux types de cellules différenciées : les entérocytes, cellules à microvillosités spécialisées dans l'absorption intestinale et les cellules à mucus. Les cryptes comportent au moins quatre types de cellules. Seules les cellules situées à la base de la crypte sont différenciées, elles forment les glandes de Lieberkühn. Le schéma de la figure 13 rend compte de l'ultrastructure des cellules de la région de la crypte repérée par le cadre de la figure 12.

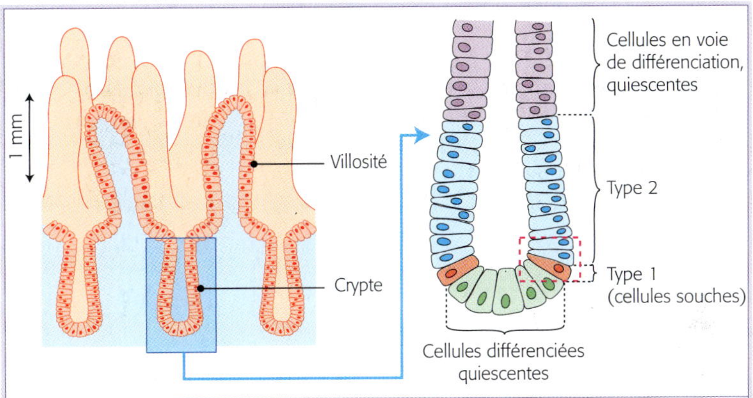

figure 12 **Histologie de la paroi intestinale**

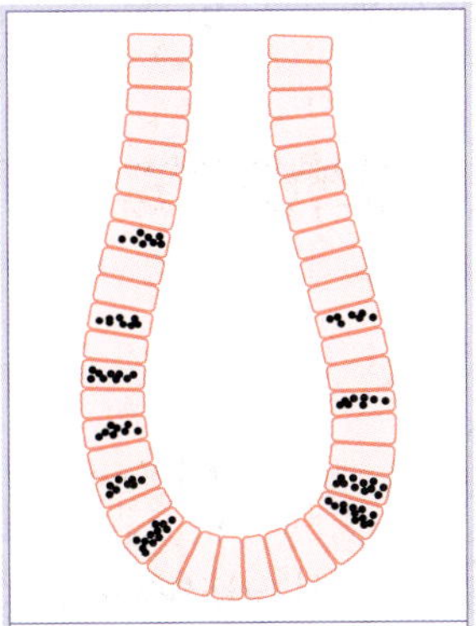

figure 14 **Autoradiographie cryptes intestinales après administration de thymidine**

Donnée 2 Pour étudier le renouvellement de l'épithélium intestinal, on fournit de la thymidine tritiée à un animal durant 24 heures, puis on réalise un prélèvement de son intestin.

Des coupes fines d'intestin sont étalées sur une lame, puis recouvertes d'une émulsion photographique pour autoradiographie. Après révélation, on s'aperçoit que les seules régions radioactives de l'épithélium intestinal sont situées au niveau des cryptes (▶ *schéma figure 14*).

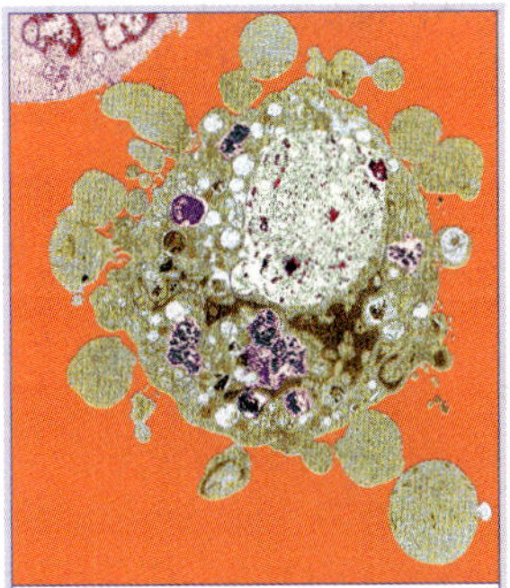

figure 15 **Cellule en apoptose. MET fausses couleurs × 2 000**

Donnée 3 L'épithélium intestinal fait l'objet d'un renouvellement intense. La durée de vie des entérocytes et des cellules à mucus est estimée à trois jours, celle des cellules des glandes de Lieberkühn à trois semaines. Au sommet des villosités, on observe des cellules présentant des anomalies morphologiques ; elles disparaissent par apoptose.

Questions

1 Comparer les cellules 1, 2 et D (▶ *figure 13*). Comment se traduit la différenciation des cellules des cryptes intestinales ?

2 Rappeler l'intérêt de la thymidine tritiée dans l'expérience de la donnée 2. Analyser l'autoradiographie de la figure 14 Que peut-on en déduire en ce qui concerne mitose et différenciation cellulaire ?

3 La cellule de type 1 est une cellule souche, quelles sont ses caractéristiques ?

4 Décrire une cellule en apoptose. Établir un lien entre cette description et le devenir de cette cellule.

5 Proposer un mécanisme pour expliquer le renouvellement des cellules de l'épithélium intestinal.

Activité 5

Cellules souches embryonnaires

Vocabulaire

cellule quiescente Cellule en interphase, pour laquelle aucune mitose n'est programmée

thérapie cellulaire Technique utilisant des cellules souches pour réparer des tissus lésés

clonage thérapeutique Technique de clonage d'un organisme réalisé à des fins thérapeutiques chez le donneur de cellule nucléée

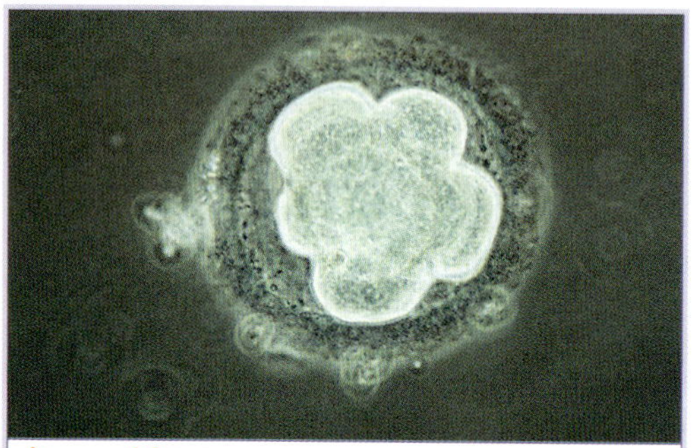

figure 16 **Embryon stade huit cellules**

Donnée 1 Le clonage d'embryons consiste à séparer artificiellement les premières cellules embryonnaires (▶ figure 16), puis à les implanter dans des utérus de mères porteuses. On peut ainsi, par exemple, obtenir jusqu'à huit veaux clonés, possédant les mêmes potentialités génétiques.

Donnée 2 Le clonage d'animaux adultes présente plus de difficultés. Actuellement, seuls quelques milliers d'animaux, appartenant à une douzaine d'espèces, ont été clonés dans les laboratoires de recherche. La première réussite date de 1997, avec la naissance de la brebis Dolly. La technique utilisée était la suivante.

- Prélèvement d'un ovule sur une brebis (a), élimination du noyau de cette cellule.
- Mise en culture de cellules de glande mammaire prélevées sur une brebis (b). Une cellule quiescente de cette culture sera utilisée comme cellule donneuse.
- Fusion de la cellule donneuse provenant de la brebis (b) avec l'ovule anucléé provenant de la brebis (a).
- Après un début de développement *in vitro*, l'embryon est implanté dans l'utérus d'une brebis porteuse. Lorsque la gestation va à son terme, on obtient un clone de la brebis (b), c'est-à-dire de l'organisme donneur de cellule nucléée.

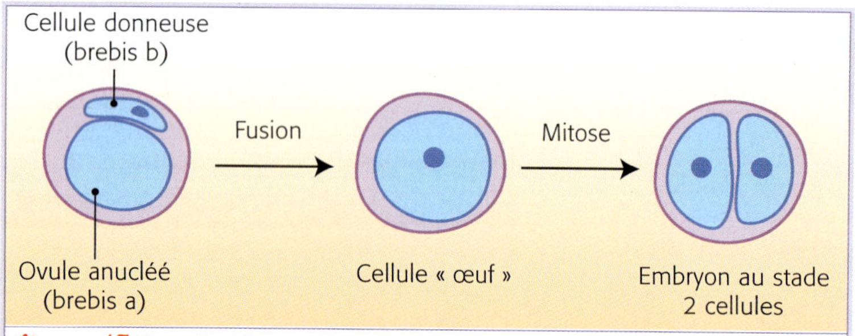

figure 17 **Obtention d'un embryon par clonage**

Donnée 3 La médecine se heurte à des difficultés liées à l'absence de renouvellement des cellules de tissus très spécialisés. L'idée d'utiliser des cellules souches n'est pas nouvelle, ainsi la greffe de moelle osseuse immunocompatible est une thérapie couramment pratiquée depuis environ quarante ans.

Donnée 4 Le clonage thérapeutique fait l'objet de recherches dans un but de thérapie cellulaire et des applications sont envisagées chez l'homme. Il pose un problème éthique, aussi est-il interdit dans la plupart des pays, dont la France (loi de 2004). La technique de clonage (▶ figure 17) permet d'obtenir un embryon, mais cet embryon n'est pas implanté. On le fait évoluer *in vitro* durant environ une semaine puis il est détruit et ses cellules sont mises en culture. On obtient des cellules souches embryonnaires pluripotentes. Elles peuvent se différencier en de très nombreux types cellulaires. On peut espérer orienter leur différenciation puis les utiliser à des fins thérapeutiques chez le donneur.

Questions

1 Les huit premières cellules embryonnaires sont dites totipotentes. Que signifie ce terme ?

2 Analyser la technique de clonage. Quels sont les rôles respectifs de la cellule donneuse et de l'ovocyte anucléé ?

3 Expliquer l'absence de régénération de tissus comme les tissus neveux et myocardique ou le cartilage hyalin. Analyser l'intérêt et les difficultés d'un traitement par des cellules souches.

4 Définir l'expression « cellule souche pluripotente ». Quel pourrait être l'intérêt d'utiliser le clonage thérapeutique pour soigner une maladie dégénérative de l'encéphale ? Rechercher des difficultés et des limites à prévoir pour cette technique.

Cycle cellulaire

Cours

On appelle cycle cellulaire la période comprise entre la naissance d'une cellule et sa division en deux cellules filles. Le cycle cellulaire concerne donc les cellules en division, en particulier les cellules souches. Ces cellules interviennent lors de l'embryogenèse et de la croissance mais également dans le renouvellement des cellules chez l'adulte.

Le déroulement du cycle cellulaire

1. Phases du cycle cellulaire

L'observation des cellules en croissance permet de distinguer deux phases du cycle cellulaire : l'interphase et la mitose. L'interphase est une phase de croissance de la cellule, durant laquelle on y observe un noyau typique. Certains gènes s'expriment, les protéines synthétisées permettent une augmentation régulière de la taille et de la masse de la cellule. La mitose est la phase de division cellulaire. Elle est caractérisée par l'apparition des chromosomes à l'emplacement du noyau et elle se termine par la cytodiérèse, c'est-à-dire le clivage de la cellule en deux cellules filles.

Les cellules issues de la mitose peuvent commencer un nouveau cycle cellulaire ou devenir quiescentes (phase G_0) et se différencier pour assurer une fonction spécifique dans le tissu.

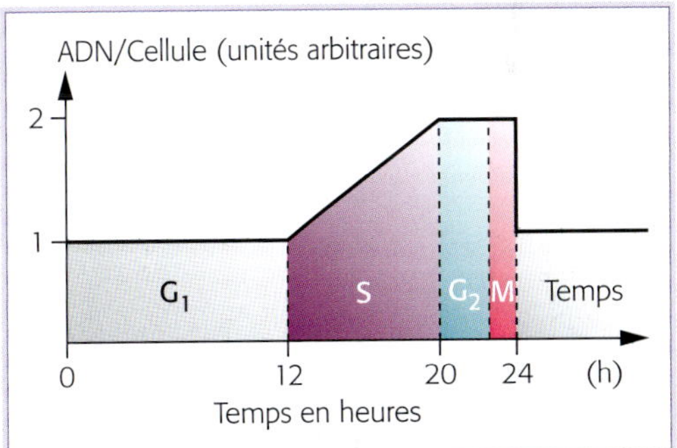

figure 18 **Évolution de la quantité d'ADN par cellule lors du cycle cellulaire**

L'étude de l'évolution de la quantité d'ADN par cellule permet de distinguer quatre phases dans le cycle cellulaire (▶ *figures 18 et 19*).

Les phases s'enchaînent obligatoirement dans l'ordre G_1, S, G_2, M. Les phases G, pour « Gap » ou intervalle en anglais, sont des phases de croissance et de préparation des événements essentiels qui se déroulent en S (réplication de l'ADN) et en M (répartition équitable de l'ADN entre deux cellules filles).

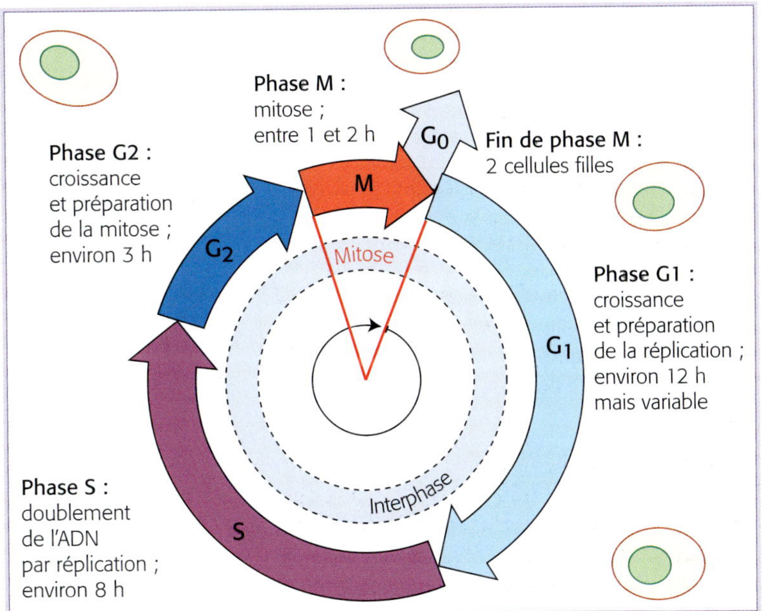

figure 19 **Représentation schématique du cycle cellulaire**

Le cycle cellulaire est soumis à une régulation fine. Des points de contrôle sont présents à chaque phase. Par exemple, en fin de phase G_1 l'intégrité de l'ADN est contrôlée avant l'entrée en phase S ; en fin de phase S la duplication de l'ADN doit être achevée avant le passage en phase G_2.

La plupart des cellules de l'organisme sont quiescentes. Elles sont en phase G_0, c'est-à-dire en dehors du cycle cellulaire, et assurent une fonction au sein d'un tissu. Toutefois, elles peuvent entrer en phase G_1 sous l'influence de molécules du milieu extracellulaire : les facteurs de croissance. Des facteurs de croissance sont utilisés pour mettre en route et activer les cultures de cellules *in vitro*.

2. Le déroulement de la mitose

▶ Toutes les cellules eucaryotes se reproduisent par mitose. La mitose se déroule en continu, on y distingue quatre phases qui correspondent à des étapes bien caractérisées.

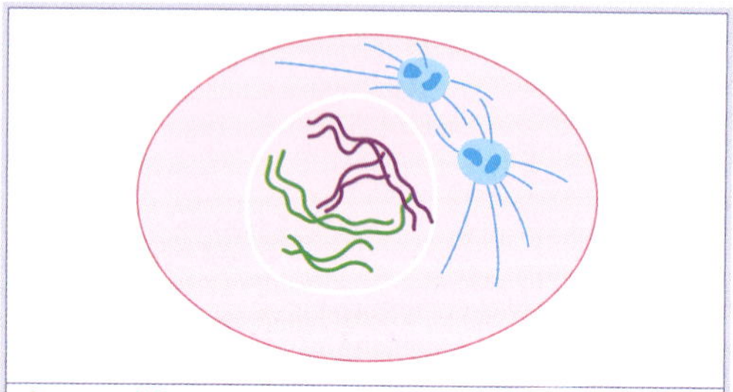

figure 20 **Début de prophase**

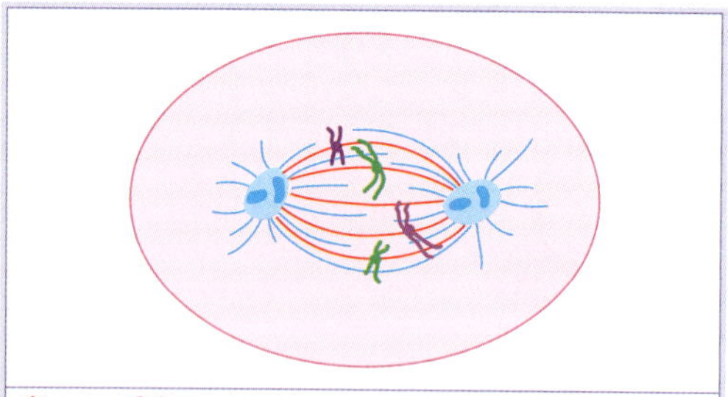

figure 21 **Fin de prophase**

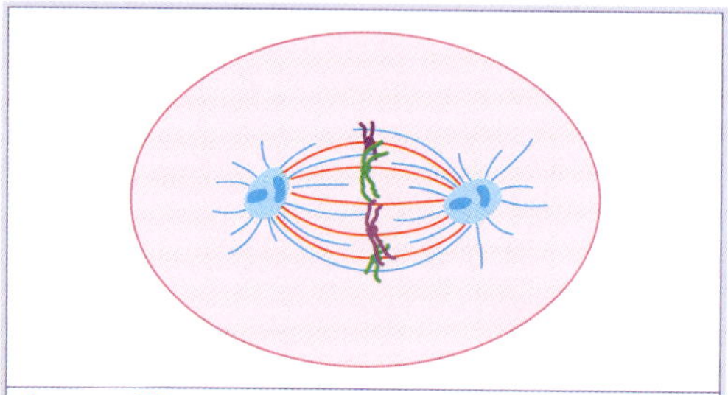

figure 22 **Métaphase**

La prophase : mise en place de l'appareil mitotique

– Elle débute par la condensation de la chromatine en chromosomes qui apparaissent sous forme de filaments de plus en plus épais. Chacune des chromatides constitutive d'un chromosome comporte une molécule d'ADN fille, obtenue par réplication en phase S.

– Deux asters, composés de microtubules rayonnants issus de la duplication des centrioles en période d'interphase, se déplacent autour du noyau. Ils génèrent la formation de microtubules entre eux. Ces derniers vont constituer le fuseau mitotique ou achromatique (il ne se colore pas).

– Le nucléole disparaît progressivement.

En fin de prophase, après environ 30 minutes :

– l'enveloppe nucléaire s'est fragmentée, elle s'est dispersée dans le cytoplasme sous forme d'éléments de réticulum ;

– l'emplacement du noyau est occupé par l'appareil mitotique qui comporte les microtubules du fuseau sur lesquels sont arrimés les chromosomes à deux chromatides (▶ *figure 32 – chapitre 10*). Chaque chromosome est attaché à une fibre du fuseau au niveau du centromère ;

– les chromosomes se déplacent sur le fuseau pour venir se ranger au centre de la cellule.

La métaphase : chromosomes immobilisés en plaque équatoriale

– Les chromosomes, qui comportent deux chromatides très condensés (▶ *figure 31 – chapitre 10*), sont soumis à des tractions qui immobilisent leur centromère dans le plan médian de la cellule.

– La plaque équatoriale, typique de la métaphase, dure tant que s'exercent des mécanismes de contrôle du bon attachement des chromosomes sur les fibres du fuseau.

L'anaphase : ascension des chromatides vers les pôles du fuseau

– L'anaphase débute par le clivage des centromères. Il en résulte la séparation des deux chromatides de chaque chromosome.
– Les chromatides sont entraînés vers les pôles du fuseau du fait de la rétraction des fibres du fuseau. Ils présentent un aspect caractéristique en V, les bras chromosomiques étant orientés vers le centre de la cellule. L'ascension polaire ne dure que quelques minutes.
– Parallèlement le fuseau s'allonge, contribuant à séparer les deux lots de chromatides, également appelés chromosomes fils.
– En fin d'anaphase, dans une cellule humaine, chaque pôle de la cellule comporte un lot de 46 chromosomes fils.

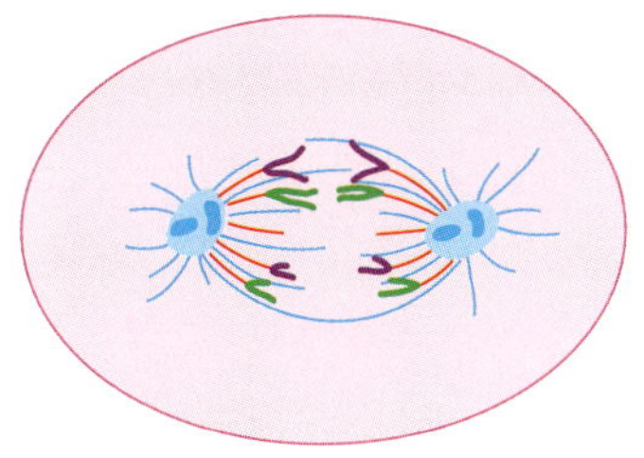
figure 23 **Anaphase**

La télophase : formation de deux cellules filles au génome décondensé

– Les chromosomes fils se décondensent progressivement, ils se fondent en une masse aisément colorable avant de redonner un réseau de chromatine.
– Les microtubules du fuseau se dépolymérisent et disparaissent.
– L'enveloppe nucléaire se reconstitue à partir de vésicules de réticulum.
– Progressivement le nucléole réapparaît dans le noyau. Cette structure, correspondant à une zone de production des sous-unités ribosomiques, atteste de la reprise de l'activité de transcription des ARN ribosomiques.

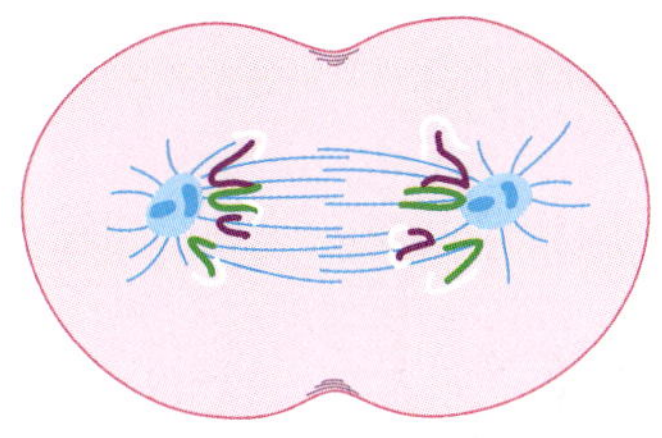
figure 24 **Télophase**

La télophase s'accompagne de la cytodiérèse. Elle est due à un étranglement de la cellule mère, consécutif à la contraction de protéines du cytosquelette disposées en anneau au centre de la cellule. Les deux cellules filles obtenues sont équivalentes au niveau du noyau, chacun possédant un lot de chromatides et du cytoplasme, les organites étant équitablement répartis avant la cytodiérèse.

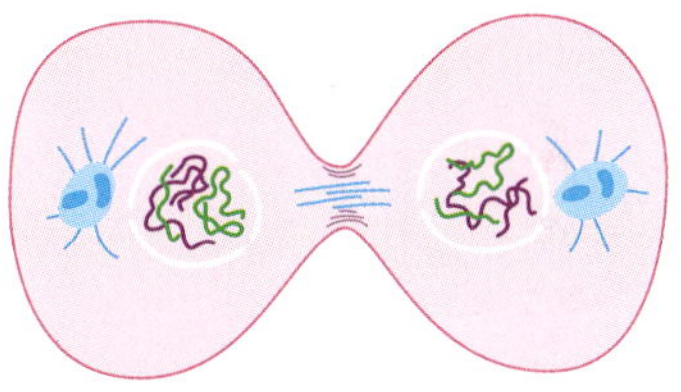
figure 25 **Cytodiérèse**

Les faits essentiels de la mitose

– **La condensation du matériel génétique de la cellule :** après la réplication en phase S, le noyau de la cellule comporte deux lots de 46 molécules d'ADN, soit une longueur totale d'environ cinq mètres. En fin de prophase, cet ADN est contenu dans 46 chromosomes de quelques micromètres de long. Chaque chromosome comporte deux molécules d'ADN, une au niveau de chacune des chromatides.

– **La formation de deux lots identiques de chromatides :** suite au clivage des centromères, les fibres du fuseau assurent la migration des chromatides vers les pôles de la cellule. Chaque lot de chromatides comporte 46 molécules d'ADN.

– **La répartition équitable du matériel cellulaire entre les cellules filles lors de la cytodiérèse :** elle justifie l'expression **mitose équationnelle.**

Mécanisme de la réplication de l'ADN

La réplication de l'ADN a lieu dans le noyau lors de la phase S. Le mécanisme de réplication est dit **semi-conservatif**.

La séparation des deux brins de la molécule d'ADN parental permet à chacun d'eux de servir de matrice pour la synthèse d'un nouveau brin. Les molécules d'ADN fille comporteront un brin provenant de l'ADN parental et un brin complémentaire néoformé.

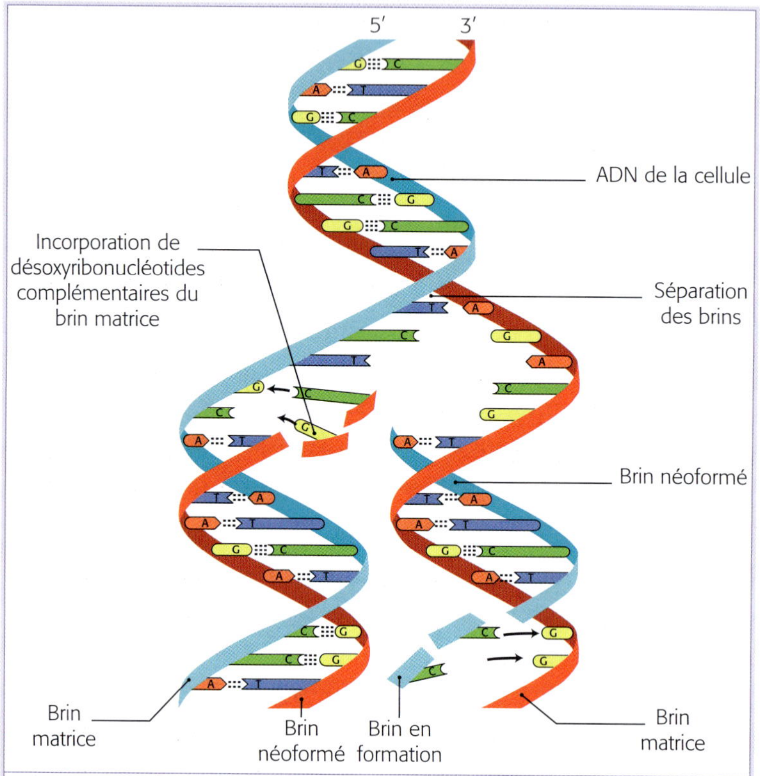

figure 26 **Mécanisme de la réplication de l'ADN**

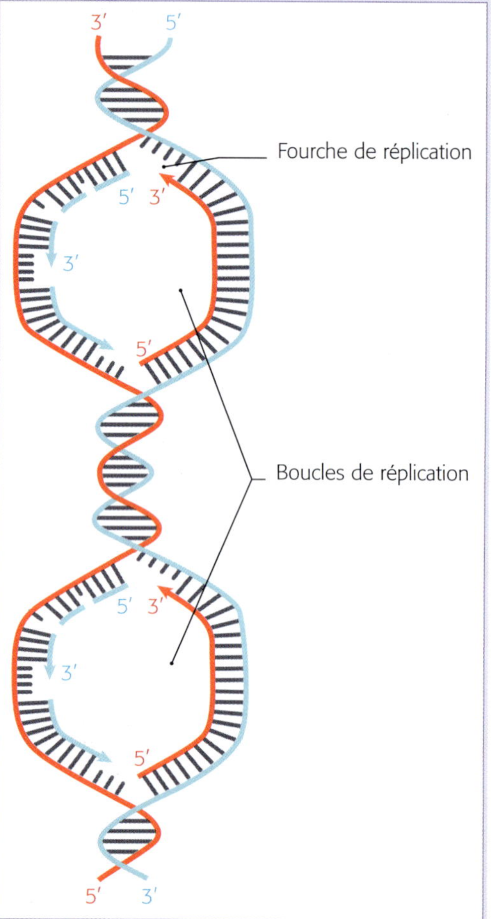

figure 27 **Réplication de l'ADN : boucles de réplication**

La réplication fait intervenir un complexe enzymatique appelé ADN polymérase. À partir d'un brin matrice et des quatre désoxynucléotides triphosphates, disponibles dans le noyau, l'enzyme assure le positionnement des bases complémentaires A/T et G/C et l'allongement du brin d'ADN en formation dans le sens 5′ ⇒ 3′. L'un des brins et répliqué par fragments qui seront par la suite raboutés par une autre enzyme, la ligase. Lors de la phase S, les molécules d'ADN comportent de nombreuses boucles de réplication (▶ *figure 27*).

La réplication permet de conserver la séquence des nucléotides de l'ADN parental. Les molécules d'ADN filles sont donc identiques entre elles et identiques à la molécule d'ADN parental. On peut en conclure que les deux chromatides d'un chromosome métaphasique sont strictement identiques. Leur séparation en anaphase permet d'obtenir des cellules filles comportant le même génome que la cellule mère.

Différenciation cellulaire et apoptose

Un tissu est constitué d'un ensemble de cellules différenciées, généralement semblables, organisées pour assurer une fonction. La différenciation cellulaire, due à l'expression de certains gènes de la cellule, se manifeste par des caractéristiques :
– morphologiques, par exemple : neurone aux prolongements longs et complexes, entérocytes comportant des microvillosités, etc. ;
– cytologiques, par exemple : absence de noyau dans les hématies, plusieurs noyaux dans les fibres musculaires striées, etc. ;
– moléculaires, par exemple : accumulation d'hémoglobine dans les hématies, présence d'enzymes spécifiques dans les cellules hépatiques, etc.

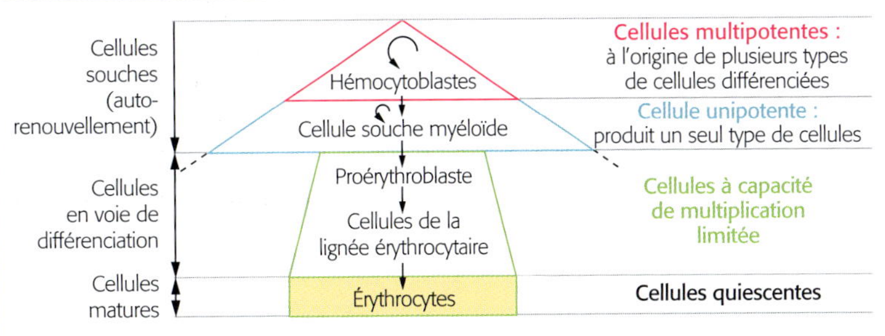

figure 28 **Production des érythrocytes : exemple de renouvellement des cellules d'un tissu**

Les cellules fonctionnelles sont quiescentes et ne sont pas concernées par le cycle cellulaire ; certaines, comme les érythrocytes, sont même dépourvues de noyau. Pourtant, toutes les cellules ont une durée de vie limitée et doivent être renouvelées. Le renouvellement se fait à partir de cellules souches.

Les cellules d'embryon d'une semaine sont des **cellules souches pluripotentes**, elles peuvent engendrer des cellules de n'importe quel tissu. Certaines recherches de thérapie cellulaire visent à les utiliser pour traiter des maladies affectant des tissus pour lesquels le renouvellement cellulaire ne se fait pas naturellement, par exemple le tissu nerveux, le myocarde, le tissu cartilagineux. Le clonage thérapeutique réalisé à partir du malade (▶ *activité 5*) permettrait d'obtenir des cellules souches pluripotentes et immunocompatibles. Outre les problèmes éthiques, il reste des difficultés techniques à résoudre : orientation de la différenciation cellulaire, contrôle de leur prolifération, etc.

Le renouvellement tissulaire implique la disparition de certaines cellules, par exemple des cellules âgées ou lésées, par **apoptose** ou mort cellulaire programmée (▶ *figure 29*). Ce phénomène est déclenché par la cellule suite à l'action de facteurs externes (déficit de facteurs de croissance, facteurs hormonaux, etc.) ou internes (lésions de l'ADN, anomalies des chromosomes, etc.).

L'apoptose doit être régulée directement pour éviter des pathologies. Ainsi, un déficit d'apoptose induit une prolifération cellulaire et une tumeur. Par contre, un excès d'apoptose provoque la disparition de cellules comme dans le cas des maladies neurodégénératives (Parkinson, Alzheimer).

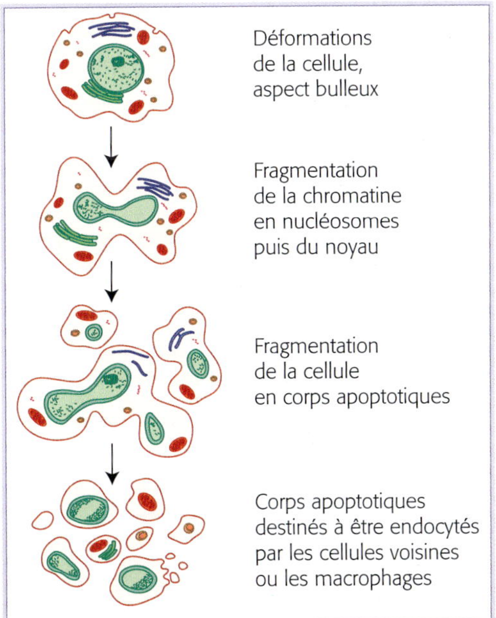

figure 29 **Apoptose**

▶ Le nombre de cellules d'un organisme est strictement contrôlé. Quand les cellules ne sont plus nécessaires à la vie de l'organisme, elles se suicident en activant un programme de mort cellulaire appelé apoptose. L'apoptose permet l'élimination des cellules sans dommage pour les cellules environnantes.

Dès les premiers jours de notre conception, la mort cellulaire joue un rôle essentiel. Elle « sculpte » notre morphologie, élimine les cellules inutiles, sélectionne les cellules nécessaires ; dans les tissus adultes, la mort cellulaire équilibre exactement la multiplication cellulaire. La mort cellulaire non programmée est d'origine accidentelle (exposition à un produit toxique ou défaut de nutrition). Elle se manifeste par une nécrose cellulaire.

Processus tumoral et cancer

Activités

Introduction aux activités

Un cancer est une pathologie cellulaire dans laquelle la prolifération cellulaire incontrôlée est une caractéristique fondamentale. Les activités proposées ont pour but de définir une tumeur maligne et de la différencier d'une tumeur bénigne. Elles ont également pour objectif d'en démontrer la diversité et d'en faire une approche clinique à partir d'un exemple, le cancer du sein.

Activité 1 Tumeurs bénignes et tumeurs malignes

Donnée 1 Les figures 1 à 8 illustrent la morphologie et l'histologie de quelques tumeurs observées à l'œil nu, au microscope ou avec des techniques d'imagerie.

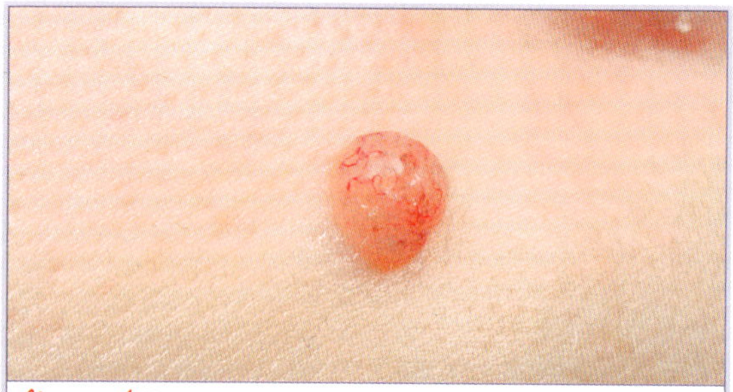

figure 1 **Naevus**

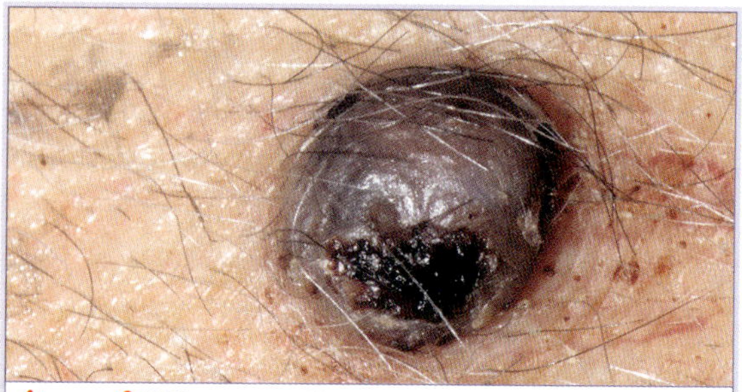

figure 2 **Mélanome malin**

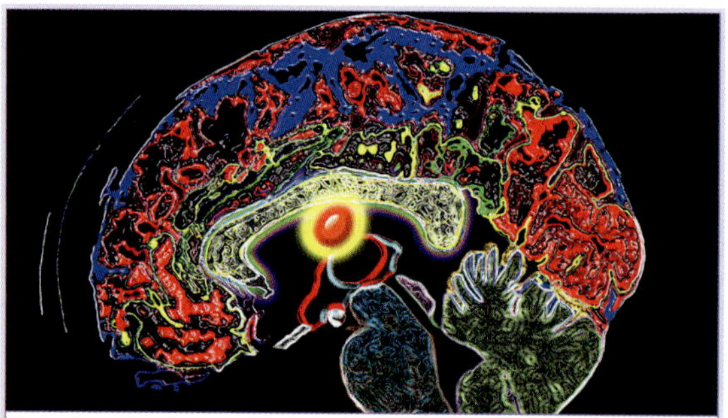

figure 3 **Kyste du cerveau (image IRM)**

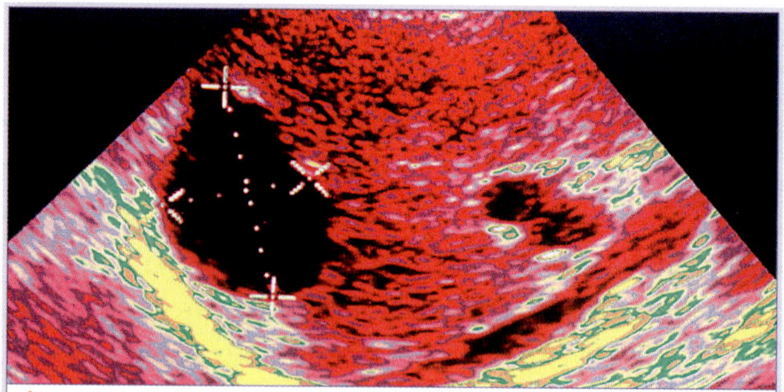

figure 4 **Kyste du foie (échographie)**

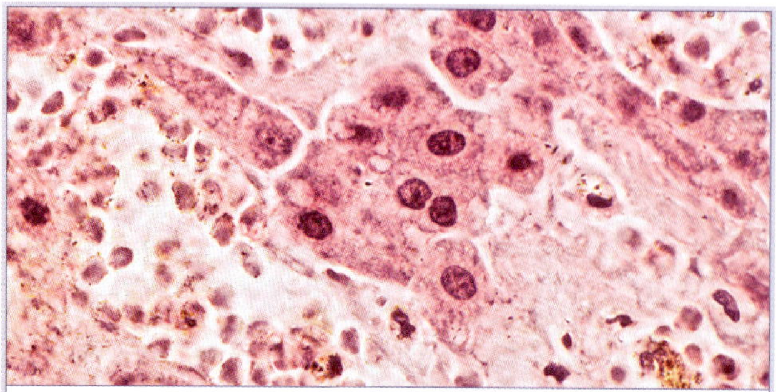

figure 5 **Observation microscopique de cellules tumorales d'un carcinome du poumon**

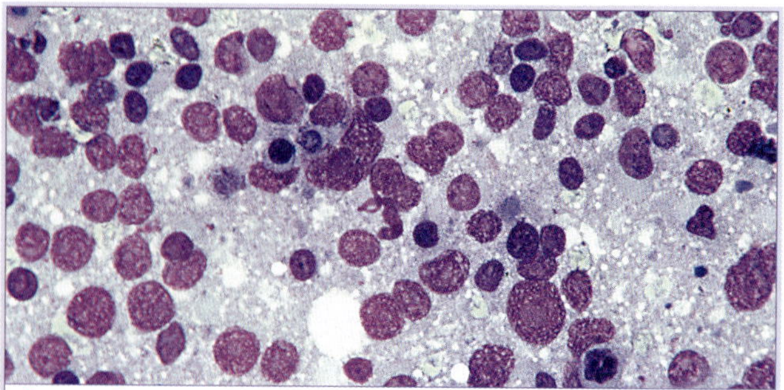

figure 6 **Cellules tumorales d'un cancer du sein**

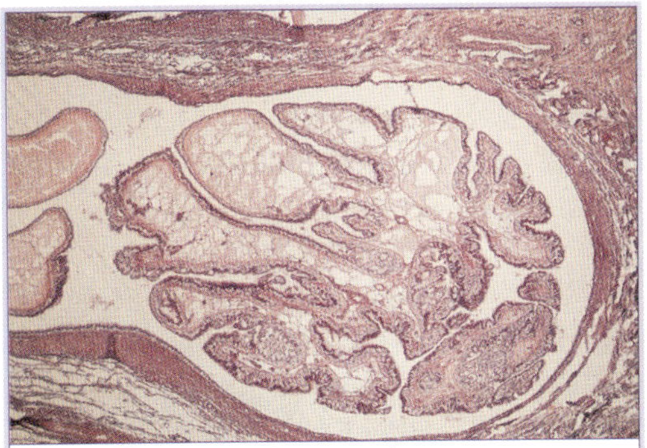

figure 7 **Tumeur bénigne du sein (papillome intracanalaire) : observation microscopique**

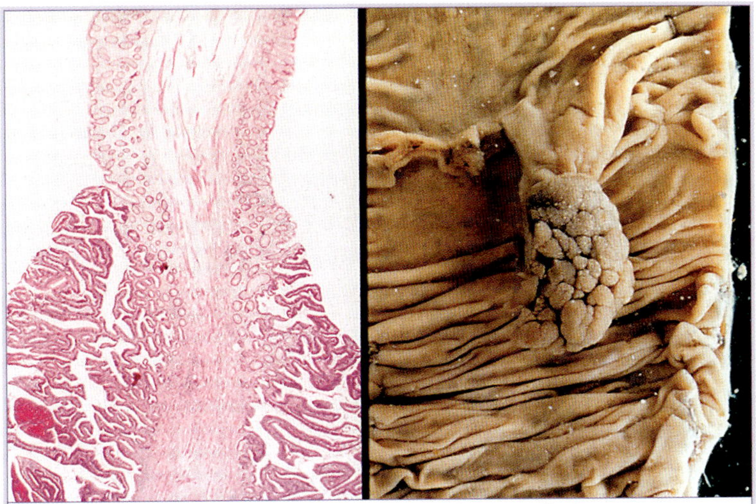

figure 8 **Tumeur bénigne du côlon (adénome colique) se développant sur la muqueuse colique (observation macroscopique à droite et observation microscopique à gauche)**

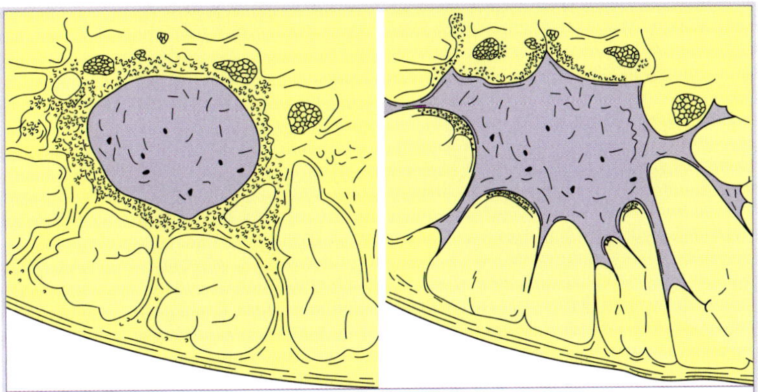

figure 9 **Représentation schématique d'une tumeur bénigne du sein (à gauche) et d'une tumeur maligne du sein (à droite)**

Questions

1 Définir les termes : naevus, mélanome, lipome, carcinome, adénome, adénocarcinome, sarcome, papillome, polype, kyste, fibrome, chondrome, épithélioma, ostéome. Dans la terminologie médicale, quel suffixe caractérise l'existence d'une « tumeur » ?

2 Définir les termes : hémoptysie, hématémèse, méléna, hématurie, métrorragie, rectorragie. Comment expliquer les hémorragies éventuelles des tumeurs solides cancéreuses ?

3 À partir de l'analyse de la donnée 4, dégager le principe d'un traitement anticancéreux ? Quelle substance doit-on alors utiliser : VEGF, VEGF-A ou le bevacizumab ? Justifier la réponse.

4 À partir des données 1, 2, 3 et 4, construire un tableau comparant les tumeurs bénignes et les tumeurs malignes sur les caractéristiques suivantes : aspect macroscopique, aspect microscopique, vascularisation.

Donnée 2 Les schémas de la figure 9 représentent une tumeur bénigne et une tumeur maligne du sein.

Donnée 3 On constate que les tumeurs solides cancéreuses saignent facilement et les hémorragies (hémoptysie, hématémèse, méléna, hématurie, métrorragie, rectorragie) sont des signes d'alerte d'un cancer dans sa phase initiale.

Donnée 4 Une cellule ne peut survivre à une distance supérieure à quelques dixièmes de millimètres d'un vaisseau sanguin, notamment les cellules tumorales en division rapide et donc très consommatrices d'oxygène et de nutriments. Le volume d'une tumeur ne peut ainsi dépasser un seuil critique de quelques mm^3. Pour leur survies, les cellules cancéreuses sécrètent alors des facteurs qui déclenchent une néo-angiogenèse, c'est-à-dire de nouveaux vaisseaux. Un des facteurs les plus importants est un ensemble de protéines produites par des cellules tumorales en état de stress, le VEGF (facteur de croissance vasculaire).

On isole une de ces protéines, le VEGF-A et on fabrique l'anticorps monoclonal correspondant à cette protéine, le bevacizumab.

Activité 2

Le cancer du sein : étude d'un cas clinique

Questions

1. Hiérarchiser, par ordre d'importance dans la certitude, les examens qui permettent d'établir le diagnostic de cancer ?
2. À quel type d'examen correspond la mammographie ?
3. Définir les termes de biopsie, d'anisocaryose, d'anisochromie.
4. En se référant au cours, justifier le classement de la tumeur de Madame X.

Donnée 1 À l'autopalpation de ses seins, Madame X découvre une tuméfaction non douloureuse du sein gauche. Elle entreprend différents examens qui permettent de poser un diagnostic.

Examen clinique : rétraction cutanée visible spontanément et pas d'adénopathie axillaire.	**Échographie :** elle permet d'écarter le diagnostic de kyste mammaire caractérisé par une opacité liquidienne.
Examen radiologique : la mammographie révèle une opacité stellaire ou à contours spiculés, associée à des microcalcifications (les images obtenues sont analogues à celles des figures 10 et 11). La taille de l'opacité est légèrement inférieure à 2 cm.	**Examens cyto-histologiques :** la biopsie est l'élément de base du diagnostic. La cytologie montre des cellules à gros noyaux, excentrés, irréguliers avec anisocaryose, anisochromie, nucléoles volumineux et multiples et nombreuses figures de mitoses (▶ *figure 12*).

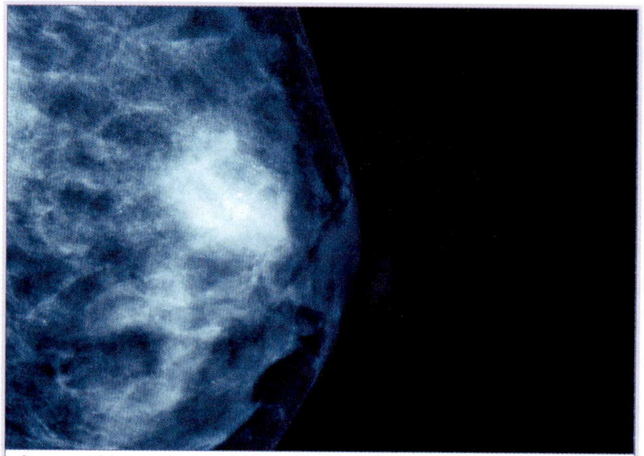

figure 10 **Mammographie montrant une opacité (masse spiculée)**

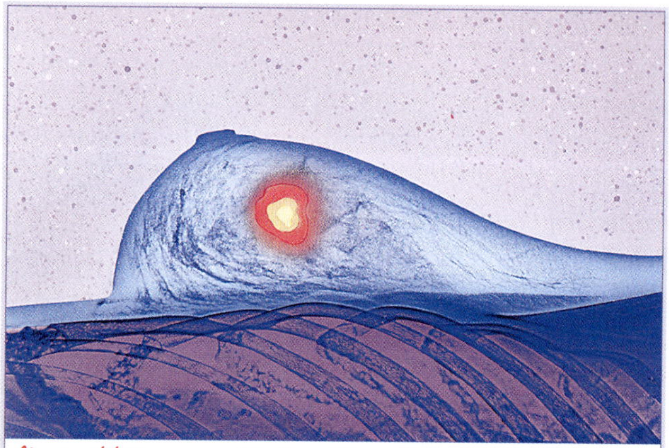

figure 11 **Mammographie de profil « colorisée » montrant une masse cancéreuse**

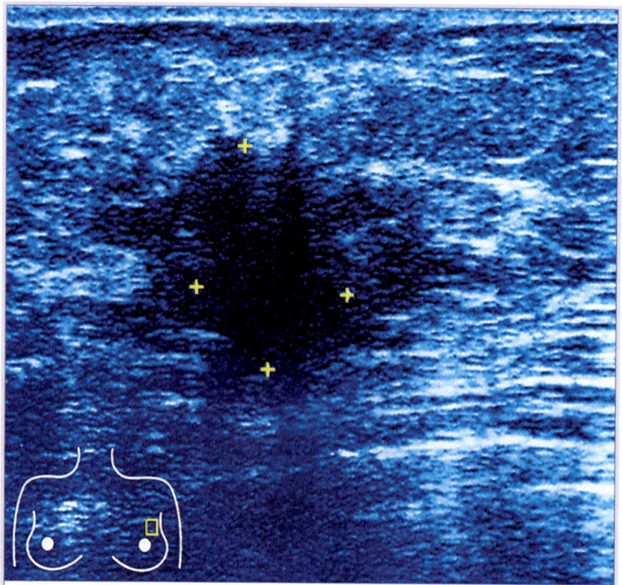

figure 12 **Aspect échographique d'un cancer du sein**

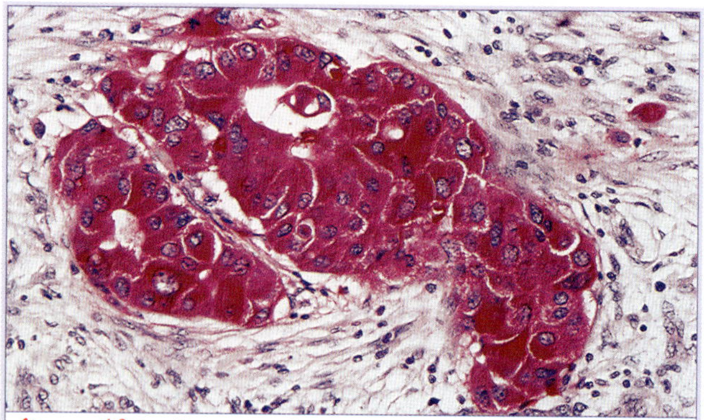

figure 13 **Carcinome du sein observé au microscope optique (un anticorps monoclonal spécifique des cellules cancéreuses a été fixé sur ces cellules et les colore en rose). Le tissu sain est coloré en violet**

Donnée 2 L'examen histologique révèle l'existence de cellules cancéreuses analogues à celles de la figure 13. Après ablation de la tumeur, un « bilan d'extension », conduit à partir des observations de l'imagerie et de la chirurgie, révèle l'absence de ganglions et de métastases. Dans la classification dite TNM, ce cancer est classé T1N0M0.

Activité 3 — Hormones et cancer du sein

▶ L'ovaire produit deux hormones stéroïdes : les œstrogènes et la progestérone. Ces hormones ovariennes ont un rôle essentiel dans le maintien des cycles ovariens et menstruels (voir chapitre 16). Les œstrogènes sont également nécessaires à la croissance des canaux mammaires puis, en association avec la progestérone, à la croissance des alvéoles mammaires.

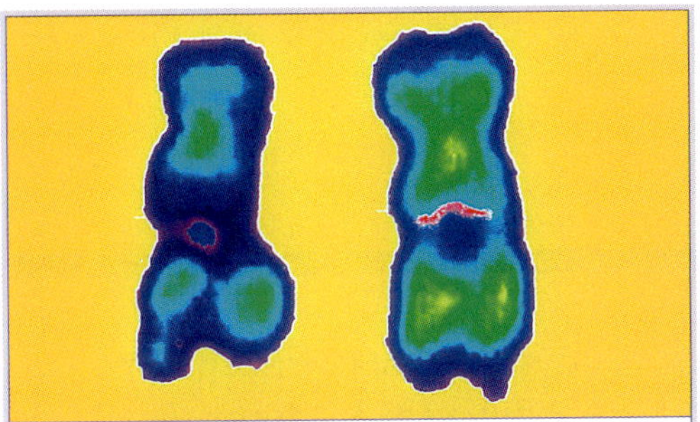

figure 14 **Gène BRCA1 localisé sur le chromosome 17 : le gène est marqué par immunofluorescence en rouge.**

Questions

❶ Analyser chacune de ces observations au regard de l'hypothèse selon laquelle les œstrogènes sont un agent promoteur de la tumorigénèse mammaire.

❷ Expliquer pourquoi la mutation du gène BRCA1 semble avoir un rôle clé dans la cancérogénèse mammaire. Ce gène BRCA1 est classé dans la catégorie des gènes suppresseurs : expliquer cette dénomination.

- De nombreuses études montrent que la survenue des premières règles avant l'âge de 12 ans augmente le risque de cancer du sein.
- Les femmes qui ont leur ménopause après 50 ans présentent un risque accru de cancer du sein en comparaison avec celles dont les règles ont cessé précocement.
- Le risque de cancer du sein est augmenté d'environ 25 % chez les femmes utilisant couramment les contraceptifs oraux. Cet accroissement du risque chute dès l'arrêt de l'utilisation. Il est toutefois rare chez les femmes jeunes en âge de procréer qui utilisent les contraceptifs oraux.
- Un traitement hormonal substitutif (THS) de la ménopause est prescrit pour pallier la diminution du niveau des hormones ovariennes circulantes. Les femmes sous THS présentent un risque augmenté de cancer du sein lorsqu'on les compare aux femmes qui n'en ont jamais bénéficié, et le risque de cancer du sein augmente avec la durée du traitement. Pour les femmes ayant suivi un THS pendant 5 ans ou plus, le risque est augmenté de 26 % à 35 %. Toutefois, le risque attribuable diminue dès l'arrêt du traitement.
- On observe une nette diminution du risque du cancer du sein chez les femmes ayant subi une ablation bilatérale des ovaires avant 40 ans.
- Certaines mutations génétiques sont susceptibles d'augmenter le risque de cancer du sein : deux gènes BRCA1 et BRCA2 semblent les plus impliqués.
- De très nombreuses publications montrent que les œstrogènes stimulent *in vitro* en culture de cellules la prolifération de cellules mammaires cancéreuses ayant des récepteurs aux œstrogènes.
- Les œstrogènes peuvent provoquer des lésions directes de l'ADN par leurs métabolites, c'est-à-dire les produits de leur dégradation.
- La protéine BRCA1, produit de l'expression du gène BRCA1, joue un rôle dans les mécanismes de réparation de l'ADN.

Activité 4 — Le processus métastatique

Question

Analyser ces observations. Que peut-on en déduire quant à la localisation possible des métastases en cas de cancer du sein ?

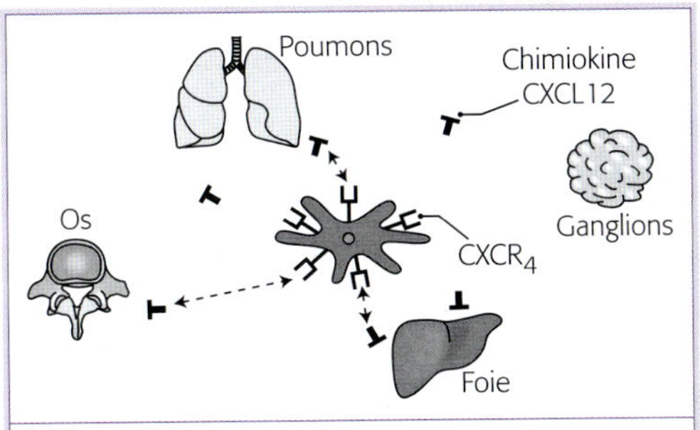

figure 15 **Diffusion métastatique dans le cancer du sein**

Une métastase est une prolifération cancéreuse dans un tissu ou dans un organe éloigné de la tumeur primitive. C'est le produit d'un véritable essaimage par voie sanguine ou lymphatique de cellules cancéreuses issues de la tumeur primitive.

Les cellules du cancer du sein expriment un récepteur membranaire dénommé CXCR4. Certains tissus comme les tissus pulmonaires, osseux ou hépatiques produisent une petite molécule appelée chimiokine. Cette molécule leur est spécifique. Elle est désignée par l'abréviation CXCL12.

Lorsqu'on met en présence cette chimiokine et de nombreux récepteurs membranaires, dont le récepteur CXCR4, on constate que la chimiokine CXCL12 se fixe surtout sur le récepteur CXCR4 (▶ *figure 15*).

Processus tumoral et cancer

Cours

Semblables à d'autres maladies chroniques, les cancers ont plusieurs de leurs causes majeures liées à l'environnement. À la différence des autres pathologies, les altérations des informations génétiques codées par l'ADN sont fondamentales dans leur genèse. Ces altérations se cumulent dans le temps et permettent de franchir les différentes étapes aboutissant à la transformation cellulaire puis à la croissance et à l'invasion tumorales.

Tumeurs bénignes et tumeurs malignes

▶ Le cancer est responsable de 26 % des décès en France. La fréquence des cancers augmente régulièrement en France en même temps que l'espérance de vie de la population. Il est exceptionnel avant 35 ans. Il augmente ensuite régulièrement, ce qui en fait apparemment une maladie du vieillissement.

▶ Pour beaucoup de cancers au-delà de 35 ans, tout se passe comme s'il y avait « usure » des organes soumis à des « irritations » pendant des années. C'est le cas pour l'alcool et le tabac qui sont responsables d'environ 25 % des cancers observés (bronches, ORL, vessie).

Vocabulaire

dysplasie Anomalie du développement d'un tissu ou d'un organe

hyperplasie Augmentation quantitative d'un tissu ou d'une lignée cellulaire

Le processus tumoral est une **dysplasie** caractérisée par une prolifération cellulaire anormale aboutissant à la formation d'une masse cellulaire persistante appelée **néoplasme** (**hyperplasie**).

Cette masse cellulaire peut rester localisée et bien délimitée, fréquemment entourée d'une capsule de tissu conjonctif fibreux : elle constitue alors une **tumeur bénigne**. L'ablation chirurgicale de la tumeur conduit en général à une guérison complète.

La tumeur est dite maligne ou cancéreuse lorsqu'elle envahit les tissus voisins (infiltration) puis les tissus lointains par voie sanguine ou lymphatique. Il se forme alors des **masses cancéreuses secondaires** ou **métastases**.

Plus les métastases se disséminent, plus il est difficile d'éradiquer un cancer. Ce sont ces propriétés invasives et métastasiques qui différencient les cancers des tumeurs bénignes.

tableau 1 **Caractères distinctifs des tumeurs**

Caractères	Tumeurs bénignes	Tumeurs malignes
Aspect macroscopique	Tumeur régulière, bien délimitée, souvent encapsulée.	Tumeur irrégulière.
Aspect microscopique	Cellules bien différenciées analogues à celles des cellules normales du tissu concerné.	Cellules mal différenciées ou indifférenciées de différentes tailles, avec de gros noyaux et des mitoses nombreuses.
Vascularisation	Tumeur plus ou moins vascularisée.	Tumeur, le plus souvent très vascularisée, saignant facilement.
Développement	Vitesse de croissance faible (en général).	Vitesse de croissance élevée. Accroissement théoriquement illimité (mitoses non régulées).
Extension	Extension locale et absence d'envahissement des tissus voisins.	Envahissement des tissus voisins. Extension locale et régionale. Extension à distance par voie sanguine et lymphatique (métastases).
Retentissement sur l'état de santé	Pas de retentissement sur l'état de santé sauf parfois compression d'organes voisins. Certaines tumeurs bénignes peuvent se transformer en cellules malignes.	État de santé plus ou moins atteint selon l'évolution. Complications dues à l'envahissement par la tumeur primitive et les métastases.
Évolution à long terme après traitement	Pronostic excellent (en général, il n'y a pas de récidive après traitement).	Pronostic réservé et risque de récidives d'où surveillance clinique et paraclinique.

Les tumeurs bénignes ou malignes peuvent se développer sur n'importe quel tissu et à n'importe quel âge. Parmi les tumeurs bénignes les plus fréquentes, on peut citer des tumeurs épithéliales comme les polypes ou les adénomes et des tumeurs conjonctives comme les fibromes, les lipomes, les myomes, les ostéomes, les chondromes...

Dans les tumeurs malignes, on peut citer des tumeurs épithéliales appelées épithéliomas ou carcinomes (cancer de l'œsophage, des bronches, du corps de l'utérus) et des tumeurs conjonctives appelées sarcomes (exemples du liposarcome, du myosarcome, de l'ostéosarcome...).

Chez l'enfant, les tumeurs sont plus rares : certaines, très particulières, sont des tumeurs malignes embryonnaires car elles se développent à partir de vestiges de tissu embryonnaire (néphroblastome, rétinoblastome...). D'autres cancers, existant chez l'adulte, sont plus fréquents chez l'enfant comme les leucémies et les hémopathies malignes. On les qualifie de cancers à cellules circulantes par opposition aux autres tumeurs malignes dites solides.

Vocabulaire

racines

adéno Ganglion lymphatique

mélano Noir

onco Grosseur, tumeur

blasto Immature

Vocabulaire

suffixes

ome Tumeur bénigne (exemples : fibrome ou tumeur bénigne formée de tissu conjonctif)

carcinome Tumeur maligne épithéliale (exemple : adénocarcinome)

sarcome Tumeur maligne du tissu conjonctif (exemple : angiosarcome)

Cancérogenèse ou oncogenèse

1. Processus tumoral

On distingue la cancérogenèse et la tumorogenèse.

La cancérogenèse est la transformation d'une cellule normale en cellule ayant acquis les caractéristiques génotypiques et phénotypiques d'une cellule cancéreuse dite **cellule transformée**.

La tumorogenèse correspond au développement et à la dissémination locale de la tumeur, rendue possible par le développement d'une **néoangiogenèse** tumorale et l'acquisition de propriétés invasives avec dissémination dans le sang et la lymphe. Une tumeur bénigne peut parfois évoluer en tumeur maligne par transformation de ses cellules.

Afin d'apporter aux cellules tumorales tout l'oxygène que leur développement accéléré exige, une vascularisation de la tumeur s'impose rapidement. Des vaisseaux se développent à partir de microcapillaires présents mais aussi à partir de cellules souches pluripotentes : c'est la **néoangiogenèse** tumorale. C'est un phénomène capital, qui permet la croissance de la tumeur solide lorsqu'elle dépasse 2 mm de diamètre. La néoangiogenèse se déclenche grâce à des facteurs de croissance (dits angiogéniques) sécrétés par les cellules tumorales en hypoxie (hypoxie résultant de leur croissance rapide).

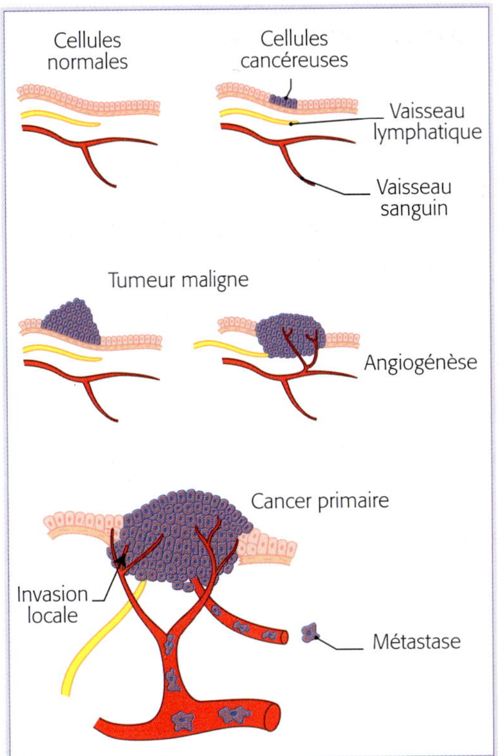

figure 16 **Schéma de la cancérogenèse et de la tumorogenèse**

Les cellules tumorales sécrètent un certain nombre de protéases et activent la synthèse d'autres protéases par le stroma, ce qui aboutit à la dissolution des matrices extracellulaires et de la trame stromale. La migration des cellules tumorales peut alors s'effectuer jusqu'aux néocapillaires et vaisseaux lymphatiques péri-tumoraux.

2. Les cellules cancéreuses

Les cellules cancéreuses présentent des caractéristiques morphologiques et physiologiques qui les différencient des cellules normales dont elles sont issues.

• Elles sont peu différenciées, ce qui les distingue fortement des cellules des tumeurs bénignes, très voisines des cellules du tissu dans lequel elles se forment.

• Les mitoses sont nombreuses et anormales. Elles aboutissent à une augmentation de la taille du noyau par rapport à la taille du cytoplasme, à une grande diversité de la taille de ces noyaux (**anisocaryose**) et de la forme des cellules (**anisocytose**).

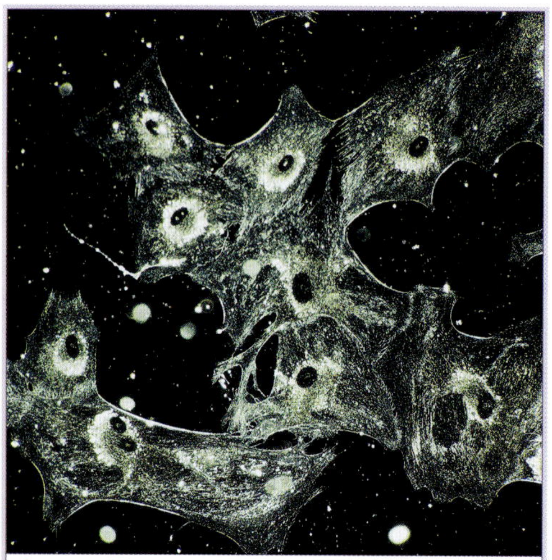

figure 17 **Cellules d'une tumeur du cerveau**

• Les cellules cancéreuses sont anormalement envahissantes : on constate qu'elles sont en particulier dépourvues de molécules d'adhésion comme les cadhérines qui maintiennent les cellules normales en place.

• Au contraire des cellules normales qui meurent si on les déplace, les cellules cancéreuses peuvent survivre et migrer vers d'autres tissus où elles vont se multiplier : elles forment alors des tumeurs secondaires ou métastases.

• *In vitro*, c'est-à-dire en culture, les cellules cancéreuses ont des propriétés physiologiques qui les distinguent des cellules normales :
– les cellules normales arrêtent de se diviser lorsqu'elles arrivent à confluence ; elles forment alors une couche monocellulaire sans chevauchement entre les cellules ; le nombre de divisions est programmé dans le temps (50 divisions pour des fibroblastes de fœtus) ; on constate en particulier que cette division s'arrête lorsque les télomères des extrémités des chromosomes deviennent trop courts ;
– les cellules cancéreuses continuent de se diviser et se superposent en plusieurs couches ; cette division est illimitée dans le temps : on parle d'immortalité cellulaire. À l'état physiologique, il existe un système de sauvegarde qui déclenche le « suicide » ou **apoptose** (mort cellulaire programmée) des cellules endommagées ou en dysfonctionnement. On constate en outre que les cellules cancéreuses réactivent la production de la télomérase qui maintient la longueur des télomères.

Les bases génétiques du cancer

1. Mutations somatiques et mutations germinales

Le cancer est une maladie du génome, le plus souvent déclenché par des altérations génétiques successives sous l'effet d'agents mutagènes ou agents carcinogènes.

Il faut plusieurs mutations pour transformer une cellule normale en cellule cancéreuse. Une période plus ou moins longue est nécessaire pour qu'une lignée cellulaire individuelle accumule un nombre de mutations suffisant pour déclencher un cancer. Le cancer est donc typiquement une maladie du vieillissement.

On constate en outre que la plupart des cellules cancéreuses sont génétiquement instables, avec un taux de mutations augmenté. L'augmentation du taux de mutations est donc l'autre facteur important facilitant le développement du cancer.

Les mutations en cause sont le plus souvent des mutations somatiques, c'est-à-dire des mutations intervenant dans les cellules d'un organisme adulte. Elles sont donc à distinguer des mutations germinales qui sont transmises par les gamètes.

Il a été précisé précédemment que les cancers se caractérisent par une division cellulaire incontrôlée et que leurs fonctions spécialisées sont plus ou moins perdues. Ce sont donc les processus de croissance, de division, de différenciation cellulaires et de résistance à la mort cellulaire programmée (apoptose) qui sont en cause.

▶ Toutes les cellules subissent des mutations génétiques, c'est-à-dire des modifications des gènes ou de l'expression de ces gènes (augmentation ou diminution).

Toutefois, la fréquence des mutations spontanées survenant lors de la réplication de l'ADN (10^{-6} à 10^{-7} par gène et par génération) est insuffisante pour expliquer l'incidence des cancers. L'action d'agents mutagènes exogènes ou endogènes est donc nécessaire.

▶ **Les mutations somatiques** affectent l'exactitude de la réplication de l'ADN, diminuent l'efficacité de la réparation de l'ADN et augmentent la fréquence des cassures chromosomiques et des réarrangements. Pour la grande majorité des individus, les cellules touchées sont capables d'éliminer les séquences d'ADN endommagées, de les réparer et d'éviter ainsi toutes les conséquences.

▶ **Les mutations germinales** sont plus rares que les mutations somatiques et n'affectent que 6 à 8 % des cancers totaux. Elles sont souvent en cause dans les cancers de l'enfant ou de l'adulte jeune. Elles portent sur des gènes suppresseurs (*cf.* ci-après).

2. Les mécanismes moléculaires impliqués dans la cancérogenèse et la tumorogenèse

Deux grands mécanismes moléculaires sont responsables des altérations génétiques à l'origine des cancers : des mutations dans la structure des gènes et des modifications de leur expression (causes dites « génétiques » et causes dites « épigénétiques »).

Causes génétiques

On a pu mettre en évidence plusieurs types de gènes dont les mutations expliquent la genèse des cancers.

- **Oncogènes :** dans certains cas, le gène muté devient hyperactif par rapport au gène normal et la mutation a un effet dominant : il suffit qu'une copie du gène soit mutée pour que le dysfonctionnement correspondant apparaisse ; le gène mutant est appelé oncogène (onco = tumeur) et le gène normal est le **proto-oncogène**. On a ainsi identifié les oncogènes responsables de la leucémie myéloïde chronique et du lymphome de Burkitt.

▶ **Gènes de réparation de l'ADN**
Lors de la réplication de l'ADN, il peut se produire des erreurs au niveau du fonctionnement de l'ADN polymérase ; un certain nombre de gènes fabriquent alors des systèmes de réparation. L'altération constitutionnelle de ces gènes est à l'origine du cancer colorectal familial non associé à une polypose colique (syndrome de Lynch). Il existe également un système de réparation de mutations induites par des carcinogènes environnementaux (UV, carcinogènes chimiques).

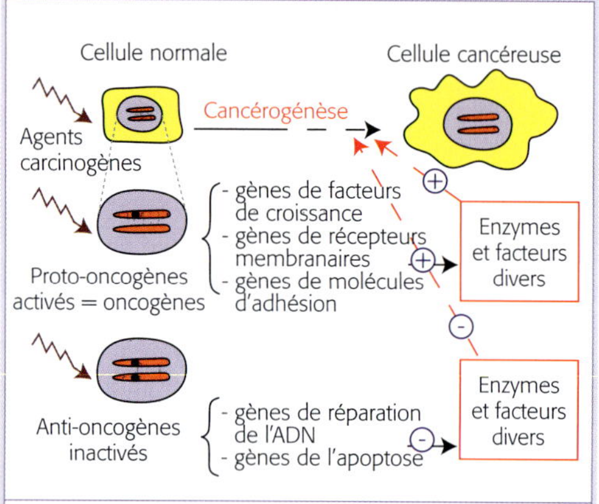

figure 18 **Rôle des oncogènes et des anti-oncogènes dans la cancérogenèse**

▶ **Les séquences d'ADN** codant une fonction cellulaire fondamentale peuvent être rendues silencieuses par hyperméthylation. Il y a alors une perte d'expression.

À l'inverse, le défaut de méthylation de l'ADN peut entraîner une surexpression du gène. Ainsi, dans le cancer du col utérin, on constate des hypométhylations des promoteurs d'oncogènes entraînant leur hyperexpression.

Une hyperméthylation de la région promotrice des gènes suppresseurs BRCA1 et BRCA2 entraînant une sous-expression de ces gènes est un mécanisme important dans les formes somatiques du cancer du sein.

On connaît actuellement beaucoup d'oncogènes correspondant aux nombreux dysfonctionnements des cellules cancéreuses. Certains de ces gènes codent des facteurs de croissance ou des récepteurs membranaires ou des composants des voies de signalisation cellulaire normalement activés par un facteur de croissance (exemple du gène ras). D'autres enfin codent des molécules d'adhésion comme les cadhérines.

Les mécanismes d'activation des oncogènes sont multiples : ainsi l'intégration d'un ADN viral au niveau d'un gène régulateur (exemple du virus de l'hépatite B), une mutation ponctuelle, une délétion...

- **Antioncogènes** : dans d'autres cas, les mutations portent sur des « gènes suppresseurs de tumeur » ou **antioncogènes**. Il en existe deux types.

– Les gènes qui maintiennent l'intégrité du génome (*Care Takers*) : ils codent des protéines impliquées dans le remplacement de l'ADN endommagé ou dans la correction des erreurs de la réplication de l'ADN ou dans le maintien de la longueur des télomères.
– Les gènes qui régulent les fonctions cellulaires (*Gate Keepers*) : ils empêchent le développement des cellules potentiellement cancéreuses en bloquant leur prolifération ou en induisant l'apoptose.

Les tumeurs observées dans ce type de mutations ont le plus souvent un caractère héréditaire. Il s'agit alors d'une transmission récessive. Lorsqu'un individu a hérité d'une telle mutation dans un gène suppresseur de tumeur, il ne développe pas obligatoirement un cancer car un seul allèle du gène normal suffit pour le bon fonctionnement de la cellule. Les tumeurs ne s'expriment que si les individus sont homozygotes pour le gène muté.

Chez un individu normal, il faut deux mutations sur le gène (une par allèle) pour que la perte de fonction soit effective. Chez un individu porteur déjà d'une mutation dans un allèle, une seule mutation (sur l'autre allèle) suffit, et la maladie se produit alors avec une plus grande fréquence et en moyenne chez des individus plus jeunes. On a ainsi identifié l'antioncogène dont l'inactivation entraîne le rétinoblastome (cancer humain rare qui se forme dans la rétine).

Causes épigénétiques

Elles correspondent à des modifications de l'expression génomique entraînant soit une surexpression des gènes soit une sous-expression.

L'épigénétique est donc l'étude des caractères qui affectent l'expression des gènes sans modifier la séquence de leurs nucléotides. Ces caractères sont donc « héritables » au cours des divisions cellulaires. Ils sont en général réversibles, c'est-à-dire « reprogrammables ». Les changements dus à cette modification de l'expression des gènes peuvent se produire spontanément en réponse à des stimulations environnementales. Ils expliquent par exemple l'ensemble des différences physiques et biologiques qui apparaissent chez des vrais jumeaux vivant et se nourrissant dans des environnements différents.

3. Cancers à caractère familial et cancers sporadiques

La prédisposition héréditaire au cancer a été décrite depuis longtemps grâce à l'observation de familles présentant une fréquence élevée de cancers spécifiques sur plusieurs générations. L'étude moléculaire des génomes a mis en évidence la transmission héréditaire d'allèles pathologiques concernant des gènes suppresseurs.

▶ On peut citer les formes familiales du rétinoblastome (gène Rb en 13q14) mais aussi les formes familiales de polypose colique. On peut également signaler les formes familiales de cancers du sein et de l'ovaire dont les gènes en cause sont BRCA1 et BCRA2 ou les cancers du côlon héréditaires non polyposiques (HNPCC).

Les gènes BRCA1 et BRCA2 codent des protéines impliquées physiologiquement dans la réparation des lésions de l'ADN. Bien que BRCA1 et BRCA2 aient une expression ubiquitaire, le risque tumoral résultant de l'inactivation complète de l'une ou l'autre de ces protéines est principalement mammaire et dans une moindre mesure ovarien. Cette spécificité d'action s'explique par le rôle des œstrogènes qui, par un effet mutagène direct (les produits du métabolisme des œstrogènes peuvent provoquer des lésions de l'ADN) et un effet prolifératif indirect (la multiplication des divisions cellulaires augmente le risque d'erreurs lors des réplications), favorisent l'émergence du processus tumoral.

La différence entre cancer dit « héréditaire » et cancer sporadique tient au fait que, dans les cancers familiaux, la mutation germinale affectant un gène suppresseur est transmise héréditairement et elle constitue une première étape qui pourra être suivie d'une ou plusieurs altérations génétiques (mutations somatiques tardives) liées à des facteurs de risque. Ainsi, pour le cancer du sein, sur le plan héréditaire, il peut y avoir transmission d'une mutation de BRCA1 ou BRCA2. Les mutations somatiques tardives peuvent être des hyperméthylations de gènes ou des surexpressions de facteurs de croissance.

Facteurs cancérigènes et prévention

Une cellule normale doit ainsi subir un certain nombre de modifications successives pour être transformée en cellule tumorale. La transformation tumorale peut être provoquée par des agents cancérogènes ou carcinogènes soit exogènes, c'est-à-dire en provenance de l'environnement, soit endogènes, c'est-à-dire inhérents à l'organisme lui-même.

Une relation entre carcinogenèse et mutagenèse est certaine pour trois catégories d'agents exogènes : les carcinogènes chimiques, les agents physiques comme les rayonnements ionisants et les virus.

1. Les facteurs carcinogènes exogènes

Différents agents chimiques, physiques, infectieux et nutritionnels sont associés à des cancers précis.

Facteurs cancérigènes	Localisations cancéreuses correspondantes les plus fréquentes des cancers	Facteurs cancérigènes	Localisations cancéreuses correspondantes les plus fréquentes des cancers
Agents chimiques		**Agents physiques**	
Goudrons de houille	Epithéliomas cutanés	Rayons ultra-violets	Cancers de la peau
Fumée de cigarette	Cancers bronchiques	Rayons X (ionisants)	Cancers de la peau, cancers des organes hématopoïétiques
Tabac et alcool	Cancers des voies aéro-digestives supérieures, cancers de la vessie, du sein, cancers du foie, du côlon, du rectum	Radioactivité	Cancers des organes hématopoïétiques Cancer de la thyroïde
Amiante	Cancers du poumon, de la plèvre (mésothéliums) et du péritoine	**Facteurs nutritionnels**	
Dérivés du benzène	Leucémies	Apports énergétiques, lipidiques, protidiques excessifs et alimentation trop pauvre en fibres végétales	Cancers du côlon et du rectum
Hydrocarbures polycycliques aromatiques, produits de combustion, bitume	Cancers du larynx, du poumon, de la vessie	Obésité et surpoids	Cancers du sein après la ménopause et cancers du côlon-rectum
Amines aromatiques (teintures)	Cancers de la vessie	Colorants	Cancer de la vessie
Chrome, nickel	Cancers du nez et des sinus, cancer du poumon		
Sciure de bois	Cancers du nez, des sinus		
Agents infectieux			
Papillomavirus (virus à ADN)	Cancers du col de l'utérus et de l'oropharynx		
Virus de l'hépatite B et virus de l'hépatite C	Cancers du foie		
Virus d'Epstein-Barr (virus à ADN du groupe herpès)	Lymphomes hodgkiniens		
HTLV1 (rétrovirus)	Lymphome T		
VIH ou virus du Sida (rétrovirus)	Sarcome de Kaposi		
Helicobacter pylori (bactérie)	Cancers de l'estomac		

▶ **Prévention des cancers**

On distingue trois types de prévention.

– La prévention primaire qui a pour objectif la suppression des causes des cancers.

– La prévention secondaire dont le but est le dépistage et le traitement des états précancéreux.

– La prévention tertiaire dont l'enjeu est de dépister et de traiter les cancers à un stade localisé et asymptomatique.

La prévention secondaire et la prévention tertiaire constituent le dépistage et seront étudiées ultérieurement.

La prévention primaire consiste à soustraire l'individu aux facteurs cancérigènes identifiés (essentiellement des substances chimiques, les radiations ionisantes et certains virus).

2. Les facteurs carcinogènes endogènes

– Les facteurs génétiques ont été étudiés précédemment : ils expliquent le caractère familial de certains cancers comme ceux du sein, de l'utérus et du rectum.

– Le rôle des facteurs endocriniens a également été signalé comme, par exemple, l'effet des œstrogènes dans le cancer du sein.

– Les facteurs immunitaires sont également fondamentaux : ainsi, l'affaiblissement des réactions immunitaires lié à l'âge, à un état pathologique (immuno-dépression lors du sida par exemple), à la sensibilité des individus vis-à-vis du stress sont des facteurs favorisant le développement de cancers.

Les stratégies de prévention sont liées au type d'exposition qui peut être professionnel, médical ou général.

Les facteurs de l'environnement sont essentiellement des facteurs de pollution : industrielles, automobiles, alimentaires (ingrédients cancérigènes)…	Les facteurs comportementaux correspondent à des habitudes ou des dépendances comme le tabac et l'alcool ou encore à certaines pratiques sexuelles à l'origine de certaines maladies sexuellement transmissibles constituant des facteurs de risque (hépatites B et C, VIH, Herpès virus, Papilloma virus…). Les facteurs comportementaux peuvent aussi concerner l'alimentation : ainsi la consommation de fibres diminue le risque de cancer colorectal. L'hyperexposition solaire constitue un facteur étiologique majeur du mélanome malin.
La prévention est collective et institutionnelle	La prévention en matière de risque comportemental s'appuie essentiellement sur l'information. Pour certains facteurs, des mesures ciblées peuvent accompagner l'effort éducatif : traitement de l'obésité, vaccination contre l'hépatite B, rapports sexuels protégés…

▶ **Exposition professionnelle :** la liste des cancers professionnels est fixée par la loi et les décrets d'application. Cette prévention doit être doublée d'une surveillance médicale régulière.

▶ **Exposition médicale :** certains traitements médicaux sont cancérigènes (radiations ionisantes, œstrogènes, certains immunosuppresseurs…). Ces traitements ne doivent alors être mis en œuvre que lorsque l'effet thérapeutique attendu est supérieur aux risques encourus.

▶ **Exposition générale :** elle comprend des facteurs de l'environnement et des facteurs comportementaux.

▶ **Prévention primaire du cancer du col de l'utérus : des vaccins contre le Papillomavirus (ou HPV : Human Papilloma virus).**

90 % des cancers du col de l'utérus sont associés au Papillomavirus, virus à ADN dont plus de 70 types ont été identifiés. Certains types donnent uniquement des lésions bénignes (condylomes ou verrues génitales). D'autres types dits oncogènes favorisent le développement de lésions précancéreuses (les types 16 et 18 sont responsables de 70 % des cancers du col de l'utérus). Un vaccin prophylactique a récemment été mis au point et commercialisé : il est composé de protéines de structure du virus (produites par génie génétique) fortement immunogènes. Administrées par injection intramusculaire, ces protéines antigéniques induisent la production par l'organisme d'anticorps neutralisants anti-HPV. On parle parfois de « vaccin contre le cancer du col de l'utérus ».

▶ **Exemples de cancers professionnels reconnus en France**

– Cancer de la peau ou épithélioma provoqué par l'arsenic et ses dérivés, par les goudrons, par les huiles anthracéniques, les suies de combustion du charbon…
– Sarcome de l'os résultant de l'exposition aux rayonnements ionisants.
– Cancer de l'ethmoïde dû au bois et au nickel.
– Cancer de la plèvre ou du péricarde ou du péritoine dus à l'amiante.

Dépistage et diagnostic

1. Généralités cliniques

• Les signes cliniques sont très variables selon la localisation et trois signes sont particulièrement suspects : l'hémorragie, les troubles fonctionnels récents persistant au-delà de 2 à 3 semaines, l'apparition d'une tuméfaction.

• Le diagnostic précoce

– Il est d'abord fondé sur des arguments locaux : une ulcération, avec ou sans bourgeonnement, est suspecte lorsqu'elle s'accompagne d'une infiltration. En imagerie, l'infiltration se manifeste par des « lacunes » ou des opacités à contours irréguliers.
– Les arguments liés au contexte tiennent compte de l'âge, d'une éventuelle intoxication alcoolique et tabagique, d'un contexte familial, d'une pathologie prédisposante (antécédents de polypes coliques pour les cancers du côlon et du rectum).
– Les arguments biologiques sont peu révélateurs à ce stade : les marqueurs tumoraux (cf. ci-après) ne sont élevés que lorsque les tumeurs sont importantes (sauf pour le PSA dans le cas du cancer de la prostate, l'AFP et la βHCG dans le cancer du testicule, la calcitonine dans le cancer médullaire de la thyroïde).

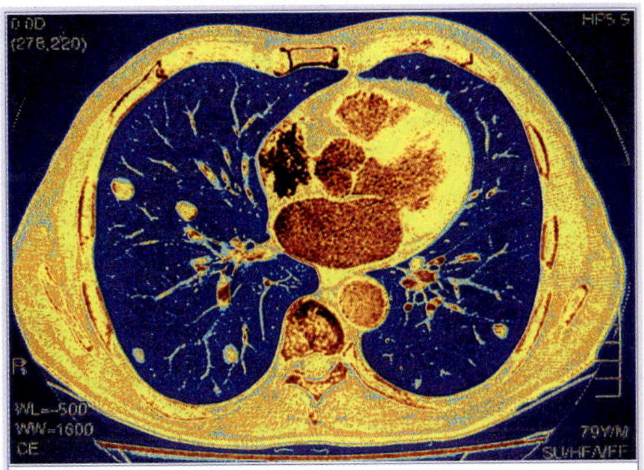

figure 19 **Métastase pulmonaire (scanner thoracique en coupe axiale)**

▶ Classification TNM

Volume de la tumeur : T1 (tumeur de taille égale ou inférieure à 2 cm), T2 (tumeur de taille comprise entre 2 et 5 cm), T3 (tumeur de taille supérieure à 5 cm), T4 (tumeur avec extension à la paroi thoracique ou à la peau ou tumeur inflammatoire).

Envahissement ganglionnaire : N0 (pas d'adénopathie axillaire), N1, N2a, N2b, N3a, N3b, N3c (adénopathies de gravité croissante).

Métastases : existence (M1) ou non (M0) de métastases.

On peut regrouper les cas en 4 stades :
Stade I : T1N0M0 ou T2N0M0
Stade II : T3N0M0, T4N0M0
Stade III : Quel que soit T : N1, N2 ou N3, M0
Stade IV : Quels que soient T ou N : M1

▶ Les marqueurs tumoraux

Ce sont des antigènes caractéristiques des tumeurs. Il en existe deux types :
– les antigènes de transplantation spécifiques des tumeurs ou TSTA ;
– les antigènes de transplantation associés aux tumeurs ou TATA.

Les TSTA sont spécifiques des cellules tumorales et n'apparaissent pas à la surface des cellules normales de l'organisme. Ce sont souvent des protéines cellulaires modifiées par mutations.

La majorité des antigènes tumoraux sont des TATA : ces antigènes ne sont pas spécifiques des cellules tumorales ; ils sont présents sur les cellules normales mais à un taux très faible. L'augmentation de ce taux témoigne donc d'une multiplication intensive des cellules correspondantes.

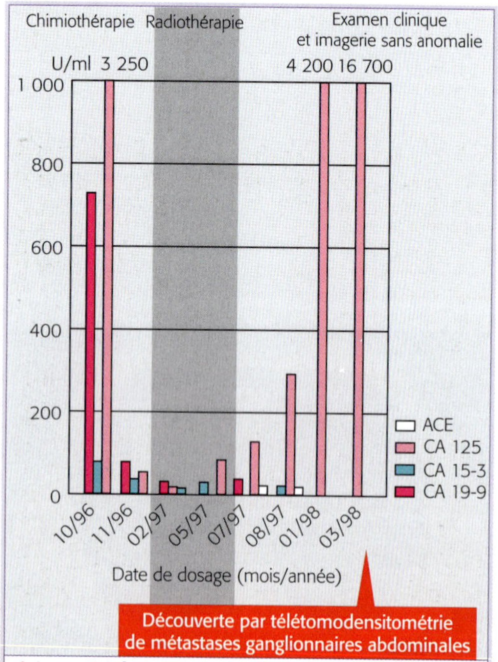

figure 20 **Évolution des marqueurs tumoraux chez une malade traitée pour un cancer du sein**

• Les arguments de certitude : ils sont histologiques ou cytologiques à la suite de biopsies au bistouri, à l'aiguille ou de ponctions.

• Le bilan d'extension : en cas de certitude, un bilan très précis doit être réalisé pour apprécier l'extension tumorale. Cette extension peut être locorégionale au niveau des organes voisins et des ganglions lymphatiques proches du foyer tumoral. Elle peut être étendue et elle implique la recherche de métastases au niveau du foie, des os, des poumons, du cerveau. Ce bilan d'extension est établi par les observations cliniques, l'imagerie, l'endoscopie et les constatations chirurgicales.
Une classification permet de décrire l'étendue du processus cancéreux : cette classification (TNM) prend en compte le volume de la tumeur et de l'infiltration des tissus voisins par celle-ci (T), l'envahissement ganglionnaire (N) et les métastases (M).
Des examens biologiques et des explorations fonctionnelles renseignent sur l'état général du malade (bilan de l'hémostase, bilan hépatique, explorations des fonctions rénale et respiratoire).

• Les récidives et les métastases de certains cancers : elles sont détectées précocement par le dosage d'hormones, d'enzymes et de marqueurs tumoraux comme l'antigène carcino-embryonnaire (ACE), l'alpha-foetoprotéine (AFP), l'antigène spécifique de la prostate (PSA), les antigènes CA 125, CA 15-3, CA 19-9. La figure 20 en illustre tout l'intérêt.

2. Les examens anatomo-pathologiques

Sauf circonstances rares, le diagnostic du cancer est un diagnostic histologique. Le traitement d'un cancer ne se discute et ne se déclenche qu'après l'étude histologique des cellules tumorales.

Le sang et les liquides biologiques sont prélevés par ponction. Les exsudats (exsudat rhinopharyngé, exsudat vaginal…) sont recueillis au moyen de spatules ou d'écouvillons stériles. Des fragments d'organes ou de tissus « solides » sont « carottés » à l'aide d'aiguilles adaptées (biopsies). Ces biopsies sont réalisées soit lors d'une endoscopie ou d'un examen d'imagerie diagnostique soit au cours d'une intervention chirurgicale (biopsie extemporanée) soit sur la pièce opératoire après exérèse.

Dans les sécrétions, on peut identifier des cellules isolées et il suffit de faire un frottis avec ces sécrétions. Lorsqu'on travaille sur un organe ou un prélèvement de cet organe, il faut pratiquer alors une coupe histologique.

3. L'imagerie diagnostique

Les techniques d'imagerie médicale jouent un grand rôle dans le bilan d'extension. Elles ne jouent souvent qu'un rôle d'orientation dans le diagnostic de la maladie.

L'imagerie médicale utilisant les rayons X : elle comprend elle-même la radiologie conventionnelle avec ou sans produits de contraste et la télétomodensitométrie ou scanographie (▶ *Manuel de 1re, chapitres 5 et 6*).

La mammographie est une technique de radiographie conventionnelle ayant pour but de déceler des anomalies au niveau des seins de la femme. Le mammographe est un appareil qui se compose d'un tube à rayons X et d'un système de compression du sein. La compression permet l'étalement du tissu mammaire et donc une meilleure observation. Elle permet également de réduire la dose de rayons X. Ce test a largement prouvé son efficacité : le dépistage organisé a permis de réduire la mortalité par cancer du sein d'environ 30 % chez les femmes de 50 à 69 ans.

L'échographie : c'est une technique d'imagerie utilisant les ultrasons. Elle ne présente donc aucun danger mais elle a une sensibilité inférieure à celle de la mammographie. Elle est parfois utilisée en complément de cette dernière.

L'imagerie par résonance magnétique (IRM) : l'IRM est une technique d'imagerie qui utilise les champs magnétiques pour obtenir, en fonction de la composition chimique des tissus étudiés, des images anatomiques et fonctionnelles de grande résolution dans les trois plans de l'espace (▶ *Manuel de 1re, chapitre 6*). La grande précision des images obtenues évite ainsi le recours aux biopsies particulièrement risquées pour certains tissus comme le système nerveux. L'IRM est donc une technique tout à fait indiquée dans le dépistage des tumeurs cérébrales.

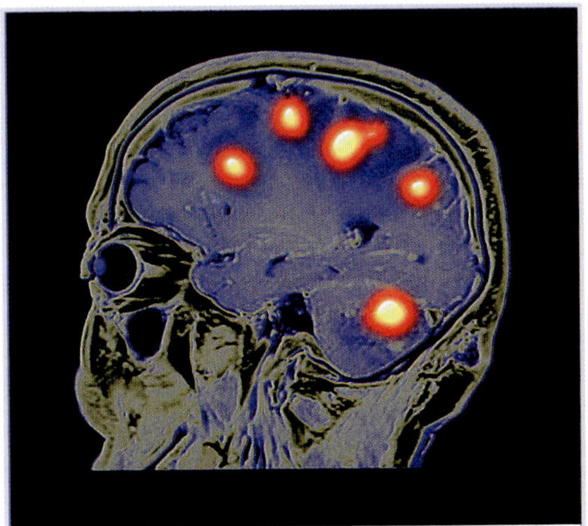

▶ Les tumeurs sont les taches jaunes entourées d'un halo rouge.

figure 24 **Tumeurs cérébrales détectées par IRM**

▶ **Macrobiopsies :** une anesthésie locale est nécessaire. Plusieurs « carottes » sont prélevées et le total de ces prélèvements représente 1 à 2 cm^3 et dure 3 à 10 minutes.

▶ **Microbiopsies :** une petite anesthésie locale est possible. Une seule carotte peut être suffisante (cancer du sein).

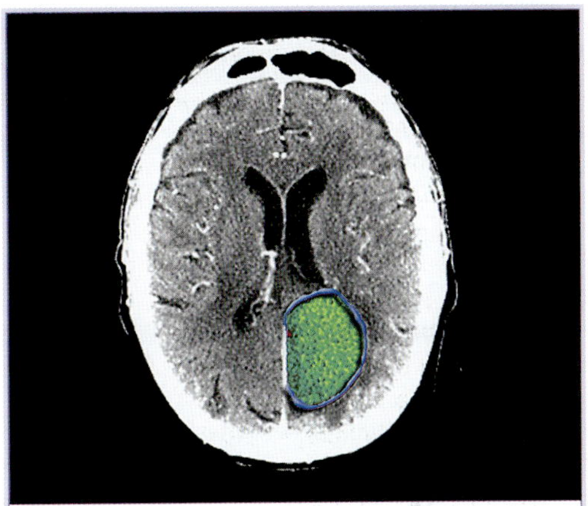

figure 21 **Tumeur cérébrale identifiée au scanner (la tumeur est colorée en vert)**

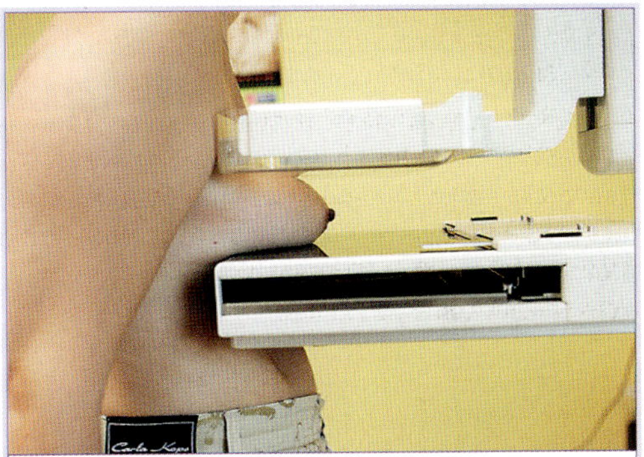

figure 22 **Technique de la mammographie**

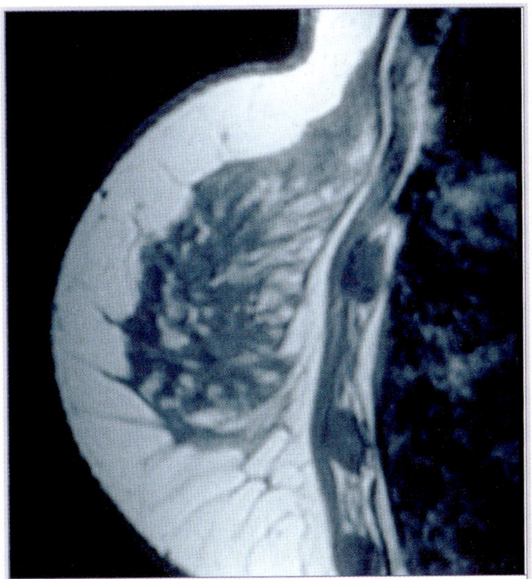

figure 23 **Mammographie montrant une énorme tumeur**

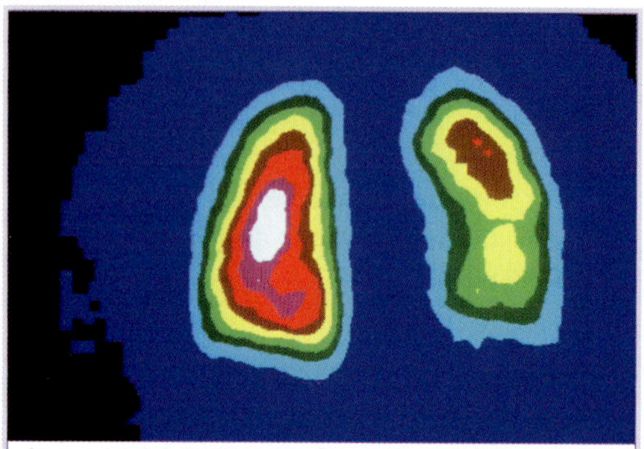

figure 25 **Scintigraphie montrant un cancer du poumon gauche (traceur utilisé : technétium)**

La scintigraphie : c'est une technique d'imagerie médicale qui relève de la médecine nucléaire. Des molécules marquées par des radioéléments sont introduites dans l'organisme. L'émission du radioélément permet d'obtenir une image fonctionnelle. Les traceurs radioactifs utilisés sont divers : iode radioactif (Iode 123), technétium... On peut mettre en évidence une tumeur en utilisant des anticorps monoclonaux marqués, spécifiques des antigènes tumoraux.

Traitements

▶ Plusieurs méthodes de traitement sont possibles : chirurgie, radiothérapie, chimiothérapie, hormonothérapie, immunothérapie… L'association de plusieurs méthodes de traitement est souvent indispensable. Les progrès accomplis en cancérologie ces dernières années sont surtout dus à la pluridisciplinarité des décisions et des traitements.

1. La chirurgie

Elle est employée dans le traitement de la plupart des cancers : utérus, côlon, sein, poumon, thyroïde, larynx... Elle peut avoir une visée curatrice grâce à une exérèse partielle ou totale ou élargie d'un organe et de ses territoires ganglionnaires. Les limites de cette exérèse dépendent des conditions anatomiques (respect des organes vitaux), des risques de séquelles fonctionnelles, de l'état général du patient et du risque opératoire.

Lorsque la tumeur est inextirpable dans sa totalité, la chirurgie a simplement un objectif de réduction tumorale. Il faut alors que la « maladie résiduelle » soit traitée par une autre technique.

La chirurgie palliative a pour but d'assurer le confort du patient à défaut d'allonger sa survie (stomies ou dérivations diverses).

La chirurgie plastique réparatrice et reconstructive s'adresse à des patients demandeurs. Ainsi, on peut reconstruire un sein après son ablation totale (mammectomie ou mastectomie).

Vocabulaire

iatrogène Qui est engendré par la thérapeutique

aplasie Arrêt du développement d'un tissu ou d'un organe

2. La radiothérapie

La radiothérapie utilise différents types de rayonnements ionisants qui détruisent les cellules cancéreuses en endommageant leur ADN. Elle est utilisée dans le traitement de deux tiers des cancers. Une radiothérapie a pour but de délivrer une dose suffisante au volume cible tout en épargnant les organes voisins. La dose absorbée est exprimée en grays (1 Gy = 1 J/kg de matière). Les doses nécessaires au contrôle de la maladie sont de 30-45 Gy pour un lymphome, 65-75 pour un carcinome et 70-80 pour un sarcome.

▶ **Autres méthodes thérapeutiques**

L'hormonothérapie permet de traiter les cancers hormonosensibles (emploi des androgènes ou des œstrogènes).

L'immunothérapie a pour but de stimuler les défenses de l'organisme afin de faciliter le rejet des cellules cancéreuses (utilisation d'interféron et de cytokines).

La greffe de moelle osseuse : autogreffes de moelle pour les patients atteints de cancers métastatiques ou de myélomes résistants aux autres traitements ou allogreffes réalisées chez des malades atteints de leucémies aiguës ou chroniques en première rémission ou chez des malades ayant une aplasie médullaire (▶ *chapitre 24*).

L'irradiation entraîne dans les tissus sains des effets iatrogènes comme des radiodermites aiguës marquées par un érythème, une desquamation et une épilation, une hypoplasie médullaire. Ces effets sont réversibles en quelques semaines mais des réactions tardives et peu réversibles peuvent également se manifester : radiodermite chronique, néphrite chronique, fibrose pulmonaire, péricardite...

tableau 2 **Méthodes de radiothérapie**

Méthode	Principe des techniques utilisées	Exemples d'utilisation
Téléradiothérapie ou radiothérapie transcutanée	Appareils de radiothérapie superficielle utilisant des tubes à rayons X : émission de photons X à faible énergie donc peu pénétrants	– Traitement cancers cutanés
	Accélérateurs linéaires produisant des électrons ou des photons X de grande énergie donc pénétrants (les électrons ont des propriétés balistiques intéressantes)	– Photons X : traitement des tumeurs profondes situées dans le thorax, le pelvis ou l'abdomen – Électrons : irradiation des tumeurs superficielles placées devant un organe critique
	Cyclotrons : machines complexes produisant des particules lourdes (neutrons ou protons)	– Neutrons : traitement de tumeurs mal oxygénées : parotide, sarcomes des parties molles – Protons : traitement des mélanomes...
Curiethérapie	Implantation de tubes de césium 137 (longue période de 30 ans qui permet une utilisation prolongée) ou d'aiguilles d'iridium 192 (période courte de 74 jours) dans la tumeur	– Césium 137 : utilisé en gynécologie – Iridium : peau, ORL, sein...
Radiothérapie métabolique	Administration d'un radioélément ayant une affinité pour un organe	Cancer de la thyroïde (iode radioactif)

3. Chimiothérapie anticancéreuse

La plupart des agents chimiques anticancéreux sont des médicaments cytotoxiques. Certains inhibent des enzymes nécessaires à la synthèse de l'ADN et interviennent durant la phase S. C'est le cas des antimétabolites et des anthracyclines. D'autres, comme les poisons du fuseau, bloquent la cellule en phase M. Les agents alkylants agissent durant l'ensemble des phases du cycle. Toutes ces molécules ne sont pas spécifiques de la cellule cancéreuse mais leur activité est liée à une différence de cinétique de croissance cellulaire entre les cellules cancéreuses et les cellules normales. Les cellules cancéreuses se multiplient rapidement et sont donc sensibles aux médicaments cytotoxiques.

Comme ces médicaments agissent aussi sur les cellules normales, les chimiothérapies entraînent des effets secondaires désagréables : nausées, vomissements, alopécie.

Des résistances à la chimiothérapie sont observées en pratique clinique : certaines tumeurs se révèlent d'emblée résistantes aux chimiothérapies (mélanome, nombreux sarcomes...) ; dans d'autres cas, après une période initiale de grande sensibilité, s'installe une résistance acquise (exemples de cancers du sein et de l'ovaire).

▶ **Méthodes en développement**

– Les inhibiteurs de récepteurs membranaires (récepteurs à l'EGF) comme des anticorps monoclonaux ou de petits peptides.

– Les inhibiteurs de métalloprotéases, enzymes impliquées dans l'une des étapes fondamentales de la colonisation par les métastases : l'invasion.

– Les inhibiteurs de l'angiogenèse (voir activité 1).

Entraînement au Bac 6

Cellules, chromosomes et gènes

1. La mucoviscidose : manifestations digestives et génétiques
(Sujet Métropole, juin 2009)

Monsieur et madame X. ont une fille Zoé, âgée de 6 ans, atteinte de mucoviscidose.
La mucoviscidose est une maladie génétique qui affecte, en France, un nouveau-né sur 3 000 naissances. Elle est caractérisée par la production d'un mucus très visqueux sécrété par les glandes exocrines des muqueuses bronchiques, digestives et génitales.

Manifestations digestives de la mucoviscidose

• Anatomie de l'appareil digestif

Zoé montre un léger retard staturo-pondéral. Son appétit est normal mais elle présente des diarrhées chroniques graisseuses.
Les sécrétions pancréatiques du pancréas exocrine étant trop épaisses, les canaux pancréatiques se bouchent.

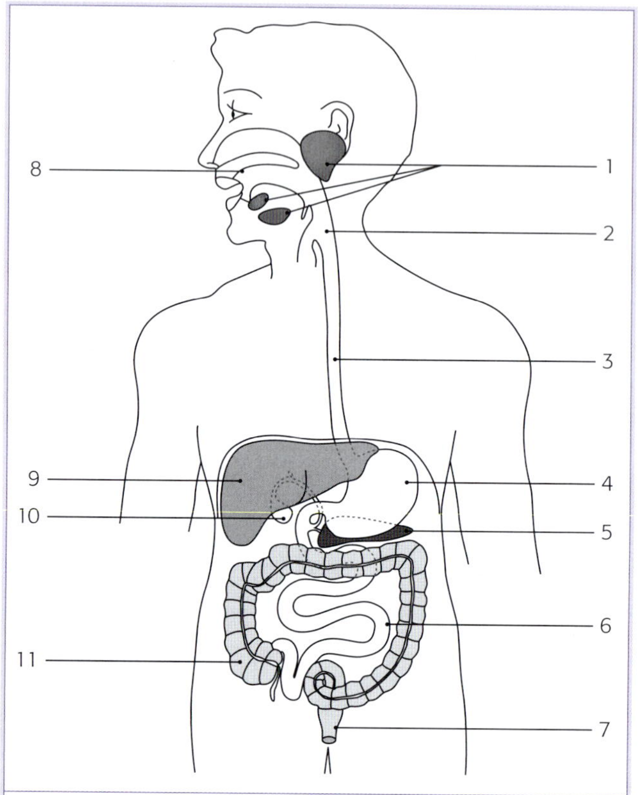

document 1 **Anatomie de l'appareil digestif**

1 Le **document 1** représente l'anatomie de l'appareil digestif et le **document 2** un schéma de certaines glandes annexes de l'appareil digestif. Légender ces schémas. Pour les légendes du **document 1**, souligner les noms des organes constituant le tube digestif.

2 D'après le **document 2**, indiquer où se déverse le suc pancréatique.

• Étude du rôle du pancréas dans la digestion des aliments

3 Le suc pancréatique contient de l'eau, des ions, du mucus et de nombreuses enzymes, parmi lesquelles des protéases, peptidases, lipases et amylases, capables de dégrader les biomolécules alimentaires.
Indiquer l'action de chacune de ces enzymes sur les biomolécules alimentaires.

4 Expliquer comment l'obstruction des canaux pancréatiques peut être à l'origine d'émission de selles trop riches en lipides (stéatorrhées) et à l'origine du retard staturo-pondéral de Zoé.

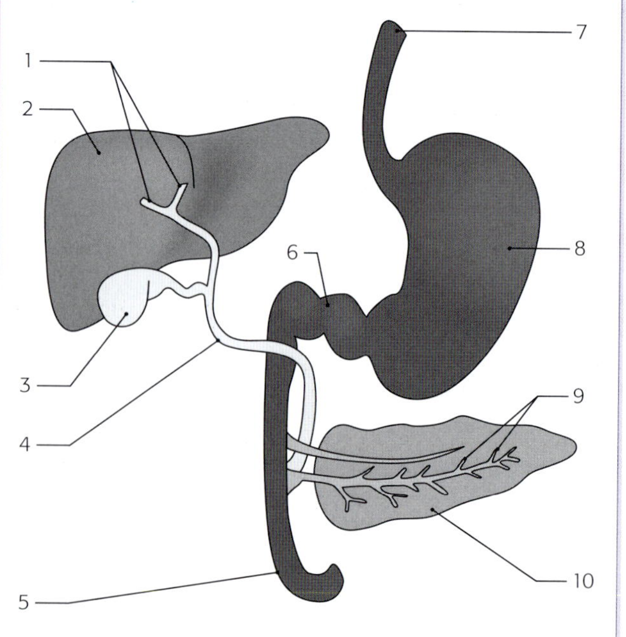

document 2 **Certaines glandes annexes de l'appareil digestif**

Une mutation génétique à l'origine de la mucoviscidose

La mucoviscidose est due à la **mutation** du **gène** cftr. Le **locus** de ce gène se trouve sur le bras long du chromosome 7. Ce gène code pour une **protéine** de 1 480 acides aminés : la protéine CFTR, qui intervient dans la régulation du transport des ions chlorure à travers la membrane des cellules. La mutation de ce gène entraîne une altération de la structure et de la fonction de la protéine CFTR à l'origine de la mucoviscidose.

• Étude du gène cftr

5 Définir les quatre termes **en gras**.

6 Les **documents 3 et 4** sont respectivement des schémas de la structure tridimensionnelle et de la structure plane de l'ADN.

Indiquer le nom des molécules constitutives de l'ADN numérotées de 1 à 4 (un même numéro correspond à une même légende sur les **documents 3 et 4**).

7 En 1950, le biologiste Chargaff détermine la composition en bases azotées de l'ADN de certains organismes. Les résultats (exprimés en pourcentage) sont consignés dans le tableau ci-dessous.

Organisme	Bases azotées de l'ADN			
	Adénine	Guanine	Cytosine	Thymine
Levure	31,3	18,7	17,1	32,9
Blé	27,3	22,7	22,8	27,1
Homme	30,9	19,9	19,8	29,4

Commenter ce tableau. En déduire la relation universelle qui existe entre les bases azotées de l'ADN, quel que soit l'organisme.

8 À l'aide des **documents 3 et 4** et de la réponse 7, énoncer les principales caractéristiques structurales de l'ADN.

• Du gène à la protéine

9 La synthèse d'une protéine se déroule en deux étapes : la transcription et la traduction.
Le schéma du **document 5** représente une des étapes de l'expression de l'information génétique. Indiquer le nom des molécules 1, 2 et 6, de la structure 4 et des ensembles moléculaires 3 et 5.

10 À l'aide de vos connaissances et du **document 6**, déterminer le nom des trois bases azotées de l'ensemble 8 et le nom de la molécule 7. Justifier.

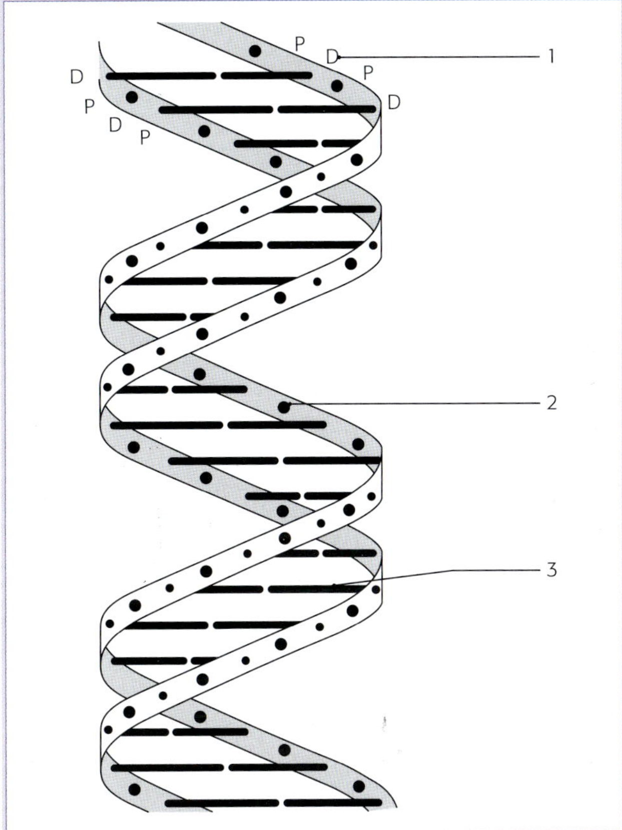

document 3 **Structure tridimentionnelle de l'ADN**

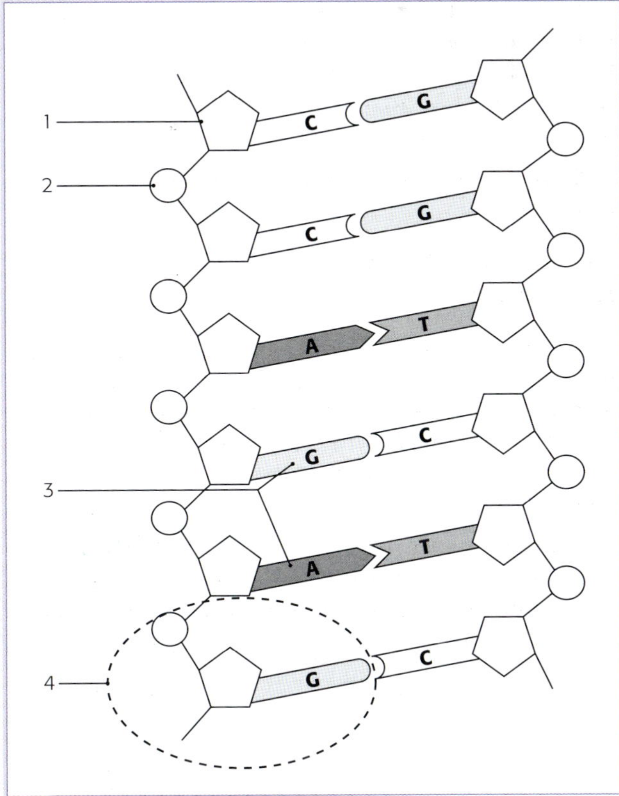

document 4 **Structure plane de l'ADN**

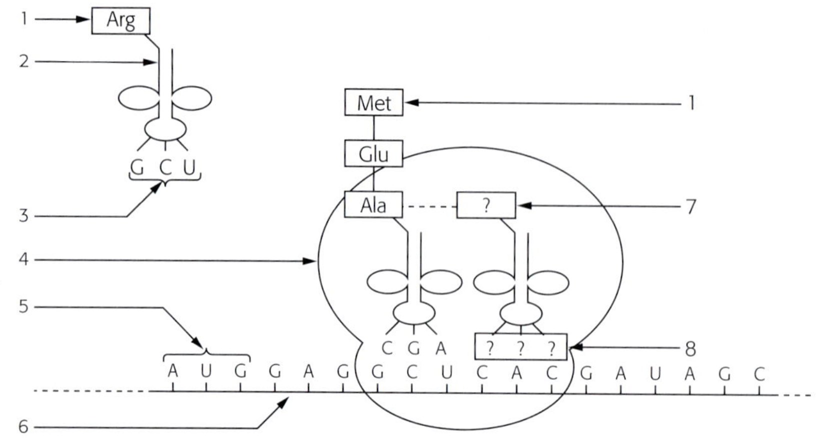

document 5 **Une des étapes de l'expression de l'information génétique**

Première lettre	Deuxième lettre : U		C		A		G		Troisième lettre
U	UUU	Phe	UCU	Ser	UAU	Tyr	UGU	Cys	U
U	UUC	Phe	UCC	Ser	UAC	Tyr	UGC	Cys	C
U	UUA	Leu	UCA	Ser	UAA	Stop	UGA	Stop	A
U	UUG	Leu	UCG	Ser	UAG	Stop	UGG	Trp	G
C	CUU	Leu	CCU	Pro	CAU	His	CGU	Arg	U
C	CUC	Leu	CCC	Pro	CAC	His	CGC	Arg	C
C	CUA	Leu	CCA	Pro	CAA	Gln	CGA	Arg	A
C	CUG	Leu	CCG	Pro	CAG	Gln	CGG	Arg	G
A	AUU	Ile	ACU	Thr	AAU	Asn	AGU	Ser	U
A	AUC	Ile	ACC	Thr	AAC	Asn	AGC	Ser	C
A	AUA	Ile	ACA	Thr	AAA	Lys	AGA	Arg	A
A	AUG	Met	ACG	Thr	AAG	Lys	AGG	Arg	G
G	GUU	Val	GCU	Ala	GAU	Asp	GGU	Gly	U
G	GUC	Val	GCC	Ala	GAC	Asp	GGC	Gly	C
G	GUA	Val	GCA	Ala	GAA	Glu	GGA	Gly	A
G	GUG	Val	GCG	Ala	GAG	Glu	GGG	Gly	G

document 6 **Le code génétique**

• **Du gène cftr muté à la protéine CFTR anormale**

La mutation la plus fréquente est la mutation Delta F508 (ΔF508) qui consiste en une **délétion** de trois nucléotides au niveau du gène. Le document 7 montre une portion de l'ADN du gène non muté (**brin non transcrit**) et les nucléotides concernés par la mutation.

11 À l'aide des connaissances et du **document 6**, transcrire puis traduire cette portion d'ADN non muté. Justifier la réponse.

12 À l'aide des données, déduire la conséquence de la mutation ΔF508 sur la structure de la protéine CFTR.

Portion du gène cftr normal (brin non transcrit)

Sens de lecture ⟶

ATCATCTTTGGT

Nucléotides concernés par la mutation ΔF508

document 7 **Une portion de l'ADN du gène cftr**

Le mode de transmission de la mucoviscidose

Madame X., la maman de Zoé, est enceinte de 6 semaines. Son gynécologue lui propose un diagnostic prénatal de la mucoviscidose par analyse de l'ADN fœtal à partir d'une biopsie du trophoblaste (couches de cellules superficielles du placenta d'origine fœtale) à 12 semaines d'aménorrhée. La biopsie se fait par aspi-

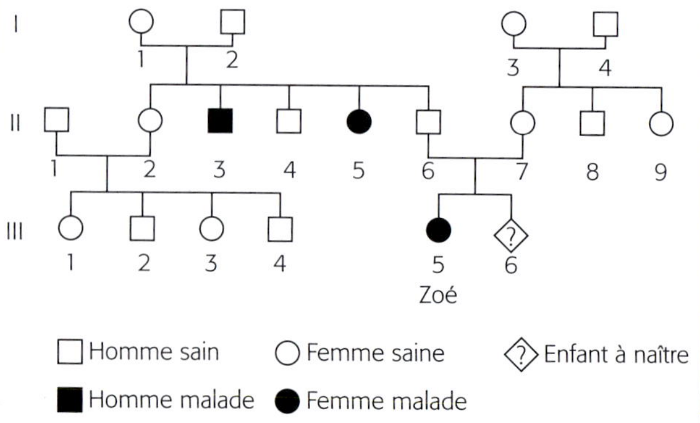

document 8 **Arbre généalogique de la famille de Zoé**

ration à l'aiguille au travers de la paroi abdominale. Comme pour l'amniocentèse la technique nécessite un contrôle continu de la position de l'aiguille grâce à une échographie simultanée.

13 Définir les trois termes soulignés.

14 Donner le principe de l'échographie.

Le **document 8** représente l'arbre généalogique de la famille de Zoé.

15 À partir de l'arbre généalogique, déterminer si l'allèle responsable de la maladie est dominant ou récessif. Justifier la réponse.

16 À partir de l'arbre généalogique, déterminer si l'allèle responsable de la maladie est porté par un autosome ou un gonosome. Justifier la réponse.

17 Préciser le génotype de Zoé et de ses parents.

La biopsie a permis dans un premier temps la réalisation du caryotype de l'enfant. Le **document 9** montre le résultat obtenu.

18 Déterminer la formule chromosomique.

19 L'analyse du caryotype permet-elle d'exclure le risque que l'enfant à naitre soit atteint de mucoviscidose ? Justifier.

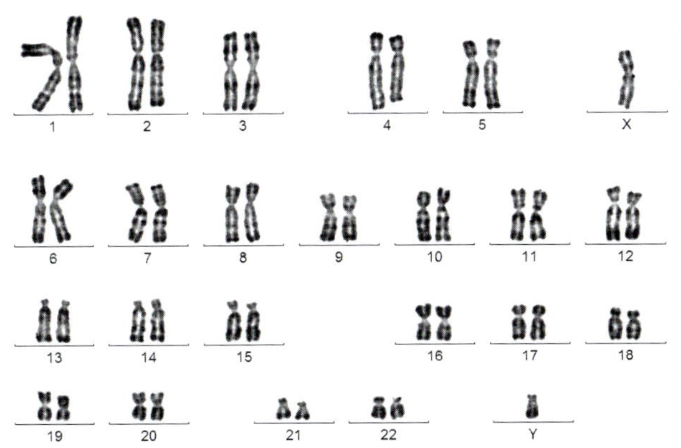

document 9 **Caryotype de l'enfant à naître**

2. Un cancer féminin
(Sujet Polynésie, juin 2010)

Madame R., 52 ans, consulte son médecin pour des douleurs pelviennes fréquentes, notamment lors de rapports sexuels. Elle décrit aussi des épisodes de pertes vaginales contenant parfois beaucoup de sang. Elle se plaint d'asthénie.
Le médecin suspecte un cancer du col de l'utérus et prescrit un frottis cervico-vaginal, une colposcopie et un examen d'imagerie médicale.

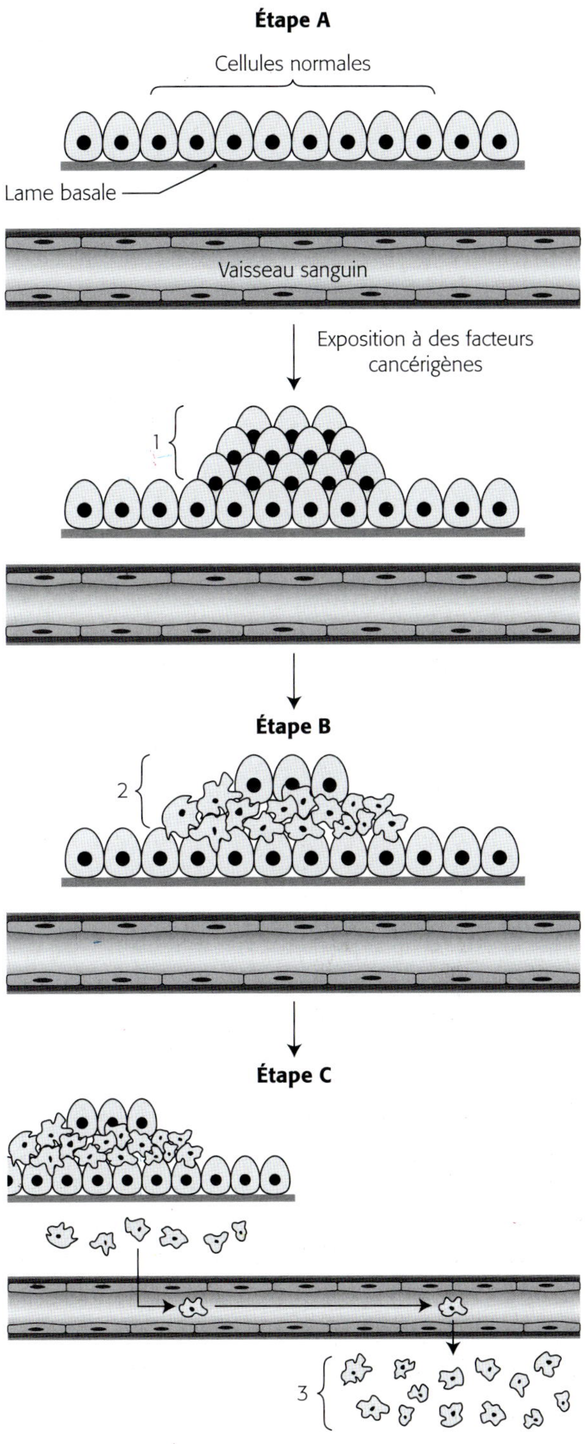

document 10 **La cancérogénèse**

Cellules normales et cellules cancéreuses

1 Le médecin a prescrit un frottis cervico-vaginal à Madame R. Expliquer l'intérêt de ce prélèvement dans ce contexte.

2 Le **document 10** montre comment se forme une tumeur cancéreuse. Légender les repères 1 à 3 et décrire chaque étape.

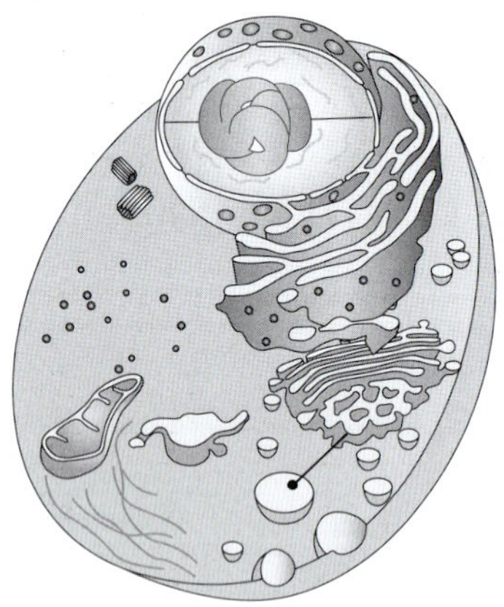

document 11 **Ultrastructure d'une cellule animale**

❸ Le **document 11** présente l'ultrastructure d'une cellule animale. Légender de façon détaillée ce document et y localiser le génome.

❹ À partir de l'observation du **document 10** et des connaissances, citer trois caractéristiques spécifiques aux cellules cancéreuses.

Traitement du cancer et division cellulaire

Un cancer du col de l'utérus peut être traité grâce à une hystérectomie, à l'utilisation de rayons X et à la prise de médicaments luttant contre la division cellulaire.

❺ Ces trois grands types de traitements très différents peuvent être mis en œuvre pour soigner Madame R. Les nommer par leur appellation générale.

❻ La division cellulaire s'inscrit au sein du cycle cellulaire. L'observation microscopique des cellules ainsi que des dosages d'ADN permettent de déterminer plusieurs phases dans le cycle cellulaire.
Sur le **document 12**, identifier ces phases : les délimiter et les nommer. Justifier la réponse.

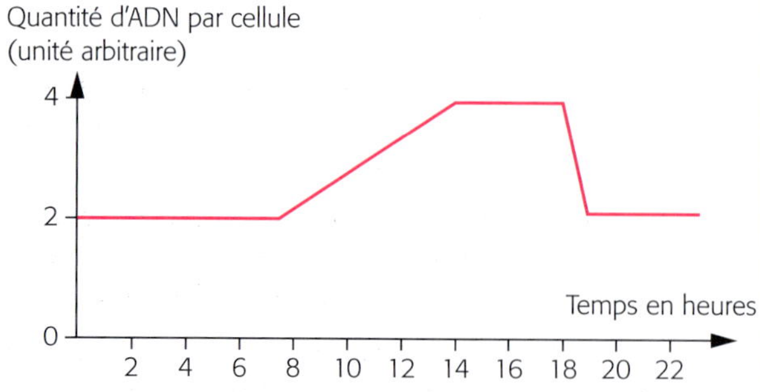

document 12 **Évolution de la quantité d'ADN au cours du temps**

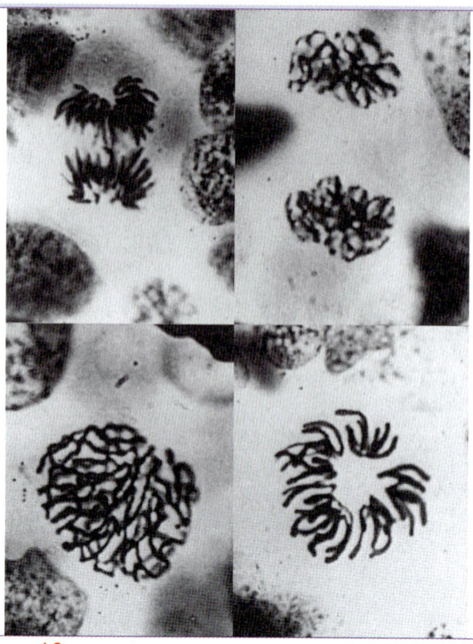

document 13 **Microphotographies de la division cellulaire**

❼ L'observation de cellules en division permet la réalisation des microphotographies présentées dans le **document 13**. Ces microphotographies ne sont pas placées dans l'ordre chronologique.

Compléter le tableau suivant.

Ordre chronologique	Nom des phases	Justification

Suivi de l'évolution de la maladie

En dépit des traitements mis en œuvre, des foyers secondaires cancéreux peuvent se développer, notamment au niveau du tissu osseux.

❽ Donner le terme désignant un foyer secondaire cancéreux.

Madame R. se plaint également de **douleurs au niveau de la hanche** qui pourraient provenir d'une **dégénérescence de l'articulation**. Une radiographie est réalisée. Elle révèle en définitive une **destruction de l'os** qui traduit la présence d'un foyer secondaire.

❾ Donner un terme pour chacune des trois expressions **en gras** ci-dessus.

❿ Quel examen d'imagerie médicale, réalisé dans un service de médecine nucléaire, permettrait de mettre en évidence d'autres foyers secondaires au niveau de l'ensemble du squelette de Madame R. ? Justifier la réponse en expliquant le principe de cette technique.

Cancer et génétique

Des cancers peuvent toucher d'autres organes de l'appareil génital féminin, notamment les ovaires.
En étudiant le génome de nombreuses familles américaines, on a mis en évidence que le gène brca1 (*Breast Cancer 1*) était impliqué dans 45 % des cas de cancers à développement précoce des ovaires. Ce gène fait partie des antioncogènes. Une mutation dans ce gène peut entraîner des anomalies dans le cycle cellulaire.

11 Expliquer en quoi une mutation dans un antioncogène peut entraîner le développement précoce d'un cancer.

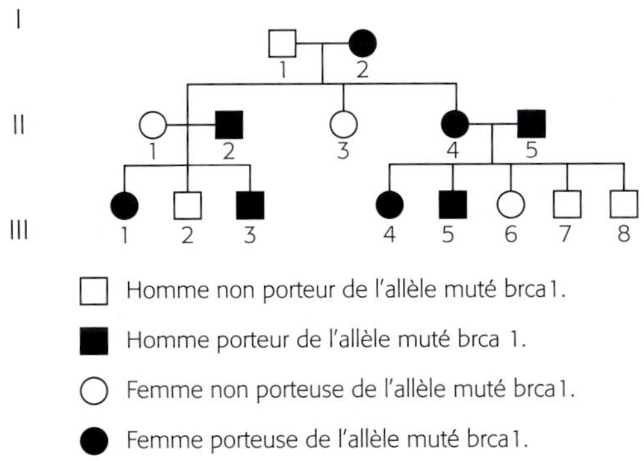

document 14 **Arbre généalogique d'une famille portant le gène brca1 muté**

12 Le **document 14** présente l'arbre généalogique d'une famille dans laquelle on retrouve l'allèle muté du gène brca1. Il suffit que l'allèle muté soit présent en un seul exemplaire pour prédisposer à un cancer. L'allèle muté sera noté C tandis que l'allèle non muté sera noté n.
Déterminer si le gène brca1 est porté par un autosome ou par un gonosome. Justifier les réponses.

13 Donner le génotype des individus I_1, II_4 et II_5. Justifier les réponses.

14 Le couple II_4 et II_5 décide d'avoir un sixième enfant. Déterminer quel sera le risque, en pourcentage, que cet enfant soit porteur de l'allèle muté du gène brca1.

3. Probabilités de pathologies dans la population générale

Madame R. est enceinte et elle s'interroge sur les risques de pathologies pour son bébé. En effet, elle est mariée à un homme (M. R.) qui n'est pas lui-même sourd-muet mais dont plusieurs membres de la famille le sont. De plus, Madame R. est issue d'une famille dont plusieurs membres sont daltoniens (trouble de la vision caractérisé par une absence de perception de certaines couleurs, le rouge et le vert le plus souvent). Elle n'est pas atteinte elle-même par cette pathologie.
Les arbres généalogiques de Madame R. et de Monsieur R. sont présentés dans les **documents 15 et 16**.

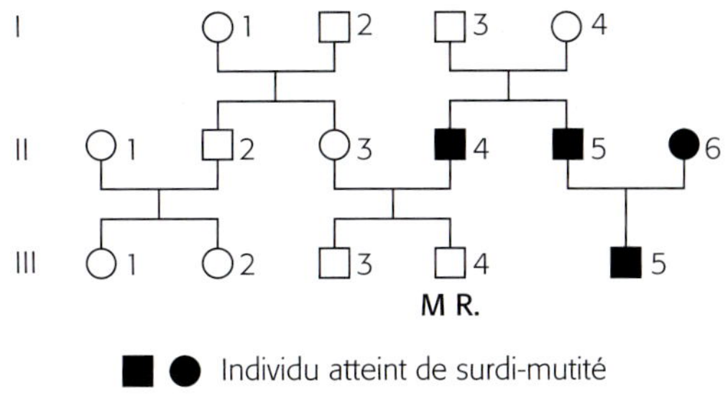

document 15 **Arbre généalogique de Monsieur R.**

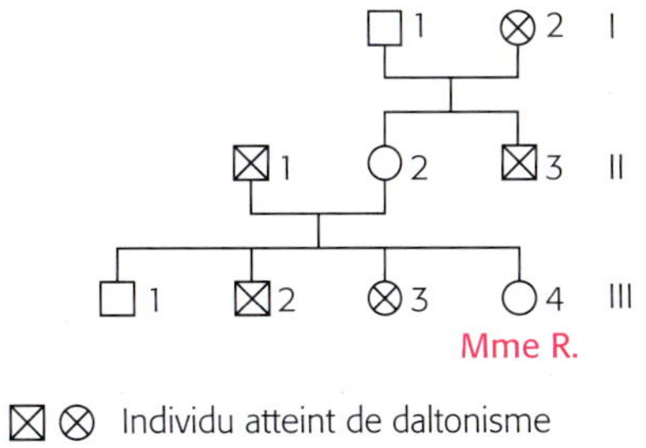

document 16 **Arbre généalogique de Madame R.**

1 En examinant l'arbre généalogique de Monsieur R., montrer que le caractère de surdi-mutité (fait d'être sourd-muet) est récessif.

2 On sait, par l'étude d'autres familles dans lesquelles sévit le daltonisme, que cette pathologie est due à une mutation sur un seul gène. L'allèle responsable est récessif par rapport à l'allèle normal, et situé sur le chromosome X.
Indiquer le génotype de Madame R.

3 En supposant que chaque conjoint ne possède pas les anomalies de l'autre famille, indiquer si l'enfant à naître peut être sourd-muet, daltonien ou les deux à la fois.

4 En réalité, en France, 1 personne sur 30 est hétérozygote pour l'allèle responsable de la surdi-mutité : elle possède l'allèle normal et l'allèle responsable de la surdi-mutité.

En tenant compte de cette donnée, calculer la probabilité que Monsieur et Madame R. aient un enfant sourd-muet.

4. Asbestose : effet des fibres d'amiante sur la mitose
(Sujet Mayotte, 2010)

Un patient atteint d'asbestose présente un risque de complication : le cancer de la plèvre ou mésothéliome. En effet les fibres d'amiante perturbent de différentes façons le cycle cellulaire. Un des effets néfastes des fibres d'amiante est la perturbation de la mitose.

Les figures du **document 17** présentent les différentes étapes de la mitose.

1 Définir le terme « mitose ».

2 Classer ces figures dans l'ordre chronologique et nommer l'étape représentée par chacune d'elles. Décrire chaque figure en utilisant un vocabulaire scientifique adapté.

Certaines fibres d'amiante, les fibres de chrysotile, peuvent pénétrer à l'intérieur des cellules de la plèvre. Il a été démontré que, dans une cellule en interphase, les fibres de chrysotile se localisent à côté des chromosomes de la cellule. En métaphase, une fibre de chrysotile peut traverser plusieurs chromosomes. La traction des chromatides par les fibres du fuseau mitotique est alors perturbée.

3 En déduire l'anomalie qui affectera les cellules filles résultant de la mitose. Désigner cette anomalie par un terme médical précis.

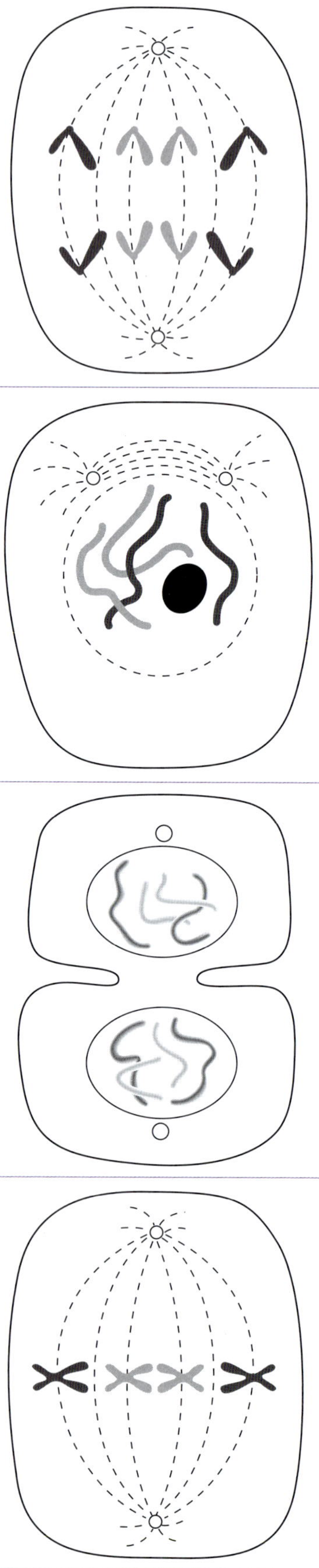

document 17 **Différentes étapes de la mitose**

Partie 8

Transmission de la vie

15

TRANSMISSION DE LA VIE, HÉRÉDITÉ

Anatomie des appareils reproducteurs et formation des gamètes

Activités

Introduction aux activités

La connaissance des appareils reproducteurs masculin et féminin ainsi que la production des gamètes vont être abordées au cours de ces activités successivement chez l'homme et chez la femme.

Activité 1

Les étapes de la méiose

Question

Reclasser ces différentes photos dans l'ordre chronologique. Justifier la réponse.

Donnée Les photographies de la figure 1 représentent différentes étapes de la méiose. Elles ont été prises avec les cellules d'un organisme pour lequel il y a 4 paires de chromosomes dans le caryotype. Ces étapes ne sont pas ici classées dans l'ordre chronologique.

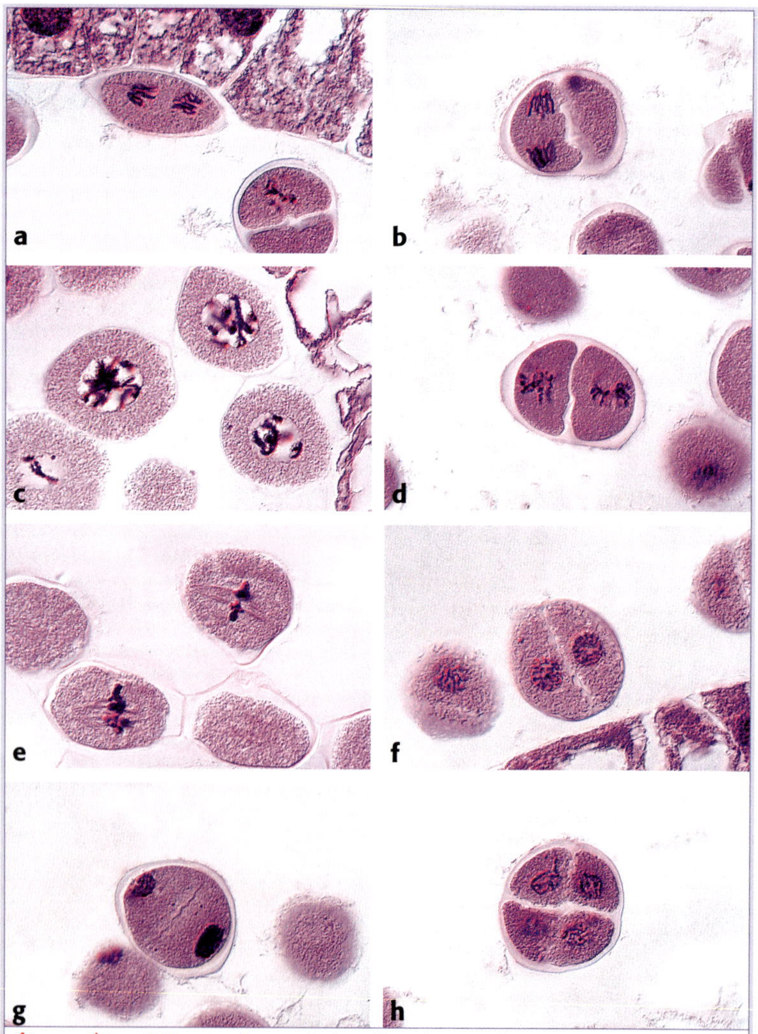

figure 1 **Les différentes étapes de la méiose (cellule à 8 chromosomes)**

Activité 2 Histologie du testicule

Donnée 1 Les figures 2 et 3 représentent des coupes transversales de tubes séminifères observées au microscope optique (▶ *figure 2*) et au microscope électronique (▶ *figure 3*). Les tubes séminifères sont les structures produisant les spermatozoïdes. Chaque tube est entouré d'une membrane basale, et on observe une lumière centrale remplie de liquide.

Donnée 2 Les tubes séminifères sont séparés les uns des autres par des zones contenant des vaisseaux sanguins ainsi que des amas cellulaires.

Donnée 3 La LH (*luteotropic hormone*) est une hormone qui favorise la production de testostérone par les testicules. La testostérone est l'une des principales hormones sexuelles mâles. Si on injecte de la LH radioactive à des rats, on constate que la radioactivité se concentre entre les tubes séminifères.

Donnée 4 Les glandes endocrines libèrent le produit de leur sécrétion dans le sang ou la lymphe ; les glandes exocrines libèrent le produit de leur sécrétion à l'extérieur de l'organisme.

Questions

1. En observant les figures 2 et 3, indiquer si la production des spermatozoïdes se réalise de façon centrifuge (du centre vers la périphérie) ou centripète (de la périphérie vers le centre) dans les tubes séminifères.
2. Déduire de la donnée 3 le rôle des cellules situées entre les tubes séminifères.
3. Préciser si le testicule est une glande endocrine, exocrine ou mixte.

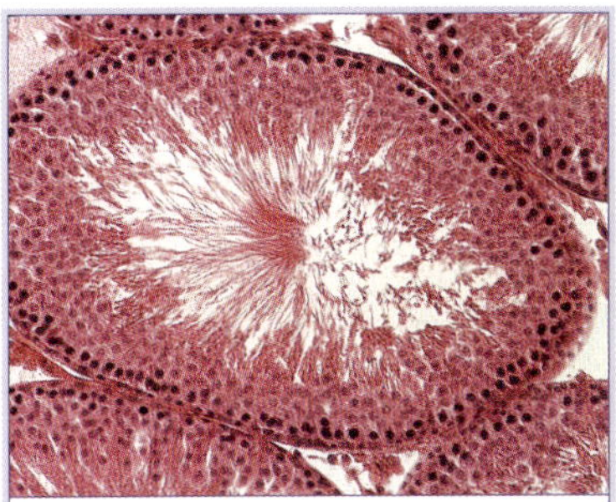

figure 2 **Coupe transversale de tube séminifère (microscope optique)**

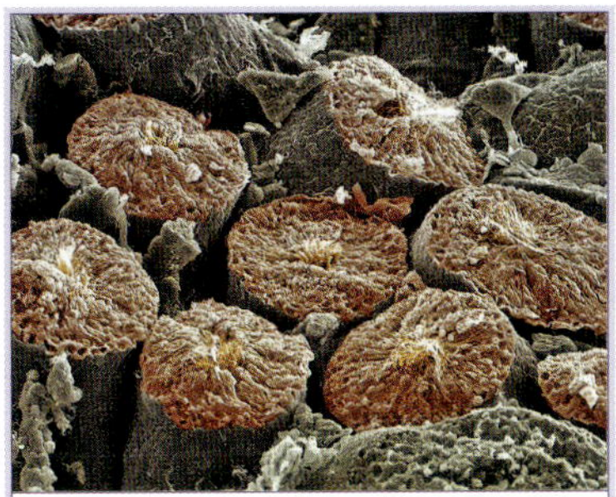

figure 3 **Coupe transversale de tube séminifère (microscope électronique)**

Activité 3 Les voies génitales féminines

Donnée 1 L'examen appelé hystérosalpingographie permet de visualiser (de façon indirecte) les voies génitales féminines. Pour faire cet examen, on introduit par les voies naturelles un produit opaque aux rayons X puis, après quelques instants, on réalise un cliché radiographique du bassin.

Donnée 2 L'hystérosalpingographie est l'un des premiers examens réalisé en cas de stérilité dans un couple.

Donnée 3 Les figures 4 et 5 présentent le résultat de cet examen pour une femme non stérile et pour une femme stérile.

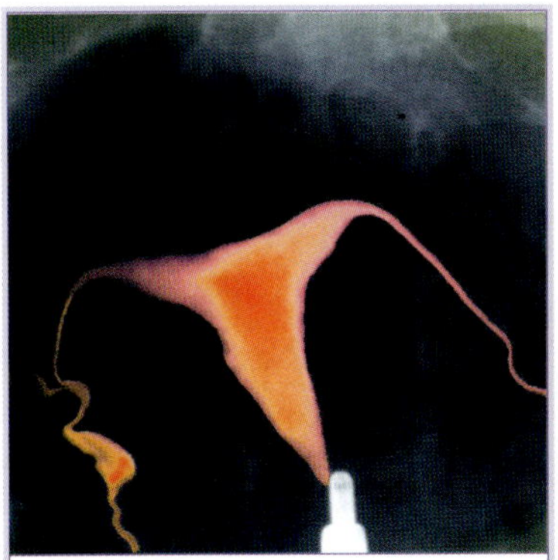

figure 4 **Hystérosalpingographie normale**

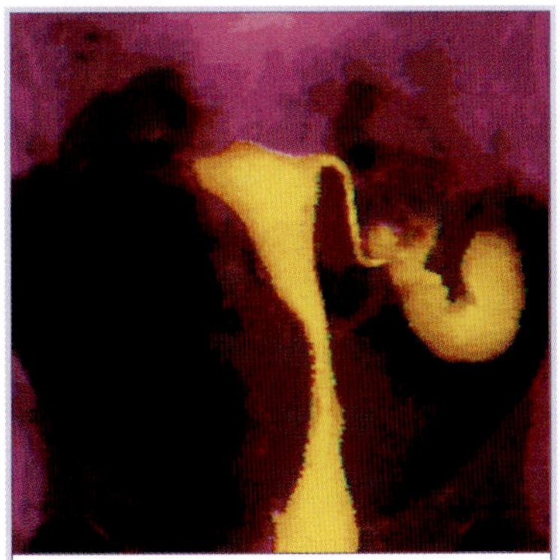

figure 5 **Hystérosalpingographie pathologique**

Questions

1. Rappeler le principe de la radiographie (cours de première ST2S).
2. Indiquer l'intérêt du produit opaque aux rayons X pour l'hystérosalpingographie.
3. Préciser les organes que l'on observe sur la figure 4.
4. Préciser l'anomalie de la femme dont l'hystérosalpingographie est présentée dans la figure 5.

Activité 4

La spermiogenèse

Question

Reclasser dans l'ordre chronologique les différents schémas de la figure 6.

Donnée 1 Les spermatozoïdes sont des cellules très différenciées, et possédant une morphologie très particulière. Cette morphologie est acquise au cours du phénomène appelé la spermiogenèse.

Donnée 2 Les informations suivantes sur la spermiogenèse ont été rassemblées.

- L'appareil de Golgi se rassemble autour du noyau et produit l'acrosome qui coiffe le noyau.
- Le flagelle apparaît à partir du cytoplasme du côté opposé à l'acrosome.
- Le cytoplasme « coule » vers le flagelle en entraînant les mitochondries qui se placent autour de la base de ce dernier.
- Le noyau s'allonge.
- Les éléments cellulaires non nécessaires pour le spermatozoïde sont rejetés sous forme de gouttelettes de cytoplasme.

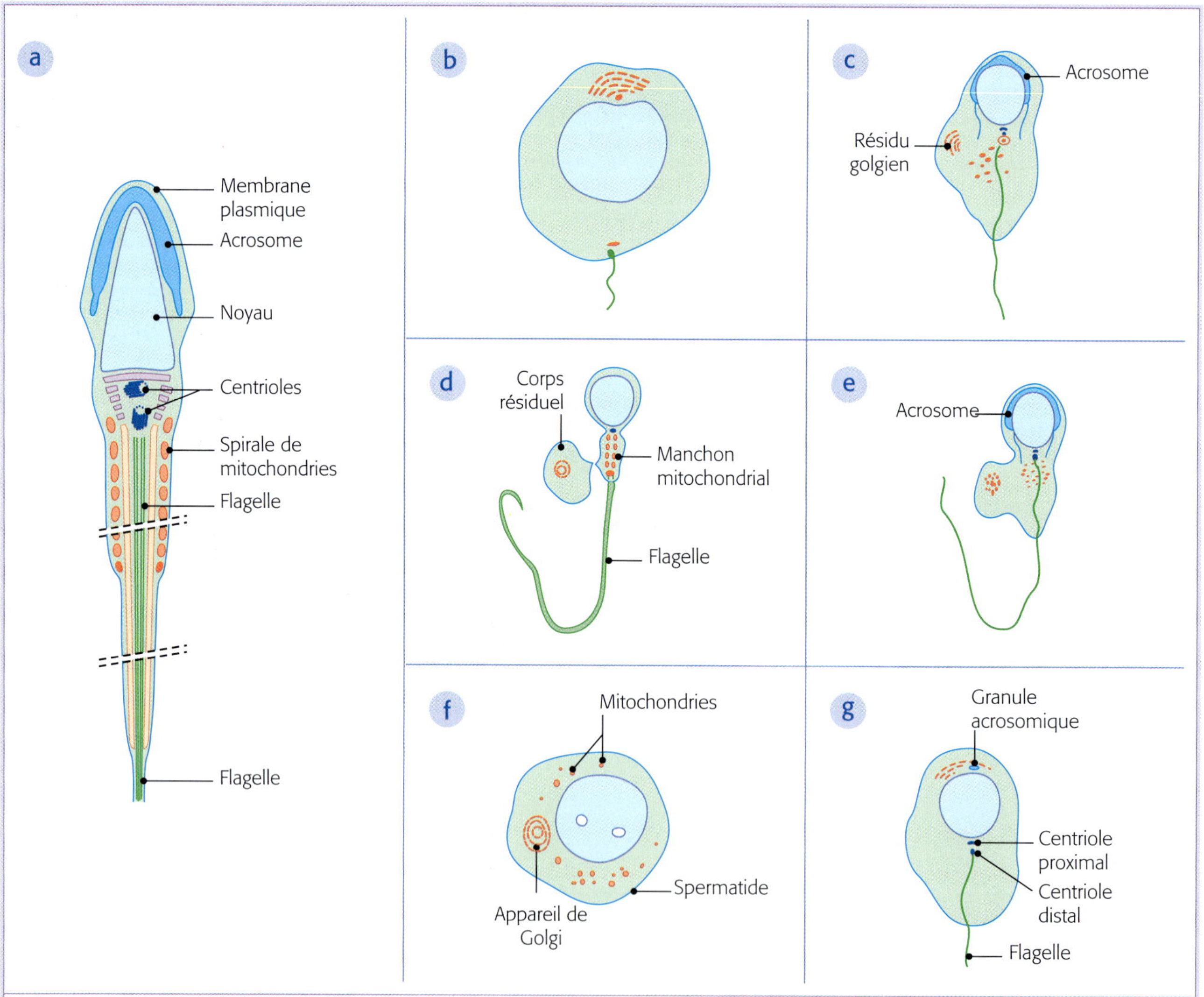

figure 6 **Les étapes de la spermiogenèse**

Activité 5

Le gamète féminin au moment de l'ovulation

Questions

1. Indiquer d'après les figures 7 et 8 si le gamète femelle expulsé hors de l'ovaire est haploïde ou diploïde.
2. Préciser si cette cellule a été photographiée avant, pendant ou après la méiose.
3. Donner le caryotype attendu pour le globule polaire.

Donnée 1 La figure 7 présente un ovocyte humain prélevé juste avant ovulation (par une technique similaire à celle utilisée pour une fécondation *in vitro*).

Donnée 2 La figure 8 présente le caryotype du même ovocyte que celui photographié sur la figure 7.

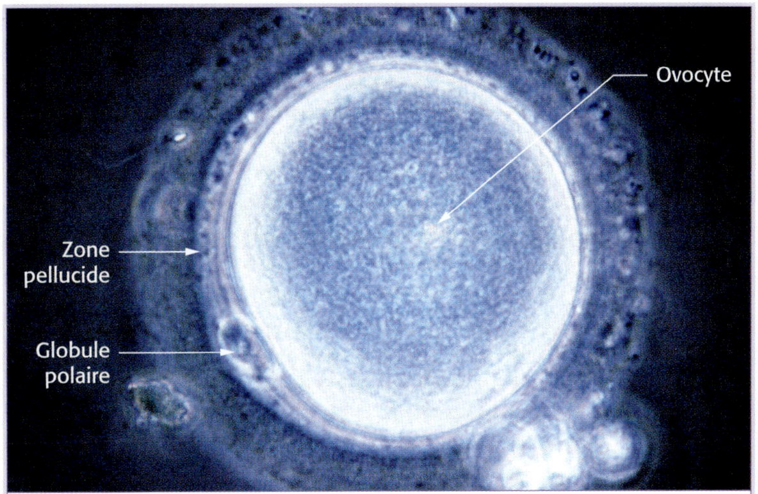

figure 7 **Ovocyte humain au moment de l'ovulation**

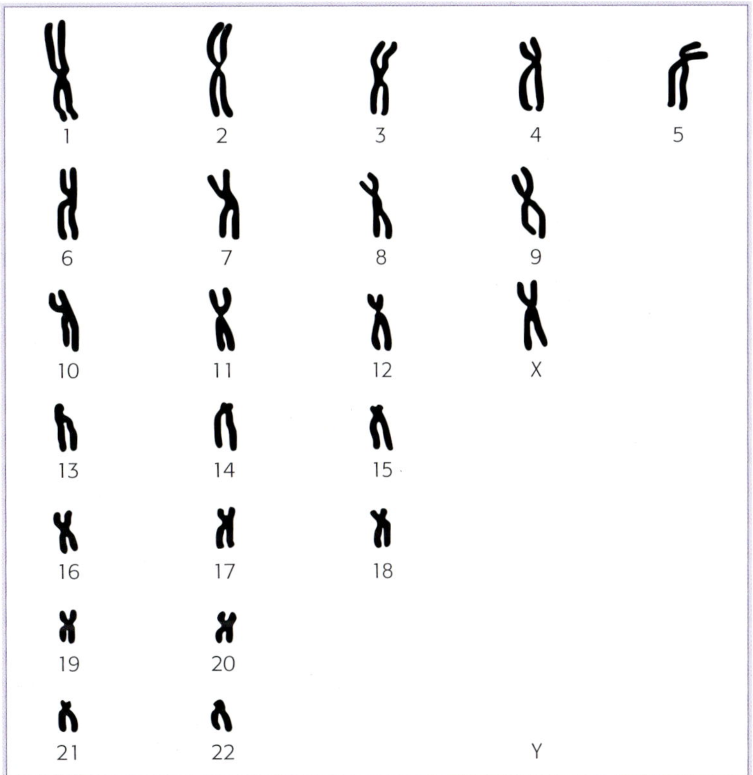

figure 8 **Caryotype d'un ovocyte au moment de l'ovulation**

15 Anatomie des appareils reproducteurs et formation des gamètes

Cours

L'appareil génital est l'appareil impliqué dans la fonction de reproduction. Il permet la production des gamètes ou gamétogenèse, ainsi que l'acte sexuel et la grossesse. L'étude de son anatomie et de la fabrication des gamètes permet de mieux comprendre certaines pathologies de la reproduction.

L'anatomie des appareils reproducteurs

Dans l'espèce humaine, la reproduction est sexuée et implique des individus de sexe masculin et des individus de sexe féminin. Il convient donc de distinguer les appareils génitaux masculin et féminin.

Chaque appareil génital est constitué par deux gonades (glandes fabriquant les cellules sexuelles), les voies génitales (qui permettent le cheminement des cellules sexuelles), les glandes annexes (qui sont nécessaires au fonctionnement de l'appareil génital) et l'organe copulateur.

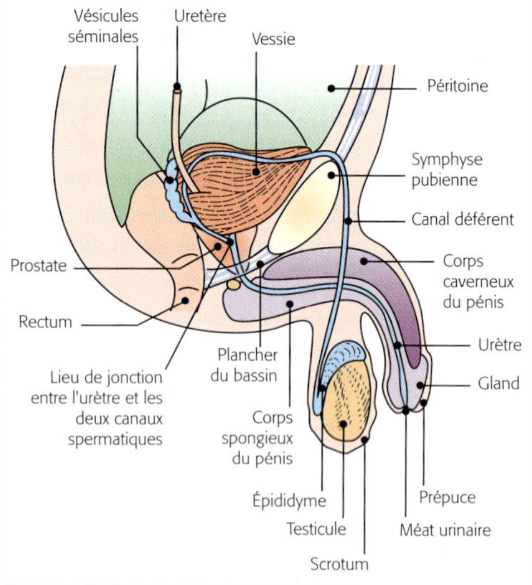

figure 9 **Coupe sagittale de l'appareil génital masculin**

1. Structure de l'appareil génital masculin

Structure générale

Les gonades sont chez l'homme les deux testicules, qui assurent une double fonction : production des spermatozoïdes (gamètes masculins) et production des hormones mâles. Les testicules sont donc des glandes mixtes, à la fois exocrines et endocrines. Ce sont des organes de forme ovoïde, d'environ 3 cm sur 5 cm, logés à la base de l'abdomen, entre les cuisses, dans un repli cutané appelé le scrotum ou encore les bourses.

Les voies génitales permettent aux spermatozoïdes de passer des testicules à l'extérieur de l'organisme. Elles sont constituées par les éléments suivants :
– les épididymes (un par gonade) coiffant les testicules et formés par un long canal pelotonné sur lui-même ;
– les canaux déférents, qui mesurent environ 40 cm ;
– les canaux éjaculateurs qui traversent la prostate et assurent la jonction avec l'urètre ;
– l'urètre, qui est commun aux voies urinaires et génitales, et qui permet d'amener les spermatozoïdes à l'extrémité de la verge.

N.B. : un système de double sphincter (urinaire à la base de la vessie et génital au niveau du canal éjaculateur) évite le passage simultané d'urine et de sperme dans l'urètre.

L'urètre passe à travers la verge ou pénis, qui constitue l'organe copulateur. Elle comporte deux corps caverneux (supéro-latéraux) et un corps spongieux (inférieur et médian) qui peuvent se gonfler de sang et ainsi permettre l'érection. L'extrémité du corps spongieux est renflée et forme le gland.

Les glandes annexes sont principalement formées des vésicules séminales (placées en face postérieure de la vessie) et de la prostate (située sous la vessie). Les sécrétions prostatiques et le liquide séminal servent à diluer les spermatozoïdes et à leur fournir un milieu nutritif. L'ensemble de ces sécrétions et des spermatozoïdes forme le sperme.

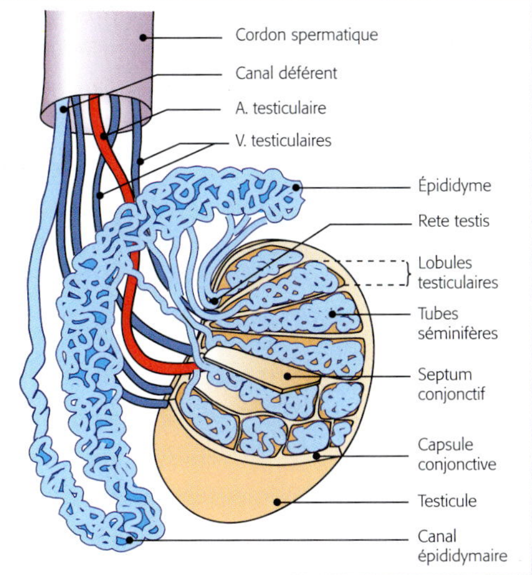

figure 10 **Coupe sagittale d'un testicule et début des voies génitales**

Structure des testicules

Les testicules sont entourés d'une coque fibreuse, l'albuginée, qui forme dans le testicule des cloisons délimitant les lobules. Chaque lobule comporte de 1 à 3 tubes séminifères où sont élaborés les spermatozoïdes. Les différents tubes séminifères se regroupent pour former le canal épididymaire. Entre les tubes séminifères se trouvent les cellules de Leydig qui synthétisent les hormones sexuelles masculines.

2. Structure de l'appareil génital féminin

Les gonades sont les deux ovaires, situés dans la cavité abdomino-pelvienne, et maintenus en place par les ligaments ovariens. Chaque ovaire mesure environ 2 cm sur 4 et est recouvert par le pavillon des trompes utérines.

Les voies génitales sont constituées par les trompes utérines (ou ovariennes ou de Fallope) et l'utérus. Les trompes utérines relient les ovaires à l'utérus et mesurent de 10 à 15 cm de long. Elles comportent un pavillon avec des franges qui recouvrent les ovaires et un conduit s'abouchant à l'utérus ; la partie supérieure des trompes est légèrement renflée et forme une ampoule où se produit la fécondation.

L'utérus (ou matrice) est un organe creux situé entre la vessie et le rectum. Il mesure (hors période de grossesse) environ 7 cm sur 4 et 2 cm d'épaisseur. Sa forme est grossièrement conique, la partie effilée faisant saillie dans le vagin et constituant le col. Ce col est normalement obstrué par des glaires. La paroi de l'utérus comprend deux tuniques : une tunique externe, musculaire, formant le myomètre et une tunique interne, muqueuse, l'endomètre.

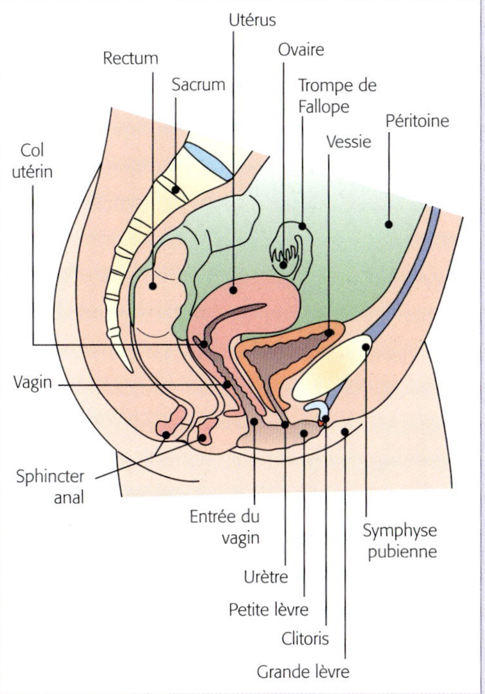

figure 11 **Coupe sagittale de l'appareil génital féminin**

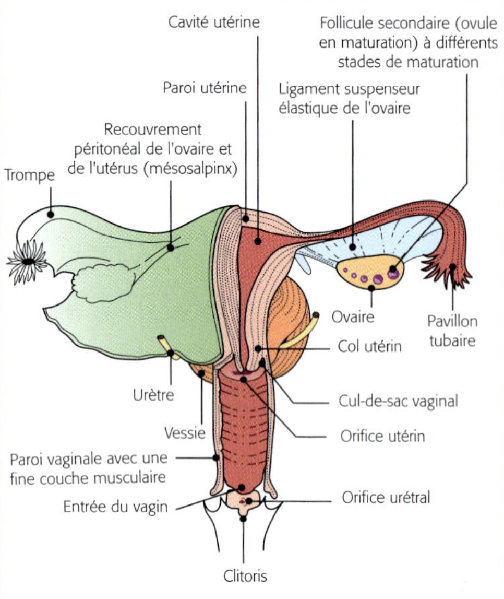

figure 12 **Coupe frontale de l'appareil génital féminin**

L'organe copulateur est constitué par le vagin : conduit souple d'une dizaine de centimètres, recevant le pénis lors de l'acte sexuel. Il est lubrifié grâce aux sécrétions des glandes de Bartholin.

L'appareil génital externe est formé par la vulve, située entre les cuisses. Il s'agit d'un sillon médian délimité latéralement par les grandes et petites lèvres, antérieurement par le mont de Vénus et postérieurement par le périnée. Au niveau de la vulve s'ouvrent le méat urinaire et l'orifice vaginal.

Les glandes mammaires (ou seins) assurent la lactation. Situées sur la face antérieure du thorax, elles présentent au centre une zone plus sombre, l'aréole, d'où se surélève le mamelon. Les seins sont organisés en lobules, qui produisent le lait et qui sont entourés d'amas graisseux. Le lait produit est ensuite évacué par les canaux galactophores jusqu'au niveau du mamelon.

La gamétogenèse

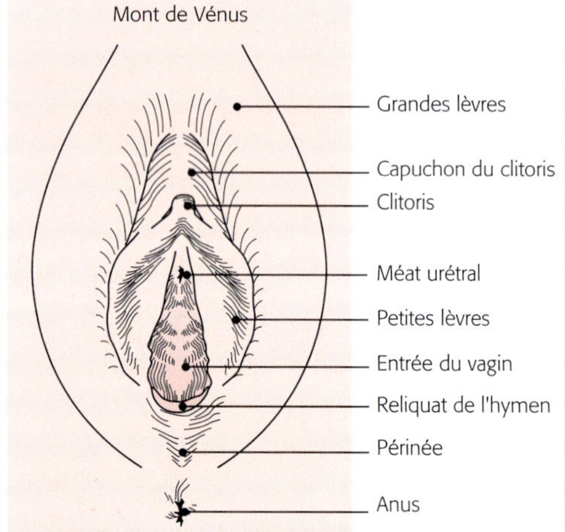

figure 13 **Région vulvaire**

La gamétogénèse est la formation des gamètes, cellules spécialisées dans la fonction de reproduction. L'ensemble des cellules impliquées dans la gamétogenèse constitue le tissu germinal ou germen (par opposition à toutes les autres cellules de l'organisme qui forment le tissu somatique ou soma).

La reproduction implique la fusion d'un spermatozoïde et d'un ovule pour donner un œuf ; ce dernier comporte donc le matériel génétique du spermatozoïde et celui de l'ovule, c'est-à-dire une quantité d'ADN deux fois supérieure à celle contenue dans les gamètes. Afin d'éviter un doublement de la quantité d'ADN à chaque génération, les gamètes doivent comporter une quantité d'ADN deux fois plus faible que les autres cellules. Cela est réalisé grâce à un processus appelé la méiose.

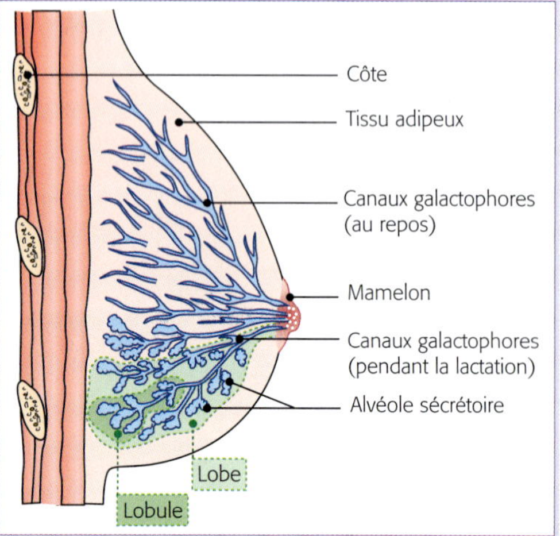

figure 14 **Coupe schématique d'un sein**

1. La méiose

La majorité des cellules humaines comporte 46 chromosomes (une paire pour chacun des 23 types de chromosomes humains) ; de telles cellules sont appelées *diploïdes*. En revanche, les gamètes comportent seulement 23 chromosomes (un seul chromosome de chaque type) et sont appelés *haploïdes*.

La méiose ne se produit que lors de la gamétogenèse (formation des gamètes). Elle permet de passer d'une cellule diploïde à quatre cellules haploïdes. Il y a ainsi réduction du nombre de chromosomes dans chaque cellule fille, chacune de celle-ci ne contenant qu'un seul chromosome de chaque paire.

Déroulement de la méiose

La méiose comporte deux étapes principales, chacune divisée en quatre phases.

– Une division appelée division réductionnelle permet de passer d'une cellule diploïde à deux cellules haploïdes : il y a réduction du nombre de chromosomes. Par convention, les phases de cette étape sont notées I : prophase I, métaphase I, anaphase I et télophase I.

– Une division appelée division équationnelle permet de passer de deux cellules haploïdes à quatre cellules haploïdes : il y a conservation du nombre de chromosomes. Par convention, les phases de cette étape sont notées II : prophase II, métaphase II, anaphase II et télophase II.

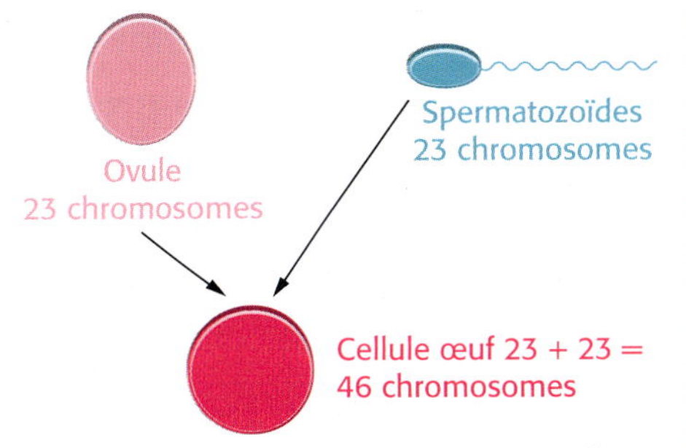

figure 15 **Les gamètes doivent comporter 23 chromosomes**

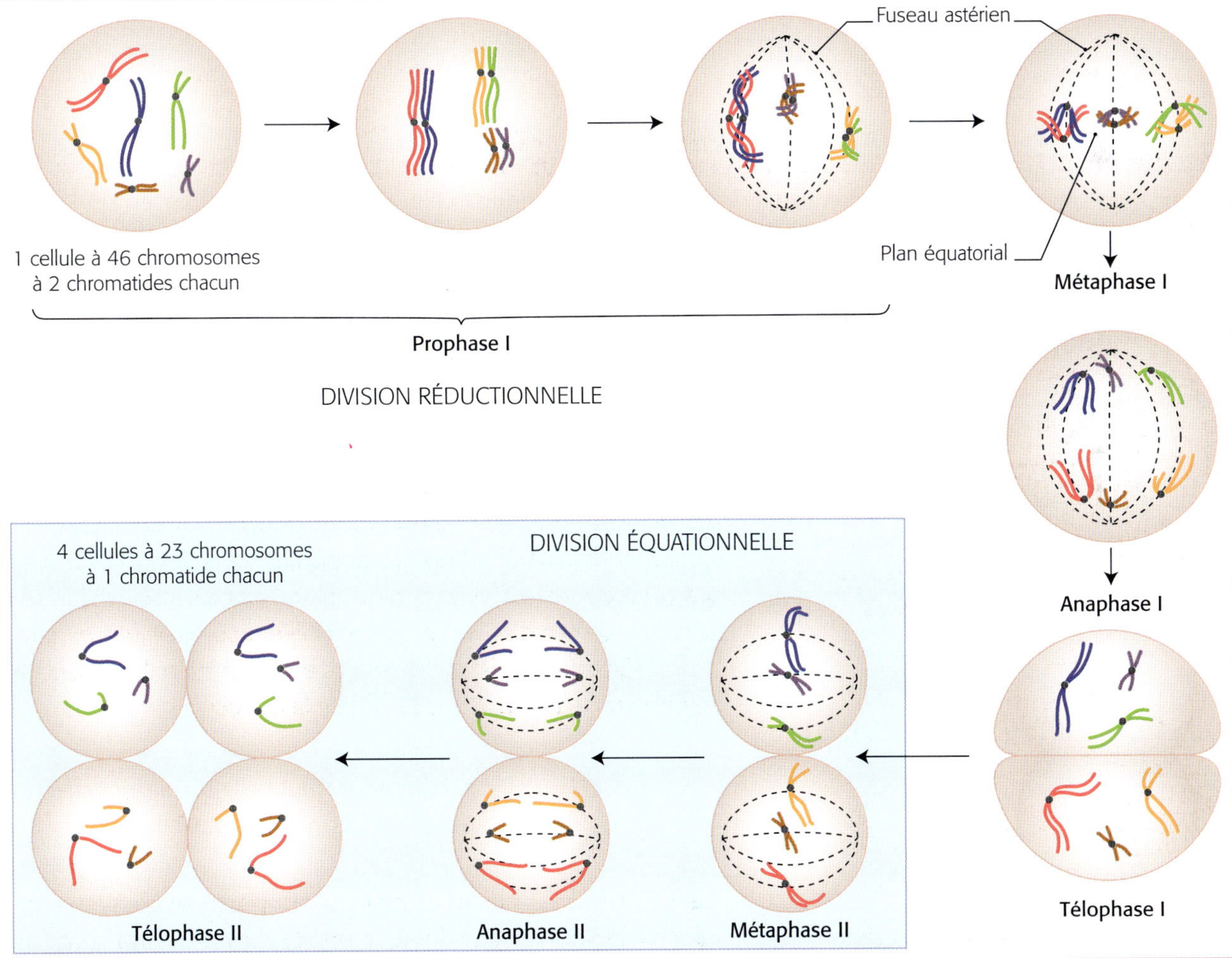

figure 16 **Les étapes de la méiose**

Prophase I : l'enveloppe nucléaire disparaît et le fuseau astérien formé de microtubules apparaît ; il va relier les chromosomes aux deux pôles de la cellule. La chromatine se condense pour faire apparaître les chromosomes qui vont s'apparier par paires de chromosomes homologues. Chaque paire forme un amas appelé tétrade, car comportant quatre chromatides.

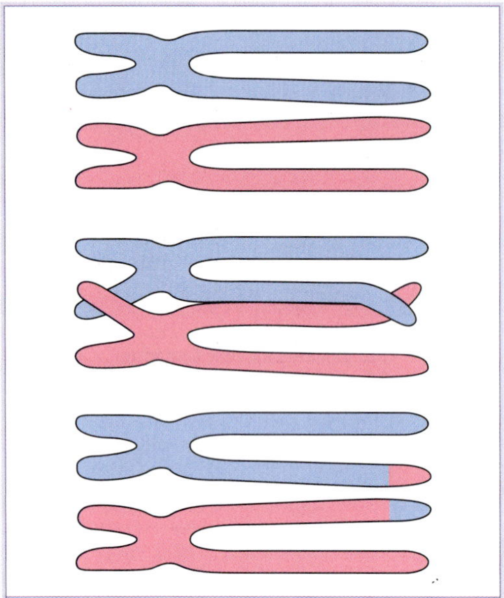

figure 17 **Mécanisme du chiasma**

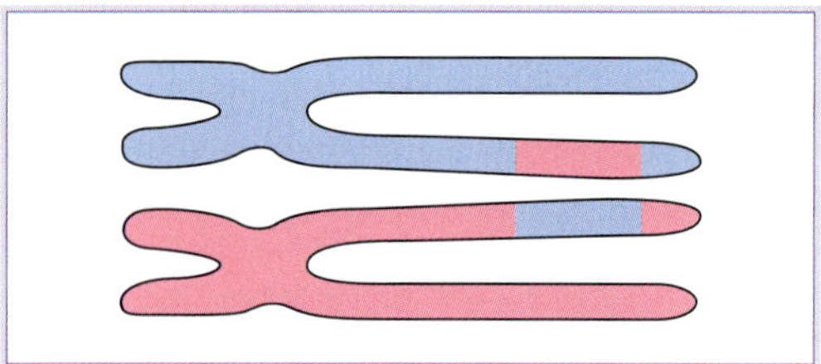

figure 18 **Résultat d'un double chiasma**

Dans ces tétrades, les chromosomes homologues s'enchevêtrent et il peut y avoir formation de chiasmas ou *crossing over*, c'est-à-dire échange de matériel génétique entre deux chromosomes homologues, d'où une recombinaison génétique. Les chiasmas peuvent se produire plusieurs fois de suite sur le bras d'un chromosome et on peut obtenir la combinaison de la figure 18.

Les tétrades regroupent toujours une seule paire de chromosomes et il y a donc autant de tétrades que de paires de chromosomes (23 dans l'espèce humaine).

Métaphase I : les tétrades se disposent sur le plan équatorial pour former la plaque équatoriale.

Anaphase I : les tétrades se dissocient mais il n'y a pas de fissuration des chromosomes au niveau des centromères : les chromosomes homologues de chaque paire se séparent et migrent chacun vers un des pôles de la cellule (mais sans séparation des chromatides au sein de chaque chromosome, à la différence de ce qui se produit au cours de la mitose).

Télophase I : les deux cellules filles s'isolent par étranglement (cytodiérèse) mais les chromosomes ne se décondensent pas ; il n'y a pas de formation de membrane nucléaire.

La division réductionnelle aboutit ainsi à la formation de deux cellules filles comportant chacune 23 chromosomes (au lieu de $2 \times 23 = 46$ pour la cellule mère) formés de deux chromatides chacun.

Prophase II : cette phase est très courte car les chromosomes sont déjà condensés et il n'y a pas de membrane nucléaire. Les asters (qui sont à l'origine du fuseau astérien) migrent aux deux pôles de la cellule.

Métaphase II : les chromosomes se placent sur la plaque équatoriale et se fissurent au niveau du centromère.

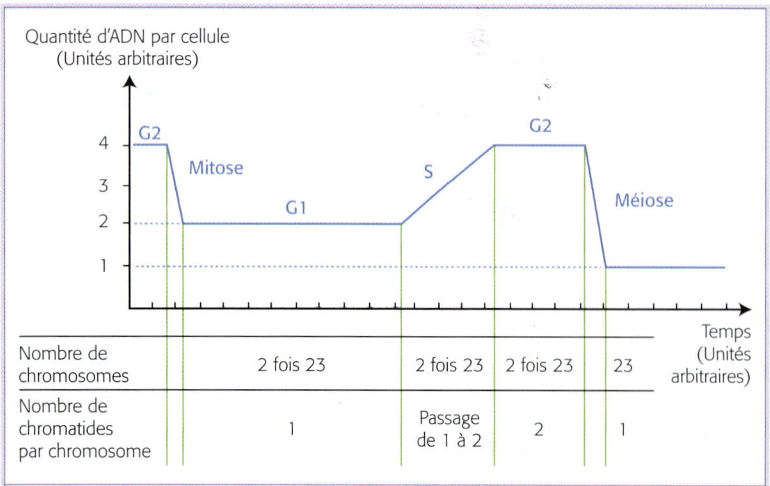

figure 19 **Évolution de la quantité d'ADN par cellule au cours d'une mitose et d'une méiose**

Anaphase II : les chromosomes se séparent en deux chromatides qui migrent chacune vers l'un des pôles de la cellule.

Télophase II : chaque chromatide se décondense et redonne de la chromatine. Les cellules filles se séparent. Il y a formation de nouvelles membranes nucléaires.

La division équationnelle correspond donc globalement à une mitose classique, mais qui se déroulerait avec des cellules haploïdes.

À la fin de la méiose, chacune des quatre cellules filles contient une chromatide de la cellule mère pour chaque chromosome.

Importance de la méiose

La méiose présente un intérêt fondamental pour la reproduction : elle permet un « brassage génétique », c'est-à-dire un mélange des gènes à chaque génération et l'apparition de nouvelles associations géniques. Ce brassage se réalise à deux niveaux : intra- et interchromosomique.

Le brassage intrachromosomique est dû aux chiasmas : ces derniers permettent à un allèle (d'un gène 1) d'origine paternelle et à un allèle (d'un gène 2) d'origine maternelle situés sur un même chromosome de se retrouver associés dans les gamètes. Un exemple en est donné dans la figure 20.

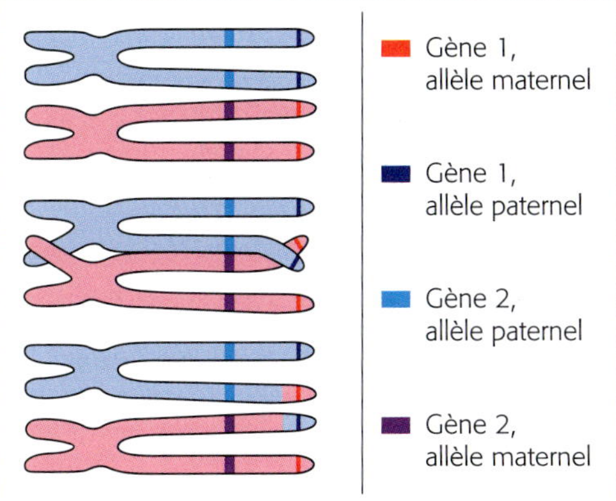

figure 20 **Le brassage intrachromosomique**

Le brassage interchromosomique est dû à la répartition au hasard des chromosomes d'origine maternelle et paternelle au cours de l'anaphase I : les chromosomes d'origine maternelle ou paternelle ne restent pas tous groupés dans la même cellule fille. On peut ainsi retrouver dans un même gamète un gène portant un allèle maternel et un gène (situé sur un autre chromosome) avec un allèle d'origine paternelle.

Les brassages intra- et interchromosomiques se réalisant au hasard, chaque méiose peut fournir une combinaison inédite des allèles paternels et maternels. Chaque gamète produit est ainsi unique (par exemple, deux ovules issus d'une même femme ne portent pas les mêmes combinaisons de gènes du père et de la mère de cette femme), ce qui permet la diversité de l'espèce humaine.

Les phénomènes complexes mis en jeu au cours de la méiose présentent parfois des erreurs ; c'est notamment le cas au cours de la répartition des chromosomes entre les cellules filles, car le contrôle du fuseau astérien n'est pas toujours parfait. Si cette répartition ne se réalise pas correctement, on obtient alors des gamètes comportant un chromosome en moins (monosomie) et des gamètes comportant un chromosome en plus (trisomie). Si de tels gamètes participent à une fécondation, le caryotype de l'individu obtenu est anormal : il y a aberration chromosomique.

2. La spermatogenèse

La spermatogenèse correspond à la formation des cellules reproductrices masculines, ou spermatozoïdes. Elle s'effectue dans les testicules (situés hors de l'abdomen, une localisation interne n'étant pas favorable à la spermatogenèse, du fait d'une température trop élevée) et plus précisément au niveau des tubes séminifères. Ces tubes se trouvent pelotonnés sur eux-mêmes dans les lobules testiculaires. Ils sont séparés les uns des autres par les cellules de Leydig qui sécrètent les hormones sexuelles masculines.

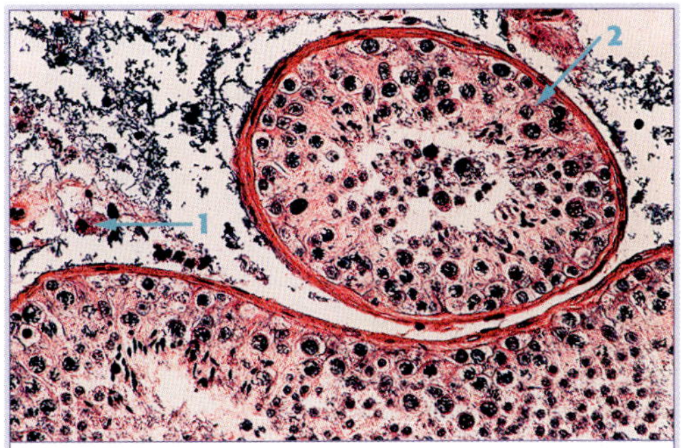

1 : Cellule de Leydig
2 : Tube séminifère

figure 21 **Coupe transversale d'une partie de lobule testiculaire**

Les cellules souches sont les spermatogonies, situées en périphérie des tubes. Elles subissent quelques mitoses (trois en moyenne) et un accroissement de leur taille pour donner des spermatocytes I. Chaque spermatocyte I subit ensuite une méiose : la division réductionnelle donne les spermatocytes II, puis la division équationnelle donne des spermatides (qui sont des cellules encore peu différenciées morphologiquement).

Ces spermatides vont ensuite se transformer en spermatozoïdes au cours de la spermiogenèse. Cette transformation correspond à une maturation avec apparition du flagelle, élimination d'une grande partie du cytoplasme et réorganisation spatiale des organites dans la cellule (fusion de vésicules issues de l'appareil de Golgi pour donner l'acrosome et disposition des mitochondries en hélice dans la pièce intermédiaire) comme le montre la figure 22.

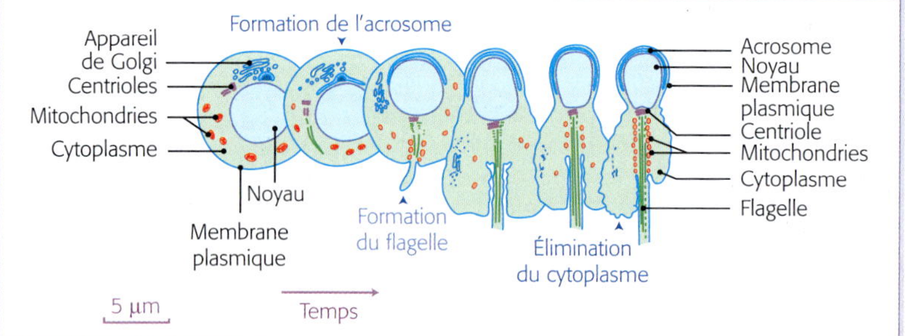

figure 22 **La spermiogenèse**

Lorsqu'ils sont matures et donc fonctionnels, les spermatozoïdes présentent la structure schématisée dans la figure 23. Ils sont constitués par :

– une tête contenant l'acrosome et le noyau. L'acrosome contient des enzymes nécessaires à la pénétration dans l'ovule et le noyau contient le matériel génétique (ADN) ;

– un col, de petite taille ;

– une pièce intermédiaire contenant de très nombreuses mitochondries. Ces mitochondries fournissent l'énergie nécessaire aux déplacements du spermatozoïde ;

– un flagelle ou fouet (ou queue), long de 30 à 40 µm et qui permet les déplacements du spermatozoïde grâce à des mouvements de battement.

La spermatogenèse comprend donc une phase de multiplication et d'accroissement de taille, une méiose et une phase de différenciation.

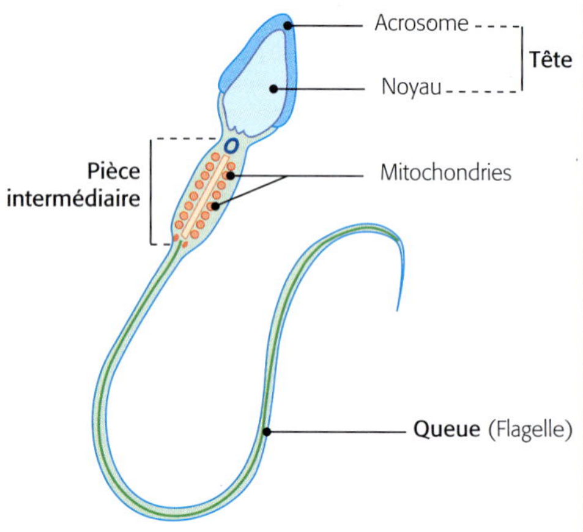

figure 23 **Schéma d'un spermatozoïde mature**

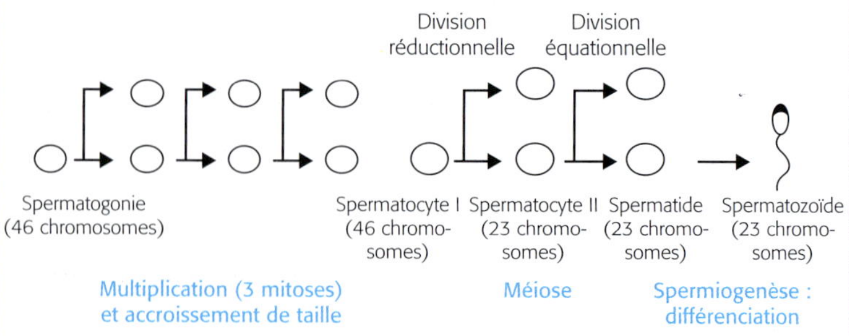

figure 24 **Les étapes de la spermatogenèse**

Ces étapes se produisent de façon centripète : les spermatogonies sont en périphérie et les spermatozoïdes dans la lumière des tubes séminifères.

La spermatogenèse est favorisée par les cellules de Sertoli (situées entre les spermatogonies, spermatocytes, spermatides et spermatozoïdes). Elles assurent un rôle nourricier pour les spermatozoïdes en formation.

À la sortie des tubes séminifères, les spermatozoïdes ne sont pas encore fécondants : ils doivent subir une maturation dans l'épididyme ; cette maturation correspond notamment à l'acquisition de la motilité.

Les spermatozoïdes, formés en environ 60 jours, sont ensuite « stockés » dans l'ampoule déférentielle. Ils sont émis au cours de l'éjaculation. L'éjaculat contient entre 300 et 600 millions de spermatozoïdes qui sont mélangés avec 3 à 5 mL de sécrétions séminales et prostatiques. Ces sécrétions ont un rôle nourricier et fluidifiant. Le fluide formé par les spermatozoïdes et les sécrétions est appelé le sperme.

La spermatogenèse se déroule à partir de la puberté (13-18 ans chez les garçons) et se poursuit jusqu'à la mort. La spermatogénèse est un phénomène continu, bien que l'émission des gamètes soit discontinue. La production est de plusieurs millions de spermatozoïdes par jour et elle diminue légèrement avec l'âge. Les spermatozoïdes qui sont éjaculés sont tous âgés d'environ 2 mois, durée qui correspond à la durée de la spermatogenèse.

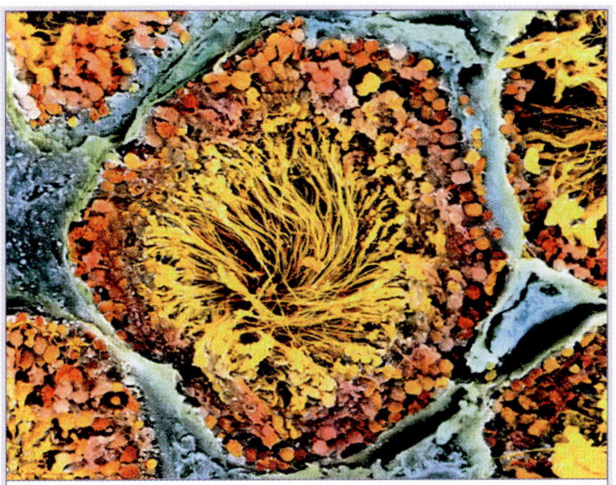

figure 25 **Coupe transversale de tube séminifère en microscopie électronique**

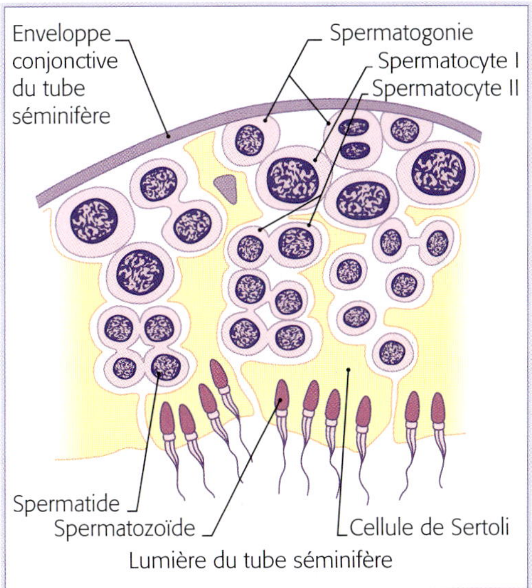

figure 26 **Schéma d'une coupe transversale de tube séminifère**

3. L'ovogenèse

L'ovogenèse correspond à la formation des cellules reproductrices féminines, ou ovules. Ces ovules sont associés à différentes enveloppes dont l'ensemble forme un follicule ovarien. Au fur et à mesure que l'ovogenèse se déroule, le follicule évolue et passe par différents stades ; cette évolution folliculaire est appelée la folliculogenèse.

À maturité, avant l'expulsion hors de l'ovaire, le follicule présente la structure représentée dans la figure 27. De l'intérieur vers l'extérieur, on trouve :
- l'ovocyte II et le globule polaire I ;
- la zone pellucide qui contient majoritairement des polysaccharides et qui entoure la cellule germinale ;
- la corona radiata (ou couronne radiaire) et la granulosa qui sont une zone cellulaire. La corona radiata et la granulosa sont séparées par une cavité appelée cavité folliculaire ou antrum qui contient le liquide folliculaire ou liquide antral ;

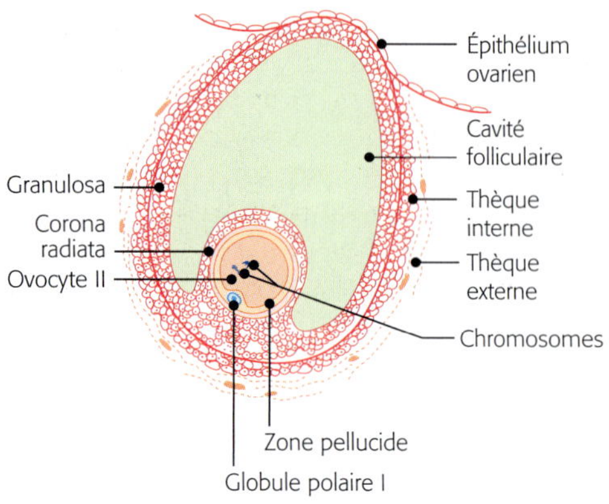

figure 27 **Schéma d'un follicule mûr**

▶ L'ovocyte II est une cellule bloquée dans son développement. Elle mesure environ 150 µm, alors que le follicule à maturité mesure environ 1 mm.

– la thèque interne qui est une couche multicellulaire ;
– la thèque externe qui est une couche acellulaire fibreuse.

L'ovogenèse est un phénomène qui ressemble à la spermatogenèse :
– multiplication des cellules souches (ovogonies) par mitoses ;
– croissance des ovogonies pour donner des ovocytes I ;
– méiose des ovocytes I pour donner des ovocytes II après la division réductionnelle, puis des ovules après la division équationnelle.

Il existe cependant deux différences importantes avec la spermatogenèse : les divisions lors de la méiose donnent des cellules de tailles différentes et la chronologie des phénomènes est totalement différente.

Les phases de multiplication par mitoses et d'accroissement de la taille ont lieu durant la vie embryonnaire et la vie fœtale. Elles permettent d'obtenir plusieurs millions d'ovogonies qui vont entamer la méiose. Il y a blocage en prophase I, jusqu'à la puberté. Durant cette phase, de nombreuses cellules meurent et il reste environ 400 000 ovocytes I à la naissance. Ces ovocytes sont entourés de quelques cellules folliculaires et on parle alors de follicules primordiaux.

À partir de la puberté (et jusqu'à la ménopause), au cours de chaque cycle menstruel, quelques follicules primordiaux vont évoluer au cours du processus appelé la folliculogenèse : passage aux stades de follicule primaire (couche continue de cellules autour

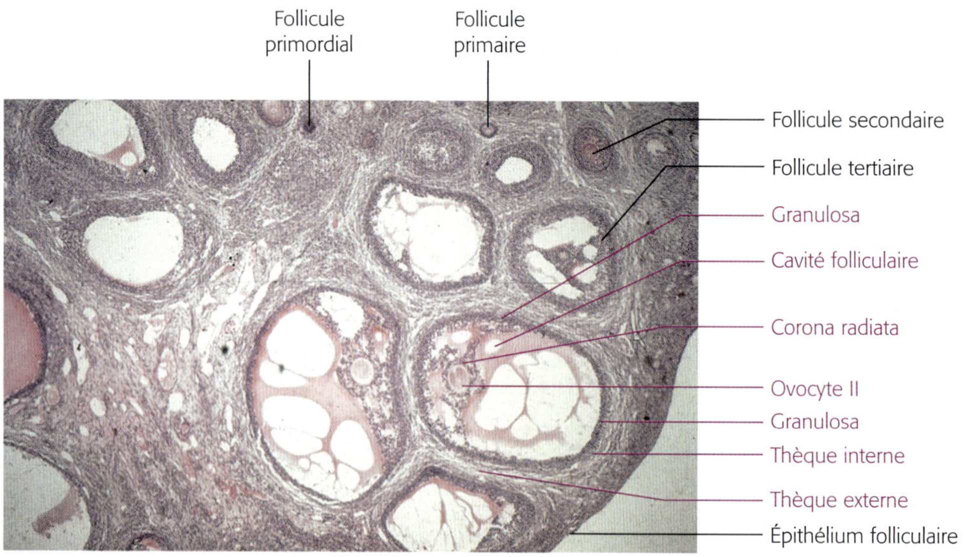

figure 28 **Coupe d'ovaire**

de l'ovocyte), de follicule secondaire (présence de toutes les enveloppes de l'ovocyte), de follicule tertiaire (apparition de l'antrum) et enfin de follicule mûr ou de De Graaf. Cette évolution dure 14 jours et correspond à la première partie du cycle menstruel (14 premiers jours après le début des règles). Parallèlement, les ovocytes I évoluent au sein des follicules : on assiste à l'augmentation de leur taille par accumulation de réserves. Lors de l'ovulation (libération hors de l'ovaire), la méiose redémarre : la division réductionnelle se termine et aboutit à l'ovocyte II et au globule polaire I (qui va ensuite dégénérer).

Les deux cellules qui apparaissent sont de tailles inégales, l'ovocyte II « emportant » la majorité du cytoplasme. Le globule polaire I ne joue pas de rôle par la suite mais permet « d'éliminer » une partie du matériel génétique et d'assurer ainsi le passage de la diploïdie à l'haploïdie.

La division équationnelle démarre dans l'ovocyte II mais se bloque au stade métaphase II. Elle reprendra pour terminer la méiose en cas de fécondation : l'entrée du spermatozoïde déclenchera l'expulsion du globule polaire II et le passage à l'ovule. Comme lors de la division réductionnelle, le globule polaire II emporte très peu de cytoplasme et dégénère par la suite.

Au cours de chaque cycle menstruel, plusieurs follicules primordiaux sont activés mais un seul poursuivra son évolution jusqu'à maturité : les autres dégénèrent (phénomène d'atrésie).

▶ Par rapport à la spermatogenèse, l'ovogenèse apparaît comme un phénomène discontinu, qui débute au stade embryonnaire (donc avant la naissance) et se poursuit par phases, avec des blocages. Les gamètes féminins sont donc des cellules beaucoup plus âgées que les spermatozoïdes au moment de la fécondation : leur âge varie d'une quinzaine d'années (pour les premiers cycles) à environ 50 ans (pour les derniers cycles ovulatoires).

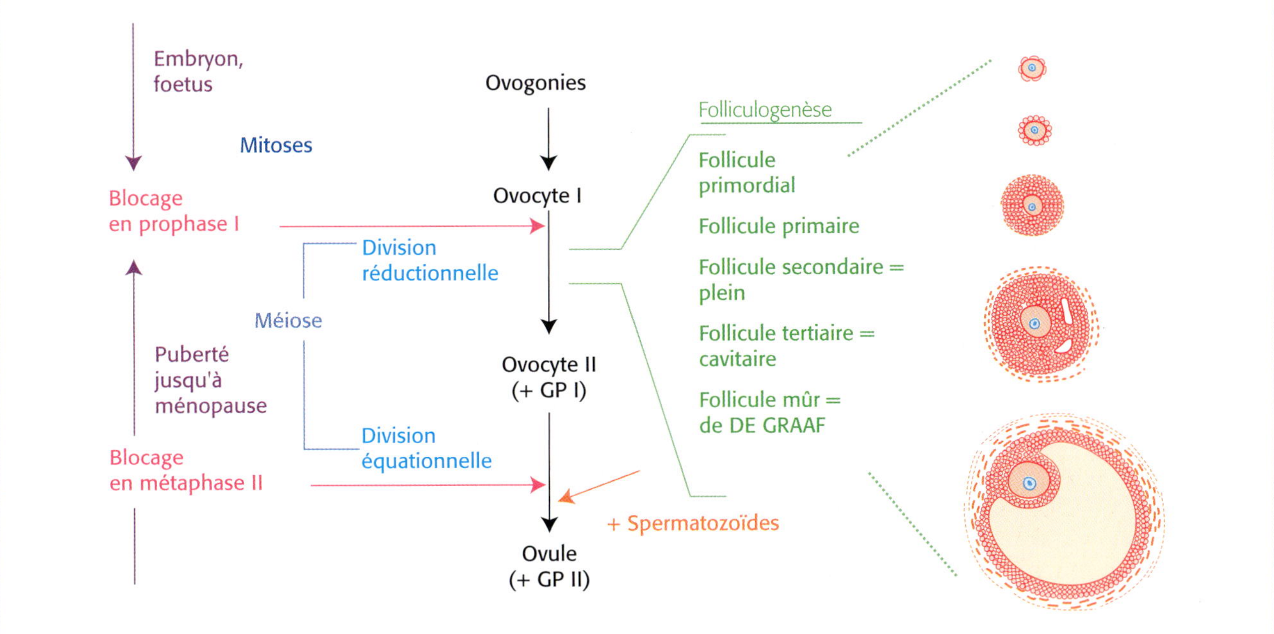

figure 29 **Les étapes de l'ovogenèse**

16 TRANSMISSION DE LA VIE, HÉRÉDITÉ

Régulation de la fonction reproductrice

Activités

Introduction aux activités

La fonction de reproduction est contrôlée, tant chez la femme que chez l'homme. Les activités proposées vont permettre de mettre en évidence l'importance des hormones dans ce contrôle, ainsi que l'existence de boucles de régulation.

Activité 1

La notion de boucle de régulation

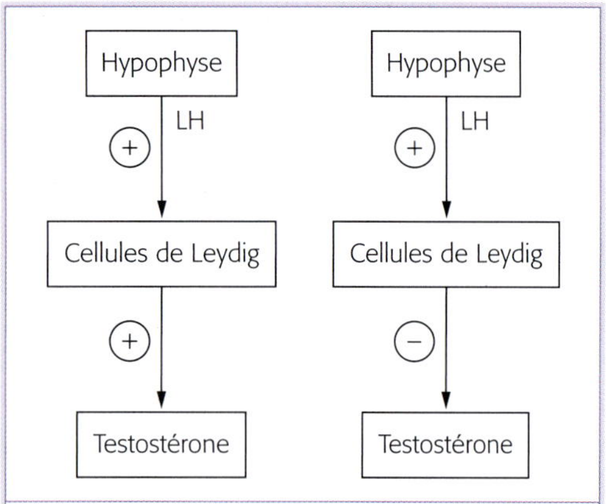

figures 1 et 1 bis **Production de la testostérone**

Donnée 1 Un système de régulation est un système qui permet de maintenir constante une valeur. En biologie, il existe de nombreux systèmes de régulation assurant le maintien des valeurs physiologiques à un niveau à peu près constant.

Donnée 2 Il existe un système de contrôle pour la concentration de testostérone, hormone produite par les cellules de Leydig et intervenant dans la physiologie sexuelle. *In vitro*, une culture de cellules de Leydig produit très peu de testostérone ; en revanche, si on ajoute des extraits hypophysaires dans le milieu de culture, la production de testostérone augmente.

Donnée 3 La substance hypophysaire intervenant dans les résultats de la donnée 2 est la LH *(luteotropic hormone)*. On peut concevoir deux schémas d'action : l'hypophyse produit la LH qui agit sur les cellules de Leydig soit en favorisant soit en inhibant la production de testostérone (▶ *figures 1 et 1 bis*).

Le signe + indique un enchaînement positif : les deux variables ou grandeurs reliées varient dans le même sens (si l'une augmente, l'autre également) ; il peut également exister des enchaînements négatifs : les deux variables ou grandeurs reliées varient en sens inverse.

Donnée 4 On observe après la castration (ablation des testicules) d'un rat une augmentation de la quantité de LH circulante ; de plus, une injection de testostérone entraîne une diminution de la quantité de LH.

Questions

1. Quel est le schéma d'action (▶ *figure 1 ou figure 1 bis*) que l'on peut retenir ? Justifier la réponse.
2. La donnée 4 permet-elle de compléter le schéma proposé ? En cas de réponse positive, indiquer la nouvelle relation mise en évidence.
3. Envisager quelles seraient les conséquences d'un effet positif de la testostérone sur la sécrétion de LH. Envisager de même les conséquences d'un effet négatif de la testostérone sur la sécrétion de LH.
4. Conclure sur le sens de l'effet de la testostérone sur la sécrétion de LH pour que le schéma proposé constitue un système de régulation de la concentration de testostérone dans l'organisme.

Activité 2

La régulation de l'activité génitale est-elle nerveuse ou hormonale ?

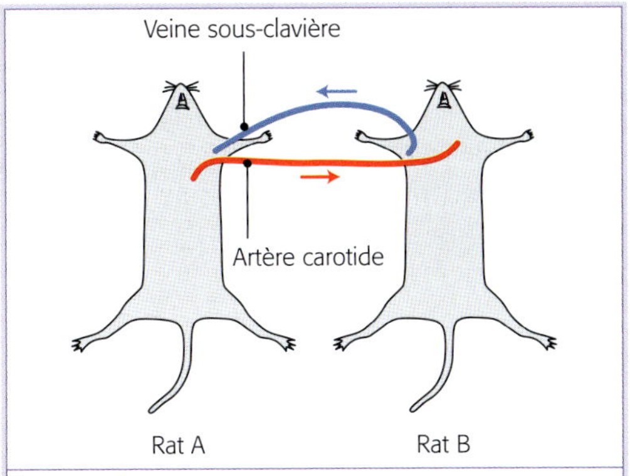

figure 2 **Expérience de parabiose**

Donnée 1 La castration (ablation des testicules) d'un garçon avant la puberté permet de maintenir une morphologie infantile, sans caractère sexuel secondaire (notamment pas de mue de la voix, ce qui était recherché autrefois avec les castrats). De plus l'individu est stérile. La castration à l'âge adulte entraîne une stérilité et la régression des caractères sexuels secondaires.

Donnée 2 Une greffe de testicules, même de localisation ectopique (c'est-à-dire en une localisation qui n'est pas la localisation normale), permet de revenir à une situation physiologique normale.

Donnée 3 Un utérus dont tous les nerfs sont sectionnés conserve une activité cyclique normale : les règles surviennent normalement.

Donnée 4 On réalise une expérience de parabiose entre deux rats mâles A et B : une communication sanguine est établie entre ces deux rats. Avant la parabiose, le rat A a subi une ablation des testicules et présente une hypertrophie de l'hypophyse. Le rat B a quant à lui subi une ablation de l'hypophyse, ce qui entraîne une atrophie de ses organes génitaux.

Questions

1. Indiquer à l'aide des données 1, 2 et 3 si la régulation de l'activité génitale est nerveuse ou hormonale.
2. Préciser ce que l'on devrait observer après quelques jours de parabiose pour les rats A et B de la donnée 4.
3. Prévoir, si on greffe un fragment d'utérus de façon ectopique chez une rate, le comportement de ce fragment greffé : l'activité cyclique est-elle conservée ? Cette activité sera-t-elle synchrone avec l'activité normale de l'utérus de la rate ?

Activité 3

Existence de relations entre hypophyse et testicules

Donnée 1 FSH *(follicule stimulating hormone)* et LH *(lutéotropic hormone)* sont deux hormones produites par l'hypophyse.

Donnée 2 Si on injecte des molécules de FSH ou de LH radioactives à des rats, on constate après sacrifice des animaux que la radioactivité est localisée principalement au niveau des testicules.

Donnée 3 Les animaux impubères ont des concentrations de FSH et de LH très faibles.

Donné 4 Des rats impubères subissent des injections de FSH (lot 1) ou de LH (lot 2). Les résultats sont donnés par le tableau 1.

Questions

1. Indiquer les organes cibles pour FSH et LH.
2. Préciser pourquoi on utilise des animaux impubères pour les expériences décrites dans la donnée 4.
3. Préciser sur quelles cellules cibles agissent FSH et LH.
4. Analyser le tableau 1 pour en déduire le rôle des différentes cellules.

tableau 1

Lot de rats	Lignée germinale	Cellules de Sertoli	Cellules de Leydig	Production de testostérone	Caractères sexuels secondaires
1 : Injection de FSH	Activée	Développées	Inactives	Faible	Absents
2 : Injection de LH	Au repos	Peu développées	Activées	Forte	Développés

❺ Analyser les résultats du tableau 2.

❻ Construire un schéma fonctionnel à l'aide des différentes données.

Donnée 5 Des cellules hypophysaires sont mises en culture seules ou avec d'autres types cellulaires, et on mesure la production de FSH ou de LH. Les résultats sont indiqués par le tableau 2.

tableau 2

Conditions de culture	Cellules hypophysaires seules	Cellules hypophysaires + cellules musculaires	Cellules hypophysaires + cellules de Sertoli	Cellules hypophysaires + cellules de Leydig
Production de FSH	100 %	100 %	65 %	100 %
Production de LH	100 %	100 %	100 %	68 %

Activité 4

Le rôle des ovaires dans le contrôle des cycles féminins

Questions

❶ Analyser les différentes expériences pour en déduire le rôle des ovaires.

❷ Indiquer si ces expériences permettent de préciser le mode de contrôle ovarien.

Donnée Différentes expériences de greffe sont réalisées chez des rates. On observe ensuite le fonctionnement de l'utérus. Les résultats sont donnés dans le tableau 3.

tableau 3

	Souris témoin	Souris soumises aux expériences		
Conditions expérimentales	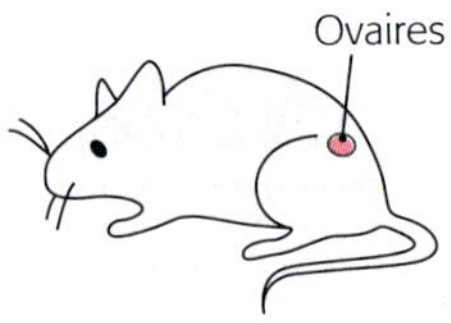	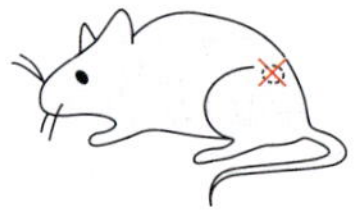 Ovariectomie (ablation des deux ovaires)	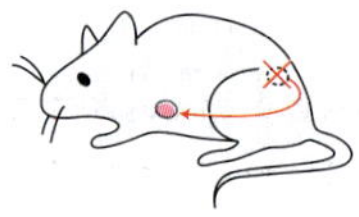 Ovariectomie puis greffe des ovaires sous la peau	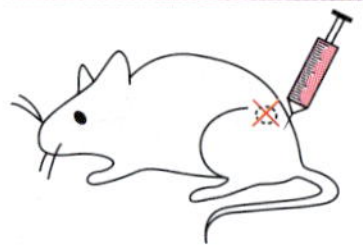 Ovariectomie puis injections quotidiennes d'extraits ovariens
Résultats fournis par l'observation de l'évolution de l'utérus	Développement cyclique de la muqueuse utérine	Aucun développement de la muqueuse utérine	Développement cyclique de la muqueuse utérine	Développement de la muqueuse utérine sans variations cycliques

Activité 5

Le cycle de la muqueuse utérine

Questions

❶ Indiquer de façon argumentée à quel moment du cycle chaque photo a été prise.

❷ Déterminer le contenu de ces granules de sécrétion. Quel peut être l'intérêt d'une telle sécrétion pour les spermatozoïdes ?

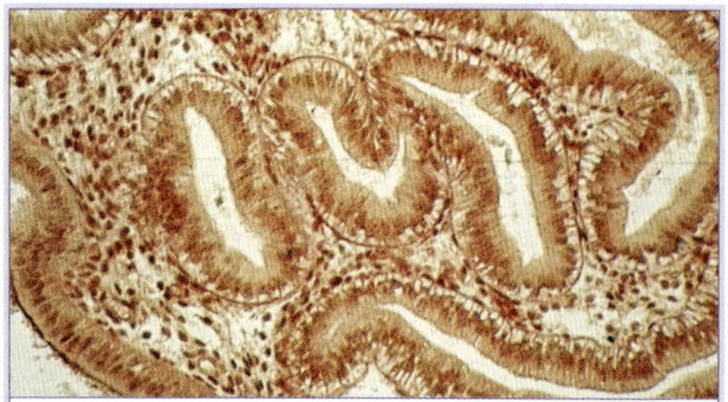

figure 3

Donnée 1 Au cours du cycle menstruel, la muqueuse de l'utérus (ou endomètre) subit des modifications qui conduisent à l'apparition des règles (ou menstruations).

En début de cycle, l'endomètre est peu développé, son épaisseur est faible (1 à 2 millimètres).

En milieu de cycle, l'endomètre se développe, son épaisseur augmente (jusqu'à 6 ou 7 millimètres) et il présente des glandes ramifiées dites « en doigts de gants ». Sa vascularisation augmente.

En fin de cycle, l'endomètre diminue d'épaisseur, la vascularisation régresse et les glandes sécrétrices disparaissent.

Donnée 2 Lorsque les glandes en doigts de gants sont à leur développement maximum, les cellules les constituant contiennent de nombreux granules de sécrétion. Ces granules se colorent en brun foncé lorsque l'on ajoute de l'eau iodée sur une préparation microscopique de ces cellules.

Donnée 3 Les figures 3 à 5 montrent l'aspect de l'endomètre à différents stades du cycle menstruel.

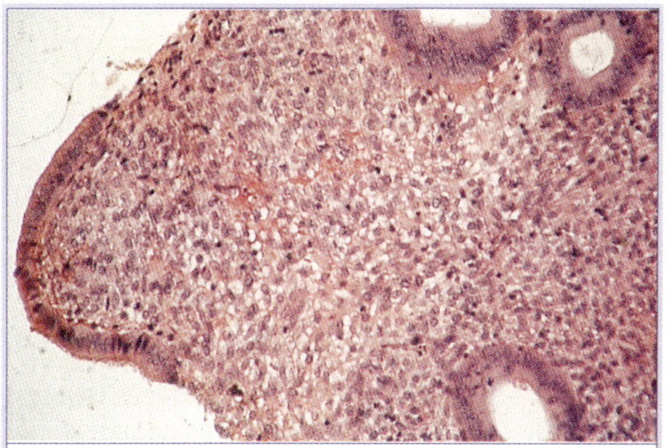

figure 4

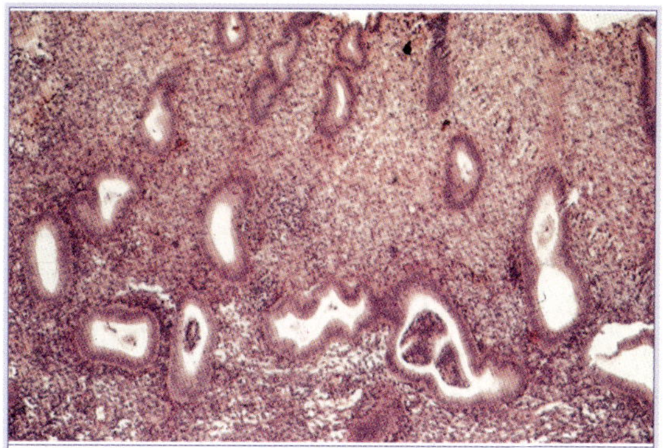

figure 5

Activité 6 — Le déterminisme du pic de LH

Des expériences sont réalisées chez la rate afin de déterminer les facteurs déclenchant le « pic » de concentration de LH. Ce pic permet le déclenchement de l'ovulation.

Donnée 1 On réalise l'expérience *in vivo* suivante : chaque jour à 13 h on injecte à des rates une dose constante de GnRH *(gonadotrophin releasing hormone)*, hormone produite par l'hypothalamus. Juste avant l'injection et 15 minutes après, on mesure la concentration plasmatique de LH *(luteotropic hormone)*, hormone produite par l'hypophyse. Les résultats obtenus sont fournis dans le tableau 4.

Donnée 2 On cultive *in vitro* des cellules hypophysaires sécrétrices de LH (il y a le même nombre de cellules pour chaque série d'expériences). Ces cellules sont tout d'abord incubées durant 36 heures en présence ou en absence d'œstrogènes (milieu ①), hormones produites par les ovaires. Après ces 36 heures, on ajoute ou non de la GnRH dans le milieu de culture durant 5 heures (milieu ②). À l'issue des 5 heures, la quantité de LH produite par les cellules hypophysaires est mesurée dans le milieu de culture. Les résultats obtenus sont donnés dans le tableau 5.

Questions

1 Analyser les résultats de la donnée 1 pour en déduire une caractéristique de la réponse de l'hypophyse à la GnRH.

2 Expliquer l'intérêt de l'incubation avec ou sans œstrogènes pour la donnée 2.

3 Analyser les résultats de la donnée 2 pour mettre en évidence une des conditions du déclenchement du pic de concentration de LH.

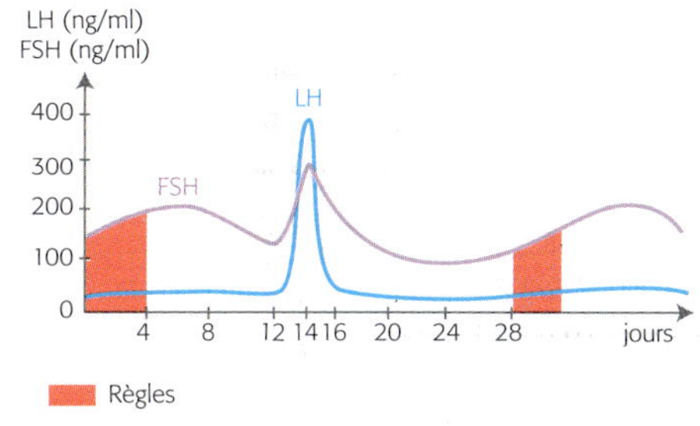

figure 6 **Le « pic » de concentration de LH chez la femme**

tableau 4 **(concentrations en ng/mL)**

Jour par rapport à l'ovulation	Concentration de LH avant l'injection	Concentration de LH après l'injection
j – 2	2,2	4,2
j – 1	2,0	4,3
j (ovulation)	21,4	113,3
j + 1	2,4	5,8

tableau 5

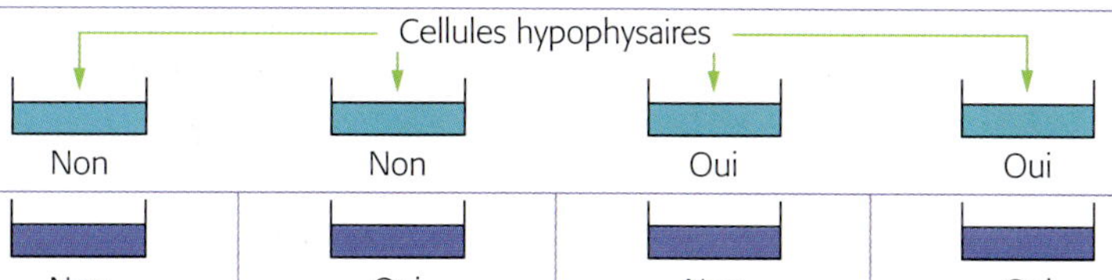

Étape 1 : 36 h dans le milieu ①	Cellules hypophysaires			
Présence d'œstrogène	Non	Non	Oui	Oui
Étape 2 : 5 h dans le milieu ②				
Présence de GnRH	Non	Oui	Non	Oui
Quantité de LH dans le milieu	non détectable	0,7 µg	0,1 µg	3,5 µg

Régulation de la fonction reproductrice

Cours

Le fonctionnement de l'appareil reproducteur, chez la femme comme chez l'homme, est soumis à un contrôle hormonal. Ce contrôle se manifeste notamment chez la femme par les cycles menstruels, mais il existe également chez l'homme. Il met en œuvre la participation de plusieurs « étages » hormonaux.

Le complexe hypothalamo-hypophysaire : un rôle majeur

Le complexe hypothalamo-hypophysaire est constitué par l'hypothalamus et l'hypophyse. Ces deux glandes sont situées dans l'encéphale et entretiennent entre elles des relations à la fois sanguines et nerveuses.

1. Organisation anatomique

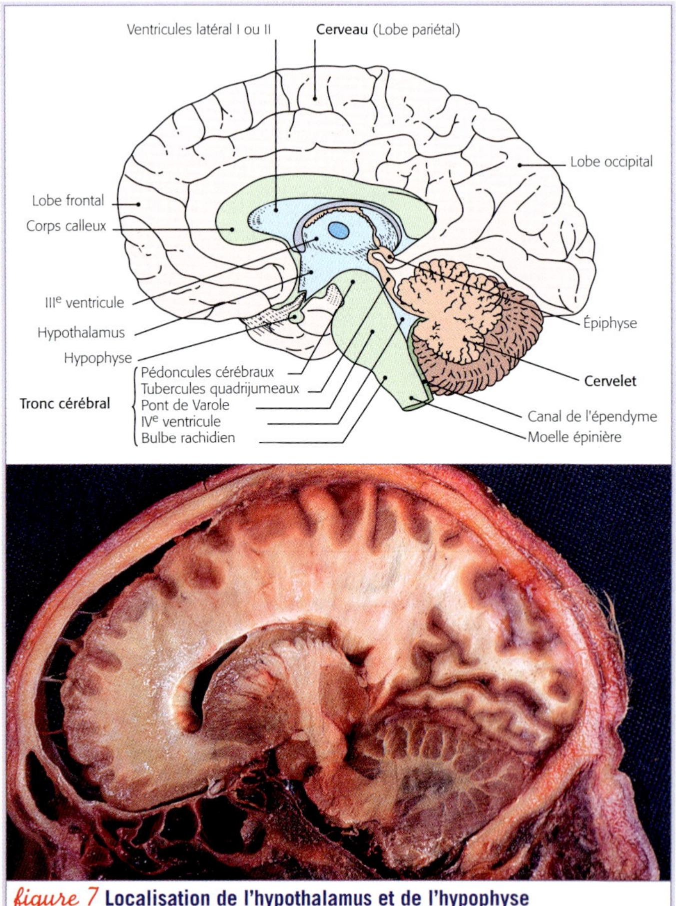

figure 7 **Localisation de l'hypothalamus et de l'hypophyse**

L'hypothalamus est constitué par sept noyaux (amas de cellules nerveuses) gris et pairs situés à la base du troisième ventricule cérébral, dorsalement par rapport au chiasma optique. Ces noyaux assurent la sécrétion des hormones de l'hypothalamus.
L'hypophyse est pour sa part située dans la selle turcique, une cavité de l'os sphénoïde. Elle se situe donc sous l'hypothalamus auquel elle est reliée par la tige pituitaire ou tige hypophysaire. L'hypophyse est constituée de deux parties qui n'ont pas la même origine embryologique.

La partie antérieure a une origine épithéliale et contient des cellules glandulaires ; elle constitue l'antéhypophyse (terme faisant référence à sa localisation) ou adénohypophyse (terme faisant référence à son origine). Entre l'hypothalamus et l'adénohypophyse existe un système porte veineux (veine entre deux capillaires) qui permet à certaines sécrétions hypothalamiques d'atteindre rapidement l'adénohypophyse.

La partie postérieure a une origine nerveuse et est formée par des prolongements de neurones hypothalamiques ; elle constitue la posthypo-

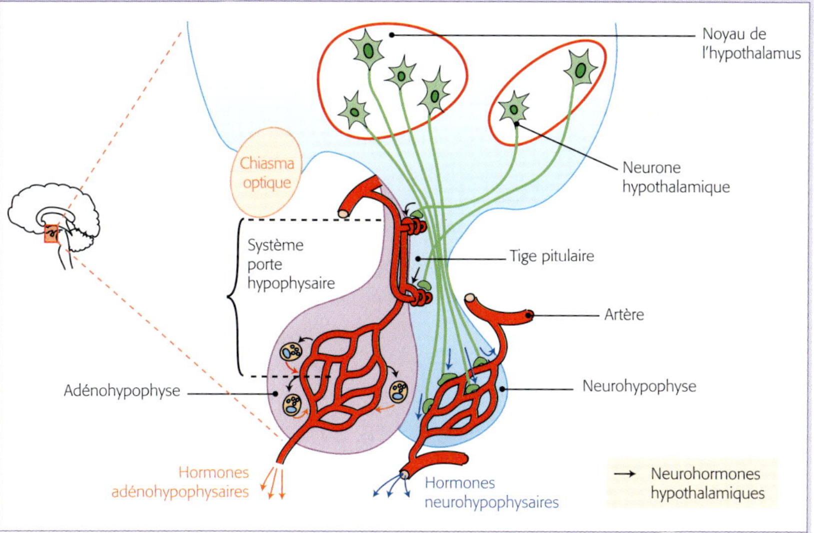

figure 8 **Relations entre hypothalamus et hypophyse**

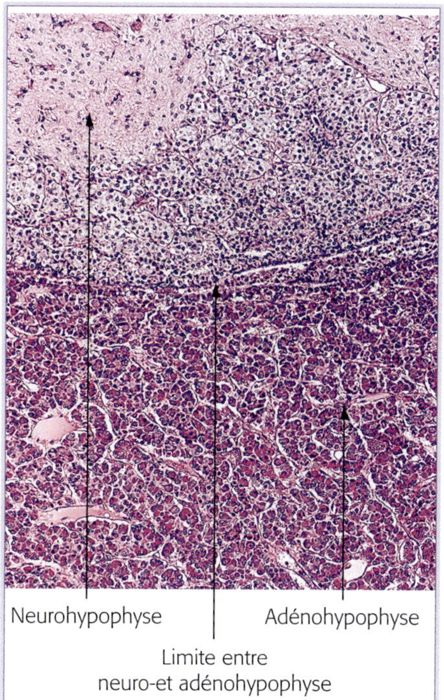

figure 9 **Observation microscopique de l'hypophyse au niveau de la jonction adéno- et neurohypophyse**

physe (terme faisant référence à sa localisation) ou neurohypophyse (terme faisant référence à son origine). Les axones des neurones hypothalamiques aboutissant dans la neurohypophyse forment la tige pituitaire.

2. Fonctionnement général du complexe hypothalamo-hypophysaire

Dans le cas de la régulation de la fonction reproductrice, le complexe formé par l'hypothalamus et l'hypophyse possède, de façon simplifiée, un fonctionnement hiérarchisé en trois « étages » : hypothalamus, hypophyse et appareil génital.

L'hypothalamus « collecte » par voie hormonale des informations sur l'état de l'organisme. En fonction de ces informations, il libère des gonadolibérines ou GnRH *(gonadotropin releasing hormone)*. Ces GnRH passent par le système porte hypothalamo-hypophysaire et vont agir sur l'adénohypophyse. Celle-ci libère en réponse des hormones appelées gonadostimulines dont l'action se manifestera sur l'appareil génital.

Le système décrit jusqu'à présent ne constitue pas un réel système de régulation : il permet de modifier l'activité de l'appareil génital en ajustant la quantité de GnRH au niveau souhaité mais il manque un système « en retour », encore appelé rétrocontrôle, qui informe l'organisme des variations de l'activité de l'appareil génital. Ce rétrocontrôle est assuré par une (ou plusieurs) sécrétion(s) de l'appareil génital qui vien(nen)t agir sur l'hypothalamus. De tels systèmes constituent des boucles de régulation.

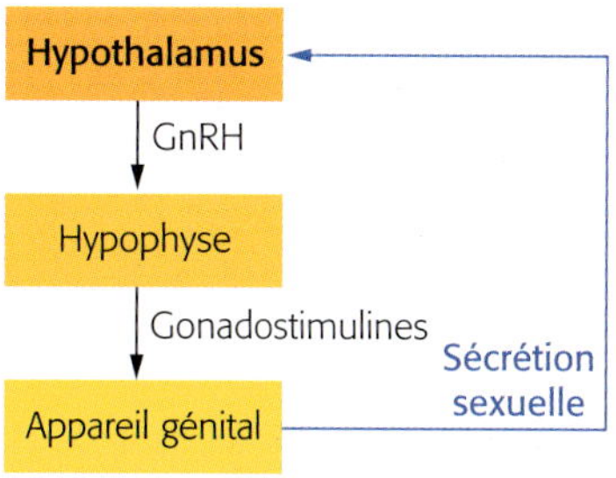

figure 10 **Fonctionnement simplifié du complexe hypothalamo-hypophysaire**

Régulation de la fonction reproductrice masculine

La fonction reproductrice masculine est assurée principalement par les testicules qui fabriquent les spermatozoïdes.

Les testicules jouent également un rôle de glande endocrine en fabriquant la principale hormone sexuelle masculine, la testostérone.

1. La testostérone et ses effets

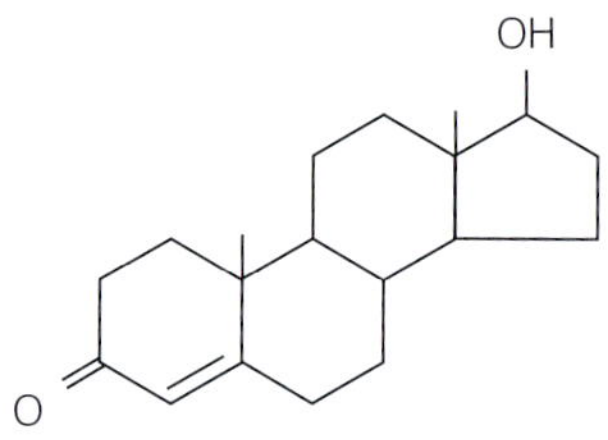

figure 11 **Structure de la testostérone**

La testostérone est une hormone stéroïdienne de formule chimique proche de celles des œstrogènes et de la progestérone. Elle est produite par les cellules de Leydig (qui sont situées entre les tubes séminifères) au niveau des testicules. Sa concentration plasmatique est de l'ordre de 10 µg.L^{-1}, avec des variations nycthémérales (c'est-à-dire entre le jour et la nuit) : la concentration est maximale durant la matinée (proche de 15 à 20 µg.L^{-1}) et diminue ensuite jusqu'au milieu de la nuit (la concentration plasmatique descendant alors à 3 µg.L^{-1}). Cette sécrétion ne se réalise pas de façon continue, mais au cours de brefs épisodes appelés « pulses » (on parle de sécrétion pulsatile).

La testostérone agit de façon positive sur les caractères sexuels primaires masculins (qui sont absolument nécessaires à la reproduction) ainsi que sur les caractères sexuels secondaires masculins (qui ne sont pas absolument nécessaires).

Ainsi, la testostérone stimule les cellules de Sertoli (qui facilitent la spermatogenèse), augmente la libido et la taille des organes sexuels (caractères sexuels primaires). Elle augmente également la taille des cordes vocales (d'où la mue de la voix des garçons), la masse musculaire et l'élargissement des épaules, la pilosité dont elle favorise une implantation de type masculin, et enfin elle ralentit l'ossification du cartilage de conjugaison. De ces effets résultent les caractères sexuels masculins.

2. Le contrôle de la fonction reproductrice masculine

▶ Dans les schémas de régulation, un signe + indique un enchaînement positif : les deux grandeurs reliées varient dans le même sens (elles augmentent ou diminuent en même temps) ; il s'agit donc d'un effet stimulateur.

▶ Un signe – indique un enchaînement négatif : les deux grandeurs reliées varient en sens inverse ; il s'agit donc d'un effet inhibiteur.

L'hypophyse fabrique deux gonadostimulines appelées folliculostimuline ou FSH *(follicule stimulating hormone)* et hormone lutéinisante ou LH *(luteotropic hormone)*. Il s'agit dans les deux cas d'hormones protéiques (environ 200 acides aminés chacune), synthétisées sous l'action de GnRH.

LH agit principalement sur les cellules de Leydig (et donc la synthèse de testostérone) et dans une moindre mesure sur les cellules de Sertoli (et donc la spermatogenèse). Pour FSH, la situation est inverse : action principalement sur les cellules de Sertoli et action plus faible sur les cellules de Leydig.

Le rétrocontrôle est assuré par la testostérone (en plus de ses effets sur les caractères sexuels masculins) agissant sur l'hypothalamus et l'hypophyse ainsi que par des inhibines produites par les cellules de Sertoli et agissant sur l'hypothalamus.

Ceci peut être résumé sous forme de schéma comme le montre la figure 12.

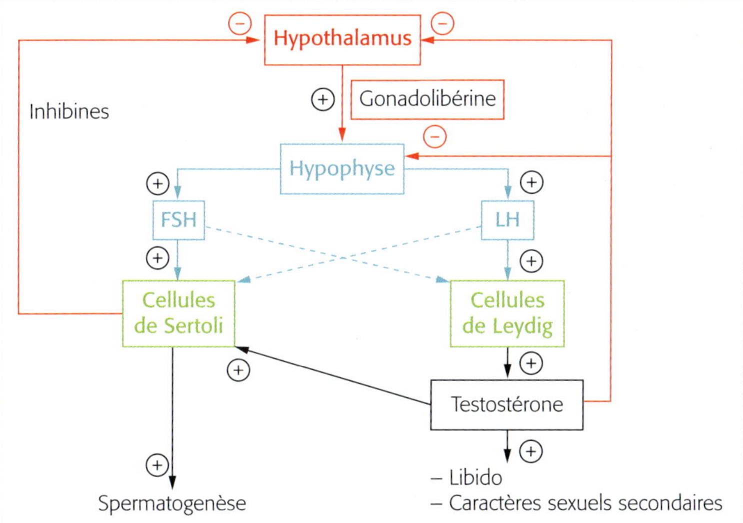

figure 12 **Régulation de l'activité génitale masculine**

Un tel système permet de maintenir la concentration de testostérone à une valeur à peu près constante : la valeur d'équilibre du système.

▶ De telles boucles sont souvent rencontrées pour maintenir les paramètres biologiques à une valeur relativement stable. Ces boucles de régulation sont appelées autorégulées car toute perturbation du système déclenche une réaction de l'organisme allant en sens inverse de la perturbation initiale et conduisant donc à un retour à la valeur d'équilibre.

Par exemple, si on réalise une injection de testostérone dans l'organisme, la concentration de cette hormone augmente et devient supérieure à la valeur d'équilibre du système ; l'effet négatif (inhibiteur) devient plus fort sur l'hypothalamus et il y a donc moins de synthèse de GnRH d'où une plus faible production de LH (cet effet est renforcé par l'effet inhibiteur de la testostérone sur l'hypophyse). La concentration de LH étant plus faible, les cellules de Leydig sont moins stimulées et produisent moins de testostérone, ce qui contrebalance l'effet de l'injection de testostérone exogène et permet de revenir à une concentration normale de testostérone.

On constate ainsi que, lorsque la concentration en testostérone est trop élevée, l'organisme en diminue la production afin de retrouver une concentration normale. À l'inverse, lorsque cette concentration est trop faible, il se met à en produire plus pour revenir à une concentration normale.

Régulation de la fonction reproductrice féminine

À partir de la puberté (entre 12 et 14 ans) et jusqu'à la ménopause (aux alentours de 50 ans), le fonctionnement de l'appareil génital féminin est caractérisé par des cycles. Ces derniers se manifestent extérieurement par la survenue d'un écoulement sanguin par le vagin appelé règles ou menstruations. On parle pour cette raison de cycle menstruel.

Il existe un cycle ovarien conduisant à l'ovulation, un cycle utérin conduisant à l'apparition des règles et un cycle hormonal assurant le synchronisme entre ces différents cycles.

Ces cycles se déroulent sur 28 jours en moyenne. Le début du cycle est marqué par le premier jour des règles et l'ovulation survient le 14e jour ; cette phase est appelée phase œstrogénique ou phase folliculaire. La seconde phase, du 14e au 28e jour, est appelée phase progestative ou phase lutéinique.

Remarque : la durée d'un cycle est en moyenne de 28 jours, mais de nombreux facteurs peuvent modifier cette durée : pathologie, stress, activité sportive, etc.

▶ Les cellules du corps jaune sont riches en lipides et présentent un aspect jaunâtre ; jaune se disant *luteus* en latin, on parle de phase lutéinique ou lutéale.

1. Les différents cycles sexuels de la femme

Le cycle ovarien

Durant la phase folliculaire, quelques follicules primordiaux se mettent à évoluer rapidement pour donner des follicules secondaires ; l'un d'eux devient dominant et poursuit seul son développement jusqu'au stade de follicule mûr ou de De Graaf.

Au moment de l'ovulation, ce follicule se rompt, ce qui libère dans la cavité abdominale l'ovocyte II et le premier globule polaire, entourés par la zone pellucide et quelques cellules de la couronne radiaire (▶ *chapitre 15*). L'ovocyte II et le globule polaire sont alors « aspirés » dans les trompes de Fallope.

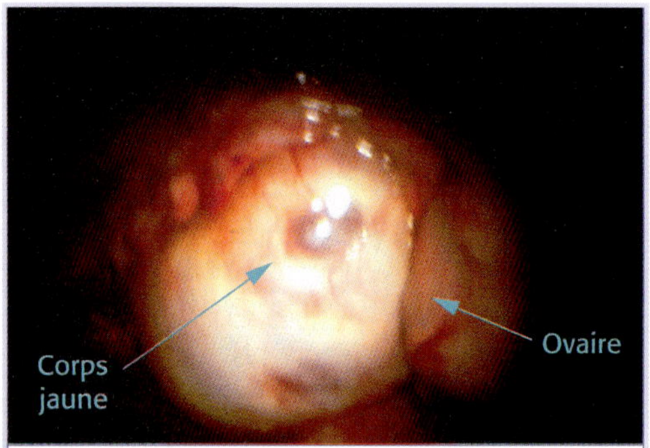

figure 13 **Ovaire avec corps jaune 3 jours après ovulation (cœlioscopie)**

Durant la phase lutéinique, le follicule rompu au moment de l'ovulation se contracte, se referme et devient un corps jaune : les cellules de la thèque interne accumulent des lipides et sécrètent de la progestérone. Ce corps jaune persiste durant une dizaine de jours puis commence à régresser ; il disparaît durant le cycle suivant en laissant une petite cicatrice à la surface de l'ovaire, appelée le corps blanc. Ce fonctionnement se déroule en absence de fécondation et on parle alors de corps jaune cyclique. En cas de fécondation, le corps jaune se maintient et on parle de corps jaune gestatif ou gravidique. Le maintien du corps jaune gravidique assure une production importante de progestérone qui permet d'empêcher l'apparition des règles. La fixation de l'embryon dans la paroi utérine (nidation) peut ainsi se réaliser.

Le cycle utérin

Il est légèrement décalé par rapport aux autres cycles : la phase folliculaire débute le premier jour des règles (début du cycle menstruel) alors que les règles traduisent en fait la fin du cycle précédent. Le nouveau cycle utérin débutera vers le 5e jour du cycle menstruel, à la fin des règles.

La phase folliculaire débute vers le 5e jour pour l'endomètre. La muqueuse utérine croît, son épaisseur passe de 1 à 6 mm environ. De nombreux vaisseaux sanguins s'y développent ainsi que des glandes tubulaires sécrétant du mucus et du glycogène. Ces sécrétions favorisent la survie des spermatozoïdes et éventuellement celle de l'embryon durant la première semaine. Le développement de ces glandes est tellement important que l'on parle de « dentelle utérine ».

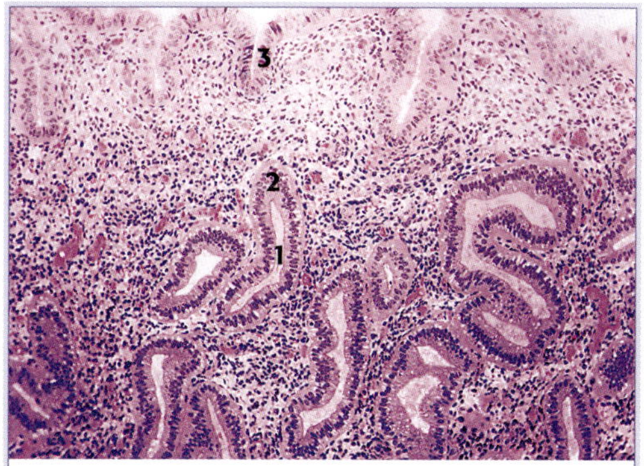

1 : lumière d'une glande sécrétrice
2 : paroi d'une glande sécrétrice
3 : épithélium de l'endomètre

figure 14 **La dentelle utérine**

Le myomètre est au repos durant le début de la phase folliculaire ; en fin de phase folliculaire, à partir du 12e jour environ, il est animé de contractions rapides et de faible amplitude qui favorisent le passage des spermatozoïdes.

Durant la phase lutéinique le corps jaune commence à s'atrophier s'il n'y a pas fécondation. Cela entraîne une diminution du taux de progestérone (vers le 23e jour) conduisant à une atrophie des vaisseaux sanguins de l'endomètre. La dentelle utérine « s'écroule » alors, pour revenir à une épaisseur de l'endomètre d'environ 1 mm. Cette destruction de la dentelle utérine s'accompagne d'une hémorragie utérine, le sang étant évacué par le vagin : les règles surviennent et vont durer environ 5 jours.

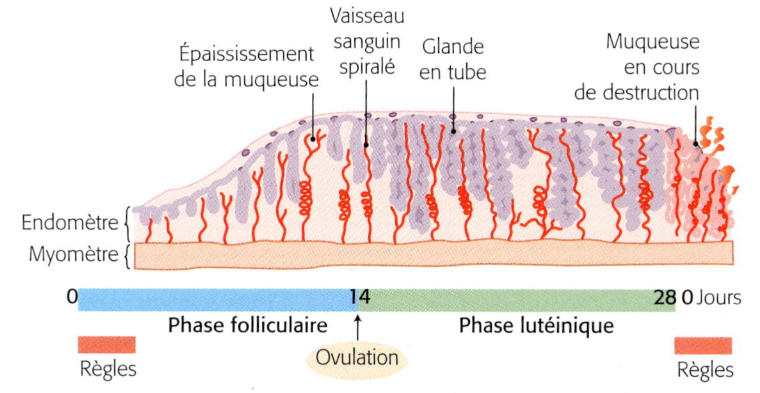

figure 15 **Évolution de la muqueuse au cours du cycle menstruel**

Le myomètre est au repos durant la phase lutéinique, sauf durant les règles où il est animé de contractions lentes, puissantes et parfois douloureuses, qui aident à évacuer les menstruations.

Le cycle du col utérin

Le col de l'utérus est normalement obstrué par des glaires (mucus cervical) qui sont épaisses, collantes et de pH légèrement acide, ce qui gêne le passage des spermatozoïdes (et des micro-organismes : rôle protecteur). Durant les quelques jours précédant et suivant l'ovulation, ces glaires deviennent plus filantes, avec un maillage plus lâche et de pH légèrement alcalin. Ces conditions physico-chimiques permettent un meilleur passage des spermatozoïdes, favorisant ainsi la fécondation.

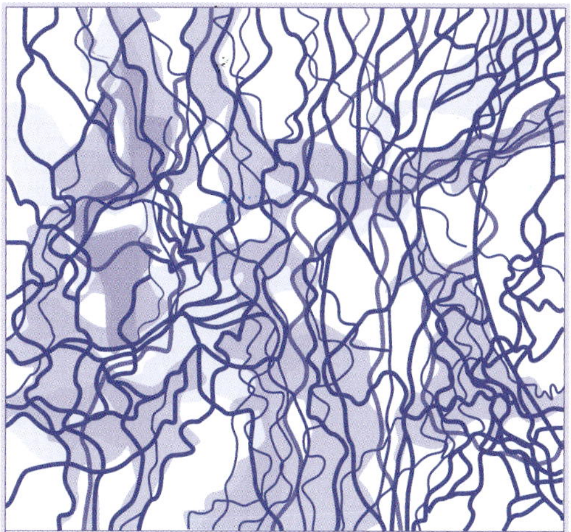

figure 16 **Glaire cervicale au 6e jour du cycle**

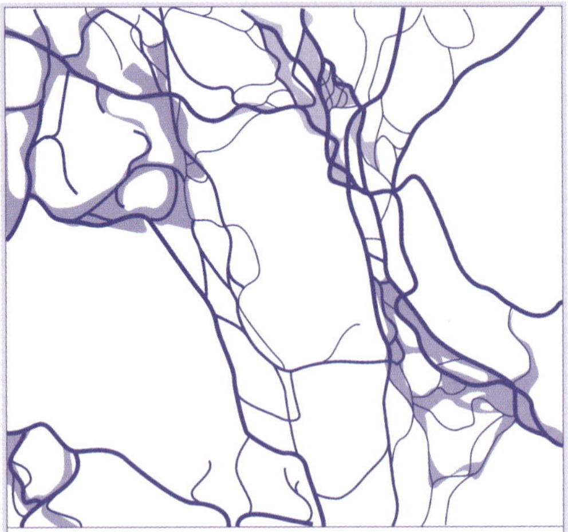

figure 17 **Glaire cervicale au 14e jour du cycle**

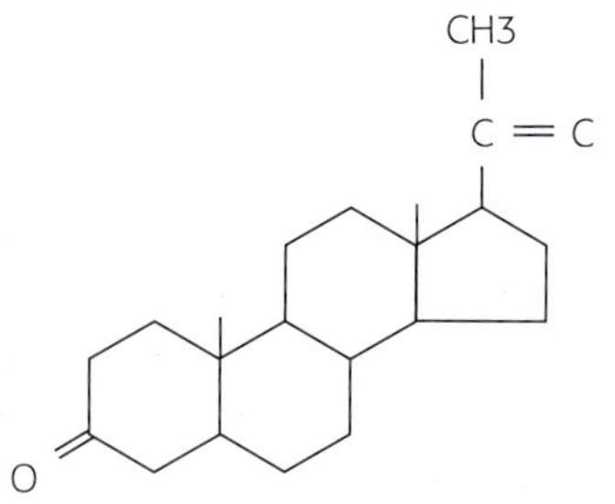

figure 18 **Structure de la progestérone**

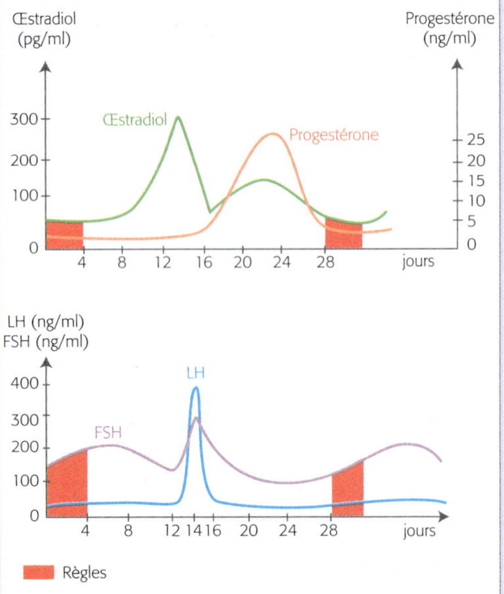

figure 19 **Concentrations hormonales au cours du cycle féminin**

Le cycle hormonal

Le cycle des hormones concerne à la fois les hormones hypophysaires et les hormones ovariennes.

Les principales hormones hypophysaires importantes pour les cycles menstruels sont FSH et LH, comme chez l'homme. FSH permet la maturation des follicules et induit la production d'œstrogènes par ces derniers. Son taux augmente légèrement en début de phase folliculaire (ce qui permet le développement des follicules) puis de façon très importante (taux multiplié par 4 à 5) entre le 12e jour et le 15e jour du cycle : on parle de pic hormonal. En phase lutéinique, le taux revient à des valeurs relativement faibles (de l'ordre de 10 $mUI.ml^{-1}$).

LH permet pour sa part l'ovulation et le passage du follicule rompu au corps jaune. Son taux est de l'ordre de 15 $mUI.ml^{-1}$ tout au long du cycle menstruel sauf entre le 12e et le 15e jour où il y a un pic hormonal : le taux est multiplié par 6 à 7. On parle là encore de pic hormonal (pic de LH).

Pour leur part, les ovaires produisent deux types principaux d'hormones : les œstrogènes et la progestérone.

Les œstrogènes sont produits principalement par les cellules de la thèque interne et celles de la granulosa ; leur taux augmente au cours de la phase folliculaire, lorsque le follicule se développe. Les cellules du corps jaune produisent un peu d'œstrogènes, mais en quantité moindre que les cellules folliculaires, d'où un taux d'œstrogènes plus faible en phase lutéinique.

La progestérone est produite uniquement par les cellules du corps jaune, d'où un taux important uniquement en phase lutéinique. En fin de phase lutéinique, le taux de progestérone diminue car le corps jaune commence à régresser.

tableau 6 **Les effets des œstrogènes et de la progestérone**

Cible	Œstrogènes	Progestérone
Folliculogenèse	Effet favorisant	Sans effet
Contractibilités tubaire/utérine	Effet favorisant	Effet défavorisant
Muqueuse utérine	Favorise le développement	Favorise la vascularisation
Sécrétions utérines	Peu d'effet	Effet favorisant
Col utérin	Relâchement	Rétrécissement
Mucus cervical	Le rend fluide et légèrement alcalin	Le rend épais et acide
Muqueuse vaginale	Favorise le développement	Peu d'effets
Libido	Effet favorisant	Peu d'effets
Seins	Peu d'effets	Développement
Température	Peu d'effet	Effet hyperthermique

Les autres cycles

D'autres organes ou paramètres biologiques évoluent également au cours du cycle menstruel. Il s'agit principalement :

– de la température : la progestérone a un effet hyperthermique et on observe donc une légère augmentation de la température corporelle en phase lutéinique ;

– du vagin : au moment de l'ovulation, les cellules vaginales sont moins kératinisées et les sécrétions vaginales moins acides, ce qui favorise la survie des spermatozoïdes ;

– des seins : durant la phase folliculaire, la vascularisation mammaire se développe, entraînant une tension et un volume plus importants des seins. En absence de fécondation, le volume et la tension mammaire diminuent en phase lutéinique.

2. La synchronisation des cycles

Chez la femme comme chez l'homme, le contrôle de l'activité génitale est assuré par l'axe hypothalamo-hypophysaire. Il permet, en contrôlant la sécrétion d'œstrogènes et de progestérone de synchroniser les différents cycles (utérin, cervical, ovarien).

Le contrôle est assuré par FSH qui favorise la maturation folliculaire, et par LH dont la brusque augmentation du taux provoque l'ovulation. LH et FSH sont elles-mêmes contrôlées par la même gonadolibérine que chez l'homme (GnRH), qui est issue de l'hypothalamus. Un rétrocontrôle négatif est assuré par les œstrogènes lorsque leur concentration est inférieure à environ 200 $ng.L^{-1}$, mais ce rétrocontrôle devient positif lorsque leur concentration dépasse cette valeur. Un rétrocontrôle négatif est également assuré par la progestérone.

En début de cycle, la FSH induit une maturation des follicules, qui produisent alors des œstrogènes ; les follicules se développant, la production d'œstrogènes augmente et leur taux dépasse 200 $ng.L^{-1}$. Le rétrocontrôle qui était négatif devient positif au-delà de cette valeur, ce qui induit un « pic » de FSH, et surtout de LH, conduisant à l'ovulation.

L'apparition du corps jaune se traduit par une production de progestérone qui inhibe la production de FSH et de LH. En fin de cycle, le corps jaune disparaît, d'où un effondrement du taux de progestérone qui n'exerce donc plus de rétrocontrôle négatif sur la production de FSH et de LH : un nouveau cycle débute (▶ *figure 20*).

▶ En cas de grossesse, le corps jaune persiste, ce qui maintient un taux de progestérone élevé, bloquant ainsi l'apparition d'un nouveau cycle.

▶ De nombreux facteurs externes peuvent modifier le déroulement de ces enchaînements hormonaux, conduisant ainsi à une modification de la durée du cycle menstruel. On peut ainsi noter des cycles plus longs ou raccourcis en cas de décalage horaire, en cas de maladie, en cas de stress psychologique (période d'examen, deuil, etc.). De même, on a observé que lorsque plusieurs femmes vivent ensemble de façon prolongée (séjour en prison par exemple), leurs cycles menstruels ont tendance à se synchroniser.

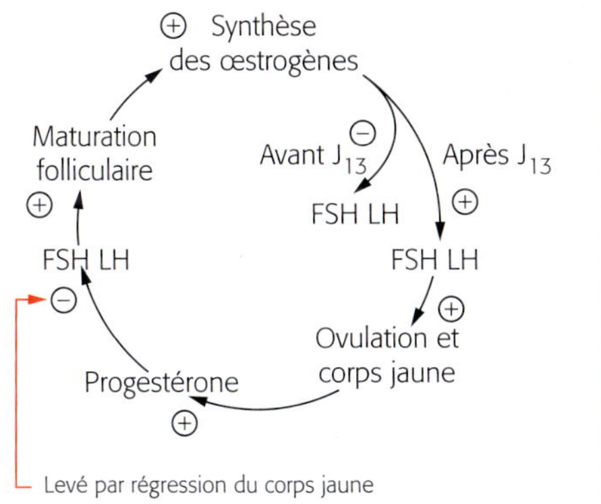

figure 20 **La régulation de l'activité génitale féminine**

17 TRANSMISSION DE LA VIE, HÉRÉDITÉ

Stérilité et maîtrise de la procréation

Activités

Introduction aux activités

Contraception et aide à la procréation sont deux facettes du contrôle des naissances. Les activités proposées vont permettre de découvrir quelques aspects de ces processus, ainsi que de se familiariser avec le vocabulaire correspondant.

Activité 1 Étude d'un cas clinique

Donnée Le texte médical suivant vous est proposé.

Monsieur et Madame C. désirent un enfant. Leurs relations sexuelles sont fréquentes, sans **condom** (préservatif) et Madame C. n'utilise pas de moyens **contraceptifs**.

Après trois ans d'attente, Madame C. décide de consulter pour **stérilité** dans le service de gynécologie du CHU de M. Une **colposcopie** et une **hystéroscopie** sont réalisées en premier lieu. Ces deux examens se révèlent normaux. Une **hystérosalpingographie** est alors envisagée. Elle révèle que les deux **trompes ovariennes** sont bouchées : la perméabilité au produit de contraste n'est pas satisfaisante. Cela peut être dû à une **endométrite** infectieuse non traitée quelques années plus tôt, celle-ci ayant dégénéré en **salpingite**.

En accord avec Madame C., et avant d'envisager des traitements plus lourds, une **salpingoplastie** est réalisée. On effectue tout d'abord un **pneumopéritoine** par voie **sus-ombilicale**, puis une **néosalpingoplastie** est ensuite pratiquée. Après cette opération la **muqueuse** tubaire paraît altérée, mais une épreuve de perméabilité au bleu de méthylène montre une bonne perméabilité bilatérale. Cette bonne perméabilité permet d'espérer une grossesse après rapports sexuels.

Parallèlement, Monsieur C. réalise un **spermogramme**. Cet examen met en évidence une **tératospermie** associée à une **asthénospermie**. En revanche, aucune **oligospermie** n'est constatée.

Questions

1. Rechercher dans un dictionnaire la signification des mots en gras de ce compte rendu.
2. Indiquer si ce couple souffre de stérilité.
3. En utilisant le cours, proposer un traitement approprié pour ce couple désireux d'avoir un enfant.

Activité 2 La FIVETE

Donnée 1 La FIVETE est une technique d'aide médicale à la procréation qui est utilisée pour traiter des stérilités masculines ou féminines. Elle permet d'obtenir des nouveau-nés qui sont parfois appelés « bébés éprouvettes ».

Donnée 2 Les différentes étapes de la FIVETE sont résumées par la figure 1.

Questions

❶ Justifier les différentes étapes de la technique de FIVETE.

❷ Expliquer pourquoi le terme de « bébé éprouvette » est employé pour désigner un bébé conçu par FIVETE.

❸ Expliquer si le terme de « bébé éprouvette » est justifié pour de tels enfants.

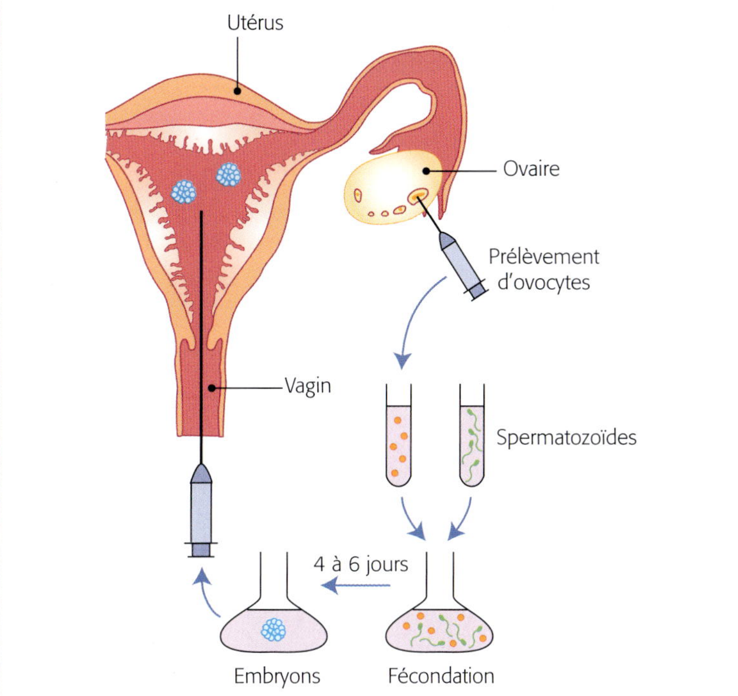

figure 1 **Les différentes étapes de la FIVETE**

Activité 3

La contragestion

Donnée 1 Les hormones n'agissent pas sur toutes les cellules de l'organisme ; elles agissent sur des cellules particulières appelées les cellules cibles. Ces cellules cibles sont celles qui possèdent un récepteur membranaire spécifique pour l'hormone considérée. Grâce à ce récepteur, l'hormone se fixe sur la cellule et peut y exercer son effet.

Donnée 2 La molécule appelée RU 486 peut être utilisée pour interrompre une grossesse débutante (moins de trois semaines de retard de règles) : effet contragestif. Après absorption de 500 mg de RU 486, on constate dans les 3 jours l'apparition de saignements utérins. Une injection de prostaglandines permet alors d'augmenter les contractions utérines, ce qui entraîne l'expulsion de l'embryon.

Donnée 3 Afin de comprendre le mode d'action du RU 486, on réalise l'expérience suivante : des cellules de muqueuse utérine sont incubées avec différentes molécules marquées par des atomes radioactifs. Après incubation puis élimination du milieu contenant les molécules marquées, la radioactivité fixée sur les cellules est mesurée. Les résultats sont donnés dans le tableau 1.

Donnée 4 La progestérone se fixe sur un récepteur intranucléaire. Le complexe ainsi formé se lie à l'ADN, ce qui permet la synthèse de protéines nécessaires à l'évolution de la muqueuse utérine.

tableau 1 **(Le signe * après une molécule indique qu'il s'agit d'une molécule marquée)**

Conditions d'incubation	Radioactivité mesurée (UA)
Insuline *	2
Progestérone*	79
RU 486*	87
RU 486 puis progestérone*	17
Progestérone puis RU 486*	35

Questions

❶ Décrire les effets de la molécule RU 486 sur les concentrations hormonales de l'organisme.

❷ À l'aide de la donnée 2 et de la figure 2, expliquer l'effet contragestif de la molécule RU 486.

3 Indiquer l'intérêt de l'incubation en présence d'insuline marquée.

4 Analyser les résultats du tableau 1.

5 Proposer un mode d'action pour la molécule de RU 486.

6 Justifier l'appellation d'antihormone pour la molécule de RU 486.

7 Proposer une explication de l'augmentation des concentrations hormonales quelques jours après l'arrêt de la prise de RU 486.

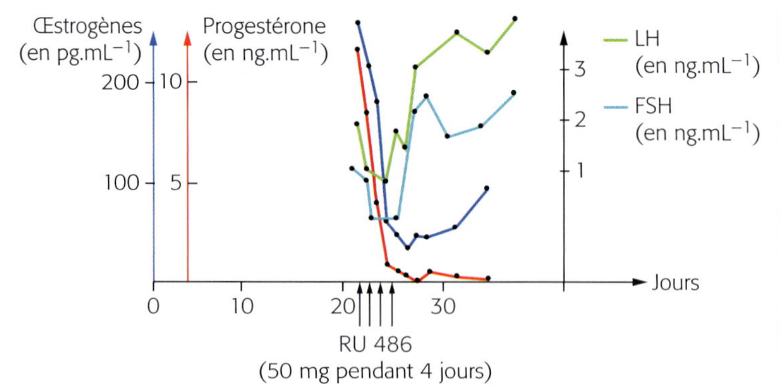

figure 2 **Les effets du RU 486 sur les concentrations hormonales**

Activité 4

La cryptorchidie

Donnée 1 À la naissance, les testicules sont encore situés dans la cavité pelvienne ; aux alentours de la cinquième année, la descente testiculaire s'effectue : les testicules migrent dans les bourses. En cas de cryptorchidie, cette descente ne s'effectue pas et les testicules restent dans la cavité pelvienne. Si un traitement chirurgical adéquat n'est pas réalisé avant la puberté, la cryptorchidie conduit à une stérilité : le sperme contient alors en effet très peu de spermatozoïdes matures.

Donnée 2 La température dans la cavité abdomino-pelvienne est d'environ 38 °C. En revanche, elle est plus faible de deux à trois degrés au niveau des bourses.

Donnée 3 Des études ont été réalisées chez le chien afin de mieux comprendre les conséquences de la cryptorchidie. Pour cela, on a fait porter à des chiens adultes mâles des « slips chauffants » de façon à faire varier la température de leurs testicules. Après quelques semaines de port de ces slips, le sperme de ces chiens est analysé. Les résultats obtenus sont présentés dans le tableau 2.

tableau 2

Température du slip (°C)	40	39,5	39	38,5	38	37,5	37	36,5	36	35
Pouvoir fécondant du sperme (%)	0	0	4	34	67	97	100	98	97	94

Remarque 1 : chez le chien, la température corporelle interne est de 39 °C.
Remarque 2 : le pouvoir fécondant du sperme est calculé par comparaison avec celui d'un chien adulte ne portant pas de slip chauffant.

Donnée 4 Dans l'espèce humaine, les bourses contiennent dans leur paroi un muscle appelé le crémaster qui se contracte lorsque la température baisse ; ceci a pour effet de faire diminuer la taille des bourses et donc de favoriser la remontée des testicules vers la cavité pelvienne. Inversement, lorsque la température augmente, le crémaster se relâche ce qui permet d'éloigner les testicules de la cavité pelvienne.

Questions

1 Tracer la courbe exprimant le pouvoir fécondant du sperme en fonction de la température testiculaire (assimilée à celle du slip).

2 Indiquer la température qui semble la plus favorable pour la fabrication des spermatozoïdes.

3 En fonction de ces résultats, proposer une justification à la localisation « externe » des testicules.

4 Expliquer l'intérêt physiologique du muscle crémaster.

5 Justifier l'hypofertilité observée en cas de cryptorchidie non traitée.

17 Stérilité et maîtrise de la procréation

Cours

La maîtrise de la reproduction permet le contrôle des naissances (moment et nombre de grossesses au cours de la vie). Cette maîtrise comporte deux aspects :
– un contrôle « négatif » : la contraception, qui permet d'éviter des grossesses non désirées ;
– un contrôle « positif » : l'aide médicale à la procréation (AMP), qui permet de pallier certaines stérilités.

La contraception

La contraception est au sens strict une technique visant à empêcher la fécondation. Dans le langage courant, la contraception regroupe toutes les techniques qui ont pour but d'empêcher la grossesse (le terme exact est contragestion).

La contraception doit être réversible (à l'arrêt de la contraception, la fécondité doit revenir à son taux naturel en quelques cycles menstruels au plus), sinon on parle de stérilisation. Elle doit également être efficace, facile d'emploi, peu chère et doit répondre aux critères moraux des utilisateurs.

▶ **La contraception en France**
28 décembre 1967 : la contraception devient autorisée (loi Neuwirth).
4 décembre 1974 : la pilule contraceptive peut être délivrée aux mineures sans autorisation parentale.

▶ **L'interruption volontaire de grossesse** (IVG) est légale en France depuis 1979 (loi Veil du 17/01/75 votée en 1979) mais il ne s'agit pas d'une méthode contraceptive.

1. Les méthodes dites « naturelles »

La méthode du retrait : l'homme se retire du vagin avant l'éjaculation.

La méthode de la douche vaginale : une toilette vaginale est réalisée après le rapport sexuel.

La méthode Ogino-Knaus : elle se base sur la régularité des cycles menstruels. Si les cycles sont réguliers, l'ovulation survient 14 jours avant les règles et les rapports sexuels sont donc proscrits 5 jours avant l'ovulation (durée de vie des spermatozoïdes dans les voies génitales féminines) et 3 jours après (durée de vie de l'ovocyte II dans les voies génitales féminines).

▶ Ces méthodes ne modifient pas le fonctionnement de l'appareil reproducteur, d'où leur nom de méthodes naturelles. Elles ont un taux d'échec relativement important (de 20 à 75 % suivant la méthode) mais elles ont un coût nul et sont acceptables par la plupart des populations.

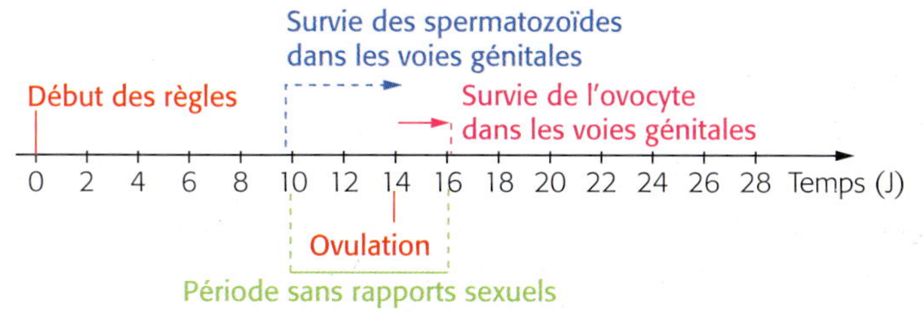

figure 3 **Principe de la méthode Ogino-Knaus**

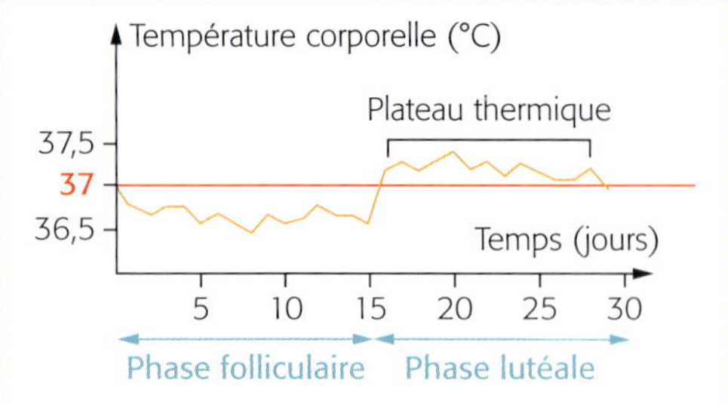

figure 4 **Courbe thermique au cours du cycle menstruel**

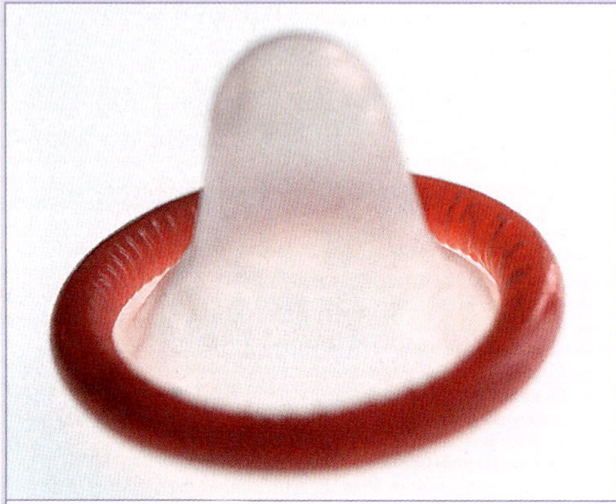

figure 5 **Préservatif masculin**

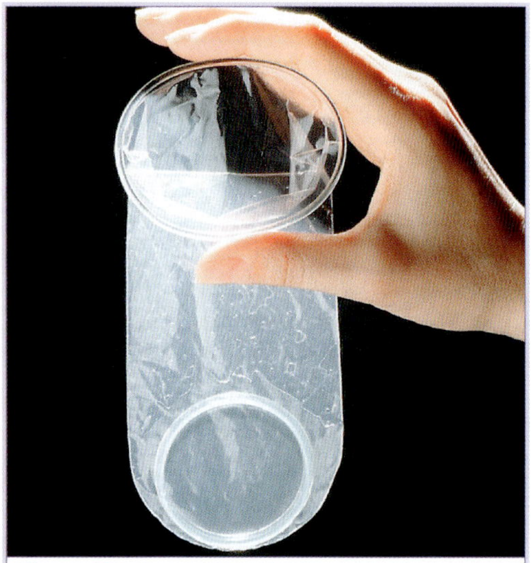

figure 6 **Préservatif féminin**

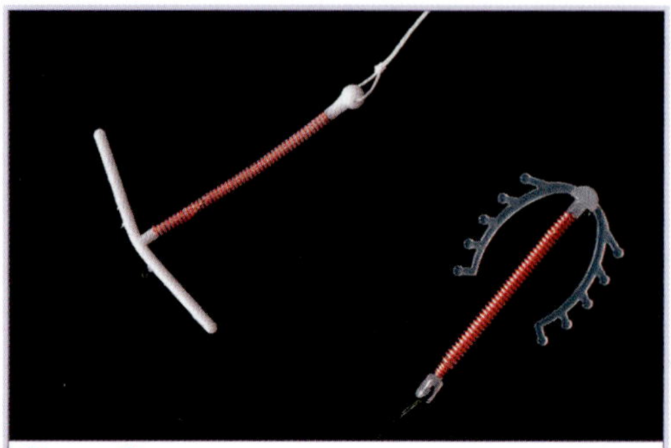

figure 7 **Stérilet**

La méthode Billings : la date d'ovulation est déterminée par l'examen du mucus cervical qui est recueilli le matin au réveil. Durant la période d'ovulation, ce mucus est plus fluide que durant le reste du cycle menstruel. Comme pour la méthode Ogino-Knaus, les rapports sexuels sont proscrits quelques jours avant et après l'ovulation.

La méthode des températures : l'ovulation est détectée grâce à l'augmentation de température corporelle durant la seconde phase du cycle menstruel. Là encore, les rapports sexuels sont proscrits quelques jours avant et après l'ovulation.

2. Les méthodes physiques

Ces méthodes empêchent de façon mécanique la fécondation ou la nidation (implantation de l'embryon dans la muqueuse utérine).

Le préservatif masculin ou condom : il s'agit d'un manchon de latex placé, avant la pénétration, sur la verge en érection et qui empêche le dépôt des spermatozoïdes dans la cavité vaginale.

Le préservatif féminin ou fémidom : il s'agit d'un « doigt de gant » en polyuréthane placé dans la cavité vaginale et recouvrant également l'appareil génital externe féminin. Il empêche le passage des spermatozoïdes dans le vagin.

La cape cervicale ou diaphragme : il s'agit d'une membrane de latex placée sur le col de l'utérus et maintenue en place par un anneau souple. Le passage des spermatozoïdes dans l'utérus est ainsi empêché. Le diaphragme peut être réutilisé.

Le stérilet ou dispositif intra-utérin : il s'agit d'un morceau de plastique associé à du cuivre, qui est placé dans la cavité utérine et qui y provoque une réaction inflammatoire locale ; cette réaction empêche la nidation. À la différence des autres techniques, il s'agit ici d'une méthode de contraception au sens large, puisque la fécondation n'est pas empêchée.

tableau 3 **Les méthodes contraceptives physiques**

Méthode	Pourcentage d'échec	Avantages	Inconvénients
Condom	2 à 4 %	Protège également contre les IST.	Précautions lors de l'utilisation.
Préservatif féminin	5 à 6 %	Protège également contre les IST.	Souvent mal accepté par le partenaire.
Diaphragme	4 à 10 %	Faible coût d'utilisation.	Mise en place parfois difficile.
Stérilet	1 à 10 %	Placé pour 3 à 5 ans.	Pose par un médecin ; rejet possible ; efficacité diminuée en cas de traitement anti-inflammatoire.

3. Les méthodes chimiques

Ces méthodes modifient le fonctionnement de l'organisme en agissant le plus souvent sur l'équilibre hormonal.

Les spermicides : il s'agit de crèmes, de gelées, de sprays ou d'« éponges » placées dans le vagin avant le rapport sexuel et qui contiennent du chlorure de benzalkonium. Cette substance détruit les spermatozoïdes. Les spermicides sont rarement employés seuls ; ils sont le plus souvent utilisés avec un diaphragme.

Les pilules contraceptives : elles bloquent l'ovulation et/ou modifient l'endomètre et la glaire cervicale pour empêcher le passage des spermatozoïdes. Il existe trois types de pilules contraceptives.

– Les pilules combinées qui contiennent des progestatifs et des œstrogènes ; prise durant 21 jours puis 7 jours sans prise (de façon à obtenir des règles dites de compensation). Les œstrogènes bloquent la synthèse de FSH et de LH par rétrocontrôle, d'où une absence d'ovulation ; les progestatifs modifient la glaire cervicale et l'endomètre. Il existe des pilules normodosées (contenant des quantités hormonales voisines des quantités physiologiques) et des pilules minidosées (contenant des quantités hormonales plus faibles).

– Les pilules séquentielles qui contiennent des œstrogènes durant les premiers jours puis des œstrogènes et des progestatifs pour les jours suivants ; prise durant 21 jours puis 7 jours sans prise.

– Les pilules à progestatifs (micropilules) qui contiennent uniquement des progestatifs ; prise tous les jours. Les progestatifs modifient la glaire cervicale (pour empêcher le passage des spermatozoïdes) et l'endomètre (pour le rendre inapte à la nidation).

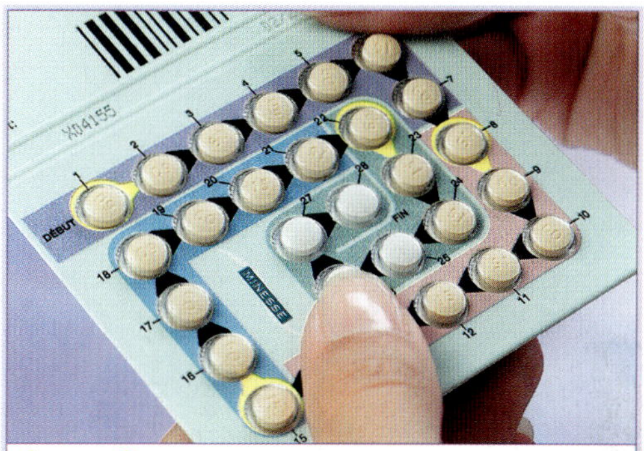

figure 8 **Pilules contraceptives**

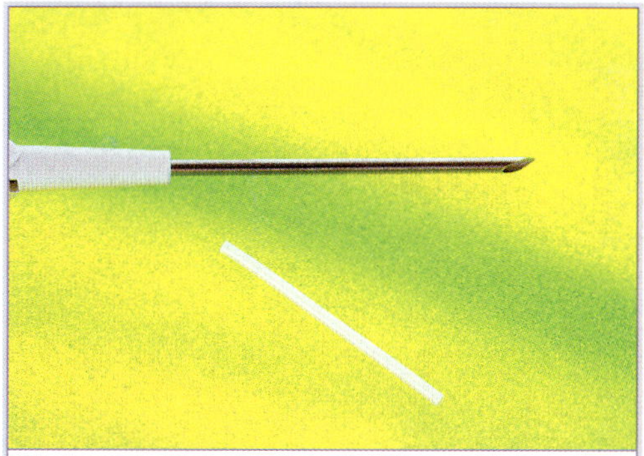

figure 9 **Implant contraceptif**

L'implant contraceptif : il s'agit d'un bâtonnet de la taille d'une petite allumette qui est implanté dans le bras, au niveau sous-cutané. Il libère des hormones de synthèse similaires à la progestérone et bloquant l'ovulation.

La pilule contragestive : il s'agit d'une pilule utilisée après le rapport sexuel et qui contient une molécule (le RU 486 ou mifépristone) qui se combine aux récepteurs de la progestérone. Cette dernière ne peut plus s'y fixer et n'exerce ainsi plus son action sur l'endomètre : des règles surviennent et empêchent la nidation.

tableau 4 **Les méthodes contraceptives chimiques**

Méthode	Pourcentage d'échec	Avantages	Inconvénients
Spermicides	20 à 30 %	Emploi simple.	Y penser avant chaque rapport.
Pilules	0,5 %	Bonne efficacité.	Prise journalière et suivi médical nécessaire.
Implant	1 %	Pose pour 3 ans (retrait possible avant).	Modification de l'abondance des règles et survenue parfois imprévisible.
RU 486	Utilisation en milieu hospitalier ou par un gynécologue.		

Les causes de stérilité

▶ Dans l'espèce humaine, le taux de fécondité est d'environ 25 % : lorsque les deux partenaires sont sans pathologie et ont des rapports sexuels durant la période d'ovulation, il faut en moyenne 4 cycles pour obtenir une grossesse.

La stérilité se définit comme l'incapacité à procréer, à avoir une descendance. Elle s'envisage par rapport à un couple, même si les causes peuvent en être uniquement masculines ou uniquement féminines. De façon pratique, on parle de stérilité lorsqu'un couple ayant un désir d'enfant et des rapports sexuels réguliers depuis au moins deux ans ne parvient pas à obtenir de grossesse. Lorsque la grossesse survient dans un délai de un à deux ans, on parle d'hypofertilité.

1. Les stérilités masculines

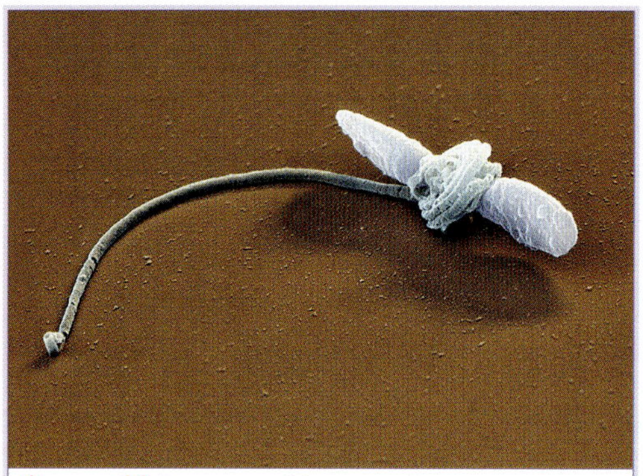
figure 10 **Spermatozoïde anormal**

Les stérilités d'origine masculine sont en cause dans environ un tiers des stérilités.

Les causes « mécaniques » : dans ce cas, le sperme n'est pas déposé au fond du vagin au cours de l'acte sexuel. Il s'agit principalement de problèmes d'impuissance (ou dysfonction érectile : incapacité à obtenir une érection fonctionnelle), de problèmes d'éjaculation précoce (avant la pénétration) ou de problèmes d'éjaculation rétrograde (spermatozoïdes envoyés dans la vessie au lieu de l'urètre).

Les anomalies du sperme : les anomalies les plus souvent rencontrées sont l'hypospermie (volume insuffisant), l'azoospermie et l'oligospermie (absence ou nombre insuffisant de spermatozoïdes), l'asthénospermie (spermatozoïdes insuffisamment mobiles) et la tératospermie (trop de spermatozoïdes anormaux).

Ces anomalies du sperme peuvent avoir des causes anatomiques (par exemple une cryptorchidie : les testicules ne descendent pas dans les bourses mais restent dans la cavité abdominale où la température est trop élevée pour une spermatogenèse correcte) ou une cause biologique (le plus souvent une anomalie de sécrétion de FSH, de LH ou de testostérone).

2. Les stérilités féminines

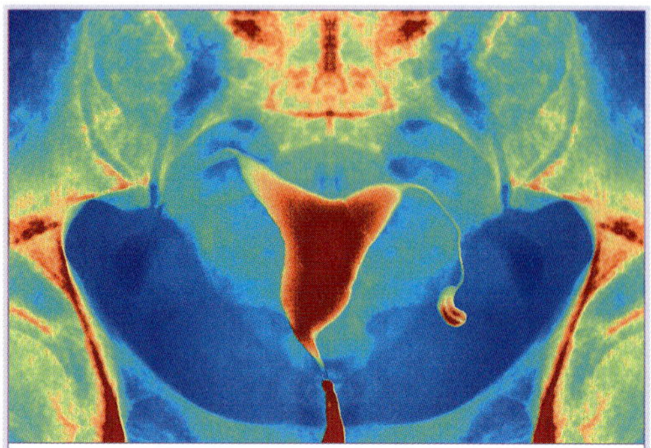
figure 11 **Obstruction tubaire droite (hystérosalpingographie)**

Les stérilités d'origine féminine représentent environ un tiers de toutes les stérilités.

Les causes mécaniques : dans certains cas, la rencontre entre les gamètes n'est pas possible (par exemple en cas de glaires cervicales anormales). Dans d'autres cas, la fécondation a lieu mais l'implantation de l'embryon ou la grossesse ne peuvent pas se réaliser (par exemple du fait d'une malformation de l'utérus).

Des infections de l'appareil génital passant inaperçues ou mal soignées peuvent conduire à des salpingites ; il y a alors souvent obstruction des trompes utérines car la réaction inflammatoire fait gonfler les parois de la trompe et des adhérences se développent ensuite entre les parois en contact. Il y a alors stérilité mécanique de façon secondaire.

Les causes hormonales : certains dérèglements hormonaux conduisent à une anovulation (absence d'ovulation). Par exemple, une synthèse insuffisante de LH par l'hypophyse peut entraîner une anovulation. L'absence d'ovulation entraîne de fait une stérilité, puisqu'un des gamètes n'est pas présent.

3. Les stérilités de cause inconnue

Environ un tiers des stérilités n'ont pas de cause déterminée médicalement : aucun trouble n'est diagnostiqué chez les deux partenaires. On invoque alors des causes psychologiques.

Les aides médicales à la procréation

Les aides médicales à la procréation (AMP) ont pour but d'aider les couples stériles ou hypoféconds à obtenir une grossesse.

1. Les stimulations hormonales

Ces techniques d'AMP sont utilisées principalement pour les stérilités résultant d'une anovulation. On utilise dans ce cas trois hormones afin d'obtenir une stimulation de l'ovulation mimant le cycle naturel.

Ces techniques supposent une maîtrise quantitative des taux de FSH ou de LH administrés. Aussi faut-il éliminer pendant toute la durée du traitement les apports de FSH et LH de l'organisme lui-même. Ces apports sont en effet trop variables en fonction du temps et, se surajoutant aux hormones injectées, perturberaient alors le traitement.

Des injections d'un analogue de la GnRH sont réalisées quotidiennement. Cet analogue a une structure voisine de la GnRH naturelle et peut donc se fixer sur le récepteur hypophysaire de cette dernière. En revanche, sa structure ne lui permet pas d'activer le récepteur et il n'y a donc pas de production de FSH ni de LH. On obtient ainsi des concentrations proches de zéro de FSH et de LH dans l'organisme.

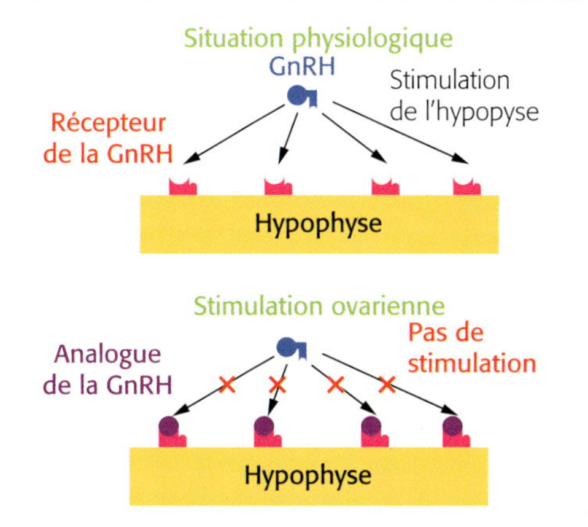

figure 12 **Principe d'action d'un analogue de la GnRH**

On injecte également tous les jours de la FSH (en quantité contrôlée) de façon à stimuler les ovaires et donc la folliculogenèse. Cet apport est maintenu durant 12 jours et permet d'obtenir plusieurs follicules mûrs par ovaire ; la maturation peut éventuellement être suivie par échographie des ovaires.

L'ovulation est déclenchée par une injection d'hormone chorionique gonadotrophique ou *human chorionic gonadotrophin* (HCG) qui produit les mêmes effets que LH (mais dont l'obtention est plus facile). L'ovulation a lieu environ 36 heures après cette dernière injection.

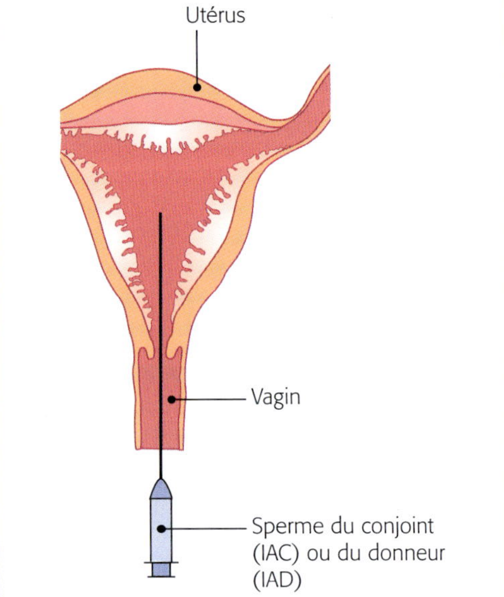

figure 13 **L'insémination artificielle**

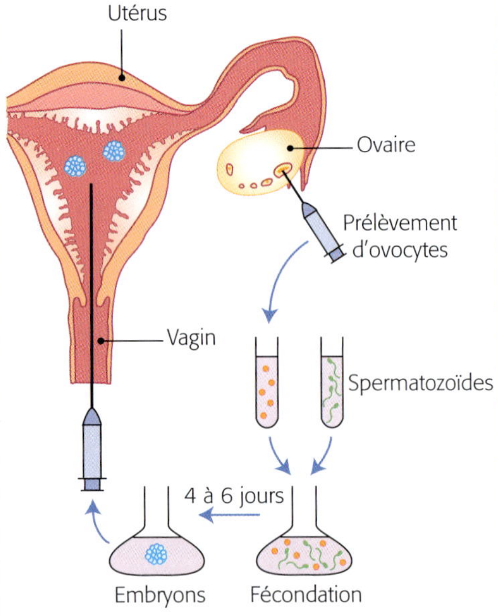

figure 14 **La FIVETE**

2. L'insémination artificielle

L'insémination artificielle permet de traiter principalement des stérilités masculines, ainsi que les stérilités liées à un problème de glaire cervicale. La technique consiste à déposer les spermatozoïdes dans le vagin ou dans l'utérus (pour les problèmes de glaire cervicale). Le dépôt se réalise à l'aide d'un cathéter (tube long et fin), par les voies naturelles, à partir de sperme frais ou congelé.

Le sperme peut provenir du conjoint et on parle alors d'insémination artificielle intraconjugale (IAC). Cette technique est utilisée en cas de troubles de l'érection, en cas d'oligospermie ou d'asthénospermie, ou lorsque la glaire cervicale est anormale. On peut également la prescrire à partir de sperme congelé avant un traitement stérilisant (suite à un cancer).

Le sperme peut également provenir d'un donneur et on parle alors d'insémination artificielle avec donneur (IAD). L'IAD est utilisée lorsqu'il y a stérilité masculine grave ou lorsqu'il y a risque de transmission d'une maladie génétique invalidante par le père. L'identité du donneur n'est pas connue par le couple ayant recours à l'IAD, mais des critères physiques (couleurs de peau et des yeux, taille, etc.) identiques à ceux du père sont pris en compte. L'insémination artificielle a un taux de réussite d'environ 20 % par tentative.

3. Les techniques de fécondation *in vitro*

Ces techniques permettent de traiter les stérilités dues aux trompes ovariennes bouchées, aux anovulations et aux anomalies du sperme. Elles peuvent être réalisées avec les gamètes du couple, ou avec les gamètes d'un seul conjoint et ceux d'un donneur. Le principe de ces méthodes d'AMP est de réaliser la mise en contact (fécondation) et les premières heures de l'embryon en milieu artificiel (flacons de plastique ou de verre, donc *in vitro*). On distingue la FIVETE et l'ICSI.

La fécondation *in vitro* et transfert d'embryon ou FIVETE

La fécondation se réalise par « simple » mise en présence d'un ovocyte II et de spermatozoïdes, dans un milieu approprié. Il faut, pour cela, disposer des gamètes masculins et féminins.

Les spermatozoïdes sont recueillis par masturbation puis subissent un traitement qui a pour but de les concentrer et de les rendre aptes à la fécondation (on parle de capacitation ; ▶ *chapitre 18*). Du sperme congelé peut également être utilisé.

Parallèlement, grâce à des injections hormonales, on réalise une stimulation ovarienne permettant la maturation simultanée de plusieurs follicules (entre 10 et 20). Leur évolution est suivie par échographie, et lorsqu'ils sont à maturité, les ovocytes II sont prélevés par ponction intra-ovarienne (sous anesthésie locale).

Ces ovocytes sont alors incubés avec les spermatozoïdes. Les œufs obtenus sont maintenus en culture durant 4 à 6 jours et la réimplantation dans l'utérus est réalisée au stade 8 cellules, 16 cellules ou morula. Cette réimplantation se réalise à l'aide d'un cathéter par les voies naturelles.

Afin d'augmenter les chances de succès, l'utérus est rendu le plus apte possible à la nidation grâce à l'administration de progestérone. On implante alors deux ou trois embryons (rarement plus, pour limiter les grossesses multiples). Les embryons non réimplantés sont congelés pour pouvoir être utilisés ultérieurement.

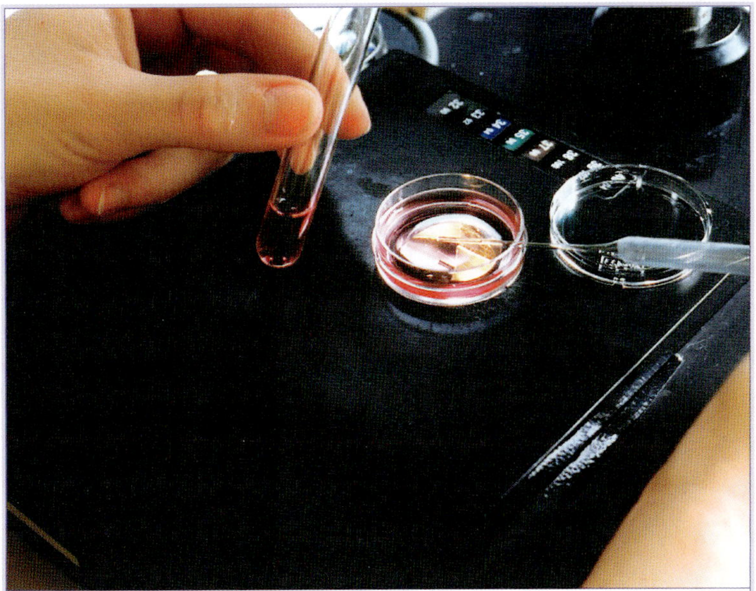

figure 15 **Rencontre des spermatozoïdes et de l'ovocyte II**

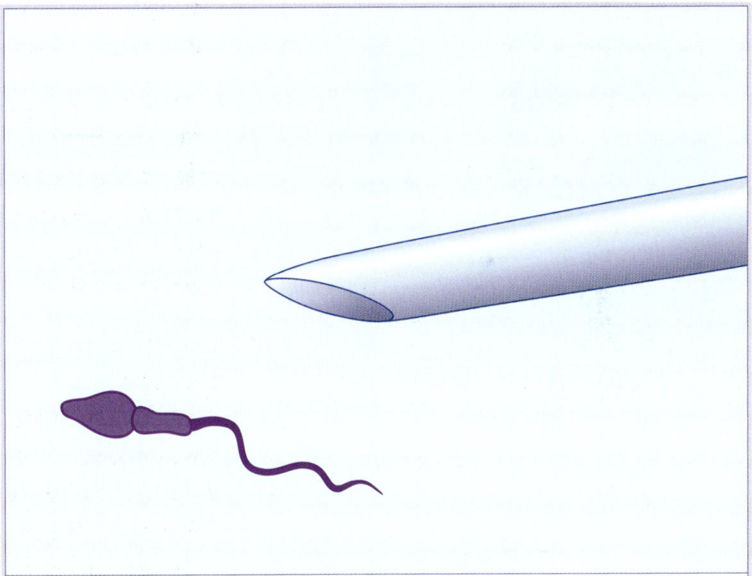

figure 16 **Capture du spermatozoïde avec la micropipette**

La FIVETE a un taux de réussite d'environ 24 % par tentative (une tentative correspondant à une fécondation *in vitro* suivie de quatre réimplantations, si nécessaire et si le nombre d'embryons congelés le permet).

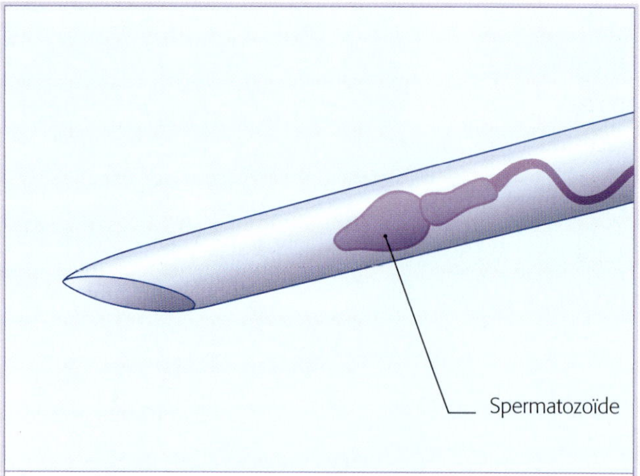

figure 17 **Spermatozoïde dans la micropipette**

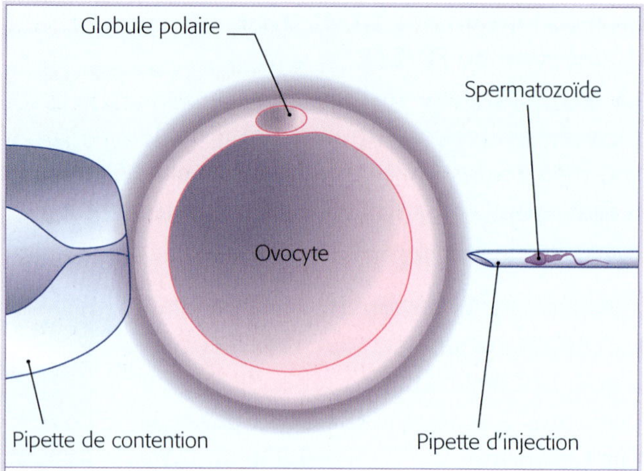

figure 18 **Dispositif pour une ICSI**

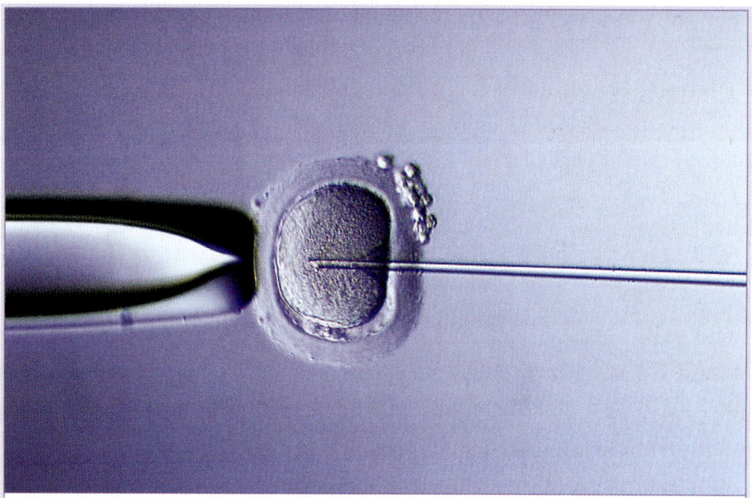

figure 19 **Injection du spermatozoïde**

L'injection intracytoplasmique de spermatozoïde ou ICSI (acronyme anglais) : le principe est globalement le même que pour une FIVETE mais la fécondation ne se réalise pas par mise en contact des spermatozoïdes et de l'ovocyte II.

Dans cette technique, les spermatozoïdes sont prélevés individuellement dans une micropipette (diamètre interne de l'ordre de 3 à 4 millimètres) après passage dans un milieu visqueux freinant leurs déplacements (s'ils sont mobiles).

Cette micropipette permet ensuite l'injection directe du spermatozoïde dans l'ovocyte II qui a été débarrassé de sa couronne radiaire. Cet ovocyte II est maintenu en place pour l'injection grâce à une seconde pipette contre laquelle il est aspiré (pipette de contention).

Après fécondation, l'embryon obtenu est maintenu *in vitro* quatre à six jours puis réimplanté dans l'utérus comme lors d'une FIVETE. La technique d'ICSI est principalement employée pour traiter les stérilités masculines dues aux anomalies du sperme. Elle a un taux de réussite semblable à celui de la FIVETE.

Bien que plus complexe dans sa mise en œuvre que la FIVETE, l'ICSI est de plus en plus employée (elle représente en 2008 un peu plus de la moitié des traitements d'AMP) car elle permet une sélection individuelle des spermatozoïdes, et donc de choisir ceux présentant les meilleures caractéristiques morphologiques et de mobilité.

4. Les problèmes éthiques soulevés par l'AMP

Les nouvelles techniques de contrôle des naissances soulèvent des problèmes éthiques, c'est-à-dire en rapport avec la morale au sens large. C'est notamment le cas avec les techniques d'AMP. Ces techniques engendrent deux grands types d'interrogations : celles en rapport avec le devenir des embryons et celles en rapport avec le don des gamètes. Chaque pays de l'Union européenne y répond différemment, compte tenu de son histoire, de sa sociologie, des convictions philosophiques et religieuses.

Le devenir des embryons peut être considéré de deux points de vue :
– que faire des embryons surnuméraires produits lors des fécondations *in vitro*, car un tel processus conduit souvent à des embryons congelés ? Ces embryons doivent/peuvent-ils être détruits, conservés (et pour quelle durée), utilisés pour d'autres couples ou pour la recherche ?
– au stade *in vitro*, avant réimplantation, de nombreux tests (notamment génétiques) sont réalisables. Ces tests doivent-ils être systématiquement réalisés ? Quelles sont les pathologies ou risques de pathologies à tester ? Et en cas de recherche positive, c'est-à-dire en présence d'une pathologie, quelle décision prendre, et qui prend la décision ?

Le don de gamètes pose également des problèmes éthiques : ce don peut-il donner lieu à une activité commerciale ? Le don pour un couple âgé est-il moral ? Un individu seul ou un couple homosexuel peuvent-ils avoir recours à un don de gamètes (il ne s'agit plus alors du traitement médical mais de l'accès à une grossesse impossible de façon naturelle) ? Les gamètes fournis lors du don restent-ils la propriété du donneur ?

5. L'état de la réglementation en France (en 2008)

Les embryons surnuméraires restent la propriété du couple ; sans avis de leur part quant au devenir de ces embryons, ils sont conservés congelés.

Les tests de dépistages préimplantatoires sont proposés, mais sans obligation. En cas de résultats positifs, la décision finale appartient au couple (après discussions avec des personnels médicaux et sociaux).

Le don de gamètes est anonyme et gratuit. Il existe des conditions pour le donneur (âge, situation maritale, état de santé), mais pas de conditions d'âge pour le receveur : ce critère est laissé à l'appréciation du médecin. Le don n'est autorisé que pour un couple hétérosexuel.

Fécondation et gestation

Activités

Introduction aux activités

Les activités proposées permettent de décrire le phénomène de la fécondation et les phénomènes endocriniens principaux qui accompagnent la gestation. Elles démontrent également les conséquences du tabagisme sur le développement de l'embryon et du fœtus et la nécessité d'une surveillance médicale de la grossesse.

Activité 1

Étude de la durée de vie des gamètes dans les voies génitales féminines

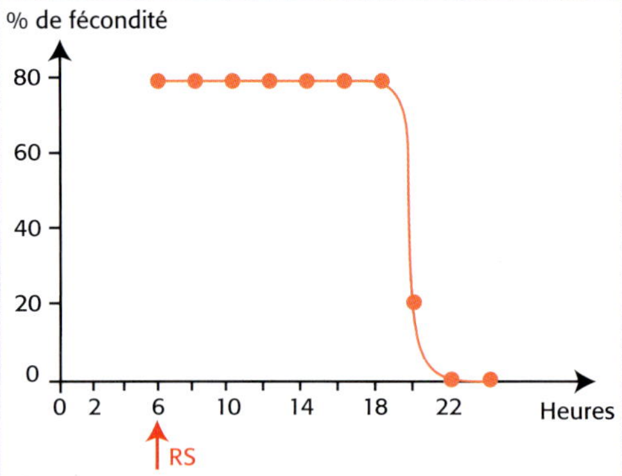

figure 1 **Première série d'expériences**

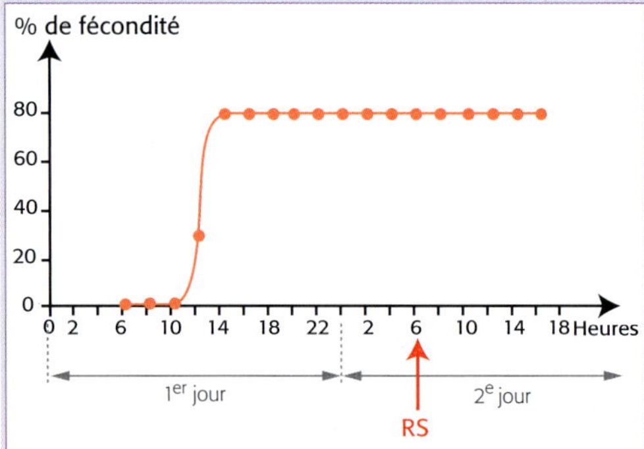

figure 2 **Seconde série d'expériences**

Dans l'espèce humaine, l'ovulation est sous contrôle hormonal et ne dépend donc pas de l'activité sexuelle de la femme. Chez d'autres espèces animales, ce phénomène est déclenché par un rapport sexuel. C'est le cas chez les lapines chez lesquelles la ponte ovulaire se produit 10 heures après un rapport sexuel avec un lapin mâle. Cette caractéristique est exploitée pour déterminer la durée pendant laquelle les spermatozoïdes et les ovules restent fécondants dans les voies génitales femelles.

On réalise pour cela deux séries d'expériences, l'une permettant de déterminer la durée de vie des spermatozoïdes, l'autre la durée de vie des ovules.

Première série d'expériences : on utilise dix lots de lapines. Toutes les lapines ont un rapport sexuel (RS) avec des lapins dont on a ligaturé les canaux déférents. Le RS a lieu à la 6e heure.

On réalise ensuite des inséminations artificielles (introduction de sperme dans l'utérus des lapines) toutes les deux heures, chaque lot de lapines étant inséminé à un horaire particulier :
- insémination à la 6e heure pour le 1er lot ;
- insémination à la 8e heure pour le 2e lot ;
- insémination à la 10e heure pour le 3e lot ;
- insémination à la 12e heure pour le 4e lot ;

et ainsi de suite jusqu'au 10e lot.

Au bout d'un mois, on obtient des naissances et on détermine, pour chaque lot de lapines, le pourcentage de fécondité, c'est-à-dire le pourcentage de lapines ayant eu une gestation. Les résultats sont fournis dans le graphique de la figure 1.

Seconde série d'expériences : on utilise 18 lots de lapines. Toutes les lapines ont un rapport sexuel (RS) avec des lapins dont on a ligaturé les canaux déférents. Le RS a lieu à la 6e heure du 2e jour d'expérience. Les inséminations artificielles ont lieu toutes les deux heures, mais avant le RS. On évalue là encore le pourcentage de fécondité. Les résultats sont fournis dans le graphique de la figure 2.

Questions

1 Indiquer l'effet de la ligature des canaux déférents sur la fertilité des lapins.

2 Préciser l'heure de l'ovulation pour chaque lot de lapines dans chacune des deux séries d'expériences.

3 Déduire de ces résultats expérimentaux la durée pendant laquelle les spermatozoïdes et les ovules restent fécondants dans les voies génitales femelles.

Activité 2

Détermination du sexe

Chez la souris comme chez l'homme, les chromosomes sexuels sont XX pour les femelles et XY pour les mâles. Pour ces deux espèces, on peut suivre *in vitro* les différentes étapes de la fécondation.

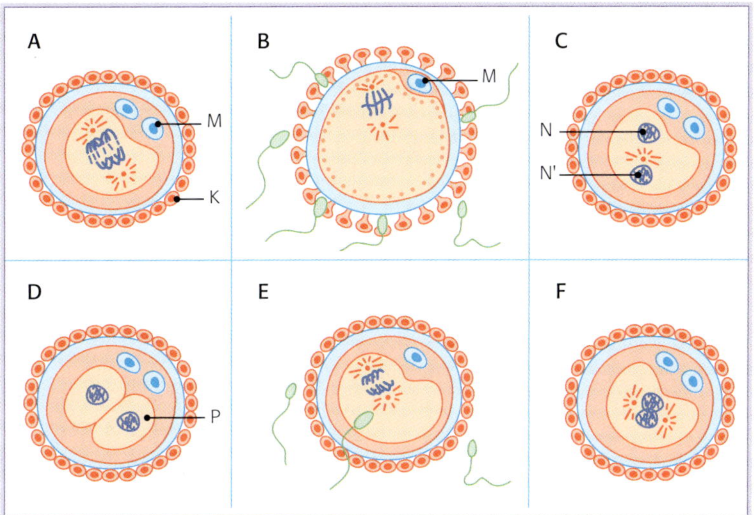

figure 3 **Les différentes étapes de la fécondation**

Questions

1. Classer ces différents schémas dans l'ordre chronologique. Justifier.
2. L'embryon résultant de la fécondation schématisée dans la figure 3 est un embryon femelle. Indiquer quels sont les chromosomes sexuels des éléments N et N' du schéma.
3. Préciser quels seraient les chromosomes sexuels si l'embryon était un embryon mâle.
4. En 1977, on a réalisé l'expérience suivante avec des souris : au stade C de la fécondation, on enlève l'élément N ou l'élément N'. On fait ensuite agir la cytochalasine B qui permet un doublement des chromosomes de l'élément restant (N' ou N). La cellule obtenue poursuit ses divisions, puis est implantée dans l'utérus d'une souris femelle. Seuls les embryons de caryotype normal se développent et permettent la naissance d'un souriceau.
Envisager les différents cas possibles et prévoir le sexe des souriceaux à la naissance.

Activité 3

Diagnostic de la grossesse

Donnée 1 Au cours de la grossesse, des modifications hormonales surviennent chez la mère. La progestérone et les œstrogènes sont synthétisés en quantités importantes par l'organisme (tout d'abord par le corps jaune, puis ensuite par le placenta). Par ailleurs, le placenta synthétise également de l'hormone chorionique gonadotrophique (ou hCG). Les variations de sécrétion de ces trois hormones au cours de la grossesse sont indiquées par le graphique de la figure 4.

Donnée 2 L'aménorrhée, c'est-à-dire l'absence des règles, constitue un des signes de la grossesse. Cependant, celle-ci doit être confirmée par une prise de sang suivie d'un dosage hormonal.

En France, le diagnostic légal de grossesse est le dosage plasmatique de hCG. Cependant, un grand nombre de grossesses sont détectées grâce à un test urinaire : en déposant quelques gouttes d'urine sur une bandelette réactive, on observe l'apparition d'une bande colorée en cas de grossesse.

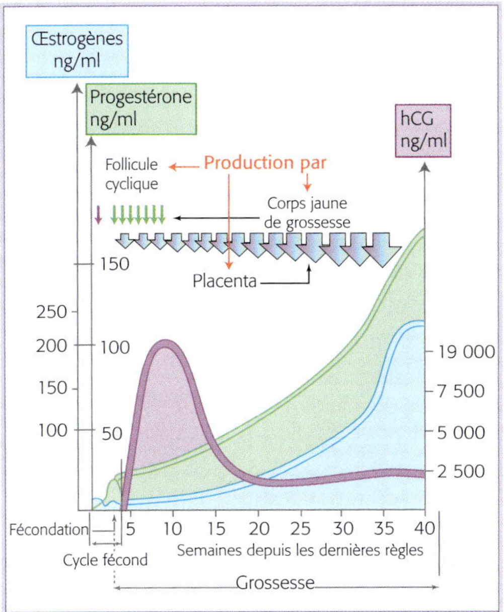

figure 4 **Variations de sécrétion des hormones**

Vocabulaire

aménorrhée Absence de survenue des menstruations

Questions

❶ Après analyse de la figure 4, indiquer pourquoi le diagnostic de grossesse se réalise plutôt en dosant hCG que la progestérone ou les œstrogènes.

❷ Justifier l'absence de hCG dans l'urine en absence de grossesse.

❸ De tels tests pourraient-ils être utilisés s'il n'y avait pas proportionnalité entre les concentrations urinaires et plasmatiques de hCG ? Pourquoi ?

Tous ces tests sont basés sur le même principe : hCG est libérée par le placenta dans le sang, et une fraction de cette hormone se retrouve dans l'urine (qui est formée à partir du plasma). La concentration urinaire de hCG est directement proportionnelle à sa concentration plasmatique, et les tests permettent de détecter la présence de hCG dans l'urine.

Activité 4

Questions

❶ Rechercher dans un dictionnaire la signification des mots en gras.

❷ Indiquer une propriété du placenta mise en évidence par l'état de manque des nouveau-nés. Citer d'autres substances toxiques ayant des effets similaires sur le placenta. En déduire quelques règles simples d'hygiène de vie durant la grossesse.

Grossesse et tabagisme

• Le risque de **grossesse extra-utérine** est multiplié par 1,5 à partir de 10 cigarettes par jour, par 3 à partir de 20 et par 5 au-delà de 30. Les fausses couches spontanées surviennent 3 fois plus souvent chez les fumeuses que chez les non-fumeuses, et les ruptures prématurées de la **poche des eaux** sont 2 fois plus fréquentes.

• Le risque de **placenta praevia** est multiplié par 2, voire 3 : le placenta reste placé devant le col utérin et ne remonte pas, empêchant ainsi un accouchement par voie normale ; une **césarienne** est alors indispensable.

• Autres troubles chez les **nouveau-nés** de fumeuses : déficit de poids, symptômes de sevrage tabagique, etc.

Activité 5

Questions

❶ Y a-t-il contact entre les sangs maternel et fœtal au cours de la grossesse ? La présence d'un enfant Rh+ dans l'utérus d'une femme Rh– pose-t-elle un problème ?

❷ Au cours de l'accouchement, il peut y avoir passage de sang fœtal dans la circulation maternelle. Indiquer les conséquences du passage de sang fœtal Rh+ dans la circulation d'une femme Rh– lors de l'accouchement. Cela est-il dangereux pour le bébé ou pour la mère ?

❸ Sachant que les anticorps contre les globules rouges Rh+ peuvent traverser le placenta, que se passera-t-il en cas de deuxième grossesse correspondant à un enfant Rh+ ?

❹ Justifier l'appellation « incompatibilité sanguine fœto-maternelle ».

❺ En cas de risque d'incompatibilité fœto-maternelle, on administre à la mère des substances détruisant ses anticorps anti-globules rouges. Justifier ce traitement.

L'incompatibilité fœto-maternelle

L'espèce humaine comporte plusieurs systèmes de groupes sanguins. Les deux plus connus sont le système A-B-O et le système Rhésus. Pour ce dernier, il existe deux possibilités : rhésus négatif (Rh–) et rhésus positif (Rh+), chacun des caractères étant exprimé sur les globules rouges. Une personne Rh+ ne fabrique pas d'anticorps contre les globules rouges Rh– ; en revanche, une personne Rh– peut fabriquer des anticorps contre les globules rouges Rh+ si elle est en contact avec du sang Rh+.

Remarque : les anticorps sont des molécules de défense fabriquées par notre organisme lorsqu'il est en contact avec une substance étrangère (voir chapitres sur la défense de l'organisme).

Lorsqu'un homme Rh+ a des enfants avec une femme Rh–, les enfants peuvent être de groupe sanguin Rh+ ou Rh–.

18 Fécondation et gestation

Cours

La fécondation est la fusion d'un gamète mâle et d'un gamète femelle : elle conduit à la formation d'une cellule œuf ou zygote. Cet œuf va commencer à se diviser tout en migrant dans les trompes de Fallope. Il va ensuite se fixer dans l'utérus et continuer à se diviser et à s'organiser. On distingue donc une période de vie libre (dans les trompes) et une période de vie fixée (dans l'utérus). L'accouchement ou parturition se produit en moyenne 38 semaines après la fécondation (soit 40 semaines d'aménorrhée).

De la fécondation à la nidation

1. L'acte sexuel

Dans l'espèce humaine, la fécondation est interne : elle se réalise à l'intérieur de l'organisme féminin, au niveau des voies génitales. Elle implique donc un « rapprochement » entre l'homme et la femme, ce rapprochement constituant l'acte sexuel.

▶ L'acte sexuel est aussi appelé copulation ou coït. Le coït permet l'orgasme et la libération du sperme dans le vagin.

2. Cheminement des gamètes

Les spermatozoïdes émis lors de l'éjaculation doivent cheminer dans les voies génitales féminines pour rencontrer le gamète féminin qui se déplace à leur rencontre.

Cheminement des spermatozoïdes

Les spermatozoïdes libérés dans le vagin se trouvent dans un milieu hostile : l'acidité ne leur est pas favorable. En revanche, la glaire cervicale (du moins au milieu du cycle menstruel, donc durant la période ovulatoire) constitue un milieu favorable pour les spermatozoïdes : le pH y est légèrement alcalin, la mobilité des spermatozoïdes est favorisée. Cette glaire permet également de « sélectionner » les gamètes les plus mobiles, les seuls à pouvoir la franchir. Enfin, cette glaire permet de diluer les sécrétions séminales contenant un inhibiteur de la mobilité des spermatozoïdes.

Environ 10 % des spermatozoïdes parviennent dans la cavité utérine qu'ils « traversent » grâce aux mouvements de leur flagelle. Cette migration est facilitée par les contractions de l'utérus en milieu de cycle menstruel. De la même façon, ils remontent à l'intérieur des trompes utérines pour arriver dans l'ampoule (au niveau du tiers supérieur) où se produit la fécondation.

Le trajet dure quelques heures, durant lesquelles une forte sélection s'opère : sur les millions de spermatozoïdes déposés dans le vagin, seuls quelques centaines parviendront jusqu'à l'ampoule. Au cours de ce trajet, les spermatozoïdes subissent la **capacitation**, c'est-à-dire une augmentation de leur pouvoir fécondant. Ce phénomène est sans doute dû à une modification de la paroi de l'acrosome, celle-ci se réalisant grâce à des enzymes libérés par les voies génitales féminines.

Cheminement du gamète féminin

Au moment de l'ovulation, l'ovocyte II est expulsé dans la cavité abdominale avec le globule polaire I, la zone pellucide et quelques cellules de la couronne radiaire. Cet amas cellulaire est capté par les pavillons des trompes utérines, puis chemine dans ces dernières de façon passive grâce aux mouvements des cils de l'épithélium tubaire. Le gamète féminin parvient dans l'ampoule où il s'arrête quelques heures. Il reprend ensuite son trajet vers l'utérus, qu'il y ait eu ou non fécondation.

3. La fécondation

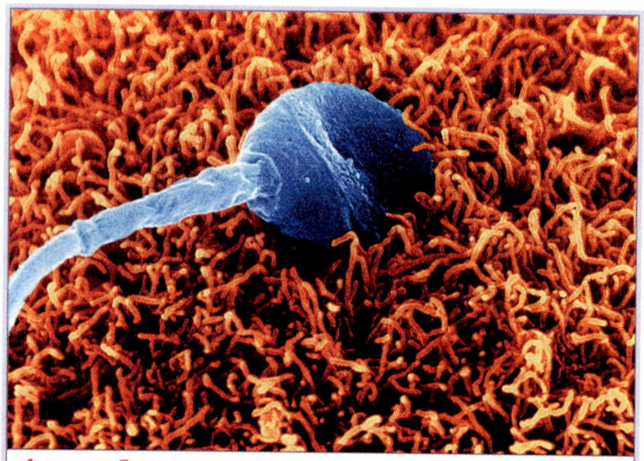

figure 5 **Fécondation d'un ovocyte II humain par un spermatozoïde**

La fécondation se déroule le plus souvent dans l'ampoule des trompes utérines, mais elle peut également avoir lieu dans l'utérus. Les spermatozoïdes se faufilent entre les cellules de la couronne radiaire et entrent en contact avec la zone pellucide. La membrane de l'acrosome se rompt alors et libère les enzymes contenus dans l'acrosome. Ils permettent l'hydrolyse de la zone pellucide : les spermatozoïdes parviennent jusqu'au gamète féminin. Le premier d'entre eux pénètre dans l'ovocyte par fusion des membranes des deux gamètes.

Cette entrée déclenche plusieurs phénomènes.

– La membrane de l'ovocyte II se modifie pour devenir la membrane de fécondation, qui empêche la pénétration d'autres spermatozoïdes. Ce phénomène – appelé **réaction corticale** – assure la monospermie : la fécondation est due à un seul spermatozoïde.

– Le blocage de la méiose est levé pour l'ovocyte II, qui passe au stade d'ovule en éjectant le deuxième globule polaire. L'activité métabolique de l'ovule reprend.

– Le spermatozoïde perd son flagelle, qui ne pénètre pas dans l'ovule.

– Les noyaux des deux gamètes gonflent pour donner des pronucléi (singulier : pronucléus).

Les deux pronucléi se rapprochent puis fusionnent : on parle de **caryogamie**. Cette étape permet le retour à la diploïdie et détermine le sexe de l'embryon (en fonction du matériel génétique apporté par le pronucléus mâle). La cellule diploïde ainsi obtenue est la cellule œuf. Elle commence à se diviser par mitose tout en migrant vers l'utérus.

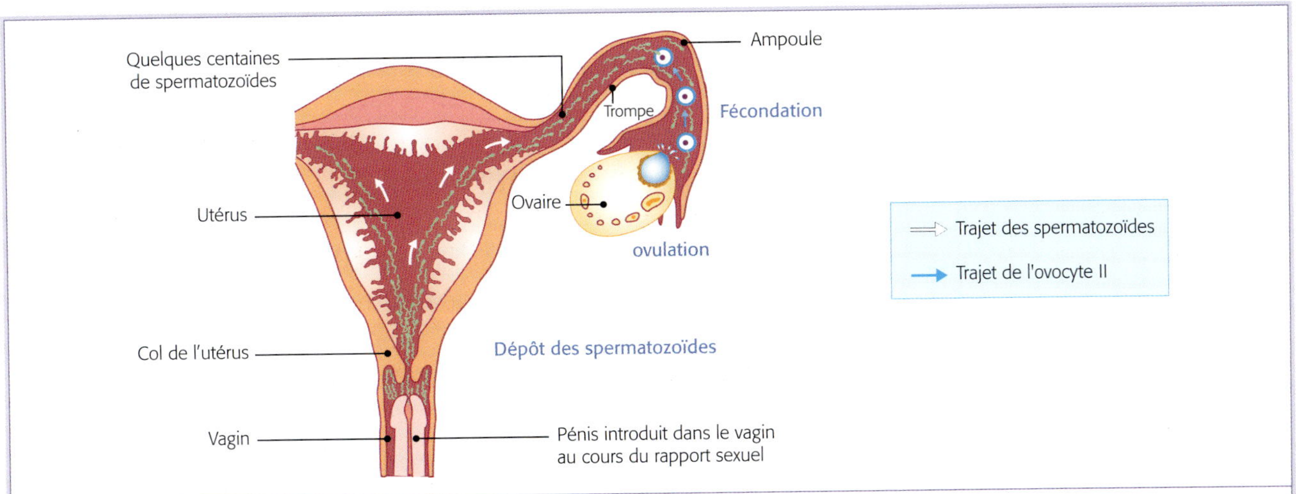

figure 6 **Trajet des gamètes dans les voies génitales féminines**

4. La vie libre de l'embryon

On parle de **vie libre de l'embryon** durant la première semaine : l'embryon se déplace dans la trompe utérine grâce aux mouvements des cils de l'épithélium tubaire et atteint l'utérus en trois à quatre jours. Au cours de ce trajet, il perd progressivement la zone pellucide. Il reste libre dans la cavité utérine durant environ trois jours avant de se fixer dans la paroi de l'utérus : on parle alors de **nidation**. Durant ces quelques jours, la cellule œuf se divise par mitose pour donner 2, puis 4, puis 8 cellules. On parle alors de **morula** (aspect de petite mûre).

▶ La morula s'organise vers le 5e jour pour devenir un blastocyste : une couronne de cellules périphériques formant le trophoblaste, une cavité appelée blastocèle, et au centre, un amas cellulaire appelé le **bouton embryonnaire**.

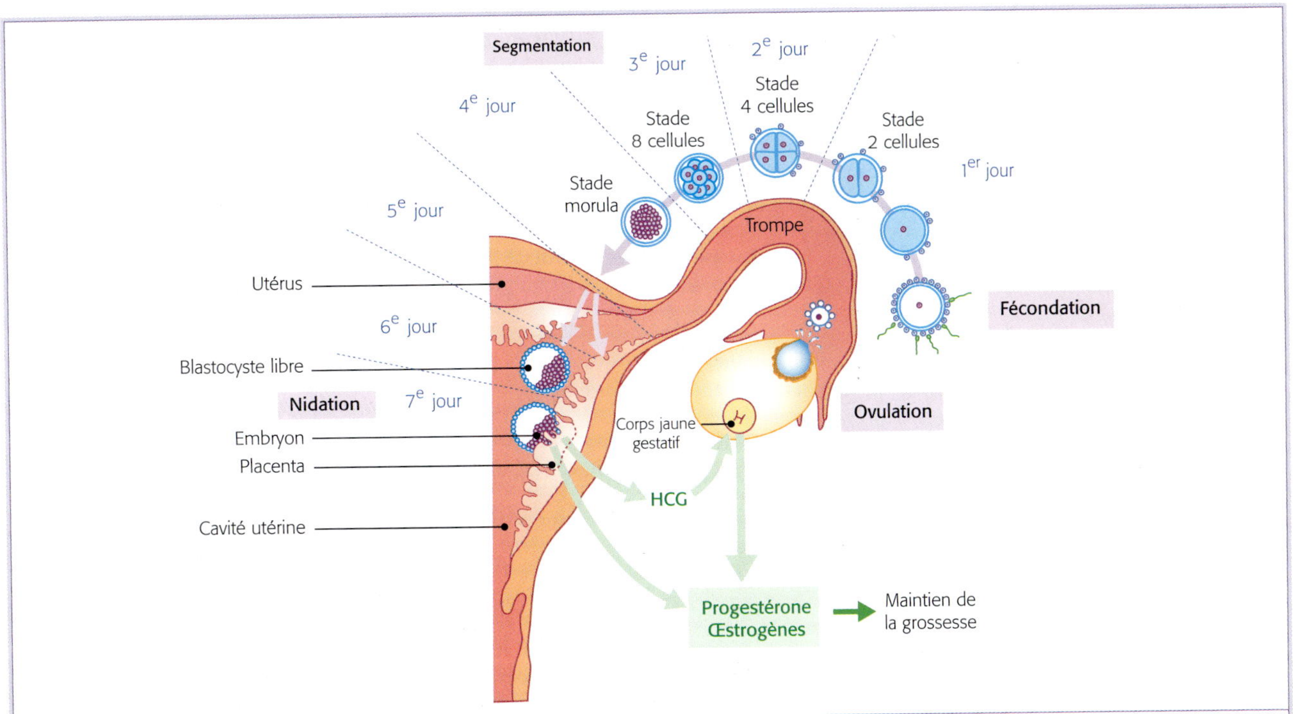

figure 7 **La vie libre de l'embryon et son implantation**

1. Nidation et mise en place des annexes embryonnaires

La nidation correspond à l'implantation de l'embryon dans l'endomètre de la cavité utérine. Cette nidation permet le développement des annexes embryonnaires, structures assurant les relations entre la mère et l'embryon, puis le fœtus.

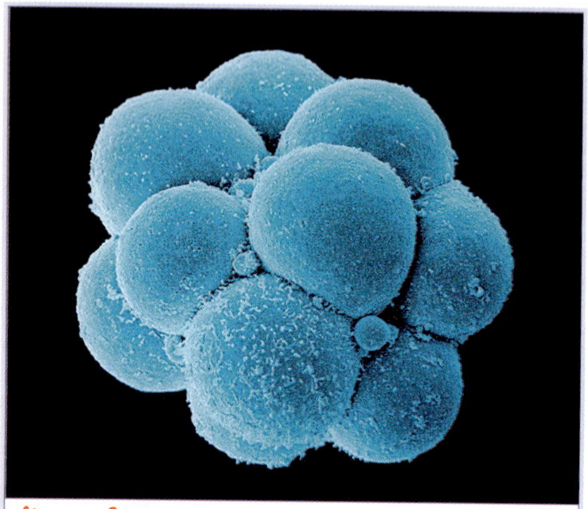

figure 8 **Microphotographie électronique d'un embryon humain de 4 jours (stade 16 cellules)**

La nidation

À la fin de la vie libre (vers le 7e jour après la fécondation), l'embryon est au stade **blastocyste** : le bouton embryonnaire (futur fœtus) se trouve dans une cavité, le blastocèle, délimitée par le trophoblaste. Les cellules du trophoblaste libèrent des enzymes lytiques qui détruisent localement la muqueuse utérine et permettent la pénétration du blastocyste dans cette muqueuse. Après environ 6 jours, le blastocyste pénètre totalement dans l'endomètre et se retrouve ainsi fixé dans la muqueuse. Les enzymes lytiques du trophoblaste dégradent également les vaisseaux sanguins maternels présents dans la muqueuse : de petites « poches », ou **lacunes**, de sang maternel apparaissent autour de l'embryon. La nidation se produit normalement sur le fond de l'utérus ou dans sa partie haute. Si elle se produit dans la partie basse de l'utérus, on parle de placenta *praevia*, ce qui entraîne une grossesse à risque. Dans certains cas, la nidation se déroule dans les trompes de Fallope, voire même dans la cavité abdominale mais très rarement ; on parle alors de **grossesse extra-utérine**, ce qui conduit toujours à un avortement (naturel ou provoqué).

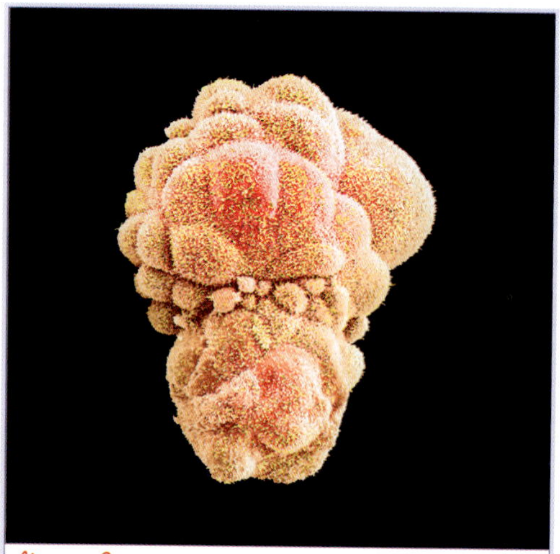

figure 9 **Blastocyte de 6 jours**

Les annexes embryonnaires

Les annexes embryonnaires sont formées par les éléments de l'œuf ne faisant pas partie de l'embryon. Les principales sont le placenta, le cordon ombilical et l'amnios.

Le placenta constitue la principale annexe embryonnaire. Il est formé par des éléments d'origine embryonnaire, mais également des éléments d'origine maternelle. Au niveau de l'endomètre, la nidation modifie la muqueuse utérine qui prend alors le nom de **caduque** : la muqueuse s'épaissit et se creuse de lacunes contenant du sang maternel. Dans ces lacunes, le trophoblaste (d'origine embryonnaire) se développe en formant des excroissances appelées les **villosités**.

Certaines villosités « flottent » dans le sang des lacunes et sont appelées les **villosités libres** ; les autres pénètrent légèrement dans la caduque : ce sont les **villosités crampons**. Chaque villosité comporte des vaisseaux sanguins embryonnaires, ramifications des vaisseaux du cordon ombilical.

• **Le placenta** ne devient pleinement fonctionnel qu'à partir du 3e mois de grossesse. À terme, il forme une « galette » d'environ 20 cm de diamètre et de 3 cm d'épaisseur. Il contient près de 250 mL de sang et pèse 1/6 du poids du nouveau-né (environ 500 g). Il constitue une surface d'échange entre les sangs maternel et fœtal de près de 15 m^2, les échanges se réalisant à travers la paroi des vaisseaux sanguins fœtaux et la membrane des villosités. Ces deux membranes constituent une séparation d'environ 3,5 µm d'épaisseur entre le sang de la mère et celui du bébé.

• **Le cordon ombilical** relie l'embryon, puis le fœtus, au placenta. C'est un cordon blanchâtre de 50 cm à 1 m de long et de 1,5 cm de diamètre. Il comporte deux artères ombilicales (sang provenant du bébé, donc non hématosé) et une veine ombilicale (sang revenant du placenta, donc hématosé). Ces trois vaisseaux s'enroulent l'un autour de l'autre pour former une tresse et sont entourés par du tissu conjonctif formant la gelée de Wharton.

• **L'amnios** constitue une membrane tapissant l'intérieur du blastocèle. Il sécrète le liquide amniotique (volume de 0,5 à 1 litre) dans lequel baigne le fœtus, qui le protège en cas de choc ou de compression. Il constitue également une protection thermique.

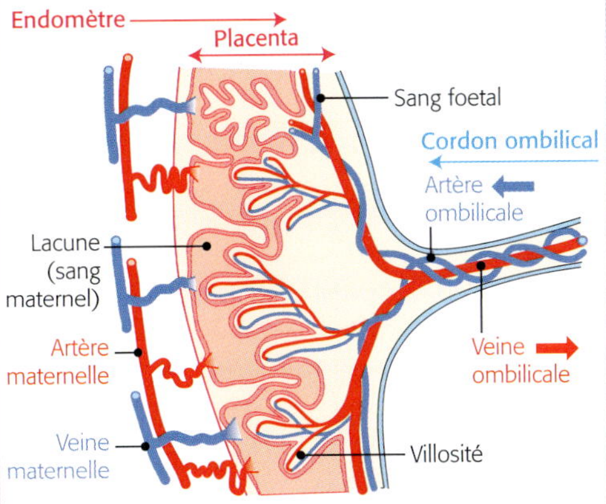

figure 10 **Circulations maternelle et fœtale au niveau du placenta**

Vocabulaire

sang hématosé Sang riche en dioxygène et contenant peu de dioxyde de carbone

sang non hématosé Sang riche en dioxyde de carbone et contenant peu de dioxygène

2. Sécrétions hormonales pendant la grossesse

Pendant toute la grossesse, les concentrations plasmatiques d'œstrogènes et de progestérone s'élèvent continuellement (▶ *figure 4*). Les œstrogènes stimulent la croissance du muscle utérin ce qui permettra de lui donner la force nécessaire à l'accouchement. La progestérone inhibe la contractibilité utérine ce qui empêche l'expulsion prématurée du fœtus.

Pendant les deux premiers mois de la grossesse, la sécrétion de la presque totalité des œstrogènes et de la progestérone est assurée par le corps jaune. S'il n'y avait pas eu fécondation, le corps jaune aurait dégénéré dans les deux semaines suivant sa formation. C'est la nidation qui permet la persistance du corps jaune sous l'action d'une hormone sécrétée par les cellules trophoblastiques du placenta : cette hormone est la gonadotrophine chorionique humaine ou hCG (*Human Chorionic Gonadotropin*).

Ce corps jaune qui persiste est appelé corps jaune gravidique ou gestatif. L'hCG est une hormone très proche de LH, ce qui explique qu'elle stimule fortement la sécrétion d'œstrogènes par le corps jaune.

L'hCG passe dans le sang maternel et sa détection dans le plasma ou les urines de la mère est un test diagnostique de la grossesse.

La sécrétion d'hCG atteint un pic aux alentours de la dixième semaine après les dernières règles. Elle diminue ensuite très rapidement et se stabilise à un taux faible à partir du troisième mois de la grossesse. Parallèlement à cette baisse rapide de sécrétion d'hCG, le placenta commence à sécréter d'importantes quantités d'œstrogènes et de progestérone. Le corps jaune régresse après trois mois de grossesse.

La sécrétion de GnRH (hypothalamique) et, par voie de conséquence, celles de FSH et LH (antéhypophysaires) sont fortement inhibées par des concentrations élevées de progestérone en présence d'œstrogènes. Il en résulte une absence de cycle ovarien et de cycle menstruel au cours de la grossesse.

Le placenta sécrète également l'hormone placentaire lactogène ou hPL, qui mobilise les graisses et stimule la production de glucose chez la mère. Elle a donc un effet sur la croissance du fœtus. Elle favorise également le développement des seins (effet « prolactine »).

3. Rôles du placenta

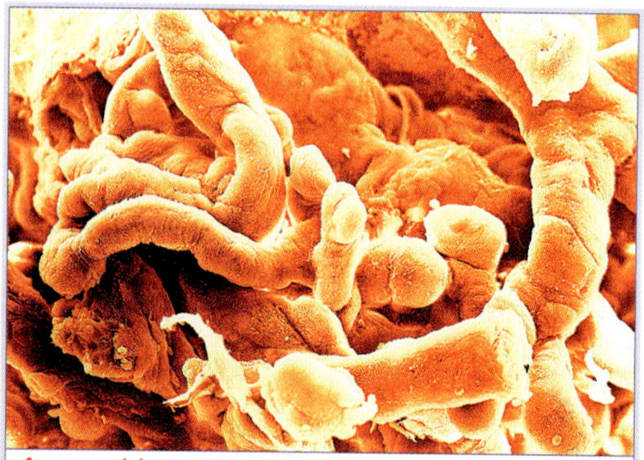
figure 11 **Villosités du placenta**

Le placenta assure de nombreux rôles : fixation, nutrition (au sens large), excrétion, protection, rôle immunologique et synthèse d'hormones.

Fixation

Grâce aux villosités crampons, le placenta permet la fixation de l'embryon, puis du fœtus, dans la cavité utérine. Cette fixation est une condition nécessaire à des échanges importants et réguliers entre la mère et l'embryon, puis le fœtus.

Nutrition

Certaines molécules importantes pour l'embryon ou le fœtus peuvent franchir la « barrière » placentaire par diffusion ou par transport actif. C'est le cas des glucides, des acides aminés, de l'eau, des vitamines et des minéraux. De la même façon, l'oxygène passe du sang maternel dans le sang fœtal, avant d'être fixé sur l'hémoglobine fœtale. De façon générale, la consommation de substances par l'embryon ou le fœtus entraîne une diminution de leur concentration dans la circulation embryonnaire (ou fœtale), ce qui déclenche la diffusion de ces substances du sang maternel vers le sang de l'embryon.

NB : dans les premières semaines suivant la nidation, lorsque le placenta n'est pas encore totalement fonctionnel, les apports de nutriments sont dus pour une grande partie à la lyse des cellules de la muqueuse utérine dont les constituants sont réutilisés par l'embryon.

Excrétion

Comme pour la nutrition, mais en sens inverse, il y a passage des déchets de l'embryon dans le sang maternel par diffusion. Il y a ainsi élimination de CO_2, de substances azotées (principalement de l'urée), d'acides organiques. Ces substances passent dans le sang de la mère puis sont éliminées par son organisme.

Protection

La barrière placentaire (paroi des vaisseaux sanguins fœtaux et membranes des villosités) séparant les sangs maternel et embryonnaire (puis fœtal) possède une perméabilité sélective : certains composés peuvent la franchir (c'est le cas d'un grand nombre de petites molécules comme les gaz, les nutriments, les déchets métaboliques), d'autres pas.

D'autres molécules, toxiques pour l'embryon ou le fœtus, peuvent également traverser le placenta ; c'est par exemple le cas d'un grand nombre de médicaments, de l'alcool, de la nicotine ou de certaines drogues (les opiacées notamment).

Lorsque ces substances passent dans la circulation embryo-fœtale, elles peuvent provoquer des pathologies de l'embryon (embryopathies) ou du fœtus (fœtopathies), des malformations (effet tératogène) ou des états de dépendance.

▶ Certains nouveau-nés de mères toxicomanes, ne recevant plus de drogue *via* le sang maternel, sont en état de manque à la naissance

Certains virus peuvent également franchir le placenta : virus de la rubéole (pouvant provoquer des embryopathies), virus des oreillons, virus de la varicelle, VIH (provoquant le sida), etc.

La plupart des bactéries ne peuvent franchir le placenta ; certaines d'entre elles parviennent cependant à le traverser : cas du BK (bacille de Koch), du tréponème de la syphilis et de la listeria.

Enfin, certains parasites franchissent le placenta : toxoplasme responsable de toxoplasmoses, plasmodium responsable du paludisme, etc.

Immunologie

Le placenta empêche la plupart des anticorps maternels de passer dans l'embryon et le fœtus à l'exception des immunoglobulines G (▶ *chapitre 22*). Ces immunoglobulines G (IgG) assurent ainsi au fœtus une certaine protection. Elles sont encore présentes à des taux élevés à la naissance mais diminuent ensuite rapidement. À partir du 6e mois, le fœtus fabrique des immunoglobulines M (IgM) et cette synthèse est complétée à la naissance par la fabrication par le nourrisson de ses propres IgG.

Le système Rhésus

85 % des individus en Europe possèdent un agglutinogène à la surface de leurs hématies : le facteur Rhésus. Ils sont dits « Rh+ » et 15 % dits « Rh– » en sont dépourvus. Lorsque cet agglutinogène est introduit dans un organisme Rh–, il provoque chez ce dernier l'apparition d'anticorps anti-Rhésus ou anti-Rh.

▶ Lors d'une grossesse ultérieure, si l'enfant est à nouveau Rh+, les anticorps anti-Rh de la mère franchiront le placenta et détruiront les hématies fœtales. **C'est la maladie hémolytique du nouveau-né.**

La réaction de l'antigène avec l'anticorps conduit à la destruction des hématies, ce qui entraîne des troubles graves et même mortels. C'est ce qui peut se produire en cas de transfusion.

C'est également ce qui peut se produire en cas d'**incompatibilité fœto-maternelle** lorsque l'enfant est Rh+ alors que sa mère est Rh–. Des hématies fœtales peuvent en effet passer dans le sang de la mère, notamment lors de l'accouchement ou lors d'un avortement, et y provoquer la synthèse d'anticorps anti-Rhésus.

Le passage des anticorps anti-Rhésus d'une mère Rhésus négatif vers le nouveau-né peut entraîner des troubles graves si ce dernier est Rhésus positif et si sa mère a été sensibilisée au cours d'une grossesse antérieure.

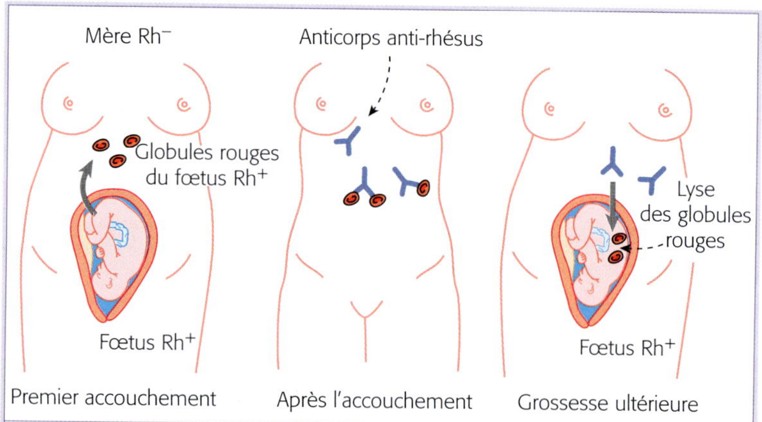

figure 12 **L'incompatibilité fœto-maternelle**

Pour remédier à ce problème, il convient, à chaque fois qu'une femme Rh– donne naissance à un enfant Rh+, de lui injecter des anticorps anti-Rh immédiatement après l'accouchement ; ces anticorps détruisent alors les hématies fœtales avant même qu'elles n'induisent la synthèse d'anticorps chez la mère.

Conseils hygiéno-diététiques et suivi médical de la grossesse

1. Les risques encourus par l'embryon et le fœtus

Du fait de la perméabilité du placenta à de nombreuses molécules ou à de nombreux agents infectieux, l'embryon et le fœtus peuvent faire l'objet de nombreuses agressions qui peuvent conduire à des désordres et à des lésions parfois irréversibles ou mortelles.

Un grand nombre de substances chimiques et de médicaments sont toxiques et tératogènes pour l'embryon et le fœtus : pesticides, certaines hormones, certains antibiotiques, certains anticoagulants oraux, les extraits thyroïdiens, la thalidomide, des drogues comme le LSD et la marijuana.

Un certain nombre d'agents infectieux (toxoplasmose, rubéole, sida...) peuvent également entraîner des embryopathies.

Certaines conduites à risque sont particulièrement dommageables pour l'embryon et le fœtus : c'est le cas de la consommation d'alcool et de celle de tabac. Elles doivent donc être proscrites (campagne « Zéro alcool pendant la grossesse »).

Le lien entre la consommation d'alcool chez la femme enceinte et des malformations chez le fœtus est clairement démontré : c'est le syndrome d'alcoolisme fœtal qui se caractérise par un retard de croissance avant et après la naissance, des irrégularités faciales, des lésions du cœur, des malformations des bras et des jambes, des anomalies des organes génitaux et de l'arriération mentale. Chaque année en France, près de 1 % des bébés naissent avec des troubles du développement et du comportement dus à leur alcoolisation pendant la grossesse.

Quant au tabagisme, ses effets sont décrits dans l'activité 4 : risque accru de grossesse extra-utérine, de *placenta praevia*, déficit de croissance du nouveau-né, symptômes de sevrage tabagique, troubles gastro-intestinaux, incidence plus élevée de problèmes respiratoires (bronchite et pneumonie) au cours de la première année de vie... La plupart de ces risques sont réversibles lorsque la future mère renonce au tabac.

Vocabulaire

tératogène Qui entraîne des anomalies physiques chez l'embryon (*térato* : monstre)

▶ De multiples études ont souligné les effets néfastes du tabac chez les futures mères. En diminuant la synthèse des hormones de reproduction que sont la LH et les œstrogènes, le tabac influe sur la qualité de la paroi utérine ainsi que sur le flux sanguin, indispensable à la **nidation**. Ainsi, le délai de fécondation chez une fumeuse peut se voir allongé de trois à quatre fois par rapport aux non-fumeuses.

2. La surveillance de la mère

Cette surveillance comprend quatre examens légaux ; ces examens sont remboursés à 100 % par la Sécurité sociale s'ils sont effectués aux dates indiquées.

L'examen du troisième mois

Il doit être réalisé au plus tard avant la fin du troisième mois. Il comprend le diagnostic de la grossesse par dosage de β-hCG et un examen gynécologique pour vérifier la fermeture et la tonicité du col utérin, l'absence d'infection vaginale et l'état normal des seins. La taille de l'utérus (plus exactement sa hauteur) est mesurée pour vérifier le bon développement embryonnaire.

Un examen général de la mère est réalisé (mesure du poids et de la tension artérielle, qui, en cas de valeurs trop importantes, constituent des facteurs de risque pour la grossesse), entretien avec le médecin visant à informer la future maman sur la grossesse et l'hygiène de vie qu'elle implique.

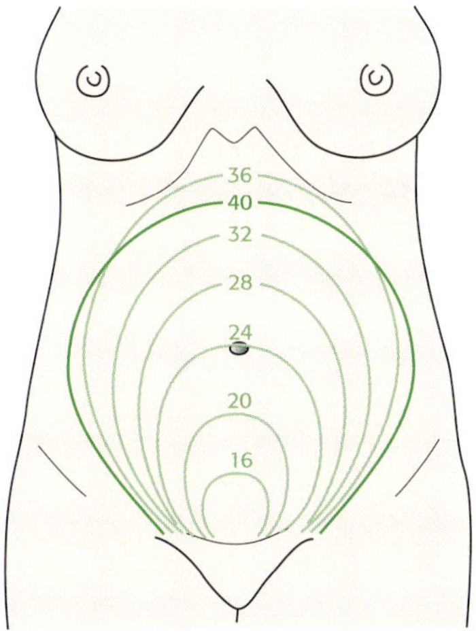

Les nombres correspondent aux semaines d'aménorrhée. Après 36 semaines, l'utérus redescend légèrement.

figure 13 **Hauteur de l'utérus au cours de la grossesse**

Des examens sanguins sont également prescrits : recherche d'une anémie (manque d'hémoglobine, le plus souvent dû à un manque de fer qu'il faut alors compenser par voie orale), d'une hyperglycémie maternelle (qui constitue un facteur de risque pour le futur enfant : elle entraîne une croissance trop rapide, associée à un risque de malformation).

On examine l'état d'immunisation de la mère vis-à-vis de certains agents pathogènes : toxoplasmose, rubéole, syphilis, hépatite et sida. Ces pathologies peuvent conduire à des embryopathies.

On recherche aussi le groupe sanguin (groupage ABO et Rhésus) de la mère afin de déterminer une éventuelle incompatibilité sanguine fœto-maternelle, s'il ne s'agit pas d'une première grossesse.

Une analyse d'urine permet de détecter une éventuelle protéinurie (présence de protéines dans l'urine), qui induirait une souffrance rénale chez la mère et pourrait signaler l'apparition d'une toxémie gravidique, pathologie qui se manifeste également par une prise de poids excessive, de l'hypertension et des œdèmes aux extrémités des membres.

En absence de traitement, cette pathologie peut évoluer vers des crises convulsives et entraîner dans les cas les plus graves un arrêt de la grossesse.

Enfin, une échographie est réalisée afin de préciser la date de conception, et donc la date probable d'accouchement, le nombre d'embryons et leur localisation dans l'utérus (une insertion basse dans l'utérus est par exemple synonyme de grossesse à risque).

L'examen du sixième mois

Il doit être réalisé durant le sixième mois de grossesse. Il comprend un bilan de santé général de la mère (prise de poids, analyse d'urine, palpation de l'abdomen), un examen gynécologique ainsi qu'un contrôle du bon développement fœtal par échographie. Les bruits du cœur du fœtus sont écoutés afin de diagnostiquer une éventuelle souffrance fœtale.

L'examen du huitième mois

Il doit être réalisé durant les 15 premiers jours du huitième mois. Il comporte, comme au sixième mois, un examen général et gynécologique de la mère ainsi qu'une échographie de contrôle et l'écoute du cœur fœtal.

Les risques d'accouchement prématuré sont évalués suivant l'âge de la mère, ses éventuels antécédents d'accouchement prématuré, sa fatigue, l'ouverture éventuelle du col utérin.

L'examen du neuvième mois

Il est réalisé au cours des 15 premiers jours du neuvième mois et permet de préciser, selon la position du fœtus dans la cavité utérine, les modalités de l'accouchement (accouchement par les voies naturelles, avec ou sans forceps, par césarienne).

Les positions fœtales les plus courantes sont OIGA (occipito-illiaque gauche antérieure) et OIDP (occipito-illiaque droite postérieure) : le fœtus peut se présenter la tête en bas, l'os occipital étant tourné vers le côté gauche et en avant, ou vers le côté droit et en arrière.

3. La surveillance de l'embryon et du fœtus

La surveillance embryonnaire puis fœtale utilise principalement deux techniques permettant de s'assurer du bon développement de l'enfant *in utero*. Ces deux techniques sont l'échographie et l'écoute des bruits du cœur. Dans certains cas particuliers (grossesse à risque ou anomalie détectée au cours d'un examen « classique »), d'autres techniques peuvent être employées.

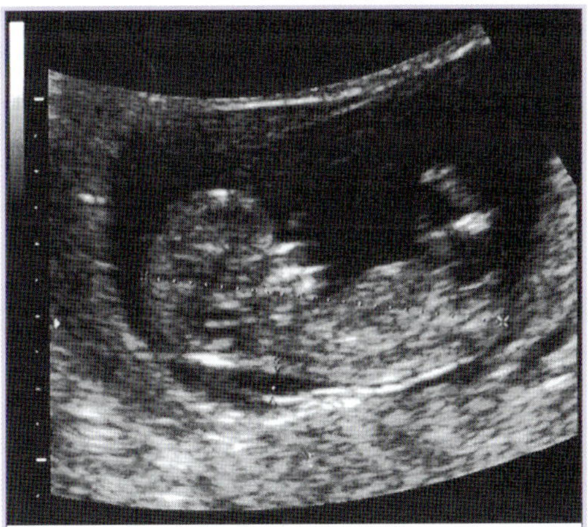

On distingue le bébé, vu de profil

figure 14 **Échographie à 11 semaines de grossesse**

L'échographie

Cette technique d'imagerie médicale utilise la réflexion des ultrasons sur les organes et permet de « voir » le bébé : de même qu'un cri poussé en face d'un mur ou d'une paroi rocheuse revient vers son auteur (phénomène d'écho), les ultrasons émis par une sonde sont renvoyés par les différents organes (de la mère et du bébé), et leur analyse permet d'obtenir une image. En choisissant correctement la fréquence des ultrasons utilisés, on ne visualise que la cavité utérine et son contenu, c'est-à-dire l'embryon ou le fœtus.

L'échographie permet d'observer l'aspect général du bébé (▶ *figure 14*), sa vitalité. L'observation plus précise de certains organes permet de s'assurer de son bon développement (▶ *figure 15*) : structures céphaliques (développement correct de l'encéphale, présence des ventricules cérébraux), la face (pour détecter un éventuel bec-de-lièvre), les membres, le nombre de doigts, les cavités cardiaques (pour diagnostiquer par exemple une communication entre les deux ventricules), la cavité abdominale (notamment les reins et le tube digestif pour vérifier leur intégrité anatomique), etc.

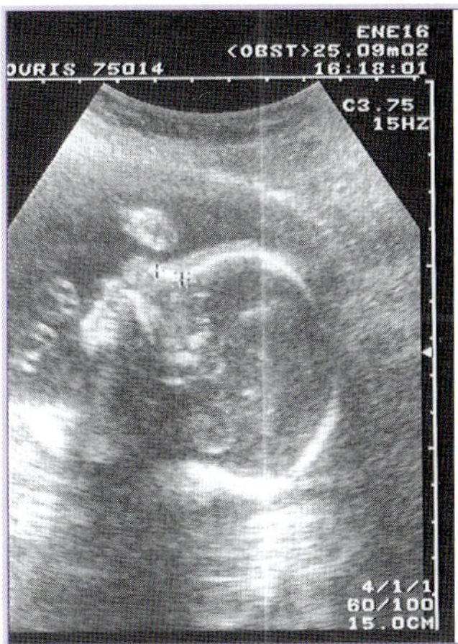

On distingue nettement la tête, vue de profil

figure 15 **Échographie à 21 semaines de grossesse**

En plus de ces anomalies morphologiques, on peut également diagnostiquer certaines pathologies (anomalies de formation de l'appareil digestif par exemple), ou bien en suspecter d'autres (une nuque épaisse aux alentours de la 12e semaine de grossesse indique un risque accru de trisomie 21). D'autres examens doivent alors être réalisés pour infirmer ou confirmer le diagnostic (l'échographie ne fournit pas dans ce cas une certitude, mais seulement une probabilité de pathologie).

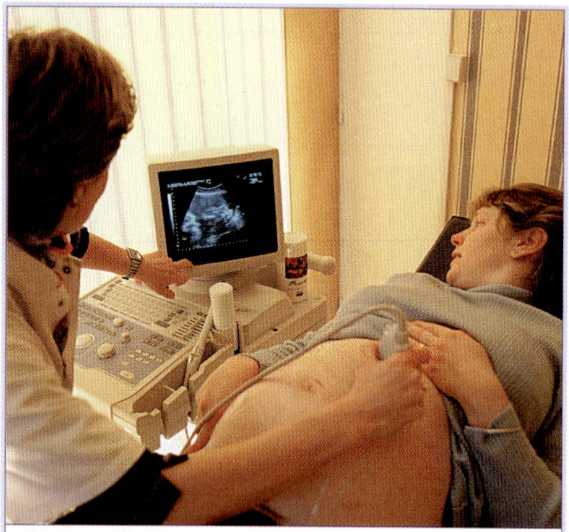

figure 16 **Femme enceinte passant une échographie**

On surveille la croissance normale du bébé en mesurant la tête et le tronc, la longueur de certains os (tibia) ou de certaines cavités (cavité crânienne). Ces mesures permettent également, grâce à des tables statistiques, de déterminer l'âge de l'embryon/fœtus, sa date probable de conception et donc celle de l'accouchement. Enfin, l'échographie permet de connaître le sexe de l'enfant à naître grâce à l'observation de l'appareil génital externe (lorsqu'il est formé, c'est-à-dire à partir de 5 mois environ).

L'auscultation du cœur fœtal

Grâce à un stéthoscope ou à un microphone placé sur l'abdomen maternel, on écoute les bruits cardiaques du fœtus. On s'intéresse en particulier à la fréquence cardiaque fœtale : celle-ci doit être régulière, et d'environ 140 cycles par minute. Une diminution de cette fréquence ou un assourdissement des bruits cardiaques peuvent être le signe d'un manque de vitalité du fœtus. Des examens plus approfondis doivent alors être effectués afin de déterminer s'il s'agit d'une phase de sommeil du fœtus ou bien d'une anomalie réelle. Inversement, une augmentation de la fréquence cardiaque peut traduire un stress dû à une souffrance fœtale. Ce paramètre est notamment suivi au cours de l'accouchement (une souffrance fœtale nécessitant une délivrance rapide, le plus souvent par césarienne).

Les examens spécifiques

On propose à toutes les mères âgées de plus de 38 ans de réaliser deux examens biochimiques sanguins. Ceux-ci ne permettent pas d'affirmer avec certitude la présence d'une pathologie mais conduisent, s'ils sont positifs, à des examens plus complexes permettant de trancher avec certitude. Les deux examens sont le dosage de l'hCG (si le taux d'hCG est trop important, il y a suspicion d'une anomalie génétique, le plus souvent une trisomie 21) et le dosage de l'α-fœto-protéine, produite par l'embryon (si le taux est trop important, il y a risque de malformation nerveuse, malformation du rachis ou *spina bifida* par exemple).

Lorsqu'on suspecte une anomalie génétique (héréditaire ou non), ou que l'on désire connaître avec certitude le sexe de l'enfant à naître (par exemple en cas de pathologie familiale grave liée au sexe), on réalise un **caryotype** ou une **analyse génétique**. Ces examens demandent que l'on dispose de cellules embryonnaires ou fœtales. Ces cellules peuvent être obtenues grâce à trois types de prélèvements.

La choriocentèse

Elle consiste à prélever des cellules des villosités placentaires par biopsie à partir de la huitième semaine de grossesse.

L'amniocentèse

Elle consiste à prélever quelques millilitres de liquide amniotique grâce à une seringue ; elle s'effectue à travers la paroi abdominale, vers la quinzième semaine de grossesse.

La cordocentèse

Elle consiste à prélever quelques millilitres de sang au niveau du cordon ombilical grâce à une seringue; elle s'effectue à travers la paroi abdominale, à partir de la vingtième semaine de grossesse.

Ces trois examens se réalisent sous échographie. Ils ne sont pas sans risque puisqu'ils peuvent déclencher un accouchement prématuré (et donc la mort du bébé, trop jeune et insuffisamment développé pour survivre hors de l'organisme maternel) dans environ 10 % des cas. L'amniocentèse est la plus pratiquée des trois prélèvements, car la plus facile à réaliser (il est plus aisé de ponctionner dans la poche amniotique que dans le placenta ou le cordon ombilical), et la moins susceptible de déclencher une fausse couche.

Enfin, dans certains cas (notamment en cas de grossesse se prolongeant au-delà de 41 semaines d'aménorrhée, ou bien en cas de fièvre chez la mère, associée à des douleurs abdominales laissant supposer une infection), on peut être amené à réaliser une amnioscopie : observation du liquide amniotique (et du fœtus) grâce à un endoscope introduit par les voies naturelles. Ceci permet de contrôler l'absence d'infection du liquide amniotique (qui apparaît alors trouble). Cependant, l'amnioscopie est de plus en plus remplacée par l'amniocentèse, qui fournit davantage de renseignements.

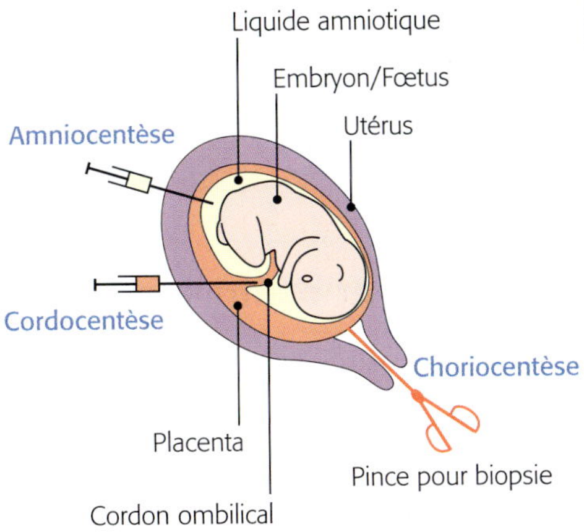

figure 17 **Choriocentèse, amniocentèse et cordocentèse**

L'interruption médicale de grossesse (IMG)

Elle peut être mise en œuvre lorsque la grossesse met gravement en danger la vie de la mère ou lorsque le fœtus est atteint d'une maladie grave incurable. En France, elle est possible à tout moment de la grossesse.

La grossesse peut mettre en danger la mère lorsqu'elle présente une pathologie cardiaque grave ou une pathologie cancéreuse (pour laquelle le retard de traitement dû à la grossesse peut compromettre la survie) ou une pathologie psychiatrique (lorsque la grossesse peut induire un risque suicidaire). L'avis de deux médecins experts est alors requis.

Les pathologies fœtales reconnues comme incurables au moment du diagnostic sont par exemple une malformation d'organes fonctionnels, létale à plus ou moins brève échéance, une atteinte cérébrale ou nerveuse risquant d'entraîner des déficits neurologiques graves, une anomalie chromosomique avec déficit intellectuel... L'avis des parents est prépondérant. Après consultations auprès de plusieurs spécialistes (obstétricien, chirurgien, neuropédiatre, généticien, psychiatre...), les parents formulent une demande examinée par un centre de diagnostic anténatal qui rend alors un avis sur l'IMG.

Entraînement au Bac 7

Transmission de la vie

1. Stérilité et maîtrise de la procréation
(Sujet Nouvelle-Calédonie, juin 2009)

Anatomie – Histologie

• Organisation et exploration fonctionnelle du corps humain

1 Légender le **document 1** représentant l'appareil reproducteur de la femme. Indiquer le plan de coupe.

2 Définir le terme « appareil » et citer deux autres appareils de l'organisme (autres que les appareils génitaux).

3 Nommer les organes dans lesquels sont produits les gamètes. Citer le nom de ces gamètes.

4 Un organe est constitué de tissus. Donner la définition du terme « tissu ».

5 Comment s'appelle la branche de la biologie qui étudie les tissus ?

6 La visualisation des organes, par exemple celle de l'utérus, peut se faire par différentes techniques telles que l'endoscopie et la radiographie conventionnelle.
Laquelle de ces techniques permet une visualisation directe des organes ? Justifier la réponse.

7 Expliquer le principe de la radiographie conventionnelle.

8 Donner les deux termes correspondant à l'endoscopie et à la radiographie de l'utérus.

9 Citer un inconvénient de chaque méthode.

• Étude d'une coupe d'ovaire

10 Reporter les légendes (numéros et lettres) du **document 2**.

11 À quoi correspond le phénomène X ?

La fécondation

• Le trajet parcouru par les gamètes mâles

12 Le **document 3** montre un schéma de l'ultrastructure d'une partie du gamète mâle. Quel est le type de microscope (photonique ou électronique) permettant d'aboutir à une telle observation ? Justifier la réponse.

13 Cette cellule présente des signes de spécialisation la rendant capable de mener à bien son déplacement jusqu'au gamète femelle.
Proposer deux signes de spécialisation visibles et annotés sur le **document 3**. Commenter.

14 À quoi correspond l'acrosome ? Donner son rôle et sa fonction.

15 Les spermatozoïdes ne naissent pas avec leur capacité de déplacement. Celle-ci apparaît dans un organe. Donner le nom de cet organe.

• La rencontre naturelle des gamètes

16 Sur le **document 1**, représenter le trajet du gamète mâle en rouge et le trajet du gamète femelle en bleu.

17 Faire une description de l'image du **document 4**. Dans quelle partie anatomique de l'appareil génital féminin peut-on faire cette observation ? Localiser cette région sur le **document 1** à l'aide d'une croix.

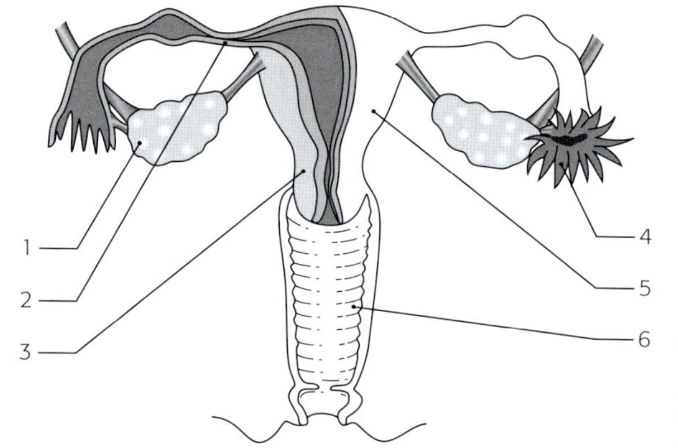

document 1 **L'appareil reproducteur de la femme**

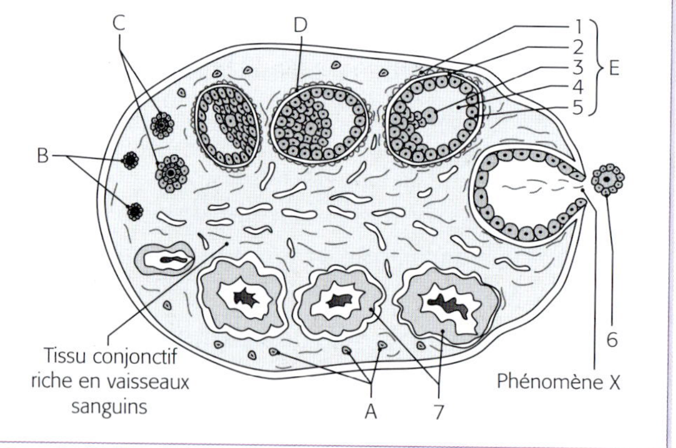

document 2 **Schéma d'une coupe d'ovaire**

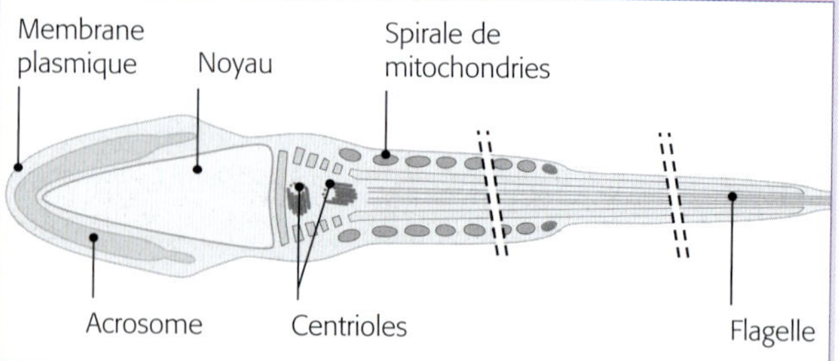

document 3 **Ultrastructure d'une partie du gamète mâle**

18 Parmi les phrases ci-dessous, repérer les deux affirmations qui sont correctes. Proposer une correction des deux autres phrases.

- **Phrase 1 :** De nombreux spermatozoïdes s'agglutinent autour de l'ovocyte II mais un seul pénètre et fusionne avec le pronucléus femelle, après s'être transformé en pronucléus mâle.
- **Phrase 2 :** Le gamète féminin ou ovocyte II a une durée de vie d'une semaine alors que les spermatozoïdes vivent en moyenne trois jours.
- **Phrase 3 :** Le zygote est formé par la fusion de deux pronucléi mâle et femelle apportant chacun 22 chromosomes.
- **Phrase 4 :** La capacitation est un phénomène complexe permettant la mise à nu de l'acrosome du spermatozoïde par l'action de substances libérées par les voies génitales de la femme.

La procréation médicalement assistée et la stérilité

• Les moyens de procréation assistée

19 FIVETE est l'abréviation d'un moyen d'aide médicale à la procréation employé dans certains cas de stérilité au sein d'un couple. Son protocole est présenté dans le **document 5**.

Donner la signification du sigle FIVETE.

20 Nommer et commenter les étapes notées 1 à 4 dans le **document 5** afin d'expliquer davantage cette méthode de procréation assistée.

21 La pathologie féminine à l'origine du recours à la FIVETE est visible sur le **document 5**. Indiquer cette pathologie.

22 L'<u>anovulation</u> et les <u>IST</u> (candidose, sida...) sont d'autres causes de stérilité féminine. Définir succinctement les pathologies soulignées en mentionnant leur origine.

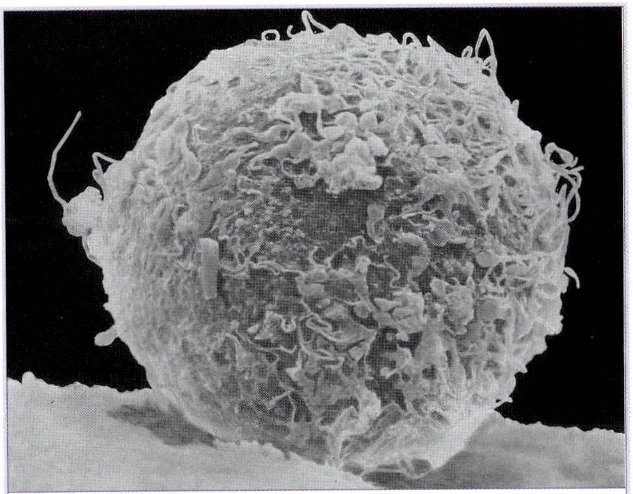

document 4 **À analyser**

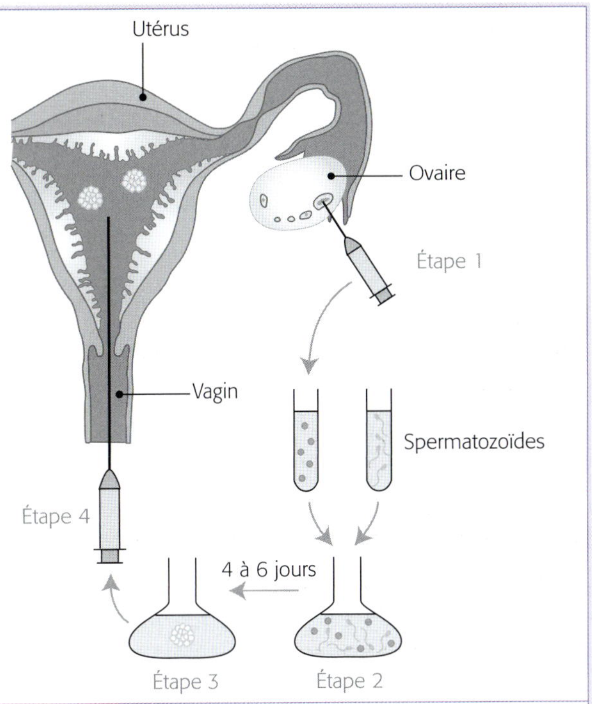

document 5 **Le protocole de la FIVETE**

Les hormones sexuelles féminines

• Étude expérimentale chez l'animal

Pour mettre en évidence le rôle des hormones féminines sécrétées par l'hypophyse et par les ovaires, une série d'expériences répertoriées dans le **tableau 1** sont menées chez l'animal (la rate).

Expérience 1	Une **ovariectomie bilatérale** conduit à une atrophie de la muqueuse utérine et la **menstruation** n'a pas lieu.
Expérience 2	La greffe ectopique (par exemple sous la peau) d'ovaires permet de rétablir un cycle utérin normal.
Expérience 3	L'ablation du lobe antérieur de l'hypophyse (antéhypophyse) conduit à une atrophie des ovaires avec aménorrhée.
Expérience 4	L'injection quotidienne d'extraits ovariens à faible concentration conduit également à un arrêt des cycles ovariens et utérins.

tableau 1 **Expériences menées chez la rate**

23 Définir les termes médicaux en gras dans le tableau 1.

24 Analyser les résultats de chaque expérience et conclure en schématisant sous forme d'un organigramme la boucle de régulation du cycle menstruel mise en évidence ici. Indiquer sur le schéma le nom des hormones concernées et les structures anatomiques qui les produisent.

25 Donner la définition générale d'une hormone.

• **Le cycle hormonal**

Un médecin gynécologue prescrit à une patiente le dosage sanguin de l'œstradiol et de la progestérone. Les résultats des examens ont permis l'élaboration d'une représentation graphique théorique présentée dans le **document 6**. La date du 16 avril correspond à la dernière menstruation, qui a duré cinq jours. Cette patiente présente des cycles réguliers de 29 jours. Le médecin lui annonce qu'elle est enceinte.

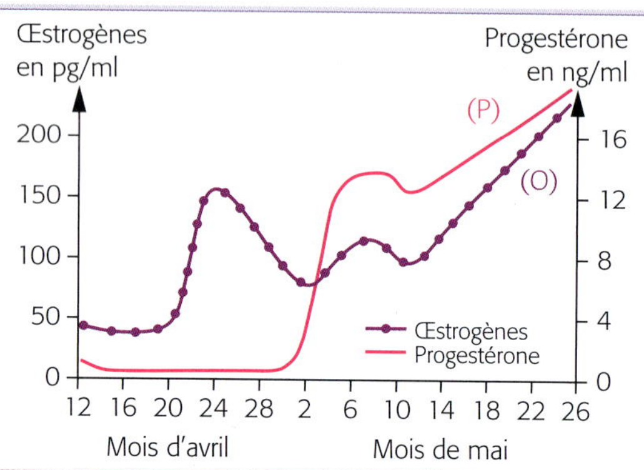

document 6 **Résultats des dosages hormonaux**

26 Indiquer sur le **document 6** la période des règles, la durée de la phase folliculaire, la ponte ovulaire et la durée de la phase lutéinique. Justifier la date choisie pour l'ovulation.

27 Sur quels arguments s'est fondé le médecin pour établir son diagnostic ? Expliquer la réponse.

28 Tracer avec précision sur le **document 6** l'évolution habituelle des courbes lorsqu'une femme n'est pas enceinte.

Alimentation et grossesse

• **Le choix des aliments pendant la grossesse**

Besoins	Femme non enceinte	Femme enceinte
Énergie (kJ)	8 400	8 400 (trimestre 1) 8 800 (trimestre 2) 9 400 (trimestre 3)
Protides (g)	60	75
Glucides (g)	200 à 300	200 à 300
Lipides (g)	50	50
Calcium (mg)	800	1 000
Fer (mg)	16 à 18	19 à 21
Vitamines B (mg)	1,3	1,8

document 7 **Besoins alimentaires quotidiens**

Le choix des aliments pendant la grossesse est essentiel. L'alimentation de la femme enceinte doit permettre un développement harmonieux du fœtus avec accouchement à terme et poids de naissance correct, tout en limitant une prise de poids excessive de la mère. Le **document 7** compare les besoins énergétiques et qualitatifs d'une femme enceinte par rapport à une femme non enceinte.

29 À l'aide de certaines données du **document 7**, commenter l'expression courante : « Pendant la grossesse, il faut manger pour deux. » Cette expression est-elle justifiée ?

Pour un individu ayant une ration alimentaire équilibrée, les protéines doivent représenter 11 à 15 % de l'apport énergétique total, les lipides 30 à 35 % et les glucides 50 à 55 %.

30 Rappeler le rôle principal des glucides alimentaires.

31 Expliquer ce qui différencie les glucides d'assimilation lente des glucides d'assimilation rapide. Citer un aliment contenant des glucides d'assimilation lente.

32 Donner le nom de l'élément de base des protides.

33 Il est conseillé de privilégier les lipides d'origine végétale car ceux-ci contiennent des acides gras essentiels. Expliquer l'expression « acides gras essentiels ».

34 Les lipides d'origine animale contiennent du cholestérol. Nommer la pathologie vasculaire favorisée par un excès chronique de cholestérol dans le sang.

35 Pendant la grossesse, les besoins en certains nutriments sont accrus. Analyser les données du **document 7**.

36 Quels aliments la future maman doit-elle consommer pour compenser l'accroissement de ses besoins ? Justifier la réponse.

2. Procréation médicalement assistée et gamétogenèse mâle

(Sujet Antilles – Guyane, juin 2010)

Depuis 3 ans, Monsieur et Madame X. désirent avoir un enfant, en vain. Les examens réalisés au cours des trois années passées afin d'établir les raisons de cette difficulté à procréer ont conduit le gynécologue à envisager avec le couple un protocole de procréation médicalement assistée.

L'hystérosalpingographie

1 Présenter le principe de la technique.

2 Indiquer le nom des structures fléchées sur le **document 8**.

3 Comparer les images obtenues chez une femme fertile et chez Madame X. Conclure.

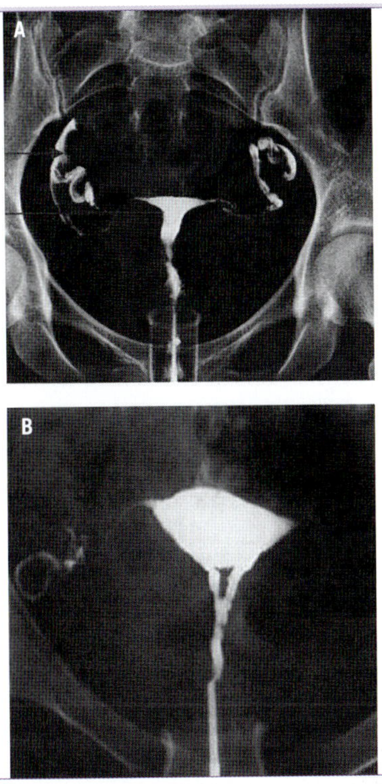

document 8 **Hystérosalpingographie chez une patiente fertile (A) et chez Madame X. (B)**

Le spermogramme

Spermogramme		Normes
Volume de l'éjaculat	4 mL	2 à 6 mL
pH	7,5	7,2 à 8
Viscosité	Normale	
Nombre de spermatozoïdes	6.10^6/mL	> 20.10^6/ML
Mobilité à 1h	40 %	> 50%
Formes mortes	18 %	< 30%
Morphologie anormale	80 %	< 70%

document 9 **Résultat du spermogramme de Monsieur X.**

4 Le **document 9** donne les résultats du spermogramme réalisé chez Monsieur X. Analyser ce spermogramme en utilisant un vocabulaire médical précis.

La procréation médicalement assistée

Les résultats de ces analyses conduisent le médecin à proposer au couple un protocole de FIVETE ou d'ICSI.

5 Indiquer la signification du sigle ICSI et donner la principale différence entre la FIVETE et l'ICSI.

6 Pourquoi le médecin n'envisage-t-il pas la technique d'insémination artificielle pour ce couple ?

La production des spermatozoïdes

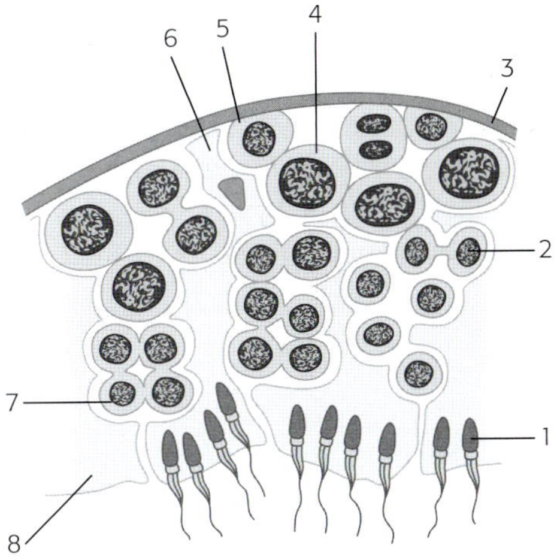

document 10 **Coupe transversale d'un testicule**

7 Le **document 10** représente une coupe de testicule. Renseigner les légendes 1 à 8 de ce document.

8 Quel est le mécanisme biologique permettant de passer de la cellule 4 à la cellule 7 ? Nommer les deux étapes de ce processus. Préciser pour les cellules 4, 2 et 7 le nombre de chromatides par chromosome.

La fonction testiculaire et sa régulation

Pour comprendre le rôle des cellules testiculaires ainsi que le mode de régulation de l'organe, plusieurs expériences sont réalisées chez des souris.

• **Expérience n° 1 :** On traite des souris mâles à l'aide d'une molécule appelée adjudine. Cette molécule est actuellement testée dans le but de mettre au point la pilule contraceptive pour l'homme. Elle est connue pour agir sur les cellules n° 6 du **document 10**. Le traitement montre :
- une diminution de la fertilité chez les souris ;
- une diminution du nombre de spermatozoïdes ;
- une concentration de testostérone inchangée.

• **Expérience n° 2 :** On réalise chez des souris mâles hypophysectomisées différentes injections décrites dans le **tableau 2**. On analyse alors le développement des cellules 6 et des cellules situées entre les tubes séminifères (cellules de Leydig), ainsi que la sécrétion de testostérone.

• **Expérience n° 3 :** On mesure chez une souris mâle castrée l'évolution de la production de LH. Les résultats de cette expérience sont consignés dans le **document 11**.

Traitement	Cellules 6	Cellules de Leydig	Production de testostérone
Témoin hypophysectomisé	Peu développées	Peu développées	–
Injection de LH	Peu développées	Développées	+++
Injection de FSH	Développées	Peu développées	–

tableau 2 **Injection et résultat chez des souris mâles hypophysectomisées**

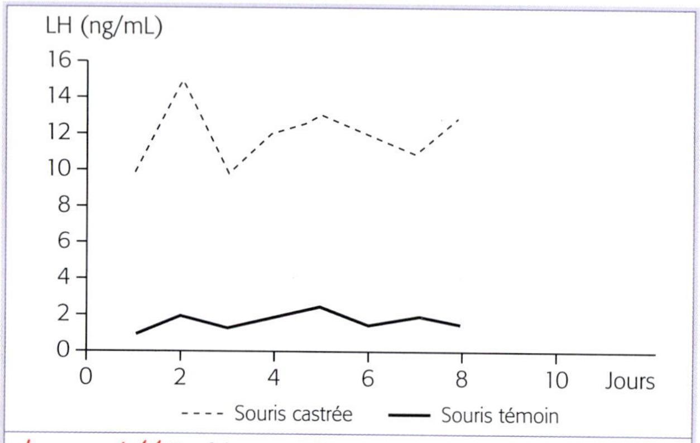

document 11 **Expérience n° 3**

• **Expérience n° 4 :** On suit la production de LH et de FSH à la suite d'injections répétées de testostérone chez une souris mâle. Les résultats de cette expérience sont consignés dans le **document 12**.

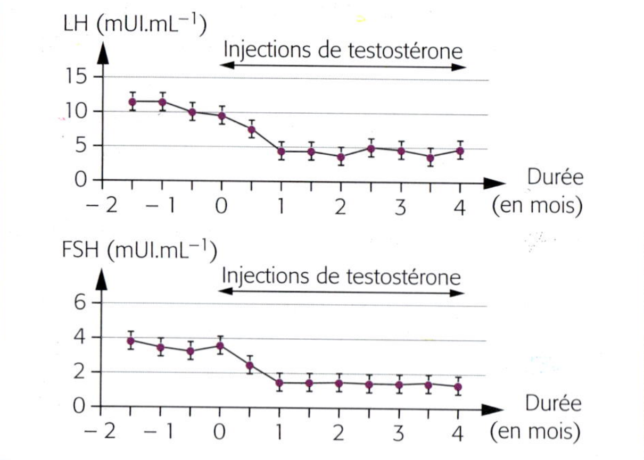

document 12 **Expérience n° 4**

9 Dégager des deux premières expériences les informations qui permettent de déduire le rôle des cellules 6 et des cellules de Leydig présentes dans le testicule.

10 Analyser les expériences 2, 3 et 4. Qu'apportent ces expériences quant au mode de régulation hormonale de la fonction testiculaire ?

11 À l'aide de toutes ces données et des connaissances acquises, réaliser un schéma de synthèse résumant la fonction testiculaire et sa régulation hormonale hypophysaire.

12 Proposer une hypothèse pour expliquer l'oligospermie constatée chez Monsieur X.

3. Ovulation, contraception et grossesse

(Sujet Polynésie, juin 2009)

Madame Z., âgée de 30 ans, consulte son médecin pour un début de grossesse non programmée consécutive à des oublis de prise de pilule contraceptive. Désireuse cependant de mener cette grossesse à son terme, Madame Z. s'inquiète car elle est tabagique et présente des antécédents familiaux de diabète. Elle consulte son médecin pour obtenir une information sur sa grossesse et son suivi.

L'ovulation

Pour comprendre le déterminisme de l'ovulation, on réalise des expériences dont les résultats sont présentés dans les **documents 13 et 14**.

	Expériences	Résultats
1	Souris témoin	Activité ovarienne normale
2	Hypophysectomie	Atrophie des ovaires et absence d'activité ovarienne : ni sécrétion hormonale ni ovulation
3	Hypophysectomie + injection de FSH	Reprise d'une activité ovarienne sans ovulation
4	Hypophysectomie + injection de FSH et de LH en concentrations adaptées	Reprise d'une activité ovarienne : sécrétion hormonale + ovulation

document 13 **Expériences chez une souris**

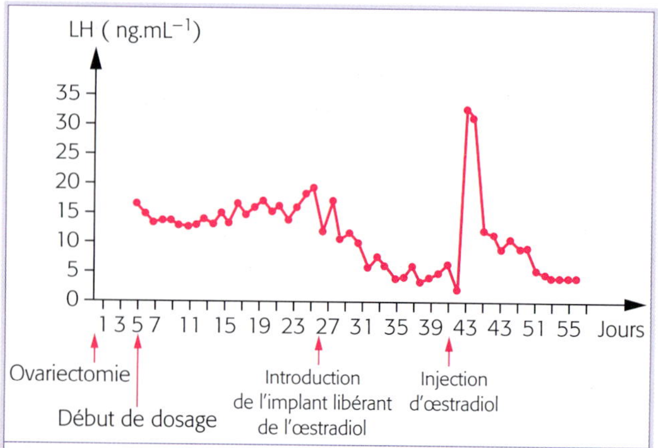

document 14 **Évolution de la teneur plasmatique en LH**

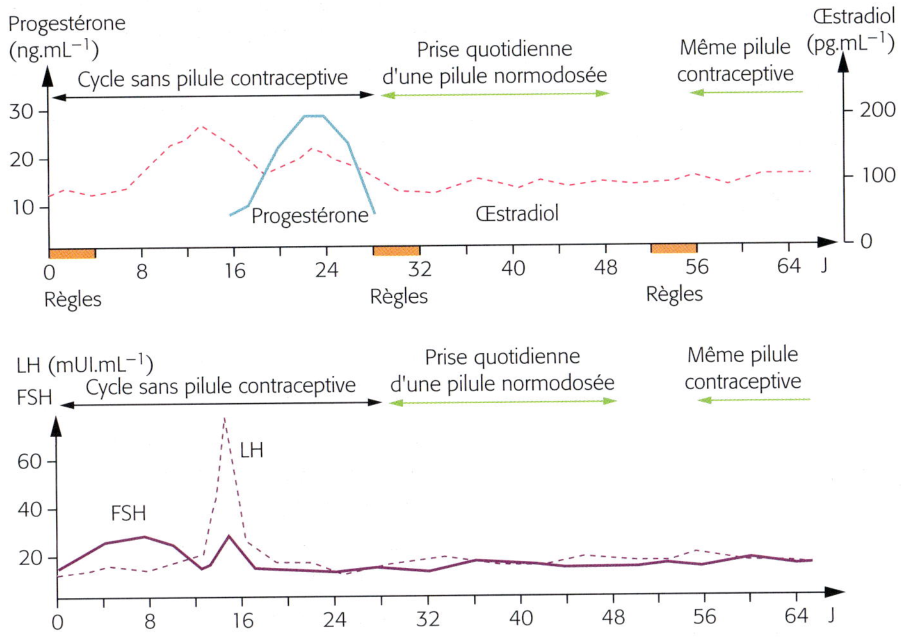

document 15 **Concentrations hormonales sans ou avec prise de pilule normodosée**

1 Analyser et interpréter les résultats des expériences présentés dans le **document 13**.

2 Chez une rate ovariectomisée, on introduit sous la peau un implant qui libère en continu une faible dose d'œstradiol dans le sang. Seize jours après sa mise en place, on injecte une dose massive d'œstradiol. Le **document 14** montre l'évolution de la concentration plasmatique de LH au cours de cette expérience.
Analyser cette courbe et l'interpréter.

3 On pourrait dire que « le follicule déclenche sa propre ovulation ». Expliquer, à l'aide des connaissances et à partir des analyses précédentes, la pertinence de cette affirmation.

Les méthodes contraceptives

La pilule utilisée par Madame Z. avant sa grossesse est une pilule normodosée contenant des dérivés hormonaux ayant des actions semblables aux œstrogènes et à la progestérone naturels.
Le **document 15** présente les concentrations en hormones naturelles lors d'un cycle sans pilule et lors d'un cycle sous pilule.

4 Analyser les graphes du **document 15** afin d'expliquer le mode d'action d'une pilule normodosée.

5 Présenter un autre moyen de contraception ayant un mode d'action différent.

La fécondation et la nidation

6 Définir les termes « fécondation » et « nidation ».

7 Après l'ovulation, l'ovaire produit de la progestérone. Après avoir indiqué quelle structure de l'ovaire produit cette hormone, préciser son rôle dans la nidation.

8 Des étapes de la fécondation et du développement de l'œuf sont représentées dans le désordre dans le **document 16**. Remettre ces schémas dans l'ordre chronologique en utilisant les lettres du document et identifier les étapes des schémas F et G.

9 Les tests de grossesse reposent sur la détection de l'hormone HCG. Indiquer la signification de ce sigle, ainsi que l'origine de cette hormone.

10 Justifier l'utilisation de HCG pour le diagnostic de grossesse.

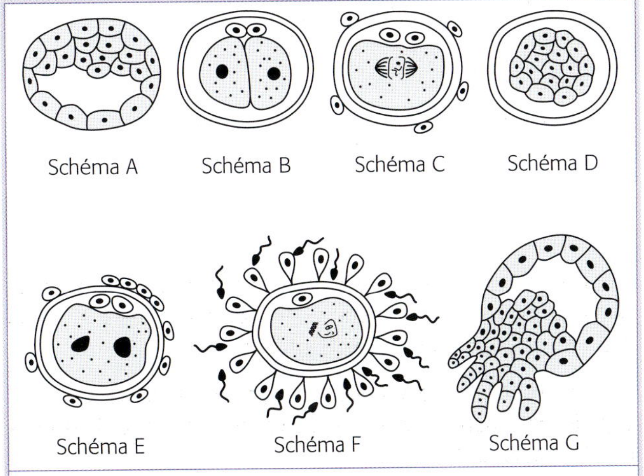

document 16 **De la fécondation à la nidation**

Le suivi de la grossesse

Le suivi de la grossesse de Madame Z. comporte un certain nombre d'examens obligatoires ou conseillés parmi lesquels on trouve une échographie et une amniocentèse.

11 Définir l'échographie et décrire son principe.

12 Citer quatre intérêts médicaux de l'échographie obstétricale.

« Entre 1983 et 2000, le nombre des cas de trisomie 21 détectés avant la naissance chez les femmes de moins de 38 ans a été multiplié par 9 dans la population parisienne... L'augmentation spectaculaire des cas de trisomie 21 diagnostiqués avant la naissance résulte pour une large part de l'amélioration et de la systématisation d'examens de dépistage... Actuellement le dépistage se déroule en deux temps : recherche de marqueurs biologiques dans le sang de la femme enceinte puis, en cas de suspicion, amniocentèse. Ce geste peut entraîner, dans moins de 1 % des cas, une fausse couche. En Ile-de-France, une amniocentèse est pratiquée chez plus de 15 % des femmes enceintes. Cette situation a poussé la Haute Autorité de santé à préconiser, en juin 2007, une stratégie plus précoce en associant aux méthodes actuelles (et ce dès le 1er trimestre de la grossesse) une échographie afin de mesurer l'épaisseur de la nuque du fœtus, critère qui permet d'estimer le risque de trisomie 21. »

Le Monde, 16 juillet 2008

document 17 **85 % des cas de trisomie 21 détectés avant la naissance**

13 À l'aide du **document 17** (extrait d'un article de presse), indiquer les examens réalisés au préalable et ayant amené le médecin de Madame Z. à lui prescrire une amniocentèse.

14 Présenter ce qu'est une amniocentèse.

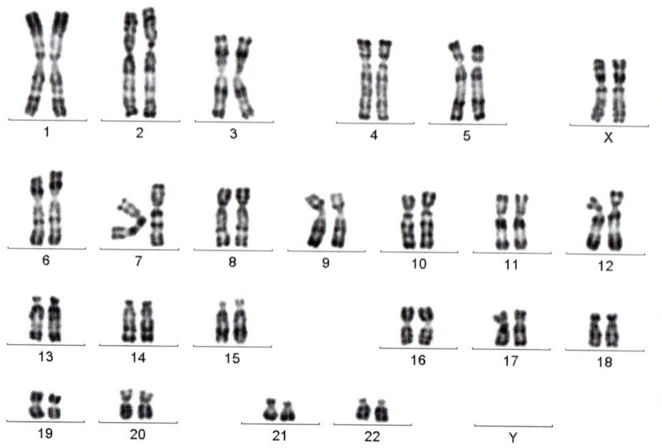

document 18 **Caryotype de l'enfant de Madame Z.**

15 Le caryotype obtenu à la suite de l'amniocentèse de Madame Z. est présenté dans le **document 18**. Analyser ce caryotype et dire si les suspicions de trisomie 21 étaient justifiées.

Partie 9

Immunologie

19 Le « soi » et le « non-soi » ou l'identité biologique

Activités

Introduction aux activités

Ces activités ont pour but de montrer comment le système immunitaire participe à la conservation de l'intégrité de l'organisme et comment il arrive à « reconnaître » les agents étrangers susceptibles d'altérer cette intégrité.

Activité 1

Les greffes

Donnée Une opération de greffe consiste à prélever un organe ou un tissu ou des cellules (le greffon) sur un organisme donneur puis à l'implanter dans un organisme receveur.

On réalise une greffe de peau sur une souris, c'est-à-dire que l'on prélève un fragment de peau à une souris A (greffon) et qu'on l'implante chez une souris B.

Il est facile de reconnaître qu'une greffe est réussie. Elle se caractérise alors par une bonne vascularisation du greffon et la repousse des poils; le rejet de greffe est au contraire accompagné de cyanose du greffon, suivi de son dessèchement.

On effectue différentes greffes qui sont résumées dans la figure 1:

- dans la première greffe, le donneur et le receveur sont le même individu; la greffe est réussie (autogreffe);
- dans la deuxième greffe, le donneur et le receveur sont des jumeaux vrais (isogreffe), c'est-à-dire des individus issus du même œuf (jumeaux homozygotes); la greffe est également réussie;
- dans la troisième greffe, le donneur et le receveur appartiennent à la même espèce mais à des lignées différentes (allogreffe); le greffon est rejeté;
- dans la quatrième greffe, donneur et receveur appartiennent à des espèces différentes (xénogreffe); la greffe est également rejetée.

Questions

❶ En quoi ces expériences de greffes prouvent-elles qu'un organisme reconnaît ses propres constituants ?

❷ Expliquer le résultat de la deuxième greffe.

❸ Les résultats de la deuxième greffe auraient-ils été identiques avec des faux jumeaux ?

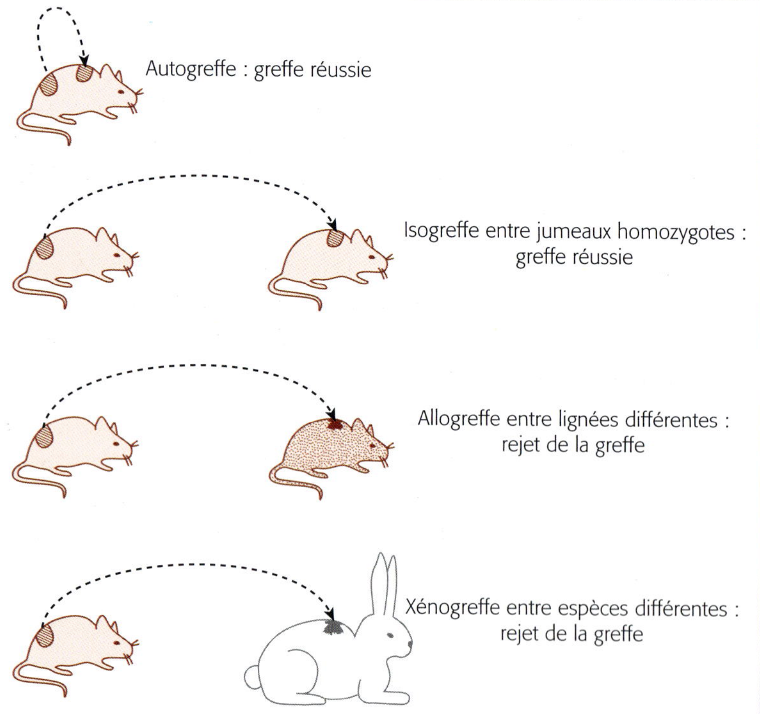

figure 1 **Différents types de greffes**

Activité 2 L'immunité antitumorale

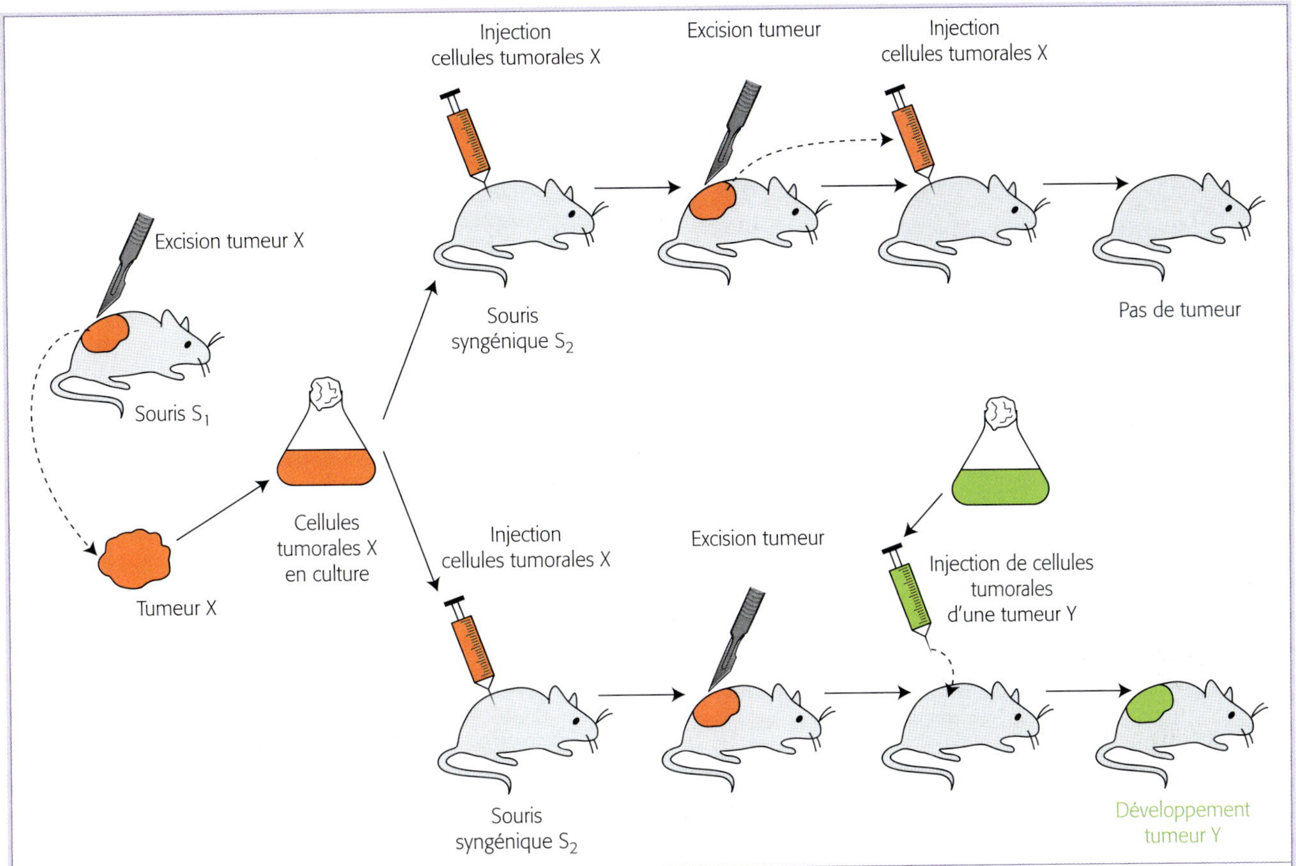

figure 2 **Induction expérimentale de tumeurs chez des souris**

Question

Interpréter ces expériences. Traduisent-elles une immunité à caractère non spécifique ou à caractère spécifique, une immunité naturelle ou une immunité acquise ?

On peut induire chez une souris S1 un sarcome (tumeur conjonctive) en injectant une substance chimique carcinogène, le méthylcholanthrène (MCA). On excise la tumeur et on met les cellules tumorales en culture.

On injecte par voie sous-cutanée ces cellules tumorales X à des souris syngéniques S2, c'est-à-dire des souris de même constitution génétique que S1 (vrais jumeaux). Chaque souris S2 va alors développer une tumeur X.

Les tumeurs obtenues chez les souris S2 sont ensuite excisées, puis ces souris S2 sont inoculées soit avec les mêmes cellules tumorales X, soit avec des cellules d'une autre tumeur murine (Y). Seules les souris inoculées avec les cellules Y développent une tumeur.

Activité 3

Les antigènes d'histocompatibilité

On sait « fabriquer » par croisements successifs (travaux de Snell) des lignées de souris dites « congéniques », qui ne diffèrent que par un locus ou un groupe de loci. On peut ainsi introduire dans une lignée A, sur le chromosome 17, le groupe de gènes H-2 d'une lignée B différente. On appelle la lignée ainsi créée la lignée congénique A-B (▶ figure 3).

On procède à une série de greffes entre des souris A, B et A-B :

- les souris A-B tolèrent les greffons parentaux B et leurs greffons sont tolérés par B ;
- les souris A-B rejettent les greffons parentaux A et leurs greffons sont rejetés par A ;
- les lignées A et B se rejettent mutuellement.

Question

Le groupe de gènes H-2, appelé complexe majeur d'histocompatibilité (CMH) de la souris, est considéré comme ayant un rôle déterminant dans le rejet des allogreffes : justifier cette affirmation à partir de l'analyse des expériences décrites dans la figure 3.

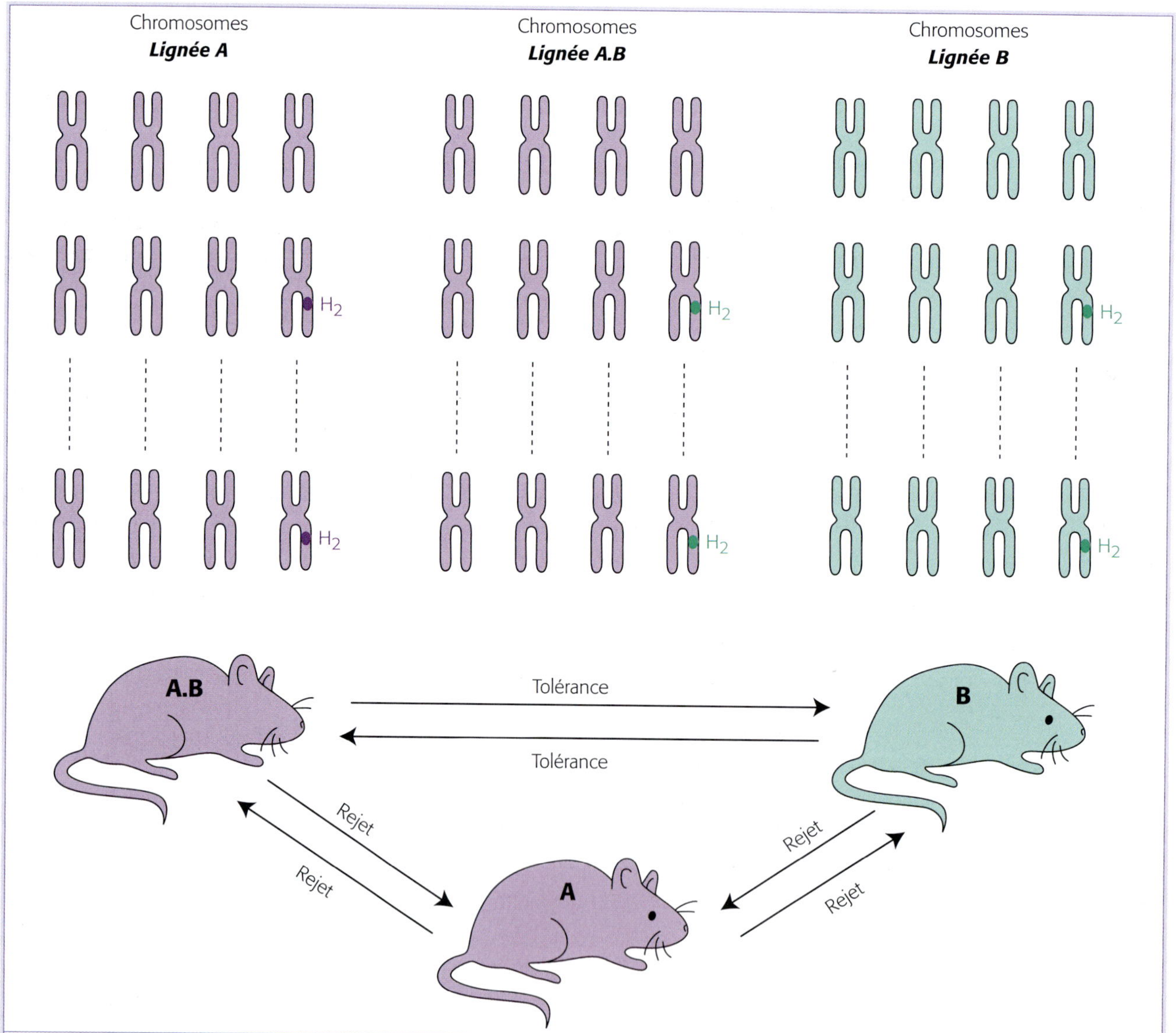

figure 3 **Constitution génétique et rejet ou tolérance de greffes**

Le « soi » et le « non-soi » ou l'identité biologique

Cours

L'immunité est l'ensemble des mécanismes biologiques assurant l'intégrité d'un organisme. *Ces mécanismes parviennent à différencier les constituants propres de l'organisme appelés* ***constituants du « soi »*** *et ceux qui lui sont étrangers ou qui sont reconnus comme tels et que l'on peut qualifier de* ***constituants du « non-soi »****.*

Les mécanismes de l'immunité tolèrent les constituants du « soi » et neutralisent ou éliminent les constituants du « non-soi ».

Immunogénicité et antigénicité

Les activités 1 et 2 ont montré que des macromolécules étrangères ou du « soi » modifié peuvent être immunogènes. Les différentes expériences ci-après permettent de préciser les conditions de l'immunogénicité.

1. Première expérience

On prélève du sang à un lapin A. On prépare à partir de ce sang une protéine sérique P1 que l'on purifie et que l'on injecte à un lapin B. Deux injections similaires sont répétées à quelques jours d'intervalle.

Deux semaines plus tard, on prélève du sang au lapin B ainsi traité. Après coagulation, on en extrait le sérum, que l'on dépose à la surface d'une solution de la protéine P1 contenue dans un tube capillaire.

Le diamètre très fin du tube capillaire empêche le mélange des deux liquides et l'on peut observer ce qui se produit à leur interface. On constate qu'il se forme un anneau de précipitation. Cet anneau de précipitation contient la protéine P1 (antigène) combinée à une autre protéine qui est appelée anticorps.

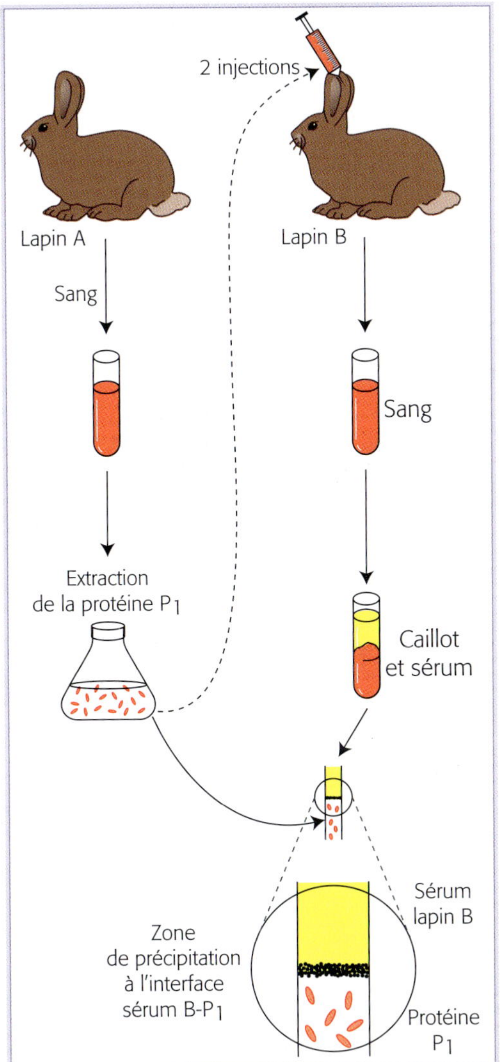

figure 4 **Expérience montrant le rejet de molécules du « non-soi »**

Une expérience témoin est conduite selon le même protocole par injection de la protéine P1 au lapin A (▶ *figure 5*). Il ne se forme pas dans ce cas de zone de précipitation. Cela confirme que l'organisme ne rejette pas ses propres constituants.

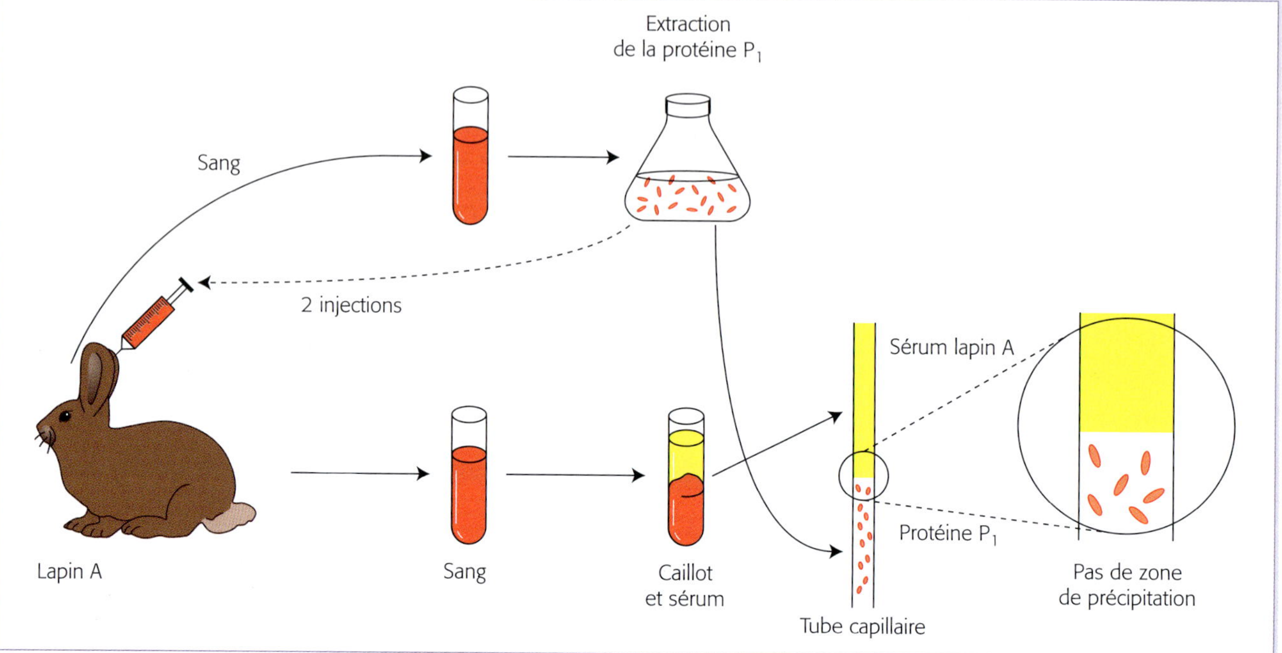

figure 5 **Expérience montrant que l'organisme reconnaît les molécules du « soi »**

2. Deuxième expérience

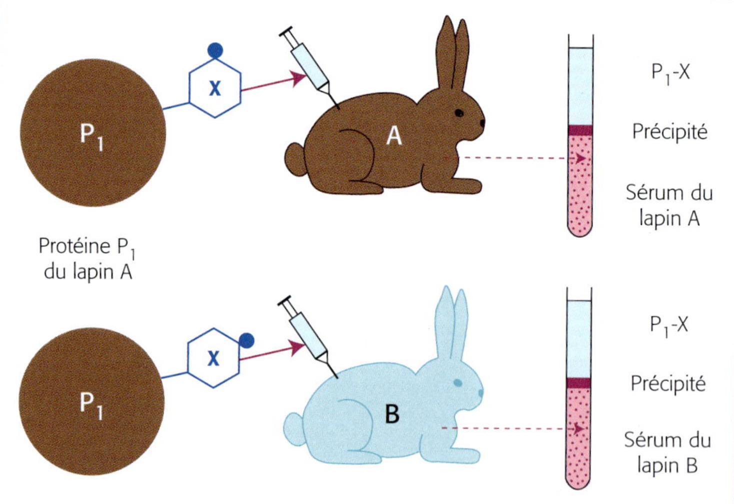

figure 6 **Les modifications du « soi » et la spécificité antigénique**

Elle consiste à attacher un radical chimique de petite taille à la protéine P1. Ce radical chimique de petite taille est un dérivé du noyau phényle (X). Le composé obtenu peut être symbolisé par P1-X.

On injecte P1-X au lapin A et au lapin B (2 injections à 3 semaines d'intervalle). On prélève le sang des lapins ainsi traités, on en sépare le sérum, que l'on met au contact d'une suspension de P1-X. Il se forme un anneau de précipitation dans les deux cas.

L'organisme du lapin A ne reconnaît plus la protéine P1, car elle a été modifiée et est donc devenue étrangère. Le système immunitaire du lapin B continue à considérer la protéine P1 modifiée comme étrangère.

3. Troisième expérience

On injecte le composé X aux lapins A et B selon le même protocole que précédemment. Il ne se forme pas d'anneau de précipitation dans les tubes capillaires. On peut en conclure qu'une substance doit avoir une taille suffisante pour être immunogène.

Les constituants du « non-soi » sont donc des tissus, des cellules, des virus ou des macromolécules, c'est-à-dire des particules de taille importante. C'est ainsi que les nutriments comme le glucose, les acides aminés, les acides gras ne sont heureusement pas reconnus comme substances étrangères, leur taille étant trop petite. Les constituants du « non-soi » sont d'origine exogène ou endogène.

Origine exogène	– Bactéries ou composants de bactéries – Virus ou composants de virus – Parasites ou composants de parasites – Macromolécules ou cellules ou tissus introduits dans un organisme à des fins thérapeutiques (transfusion sanguine, greffe...)
Origine endogène	– Protéines virales synthétisées par les cellules infectées par un virus – Macromolécules spécifiques apparaissant sur la membrane des cellules tumorales

Les mécanismes d'élimination font intervenir un système diffus d'organes, de cellules et de molécules qui constituent le **système immunitaire.** La réponse mise en œuvre est la **réponse immunitaire.**

Les constituants identifiés comme faisant partie du « non-soi » sont également dénommés **antigènes**. Les termes « immunogène » et « antigène » sont couramment utilisés de façon synonyme, mais cette utilisation doit être nuancée.

L'immunogénicité est la capacité à induire une réponse immunitaire. L'antigénicité est la capacité à se combiner spécifiquement avec des molécules immunitaires comme les anticorps et/ou les récepteurs des lymphocytes B ou T. Toutes les molécules immunogènes sont antigéniques, mais l'inverse n'est pas vrai : quelques petites molécules, appelées **haptènes**, sont antigéniques mais ne sont pas immunogènes. C'est le cas du noyau phényle (X) utilisé dans les expériences précédentes : il n'est pas capable d'induire la formation d'anticorps, mais on peut montrer qu'il est capable de se fixer sur l'anticorps (la réaction n'est pas visible sous forme de précipité).

Des molécules isolées, si elles ont une taille suffisante, peuvent être reconnues comme antigènes. Des cellules peuvent l'être aussi à condition que leurs enveloppes extérieures le soient, le système immunitaire ne pouvant avoir accès aux structures internes de ces cellules.

Les enveloppes cellulaires sont en effet de véritables mosaïques de macromolécules (protéines, glycoprotéines, complexes lipopolysaccharidiques) incluses dans la double couche lipidique des membranes.

Chaque organisme est donc caractérisé par sa constitution antigénique : macromolécules constituant les membranes cellulaires et macromolécules non liées, présentes dans des liquides biologiques. **Dans le premier cas, l'antigène est de nature particulaire ; dans le second cas, il est dit soluble.**

Pathologies ou troubles liés au fonctionnement du système immunitaire

1. Les différents types de dysfonctionnements

Le premier type de dysfonctionnement est la reconnaissance erronée des antigènes du « soi » : l'organisme peut ne plus reconnaître ses propres constituants ; c'est **l'auto-immunité** à l'origine des **maladies auto-immunes**. La polyarthrite rhumatoïde, le diabète insulino-dépendant, le lupus érythémateux aigu disséminé en sont des exemples.

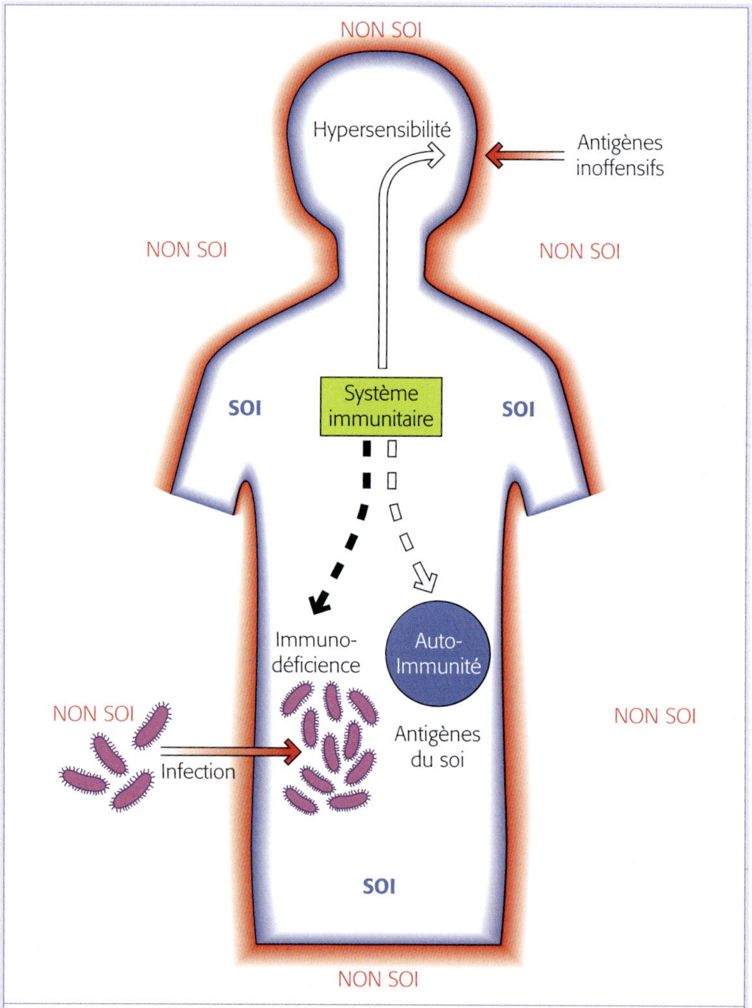

figure 7 **Les dysfonctionnements du système immunitaire**

La défaillance d'un élément du système immunitaire peut entraîner une sensibilité plus grande aux infections ou aux processus tumoraux. Ces maladies sont appelées **déficiences immunitaires**. Certaines d'entre elles sont héréditaires et se manifestent après la naissance. D'autres sont acquises et se développent plus tard : c'est le cas du **sida ou syndrome d'immunodéficience acquise**.

Certaines réactions immunitaires peuvent au contraire être exacerbées et amplifiées. Les dommages causés à l'organisme sont alors considérables et peuvent être plus graves que les dégâts provoqués par l'agent agresseur lui-même.

Le système immunitaire peut même développer des réactions indésirables contre des antigènes parfaitement anodins comme les pollens ou certains aliments. On parle alors d'**hypersensibilité**. L'**allergie** est l'hypersensibilité la plus fréquente et les antigènes impliqués sont appelés **allergènes** (pollens, venins, acariens, poils d'animaux, médicaments, moisissures…).

2. Les greffes et les transplantations d'organes

Une opération de greffe consiste à prélever un organe ou un tissu ou des cellules (le greffon) sur un organisme donneur puis à l'implanter dans un organisme receveur (▶ *activité 1*).

Un organisme reconnaît ses propres constituants, c'est-à-dire ses propres antigènes : ces antigènes sont alors les molécules du

« soi » ; il n'y a pas de réactions de rejet. Ce sont des auto-antigènes. C'est le cas de la greffe autologue, mais aussi de la greffe syngénique puisque la constitution génétique de deux vrais jumeaux est identique. Par contre, les greffes allogéniques et hétérologues ne sont possibles que si l'on diminue la réponse immunitaire du receveur (traitements immunosuppresseurs).

Un antigène étranger ou antigène du « non-soi » introduit dans un organisme peut être identique à un antigène particulier de cet organisme : il ne se produit pas alors de réaction de rejet. C'est le cas par exemple lorsque dans une transfusion sanguine on donne au receveur des hématies de même groupe sanguin.

▶ Chaque cellule est porteuse de nombreuses molécules d'auto-antigènes, dont certaines lui sont propres (on ne retrouve ces antigènes dans aucun autre type cellulaire du même organisme) ; d'autres, beaucoup plus nombreuses, sont présentes sur de nombreux autres types cellulaires.

Plus la différence structurale entre les antigènes du « soi » et ceux du « non-soi » est grande, plus la réaction de rejet est importante.

Les marqueurs du « soi »

Toutes les cellules constituant les êtres vivants possèdent à la surface de leur membrane plasmique des macromolécules qui donnent leur identité aux cellules. Ces macromolécules sont des protéines, des glycoprotéines, des lipopolysaccharides. Elles peuvent être antigéniques pour un autre organisme que celui auquel elles appartiennent. Introduites dans cet organisme, elles y sont reconnues comme étrangères et éliminées. Ce sont donc de véritables marqueurs cellulaires qui différencient non seulement un organisme d'un autre mais qui peuvent également différencier un type cellulaire d'un autre type cellulaire.

L'espèce humaine possède plusieurs systèmes de marqueurs antigéniques. Les marqueurs ABO et Rhésus portés par les hématies en sont un exemple. Il existe un système très important dans la reconnaissance du « soi » et du « non-soi » et qui est à l'origine de la tolérance ou du rejet de greffe : ce sont les **antigènes d'histocompatibilité ou antigènes de transplantation**. La « susceptibilité » aux greffes est sous contrôle génétique et de très nombreux gènes codent ces antigènes de transplantation.

▶ Le système ABO et le système Rhésus sont spécifiques des hématies, c'est-à-dire qu'ils ne sont pas trouvés sur d'autres cellules.

Ce système a été décrit d'abord sur les leucocytes, ce qui explique son appellation : ***Human Leucocytes Antigens* ou HLA**. La plupart des antigènes HLA sont également présents sur toutes les cellules nucléées de l'organisme. Ce sont des glycoprotéines, et les gènes qui les codent sont très nombreux. Pour chaque gène, il existe une grande variété d'allèles ; il en résulte un nombre de combinaisons très élevé (plusieurs milliards) et on peut alors considérer que chaque individu est unique (seuls les vrais jumeaux ont une parfaite identité). Ces gènes très nombreux constituent le **complexe majeur d'histocompatibilité** ou **CMH**.

L'immunité innée ou naturelle ou non spécifique

Activités

Introduction aux activités

Cette étude a pour but de montrer qu'il existe une immunité naturelle ou innée qui est assurée par un ensemble de mécanismes de résistance aux maladies ou aux agressions qui ne sont pas spécifiques d'un agent infectieux particulier. Ces mécanismes sont anatomiques et physiologiques. Ils sont mis en œuvre par des tissus, des cellules et des molécules.

Activité 1 La phagocytose

Donnée 1 L'inflammation est un processus physiologique de défense de l'organisme contre une agression qui entraîne une altération tissulaire. Elle est caractérisée par quatre phénomènes typiques : la rougeur, la chaleur, le gonflement et la douleur. Durant la période de l'inflammation aiguë, la production des polynucléaires neutrophiles est multipliée par dix.

Donnée 2 On cultive différents types de cellules sanguines dans des milieux de culture enrichis en sérum de veau fœtal. Ces cellules sont des polynucléaires neutrophiles, des polynucléaires basophiles, des macrophages et des hématies.

On constitue des échantillons de 5.10^6 cellules à partir de chacune de ces cultures et on incube chacun de ces échantillons avec $1,5.10^7$ bactéries à 37 °C pendant un temps déterminé. On sépare ensuite les cellules et les bactéries et on dénombre les bactéries au microscope dans une cellule de numération. Les résultats obtenus sont présentés schématiquement dans la figure 1 (la cellule de numération n'est pas représentée).

La même expérience est effectuée en ajoutant dans un échantillon issu de F1 ou F3 (constitué de 5.10^6 polynucléaires neutrophiles ou de 5.10^6 macrophages) un extrait protéique faisant partie d'un complexe sanguin appelé complément (cet extrait est désigné par le sigle C3b). Cette molécule fait aussi partie d'une large famille de molécules appelées **opsonines**.

Enfin, on conduit une expérience témoin sans cellules.

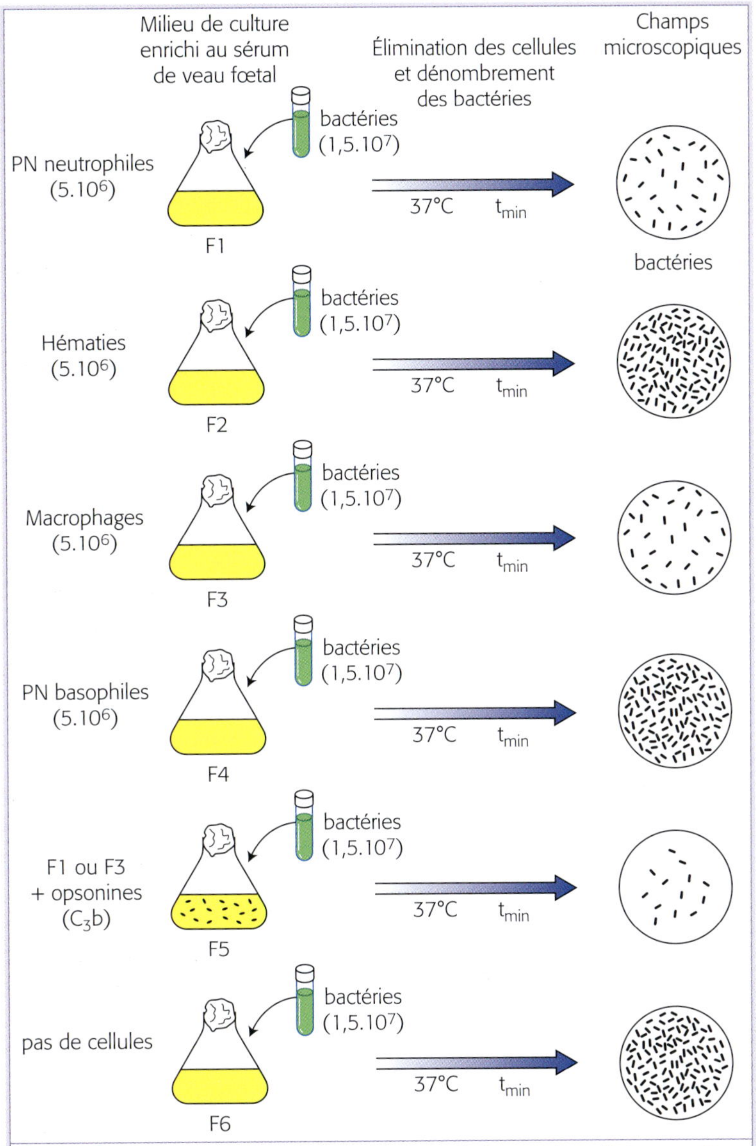

figure 1 **Mesure de la capacité d'ingestion de particules par des cellules sanguines**

Donnée 3

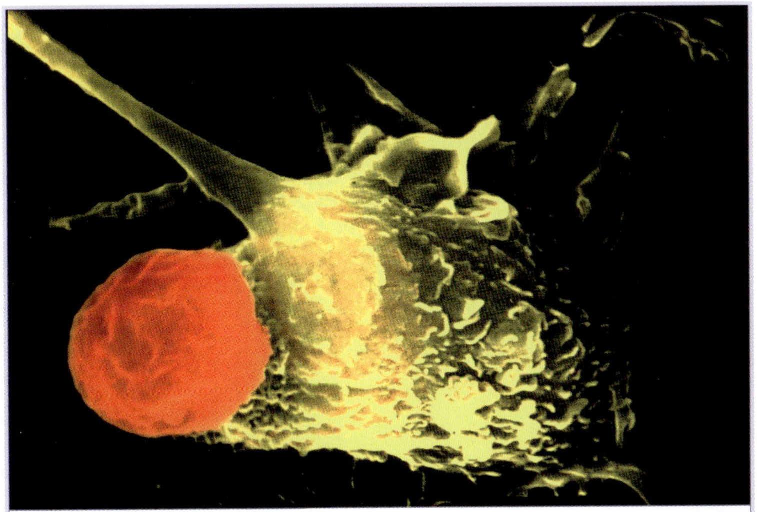

figure 2 **Macrophage ingérant une cellule cancéreuse (électronographie colorisée)**

Questions

1 Interpréter les résultats de ces expériences en précisant pourquoi ils permettent de mettre en évidence le phénomène de phagocytose, c'est-à-dire l'ingestion des bactéries par des cellules du sang. Préciser les types cellulaires qui sont capables de phagocyter les bactéries présentes. Justifier la réponse. Quelle est l'expérience témoin et quel est son rôle ?

2 Les opsonines ont-elles un rôle facilitateur ou inhibiteur de la phagocytose ?

Activité 2 Les cellules NK

Donnée 1 On isole chez une souris Sx présentant une tumeur X une population de grands lymphocytes appelés lymphocytes NK. Ces lymphocytes montrent une forte activité cytotoxique sur les cellules tumorales X. On refait l'expérience sur des cellules tumorales de souris présentant d'autres types de tumeurs (Y ou Z ou R...). On constate une lyse significative des cellules tumorales Y, Z ou R par les lymphocytes NK de Sx.

Donnée 2 On isole à partir de la souris Sx présentant la tumeur X une population de lymphocytes dits lymphocytes T8 ou Tc (lymphocytes cytotoxiques). Ces lymphocytes montrent une forte activité cytotoxique sur les cellules tumorales X. On fait agir les lymphocytes T8 de la souris X sur des cellules tumorales de souris provenant d'autres tumeurs Y ou Z ou R. Il n'y a pas d'activité lytique significative.

Donnée 3 La figure 3 représente l'évolution des taux d'interférons IFNα et IFNβ, des cellules NK et des lymphocytes T8 au cours d'une infection virale. L'évolution de la virémie est également représentée sur cette figure.

Donnée 4 L'activité des lymphocytes NK est stimulée par les interférons IFNα et IFNβ.

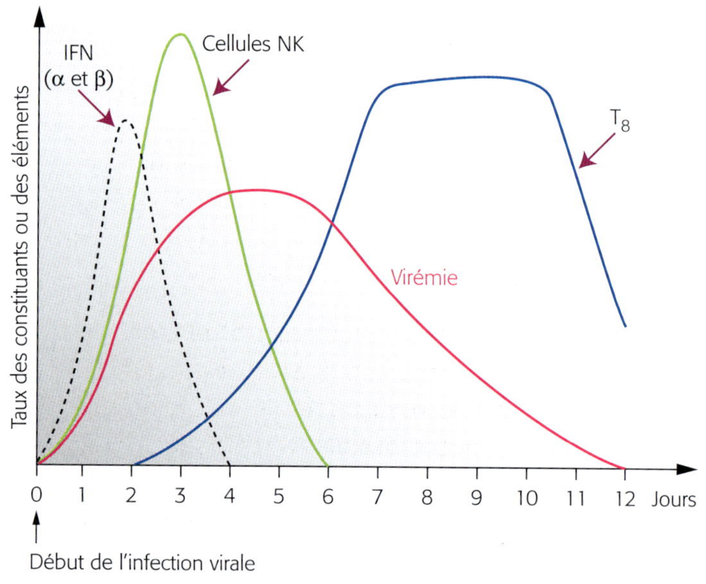

figure 3 **Évolution des molécules et des cellules de l'immunité au cours d'une infection virale**

Questions

1 Analyser ces expériences et préciser le caractère spécifique ou non spécifique de chacune des catégories de lymphocytes. Dans quel cas peut-on parler d'immunité naturelle ?

2 Commenter les courbes de la figure 3 et justifier la séquence des différents événements qui y sont décrits. Quel est le rôle des interférons IFNα et IFNβ ?

20 DÉFENSE DE L'ORGANISME

L'immunité innée ou naturelle ou non spécifique

Cours

L'immunité innée ou immunité naturelle est rapidement mise en jeu pour protéger l'organisme contre toute agression étrangère, quel qu'en soit l'agent. Elle est le résultat de la mise en œuvre de moyens de défense qui ne sont ni spécifiques d'un agent immunogène particulier ni plus efficaces après des rencontres répétées avec cet agent. Elle est qualifiée de « non spécifique ». Elle est assurée par plusieurs types de mécanismes défensifs : anatomiques, physiologiques, phagocytaires, inflammatoires et par un certain nombre de protéines antimicrobiennes qui circulent dans l'organisme.

Les barrières cutanéo-muqueuses

La peau. Elle oppose aux micro-organismes une bonne résistance à cause de sa structure en plusieurs couches kératinisées et de la présence à sa surface de sécrétions sébacées douées d'activité antimicrobienne.

La destruction de la peau sur une surface relativement importante est souvent à l'origine d'infections. C'est ce qui peut notamment se produire lors de brûlures, d'ulcérations ou d'escarres.

Le mucus recouvrant les muqueuses. Les muqueuses, qui sont des membranes bordant les surfaces internes du corps, contiennent des glandes à mucus. Ce mucus forme un film de protection qui empêche l'adhérence directe des micro-organismes aux cellules de ces membranes. C'est le cas des muqueuses du nasopharynx, des bronches et du tube digestif.

Les cils de la muqueuse bronchique constituent un système de filtration particulièrement efficace. Les poussières de taille importante contenues dans l'air sont filtrées au niveau du nez, de la bouche et de la gorge ; les plus fines le sont au niveau des bronches. Ces poussières sont ensuite enrobées dans le mucus. Les micro-organismes véhiculés par les poussières se trouvent donc piégés.

Le battement des cils permet l'ascension des mucus vers la trachée, à la manière d'un « tapis roulant » remontant en direction des voies respiratoires supérieures.

Un dysfonctionnement de ce dispositif causé par des agressions diverses comme la fumée du tabac ou des pollutions aériennes diverses est à l'origine de bronchites. En outre, le froid inhibe le battement des cils et fragilise donc l'appareil respiratoire.

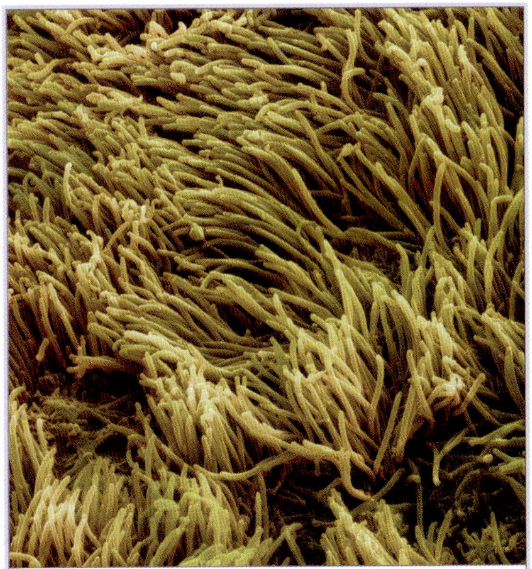

figure 4 **Cils de la muqueuse bronchique**

Les autres humeurs. Les différents liquides produits par l'organisme contiennent des substances bactéricides comme l'acide chlorhydrique du suc gastrique, le lysozyme (enzyme) des larmes, des sécrétions nasales et de la salive, la spermine et le zinc du sperme, les lactoperoxydases du lait (enzymes).

Le tissu conjonctif. Le tissu conjonctif, situé sous le revêtement cutanéo-muqueux, constitue la deuxième barrière anatomique pour les micro-organismes. Richement vascularisé, il contient de nombreux macrophages (histiocytes).

Les flores commensales. Les flores commensales peuvent inhiber la croissance de nombreux micro-organismes pathogènes ou les détruire :
– soit par compétition pour des nutriments communs ;
– soit à cause de la production par ces flores commensales de substances inhibitrices ou létales pour les micro-organismes pathogènes.

Ainsi, le vagin contient de nombreux bacilles lactiques qui produisent de l'acide lactique. Cette acidité empêche le développement des germes qui ne sont pas acidophiles. Dans certains cas de dysfonctionnements hormonaux, le pH vaginal peut devenir moins acide et favoriser alors le développement de germes infectieux.

La phagocytose

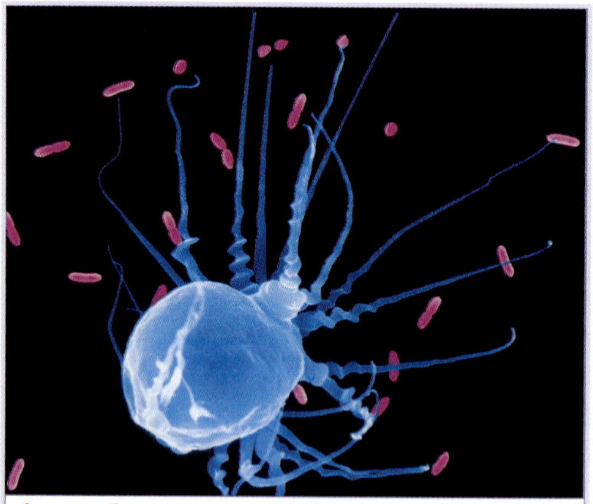

figure 5 **Macrophage émettant des pseudopodes en direction de bactéries (*E. coli*)**

Les particules étrangères comme les bactéries qui pénètrent dans le tissu conjonctif sous-jacent de la peau et des muqueuses trouvent une deuxième ligne de défense constituée par les cellules phagocytaires ou phagocytes.

Nature et propriétés des cellules à activité phagocytaire

Les cellules à activité phagocytaire ou phagocytes sont les polynucléaires neutrophiles, les monocytes et les macrophages (dérivés des monocytes du sang).

Ces cellules ont une activité microbicide et tumoricide : elles détruisent donc toute cellule étrangère ou anormale. Elles sont également chargées du « nettoyage » de l'organisme, c'est-à-dire de la destruction des cellules mortes.

Les polynucléaires neutrophiles sont peu résistants et leur durée de vie est plus courte que celle des macrophages. Ils interviennent rapidement mais pas de façon soutenue, alors que les macrophages interviennent plus tardivement et de façon prolongée.

Les phagocytes ont un certain nombre de propriétés fonctionnelles

– La mobilité par émission de pseudopodes ; cette propriété leur permet notamment de traverser les parois des vaisseaux en insinuant leurs pseudopodes entre les cellules constituant la paroi vasculaire (phénomène de diapédèse).

– Le chimiotactisme, c'est-à-dire la propriété d'être attirés (chimiotactisme positif) ou repoussés (chimiotactisme négatif) par certaines substances comme des constituants microbiens, des débris cellulaires, des protéines du complément (*cf.* ci-après).

– La capacité d'adhérer aux particules étrangères.

– La capacité d'internaliser et de digérer ces particules.

Les différentes étapes de la phagocytose

Les polynucléaires et les monocytes sanguins, d'une part, les macrophages, d'autre part, sont attirés sur le lieu de l'infection par des facteurs chimiotactiques libérés par les micro-organismes, mais aussi par les débris des polynucléaires eux-mêmes. Les polynucléaires et les monocytes sortent des vaisseaux sanguins par diapédèse.

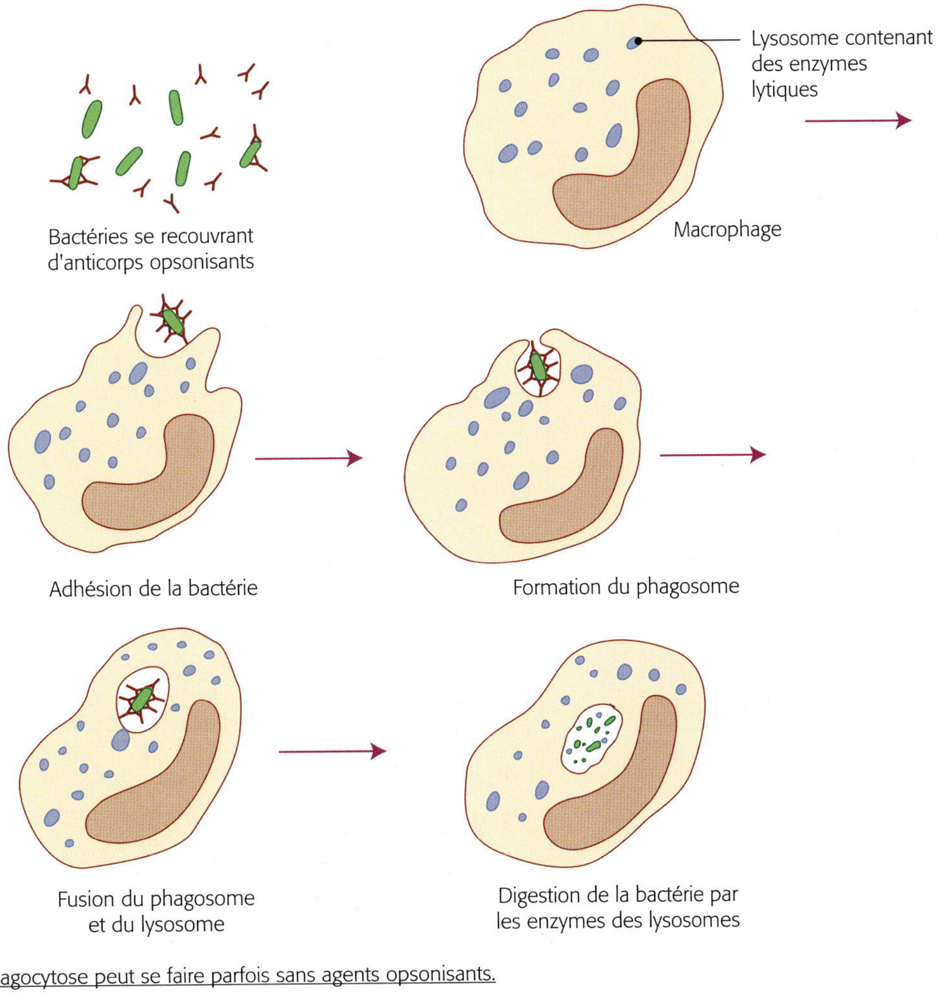

figure 6 **La phagocytose**

Parvenus au foyer infectieux, les phagocytes vont ingérer les micro-organismes et les détruire. La phagocytose se déroule en plusieurs phases (▶ *figure 6*).

a) La phase d'adhésion

Les phagocytes émettent un voile (macrophages) ou des pseudopodes (polynucléaires) en direction des particules à détruire. Ces formations entrent en contact avec les micro-organismes. Des molécules de surface du phagocyte fixent les micro-organismes (bactéries par exemple) en se liant aux constituants externes des enveloppes de ces micro-organismes. Certaines molécules favorisent l'adhérence : complément, anticorps (▶ *figure 7*). Cette facilitation de la phagocytose est appelée **opsonisation** et les molécules impliquées, les **opsonines**.

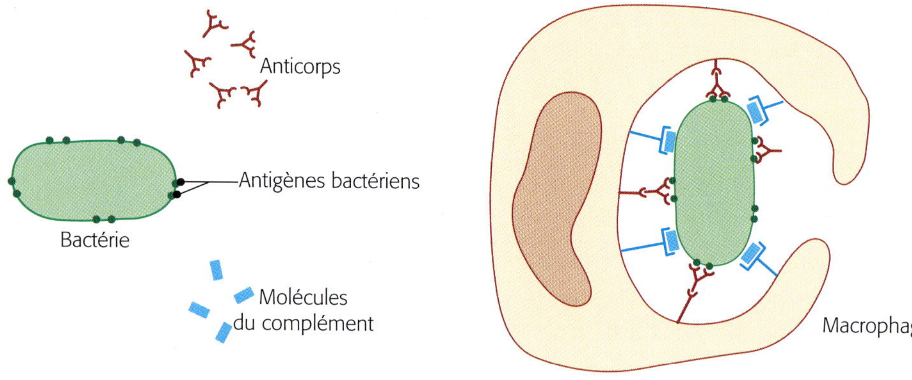

figure 7 **Opsonisation par anticorps et complément**

b) L'englobement

Les pseudopodes fusionnent pour former une vacuole dans laquelle la particule est internalisée : le **phagosome**.

c) La digestion

Les lysosomes fusionnent ensuite avec les phagosomes pour former des **phagolysosomes**. Les lysosomes contiennent du lysozyme et tout un ensemble d'enzymes hydrolytiques qui digèrent les particules phagocytées. De nombreuses substances produites par les macrophages sont microbicides et cytotoxiques : peroxyde d'hydrogène (H_2O_2), monoxyde d'azote (NO), etc.

Certains micro-organismes sont capables de se multiplier dans les phagocytes : méningocoque, gonocoque, *Salmonella*, *Brucella*, BK, toxoplasmes, certains virus... (▶ *figure 8*).

Le terme normal de la phagocytose est la destruction des micro-organismes. Les débris des polynucléaires vont former le pus.

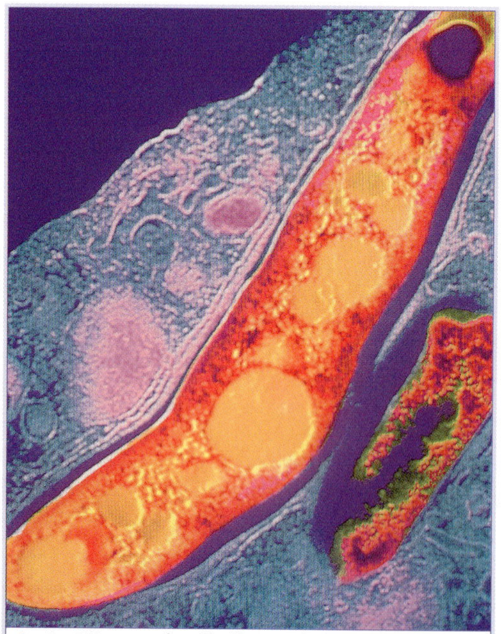

▶ Le BK est un bacille (forme de bâtonnet), légèrement incurvé, de 2 à 4 µm de long. Dans cette figure, il est colorisé en orange.

figure 8 ***Mycobacterium tuberculosis*** **(BK) dans un macrophage**

La réaction inflammatoire

La réaction inflammatoire est un processus physiologique de défense de l'organisme contre une agression tissulaire. La fonction essentielle de la réponse inflammatoire est d'éliminer l'agent agresseur (bactérie, virus, parasite, tissu lésé) et de permettre ainsi la réparation des tissus.

Cette réponse, appelée inflammation aiguë, permet ainsi à l'organisme de retrouver son intégrité physiologique.

La réaction inflammatoire est un élément essentiel de l'immunité non spécifique. Elle permet la mise en place d'une immunité à large spectre. En effet, les micro-organismes pathogènes rencontrés chaque jour par un individu sain ne causent qu'occasionnellement une maladie, car ils sont détectés et détruits rapidement par des mécanismes de défense innés.

Après une coupure ou une piqûre, les tissus lésés et leur proche environnement deviennent chauds et rouges. Ils enflent et laissent exsuder un liquide clair d'origine plasmatique. Ce phénomène traduit une réaction inflammatoire caractérisée par quatre signes : **rougeur, chaleur, douleur, œdème**. Un tel phénomène n'a rien de spécifique et d'autres agressions peuvent le déclencher : contact avec des produits acides ou basiques, brûlures, choc mécanique...

Dans le cas d'une infection, la réaction inflammatoire a pour but de mobiliser localement les phagocytes pour éliminer les agents infectieux.

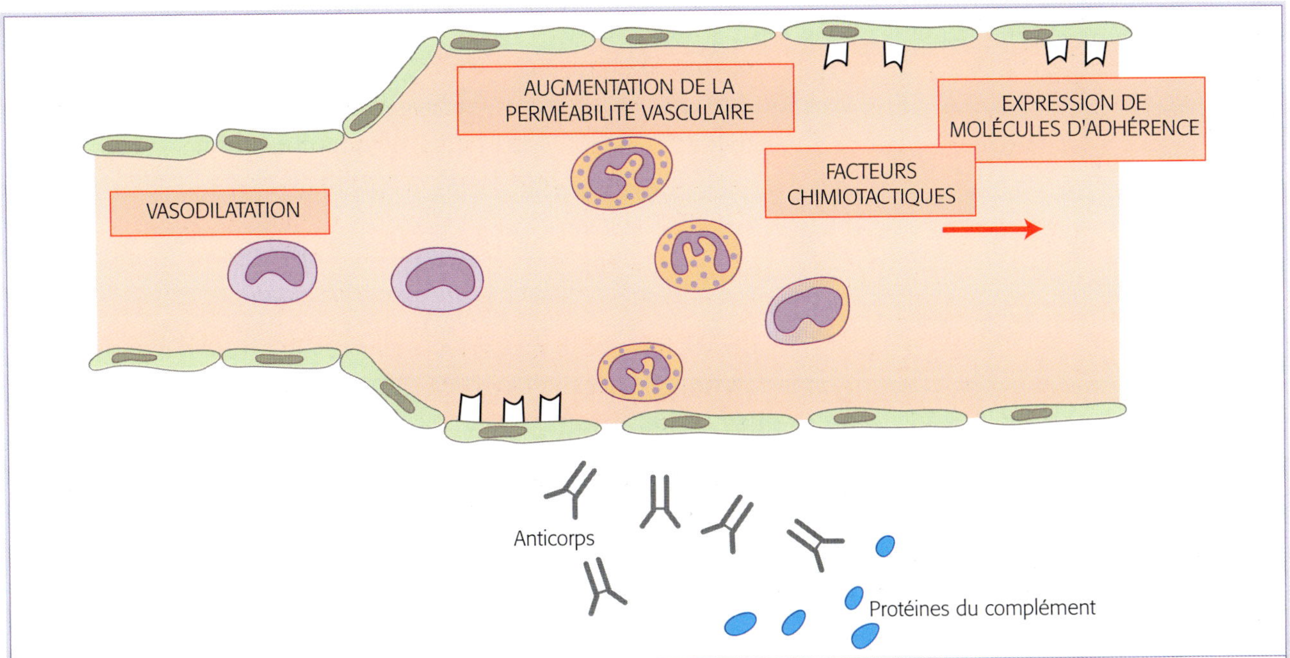

figure 9 **Modifications précoces de l'endothélium au cours de la réponse inflammatoire**

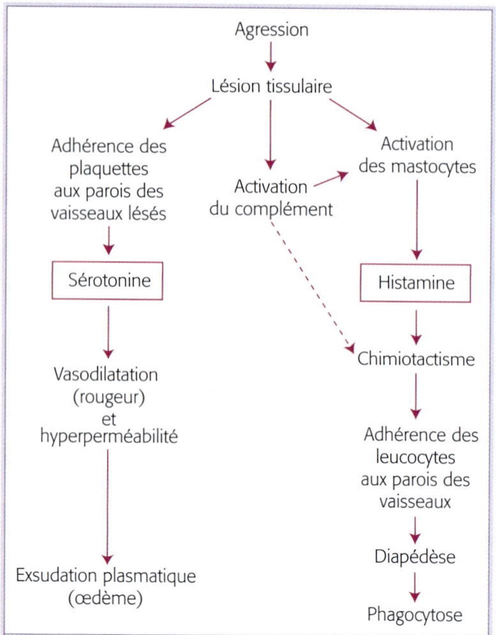

figure 10 **Réaction inflammatoire**

La réaction inflammatoire est déclenchée par un certain nombre de médiateurs chimiques libérés par les cellules des tissus lésés, les plaquettes sanguines et les mastocytes. Ces médiateurs chimiques sont essentiellement la sérotonine et l'histamine. Ces médiateurs ont pour effet de provoquer la vasodilatation des vaisseaux capillaires (ce qui explique la rougeur) et l'hyperperméabilité de ces vaisseaux (ce qui explique l'œdème). Ces médiateurs attirent et activent les phagocytes (polynucléaires neutrophiles et macrophages).

La vasodilatation entraîne un ralentissement du flux sanguin et donc une mobilisation plus importante des phagocytes.

Les lésions tissulaires et les micro-organismes des foyers infectieux activent également le complément qui produit des composés chimiotactiques et qui active lui-même les mastocytes.

L'ensemble du phénomène est schématisé sur les figures 9 et 10.

Le système du complément

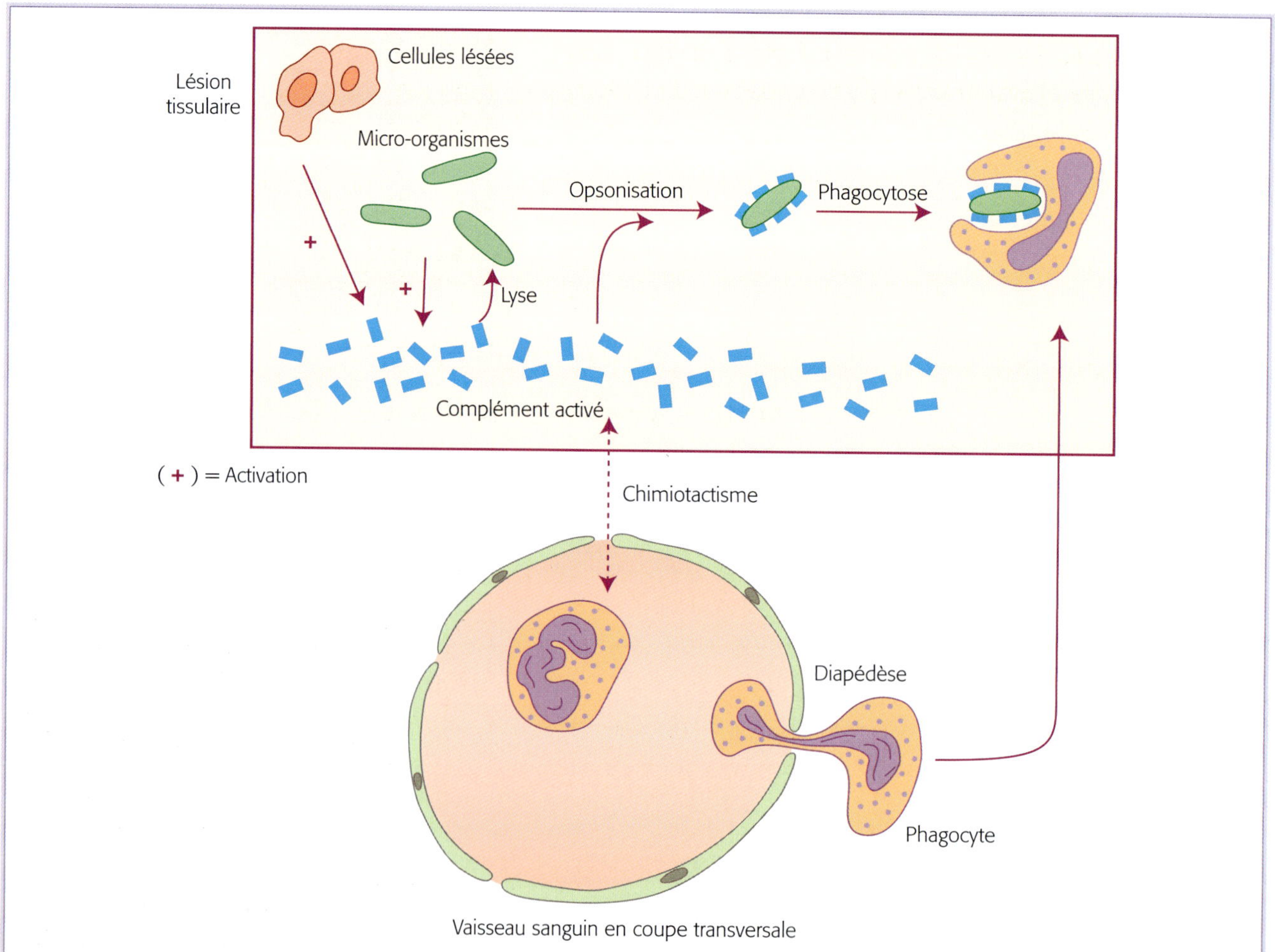

figure 11 **Rôle du complément dans l'immunité non spécifique**

On appelle **complément** un ensemble de protéines sériques. Chacune de ces protéines existe sous forme inactive dans le sérum. Une fois activé (par exemple par des membranes de micro-organismes), le complément exerce plusieurs fonctions.

– En se fixant à la surface des micro-organismes, le complément favorise leur phagocytose : il a donc un rôle opsonisant (▶ *figure 7*).

– Le complément a des propriétés chimiotactiques envers les phagocytes qu'il attire sur le lieu de l'infection.

– Il contribue à déclencher l'augmentation de l'afflux sanguin au site de l'activation en augmentant la perméabilité des capillaires sanguins.

– Il provoque des lésions des membranes des cellules et des membranes des micro-organismes qui ont induit l'activation ; ces lésions provoquent la lyse des cellules ou des micro-organismes.

Cellules NK

Les cellules NK (*Natural Killer* ou cellule tueuse) sont de grands lymphocytes granuleux qui agissent de manière non spécifique. Elles sont capables de tuer les cellules infectées par des virus et les cellules tumorales avant même que ne se déclenche la réponse immunitaire spécifique.

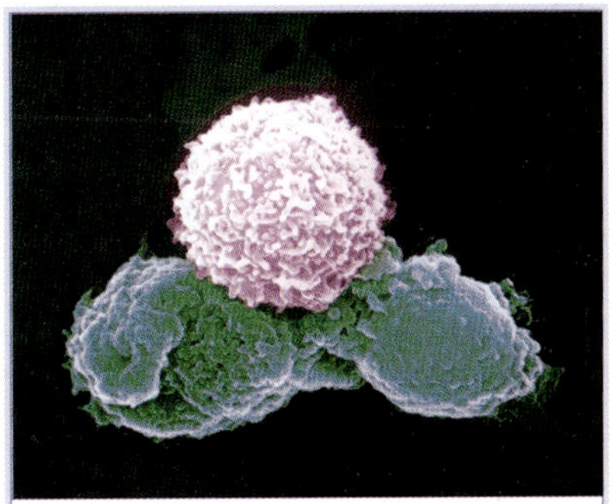

figure 12 **Cellule NK attaquant une cellule cancéreuse**

Les interférons

Les interférons sont des petites protéines. Il en existe trois types, désignés par les lettres α, β, γ. Les interférons peuvent être produits par des cellules infectées par un virus ; ils ont alors une fonction antivirale et ils sont spécifiques de l'espèce animale qui les produit et non pas du virus qui est à l'origine de leur production.

Ainsi, l'interféron humain est capable de protéger les cellules humaines contre une grande diversité de virus. Il n'est par contre pas capable de protéger une autre espèce animale contre des virus identiques ou voisins.

▶ Autres facteurs intervenant dans l'immunité innée

– Le système nerveux végétatif agit sur la vasomotricité en déclenchant une vasodilatation lors de l'inflammation, donc une augmentation de l'afflux sanguin sur le lieu de l'infection.

– Le système endocrinien élabore des hormones qui ont un rôle anti-inflammatoire (exemple des hormones corticoïdes).

– La fièvre participe à l'inactivation de la multiplication bactérienne mais surtout à celle des virus. La fièvre peut être déclenchée par des substances qualifiées de pyrogènes (pyro = feu) qui sont soit d'origine bactérienne (exemple : endotoxines des bactéries Gram négatif), soit d'origine virale, soit d'origine phagocytaire.

21 DÉFENSE DE L'ORGANISME

Un exemple de déficit immunitaire acquis : le sida

Activités

Introduction aux activités

L'immunodéficience est le résultat du dysfonctionnement d'un ou plusieurs composants du système immunitaire. Cette étude a pour but de montrer une immunodéficience acquise, conséquence d'une infection dirigée contre le système immunitaire lui-même.

Le sida ou syndrome d'immunodéficience acquise est la conséquence grave de l'infection par le VIH ou virus de l'immunodéficience humaine. La maladie se caractérise par des dysfonctionnements importants du système immunitaire. L'infection par le VIH comprend plusieurs phases : une primo-infection, une phase asymptomatique et le sida (▶ *cours*).

Le VIH appartient au groupe des rétrovirus, c'est-à-dire des virus dont le génome est constitué de deux copies d'ARN simple brin.

Activité 1

L'infection par le VIH

▶ Les cellules HeLa sont une lignée cellulaire cancéreuse utilisée en recherche médicale. Elles proviennent d'une patiente atteinte d'un cancer du col de l'utérus, Henriette Lacks, décédée en 1951.

Donnée 1 Le VIH est, comme tous les autres virus, un parasite intracellulaire obligatoire. Isolée, la particule virale est inerte.

Expérience : on cultive des cellules **HeLa** sur un milieu de culture approprié. Ces cellules ne peuvent pas être infectées par le VIH. On prépare les gènes de différents marqueurs de la membrane cellulaire. On introduit ces gènes dans les cellules HeLa. On constate que les cellules ayant intégré le gène du marqueur CD4 peuvent alors être infectées par le VIH.

Donnée 2 Les cellules qui portent l'antigène CD4 à leur surface sont les lymphocytes T4 (ou Th), les monocytes, les macrophages, les cellules dendritiques folliculaires (▶ *figure 1*), les cellules dendritiques de la peau et des muqueuses, ou cellules de Langerhans, et les cellules microgliales du système nerveux central. Le taux d'infection par le VIH varie avec le type cellulaire : les cellules T4 ont un taux d'infection 10 à 100 fois supérieur à celui des autres types cellulaires.

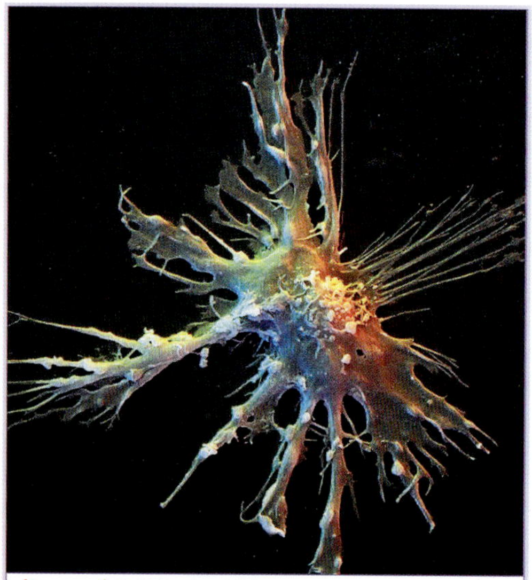
figure 1 **Cellule dendritique**

Donnée 3 On peut tracer le profil sanguin d'une infection par le VIH, c'est-à-dire mesurer dans le sang (ou le sérum) au cours du temps :
- l'évolution de la « charge virale », c'est-à-dire la quantité d'ARN viral ;
- celle du nombre de lymphocytes T4, c'est-à-dire les lymphocytes caractérisés par le marqueur CD4.

Les trois phases de l'infection par le VIH sont la primo-infection, la phase asymptomatique et le sida (▶ *figure 2*).

Questions

1 Pourquoi peut-on représenter la « charge virale » par la quantité d'ARN du virus ?

2 Interpréter les courbes de la figure 2. Quelles sont les relations entre réplication virale et déficit immunitaire ? Pourquoi a-t-on choisi de mesurer le nombre de lymphocytes T4 au cours de l'infection par le VIH ?

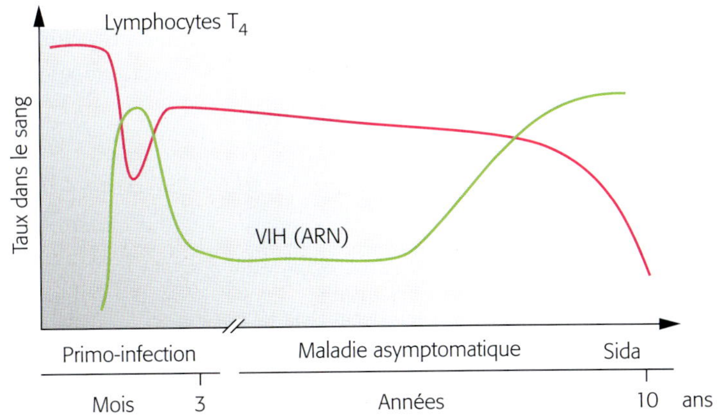

figure 2 **Évolution de la charge virale et du taux des lymphocytes T4 au cours d'une infection par le VIH**

Activité 2

La structure du virus

▶ Les protéines du VIH sont désignées par les lettres p ou gp selon qu'il s'agit d'une protéine ou d'une glycoprotéine, suivies d'un chiffre qui représente leur poids moléculaire exprimé en kilodaltons (kDa).

Donnée 1 On dissocie des virus VIH en leurs différents constituants : on trouve des protéines et de l'ARN.

Donnée 2 On peut dissocier et séparer les protéines du VIH par une technique biochimique. Les protéines du VIH sont toutes antigéniques, c'est-à-dire qu'elles sont capables d'induire la production d'anticorps. On peut donc caractériser ces protéines par des réactions antigène-anticorps. On observe une dizaine de protéines qui peuvent être classées en deux catégories : des protéines de structure et des enzymes.

Les protéines de structure

Certaines des protéines de structure sont fortement glycosylées (glycoprotéines). Ces protéines gp sont externes et insérées dans une double couche lipidique qui provient de la membrane cellulaire. Elles sont également associées à quelques autres protéines membranaires de la cellule-hôte comme les protéines du CMH (▶ *figure 3*).

Les protéines p de structure non glycosylées sont internes et associées aux unités d'ARN.

Les principales glycoprotéines sont la gp120 et la gp41. Les principales protéines de structure non glycosylées sont la p24/p25 et la p17/p18. Elles forment chacune deux couches (comme deux colliers de perles) successives entourant l'ARN.

Les enzymes

- La protéine p64 est une enzyme qui catalyse la transcription de l'ARN en ADN. Elle est appelée **transcriptase inverse**.
- La p34 est une intégrase : elle permet l'intégration d'un morceau d'ADN dans un chromosome d'une cellule eucaryote. La protéine p10 est une protéase.

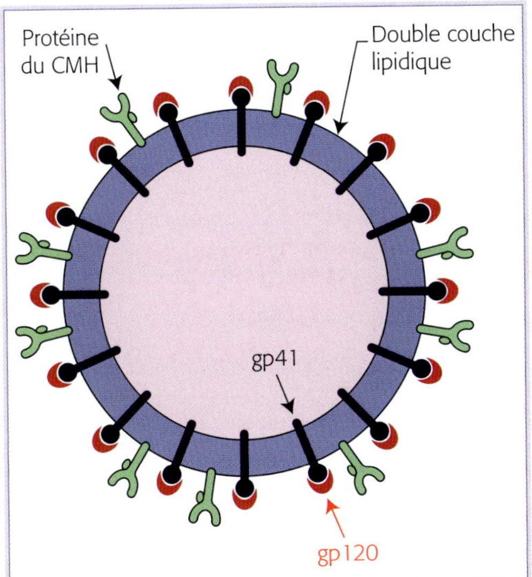

figure 3 **Enveloppe du VIH**

Question

1 À partir des données 1, 2 et 3 (voir page suivante), faire un schéma simple du virus VIH et localiser sur les structures ainsi dessinées les protéines gp120, gp41, p24, p17, p64 et l'ARN.

Donnée 3. Dans la figure 4, l'ARN du virus est colorisé en jaune. Il est enfermé dans une structure en tronc de cône délimitée par une couche de protéines p24. Il y a deux molécules d'ARN par virus.

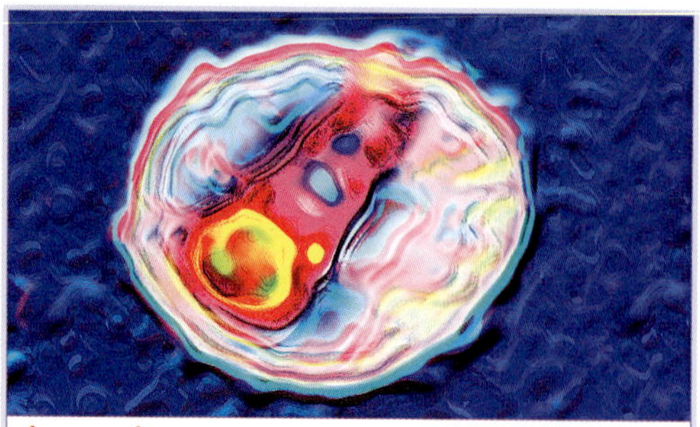

figure 4 **Le VIH : infographie réalisée à partir d'une image au microscope électronique**

Activité 3

Cycle de réplication du virus

Donnée 1 Les virus se reproduisent dans les cellules infectées et les nouveaux virus sortent par bourgeonnement de la cellule infectée (▶ *figure 5*).

Donnée 2 La gp 120 a une grande affinité pour un marqueur de la membrane cellulaire, le marqueur CD4 spécifique des lymphocytes T4.

Donnée 3 La transcriptase inverse permet de copier de l'ARN en ADN. Il se forme d'abord un ADN simple brin ou ADN complémentaire (ADNc). Un deuxième brin d'ADN se forme ensuite à partir de cette matrice d'ADN complémentaire, et on obtient alors un ADN double brin (▶ *figure 6*).

Donnée 4 On extrait les acides nucléiques d'une culture de lymphocytes infectés par du VIH. L'analyse de ces extraits révèle (▶ *figure 7*) : de l'ARN du virus (v), divers ARN des lymphocytes infectés, de l'ADN des lymphocytes infectés, de l'ADN dont l'un des brins v' a une structure complémentaire de celle de l'ARN v du virus, des hybrides ARNv-ADNv'.

Questions

1. Expliquer les résultats obtenus dans la donnée 4.
2. Quelle est la séquence des événements qui caractérisent une infection par le VIH ?

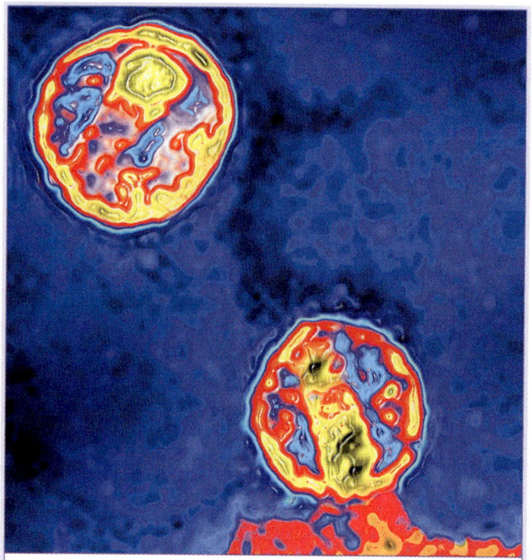

figure 5 **Libération de virus par une cellule infectée. Infographie réalisée à partir d'une image au microscope électronique**

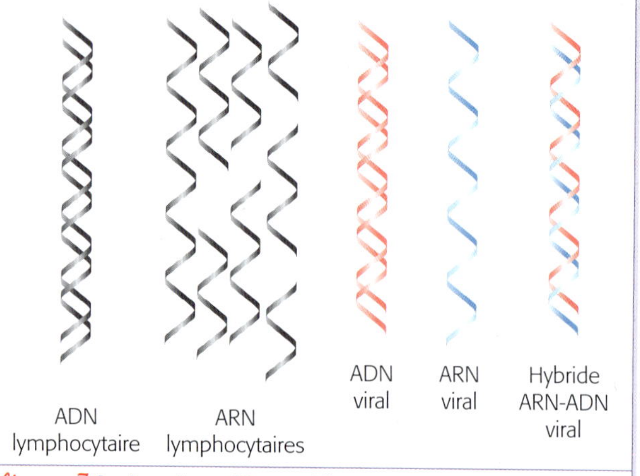

figure 7 **Analyse des acides nucléiques d'un extrait d'une culture de lymphocytes T infectés par du VIH**

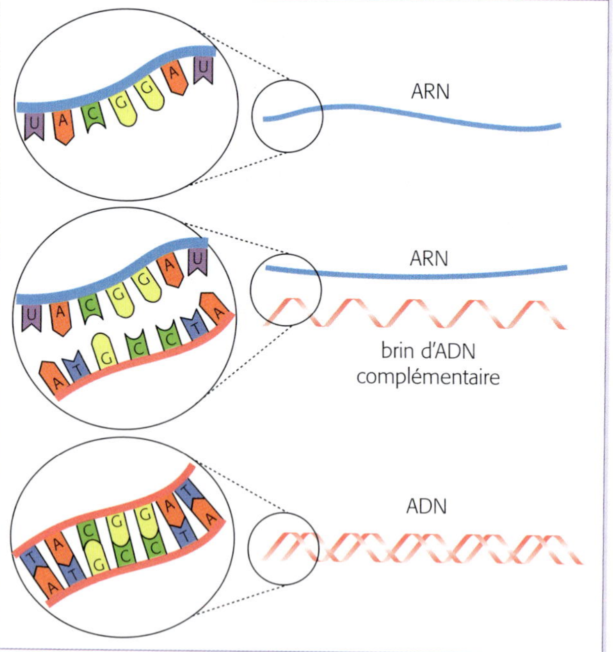

figure 6 **Réplication de l'ARN en ADN par la transcriptase inverse**

21 Un exemple de déficit immunitaire acquis : le sida

Cours

L'immunodéficience ou déficit immunitaire peut être génétique ou congénitale. Elle est alors dite primaire. L'immunodéficience secondaire ou immunodéficience acquise résulte de l'exposition à divers agents causant des dommages au système immunitaire. C'est le cas dans l'infection par le virus de l'immunodéficience humaine (VIH), où la destruction presque totale, au stade sida, des lymphocytes T4, chefs d'orchestre de l'immunité, entraîne des infections par des micro-organismes dits opportunistes. Ces micro-organismes opportunistes sont sans danger chez les individus sains qui les hébergent, mais provoquent des maladies graves chez ceux dont la fonction immunitaire s'est détériorée.

En 1981, aux États-Unis, les CDC (*Centers for Disease Control*) signalèrent un nombre inhabituel de pneumopathies à *Pneumocystis carinii* (protozoaire qui parasite les alvéoles pulmonaires) et de sarcomes de Kaposi (affection maligne caractérisée par l'apparition de plaques rouges, de nodules durs et d'un œdème diffus ; cette affection commence aux extrémités et s'étend ensuite à tout le corps, affectant même les viscères).

Une enquête épidémiologique fut alors entreprise et permit de mettre en évidence d'autres affections liées à une dépression de l'immunité. La maladie fut appelée sida (syndrome d'immunodéficience acquise).

Le déficit immunitaire se révèle le plus souvent brusquement par une infection opportuniste, habituellement à *Pneumocystis carinii* mais aussi à cytomégalovirus, à virus d'Epstein-Barr (EBV), à virus *Herpes simplex*, à champignons tels que *Candida*, *Aspergillus* et *Cryptococcus*. En outre, il existe une sensibilité exceptionnelle au sarcome de Kaposi induit par un herpes virus humain (HHV8).

En 1983, le virus responsable a été isolé à l'Institut Pasteur de Paris par l'équipe du professeur Montagnier. En 1986, il fut définitivement dénommé VIH ou virus de l'immunodéficience humaine (HIV en anglais).

Deux types de VIH sont actuellement connus : le VIH1 qui est le plus commun (Europe, Amérique, Asie, Afrique) et le VIH2 (Afrique de l'Ouest).

▶ Lors de sa mise en évidence, cette maladie semblait concerner exclusivement la communauté homosexuelle masculine. Rapidement, on découvrit que d'autres populations étaient concernées, comme des transfusés et des toxicomanes, et que la contamination pouvait se faire par voie sexuelle, par voie sanguine ou par voie materno-fœtale.

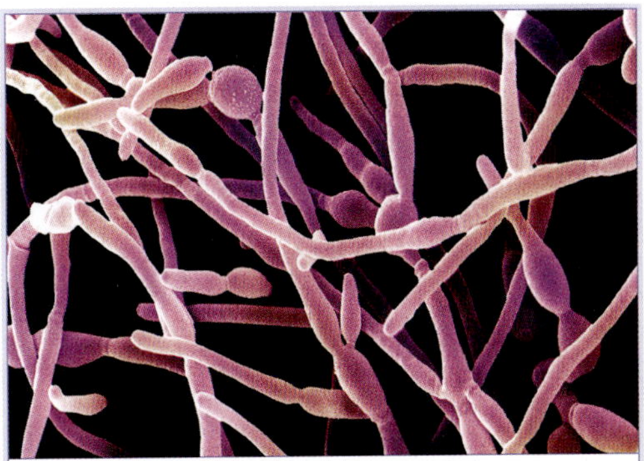

figure 8 **Candida albicans au microscope électronique**

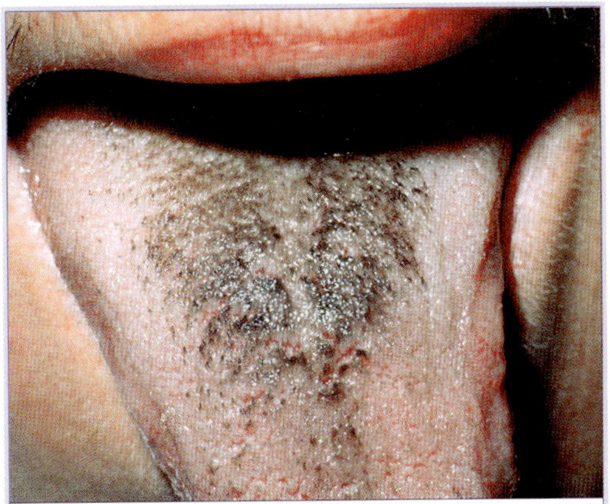

figure 9 **Candidose linguale**

Structure du virus

> **Les virus**
>
> Les virus sont des entités dont le matériel génétique est constitué d'ADN ou d'ARN et qui se reproduisent à l'intérieur d'une cellule en utilisant le matériel cellulaire qu'ils infectent. Ce sont donc des parasites intracellulaires obligatoires.
>
> Dans leur phase extracellulaire, ils se présentent sous la forme de particules sphériques, ovoïdes, allongées ou filamenteuses appelées **virions**.
>
> Le matériel génétique est situé à l'intérieur des virions associé à une protéine, la nucléoprotéine, formant un étui ou une coque autour du génome : c'est la **capside**.
>
> L'ensemble de l'acide nucléique et de la nucléoprotéine est appelé nucléocapside et constitue la partie interne (**core** ou **cœur**) du virion.

> Les protéines virales sont désignées par les lettres gp ou p, suivant qu'elles sont ou non glycosylées, et des chiffres qui expriment leur masse moléculaire en kilodaltons.

Les VIH sont des particules sphériques d'un diamètre compris entre 100 et 120 nm. La structure des particules virales VIH1 et VIH2 est celle de tous les rétrovirus. Elle comporte une nucléocapside centrale contenant l'ARN viral, entourée d'une enveloppe lipoprotéique dérivée de la membrane cellulaire des cellules infectées.

Le cœur de la particule contient deux molécules d'ARN viral simple brin identiques associées aux protéines p9/p7 pour VIH1. Ces protéines forment une gaine qui épouse la forme de l'ARN. On trouve également au cœur du virion des enzymes : deux molécules de transcriptase inverse (p66), une intégrase (p32), une protéase (p10).

Ces éléments centraux sont entourés par une coque protéique ou capside constituée par la protéine p24/p25, elle-même entourée par la protéine p17/p18. Cet ensemble constitue la nucléocapside (ou « core ») qui présente souvent une forme de tronc de cône au microscope électronique (▶ *figure 4*).

La nucléocapside est protégée par une enveloppe constituée d'une double couche de phospholipides analogue à la membrane des cellules eucaryotes. Des spicules protéiques, au nombre d'environ 80, sont implantés dans cette enveloppe. Ils sont

Analyse comparée des protéines du VIH1 et du VIH2

VIH1	VIH2
Gp 120	Gp105
Gp41	Gp36
p24/p25	p26
p17/p18	p16
p7/p9	p6/p9
p64	p64
p32	p36
p10	p10

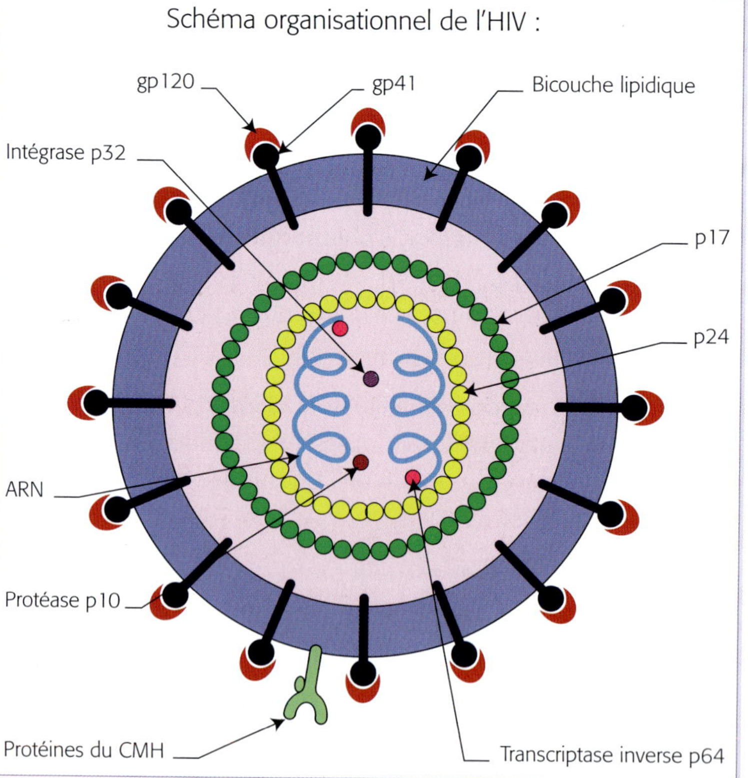

figure 10 **Schéma organisationnel du VIH**

constitués par deux glycoprotéines, gp120 et gp41. La gp41 est transmembranaire et sert d'ancrage à la gp120.

Les VIH1 et VIH2 diffèrent par les masses moléculaires de leurs protéines.

L'analyse sérologique de nombreux isolats de VIH et la détermination de la séquence de leurs acides nucléiques ont mis en évidence la très grande diversité génétique de ces virus. Les isolats de différents malades sont différents les uns des autres et chaque isolat est lui-même constitué d'une population hétérogène de virus. Chaque souche virale est également variable dans le temps, et la souche prédominante varie aux différents stades de l'infection d'un même individu. Cette variabilité est due en grande partie au mécanisme de transcription inverse qui ne comporte pas de correction d'erreurs. C'est le gène env qui est le plus variable, et cette variabilité s'exprime notamment au niveau d'un domaine de la gp120, la boucle V3.

▶ Le génome viral comporte, comme tous les rétrovirus, trois principaux gènes de structure : le gène gag, le gène pol et le gène env.
– Le gène gag dirige la synthèse des protéines p17, p24 et p7/p9.
– Le gène env code une glycoprotéine gp160 précurseur des glycoprotéines gp120 et gp41.
– Le gène pol code les différentes enzymes virales : p10, p32 et p66.

▶ Il existe également des gènes de régulation comme les gènes tat, rev, nef, vif, vpu ou vpx, et vpr.

Épidémiologie et prévention

En 2005, on estimait qu'environ quarante millions de personnes dans le monde vivaient avec le VIH, dont 25 millions en Afrique noire. En France, 1 200 cas de sida ont été diagnostiqués en 2005 et le virus du sida a contaminé près de 7 000 personnes en 2008. Les fréquences des pathologies liées au sida se sont peu modifiées au cours des dernières années : ainsi, en 2005, la pneumocystose représentait 25 % de ces pathologies, les mycobactérioses, 19 %, les candidoses œsophagiennes, 14 %, les toxoplasmoses cérébrales, 12 %, et le sarcome de Kaposi, 9 %. La tuberculose (mycobactériose) est la manifestation inaugurale du sida la plus fréquente après la pneumocystose.

Chez des sujets infectés, le VIH a été isolé d'un certain nombre de liquides biologiques : sang, sperme, sécrétions vaginales, lait maternel... Mais les éléments déterminants de la transmission sont la voie d'entrée dans l'organisme et la quantité de virus ou « charge virale » présente dans le milieu contaminant. La voie sexuelle est le mode de contamination le plus fréquent, qu'il s'agisse de rapports hétérosexuels ou de rapports homosexuels. La voie sanguine nécessite une charge virale assez importante et la transmission par du matériel d'injection contaminé par du sang explique l'épidémie constatée chez les usagers de drogue par voie intraveineuse. La transmission du virus à l'enfant demeure au premier plan des risques de la grossesse chez une femme infectée par le VIH. On constate que la transmission virale se produit surtout en fin de grossesse ou au moment de la naissance.

▶ Dans les pays d'Afrique subsaharienne et d'Amérique du Sud, aux Antilles et en Asie, la transmission du virus est très majoritairement hétérosexuelle. Dans les pays développés, les groupes de transmission « homosexualité masculine » et « toxicomanie intraveineuse » restent importants, mais la transmission hétérosexuelle progresse, notamment en raison de l'immigration de personnes originaires d'Afrique. La situation de l'infection à VIH dans le monde est grave car tous les pays sont touchés à des degrés divers.

Deux sortes de mesures de prévention sont mises en œuvre : la prévention des accidents d'exposition aux virus, notamment pour la protection des personnels soignants et des techniciens de laboratoire, et la prévention de la transmission de la maladie (utilisation des préservatifs au cours des rapports sexuels pour les personnes à « comportements à risque », lutte contre la toxicomanie...). En ce qui concerne la prévention de la transmission mère-enfant, la principale mesure consiste à réduire la charge virale maternelle par l'administration d'anti-rétroviraux à la mère.

Le cycle viral

▶ Le taux d'infection par le VIH varie avec le type cellulaire : les cellules T4 ont un taux d'infection 10 à 100 fois supérieur à celui des autres types cellulaires. La préférence pour les cellules CD4+ est due à une interaction de haute affinité entre la gp120 et le marqueur CD4.

▶ Cette interaction VIH-molécules CD4 n'est pas suffisante pour permettre la pénétration du virus. Un deuxième récepteur est nécessaire : le corécepteur CXCR4 pour les cellules T et le corécepteur CCR5 pour les monocytes, les macrophages et les lymphocytes T mémoire.

Étape 1. La première étape de l'infection par le VIH est l'attachement puis la pénétration du virus dans la cellule cible (▶ *figure 11*). Le VIH infecte les cellules qui portent l'antigène CD4 à leur surface (cellules CD4+), c'est-à-dire les lymphocytes T4 (ou Th), les monocytes, les macrophages, les cellules dendritiques folliculaires, les cellules de Langerhans et les cellules microgliales du système nerveux central.

Étape 2. La fixation de la gp120 au marqueur CD4 entraîne un changement de sa conformation, qui libère la gp41 assurant la fusion de l'enveloppe virale avec la membrane plasmique de la cellule cible.

Étape 3. La nucléocapside entre dans le cytoplasme (internalisation).

Étape 4. Libérée de son enveloppe, la capside est détruite et déverse son contenu (le génome viral et les enzymes).

Étape 5. La transcriptase inverse virale permet de copier l'ARN viral en ADN. Il se forme d'abord un ADN simple brin ou ADN complémentaire (ADNc), qui forme avec l'ARN viral une molécule hybride.

Étape 6. Un deuxième brin d'ADN se forme ensuite à partir de cette matrice d'ADN complémentaire : on obtient alors un ADN double brin (▶ *figure 13*).

Étape 7. L'ADN viral est ensuite transporté vers le noyau puis intégré dans l'ADN des chromosomes de la cellule hôte grâce à l'intégrase virale. Cet ADN viral ainsi intégré constitue le **provirus**. Une latence s'installe alors, caractérisée par l'absence de fonctionnement des gènes viraux et donc de synthèse des antigènes viraux. Cette situation correspond au cas du porteur asymptomatique séropositif.

Le provirus reste latent jusqu'à ce que des facteurs déclenchants l'activent comme, par exemple, un stress oxydatif, des mito-

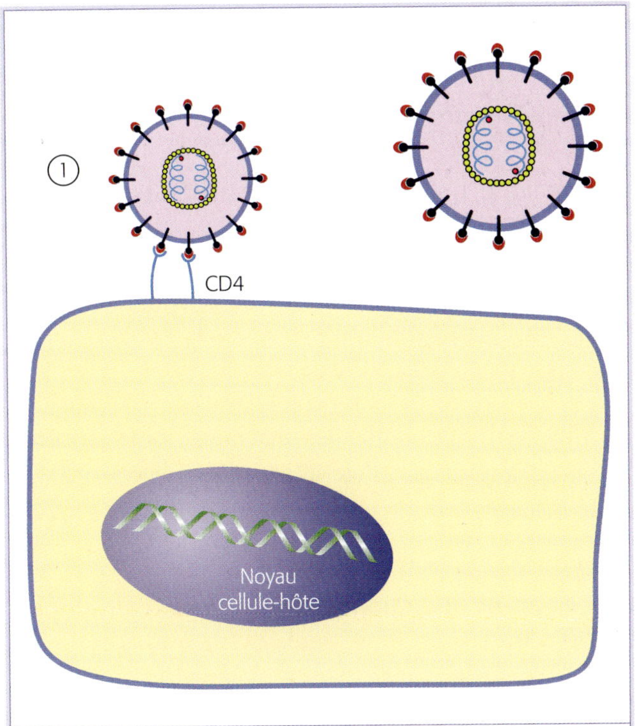

figure 11 **Le cycle viral : étape 1**

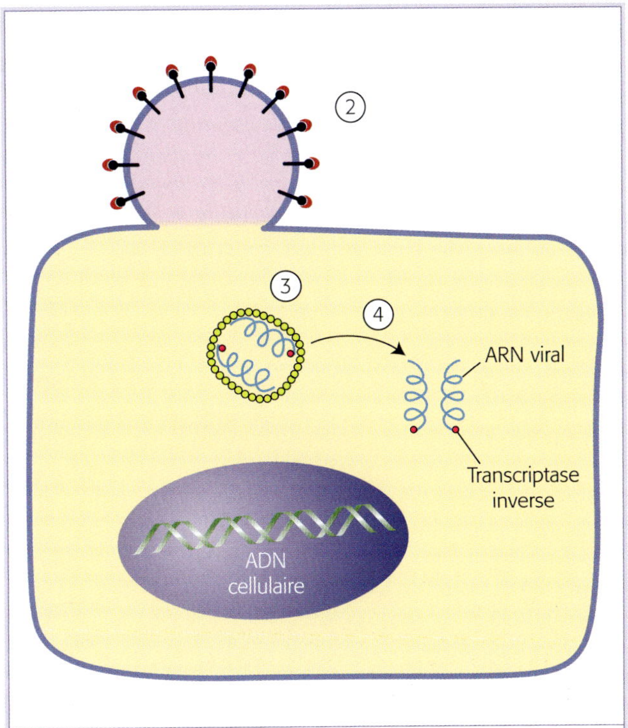

figure 12 **Le cycle viral : étapes 2, 3 et 4**

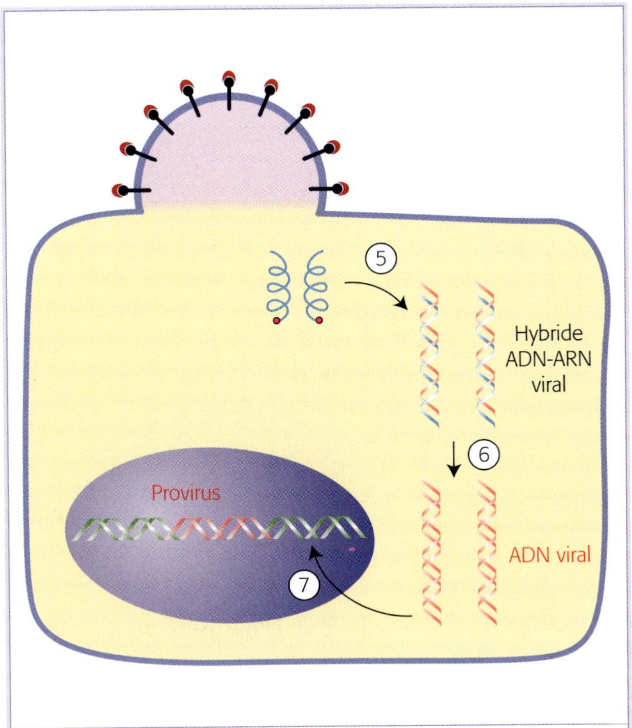

figure 13 **Le cycle viral : étapes 5, 6 et 7**

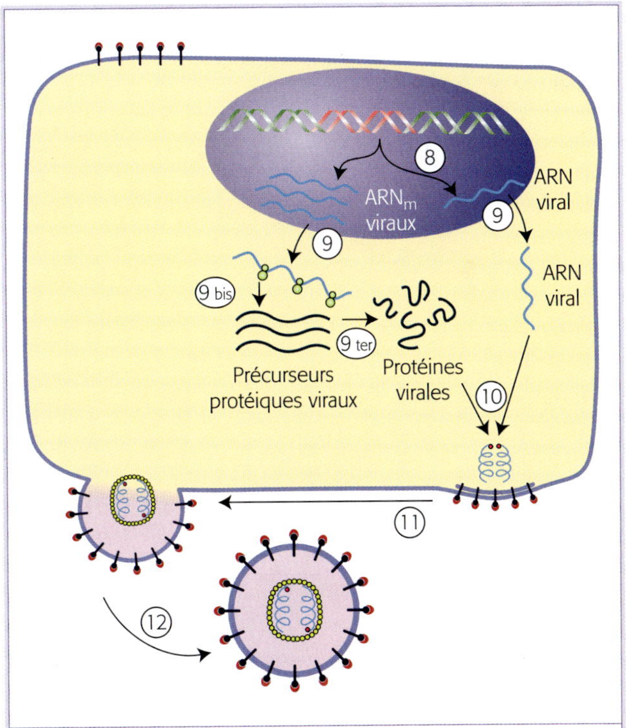

figure 14 **Le cycle viral : étapes 8 à 12**

gènes, des cytokines, une exposition à d'autres agents pathogènes (herpès virus, virus d'Epstein-Barr ou EBV, mycoplasmes)...

Étapes 8 et 9. L'ADN proviral est alors copié en deux types d'ARN :
– de l'ARN génomique, qui va constituer le matériel génétique du virus et migrer vers le cytoplasme (étape 9) ;
– des ARN messagers, traduits par les ribosomes de la cellule hôte en séquences polypeptidiques, précurseurs des protéines virales (étapes 9 et 9bis). Ces précurseurs sont clivés par la protéase virale et sont transformés en protéines virales (étape 9ter).

Étape 10. L'ARN génomique viral et les protéines virales s'assemblent sous la membrane de la cellule hôte, et les glycoprotéines gp41 et gp120 s'insèrent dans la membrane plasmique de la cellule hôte.

Étape 11. La membrane bourgeonne et forme alors l'enveloppe virale.

Étape 12. Les particules virales libérées achèvent leur maturation ; les précurseurs des protéines incorporées sont clivés par la protéase virale présente dans les particules virales.

Conséquences cliniques et paracliniques de l'infection par le VIH

L'infection par le VIH comprend plusieurs phases : la phase aiguë ou primo-infection, la phase asymptomatique ou phase chronique, caractérisée par une latence clinique, et la phase finale symptomatique ou sida.

La primo-infection s'accompagne de manifestations cliniques banales (état fébrile de courte durée) ou plus sévères (fièvre, sueurs, asthénie, érythème cutané, adénopathies disséminées, myalgies, arthralgies, dysphagie douloureuse...). Cette phase dure entre 2 semaines et 3 mois après la contamination.

La phase asymptomatique peut se manifester par une lymphadénopathie généralisée persistante. Elle peut durer de quelques mois à une dizaine d'années. Le sida déclaré se caractérise par l'apparition d'infections opportunistes (exemple : pneumonie à *Pneumocystis carinii*) et/ou de tumeurs (exemple : sarcome de Kaposi) et/ou de troubles neurologiques.

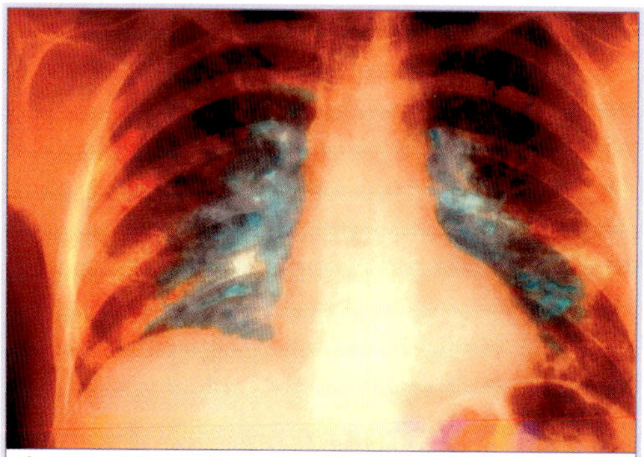
figure 15 **Pneumonie à *Pneumocystis carinii***

On peut suivre l'évolution de l'infection en recherchant dans le sérum du patient les différentes protéines constitutives du virus, notamment la p24. On constate également que ce sérum contient des anticorps, c'est-à-dire des protéines qui se combinent spécifiquement aux antigènes correspondants. Ainsi, on détecte des anticorps anti-p24 et des anticorps anti-gp120 (▶ *figure 17*).

Durant la primo-infection, l'antigène p24 de la capside virale atteint un pic de concentration relativement élevé. Puis l'antigénémie p24 diminue brutalement. Après quelques jours, ce pic est suivi d'une augmentation rapide d'un anticorps anti-p24 dont le taux se stabilise pendant toute la durée de la phase asymptomatique. Ce taux d'anticorps diminue ensuite pendant la phase de sida déclaré alors que l'antigénémie p24 augmente à nouveau.

On constate une évolution presque semblable pour un autre anticorps sérique qui se combine spécifiquement à la gp120. Sa diminution est plus lente pendant la phase de sida déclaré.

Les antigènes p24 précèdent donc dans le sérum l'apparition des anticorps anti-p24. Ils semblent donc induire la production de ces anticorps. Nous verrons ultérieurement que les anticorps sont fabriqués par des lymphocytes, les lymphocytes B, à la suite d'une stimulation antigénique. On peut vérifier *in vitro* que les anticorps anti-p24 se combinent aux antigènes p24 et entraînent leur précipitation et donc leur élimination.

Il en résulte que, durant la phase asymptomatique, l'antigénémie p24 est faible alors que le taux d'anticorps anti-p24 est élevé.

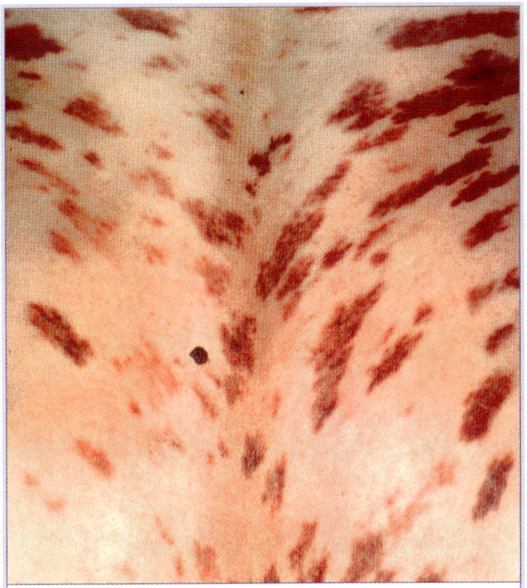

figure 16 **Sarcome de Kaposi**

Ces constats permettent de conclure qu'il se met en place une immunité conférée par le sérum : on parle d'**immunité humorale**. Cette immunité n'est pas innée puisqu'elle se met en place après une stimulation antigénique. On dit que c'est une **immunité acquise**.

Si l'on représente sur la même figure l'évolution du taux des lymphocytes T4, on constate que la diminution du taux de ces cellules T4 s'accompagne de celle des anticorps anti-p24. Il y a donc une relation entre les lymphocytes T4 et la diminution des anticorps anti-p24 et anti-gp120. Les lymphocytes T4 ont donc un rôle facilitateur de la production des anticorps par les lymphocytes B. Ce rôle facilitateur sera explicité dans le chapitre 22.

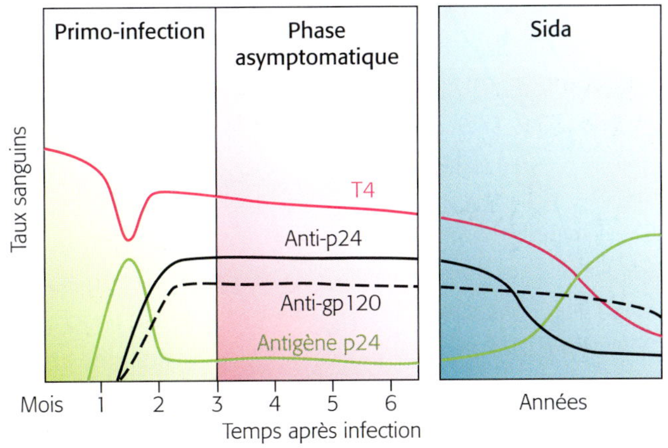

figure 17 **Profil sérologique de l'infection à VIH**

Une autre catégorie de lymphocytes est intéressante à suivre sur le plan quantitatif : ce sont **les lymphocytes cytotoxiques ou lymphocytes T8** (appelés T8 à cause de leur marqueur membranaire spécifique CD8). On constate une augmentation du nombre de lymphocytes T8 au moment du pic de décroissance des lymphocytes T4 (▶ *figure 18*). Ces lymphocytes T8 persis-

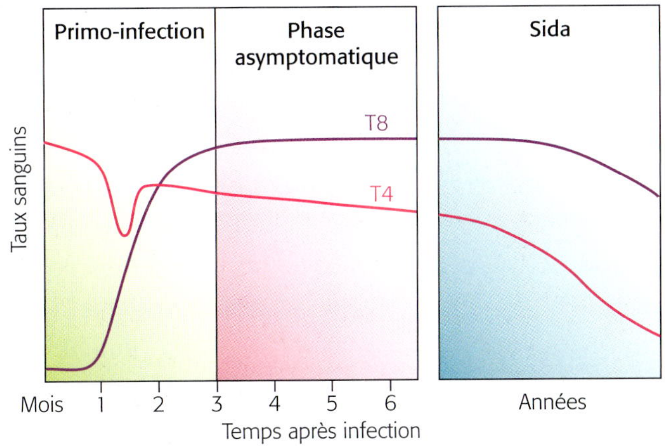

figure 18 **Évolution comparée des taux de lymphocytes T4 et T8 au cours de l'infection par le VIH**

tent pendant la phase asymptomatique et décroissent ensuite lentement. Ils ont pour fonction de détruire les cellules CD4+ infectées. C'est une **immunité à médiation cellulaire** (▶ *chapitre 23*).

• Lors de la primo-infection, le virus infecte les cellules CD4 (lymphocytes T4 et macrophages), d'où l'augmentation forte de la virémie et de l'antigène p24. De grandes quantités de virus sont produites chaque jour par les lymphocytes T4 (10^9 virions peuvent être libérés par jour) et infectent d'autres lymphocytes T4.

▶ Infection opportuniste : c'est l'infection d'un organisme par un micro-organisme habituellement non pathogène chez un sujet sain. Les germes opportunistes sont donc sans danger pour les individus sains qui les hébergent mais ils provoquent des maladies graves chez ceux dont la fonction immunitaire s'est détériorée.

• Les anticorps induits par les antigènes viraux et les lymphocytes cytotoxiques T8 tiennent en échec pendant toute la phase asymptomatique la réplication virale malgré un taux élevé de réplication. Durant toute cette période, le sujet n'est pas victime d'**infections opportunistes**.

• Le virus finit par déborder les défenses immunitaires de l'hôte : il en résulte une augmentation de la charge virale, une diminution du nombre de cellules T4, la survenue d'infections opportunistes et éventuellement la mort du patient.

La diminution du taux de cellules T4 est donc la caractéristique spécifique du sida. L'effet cytopathogène direct du virus est réel mais ne saurait constituer une explication d'ensemble de la déplétion des lymphocytes T4. Des effets indirects comme l'adsorption de gp120 libre sur les cellules T4 induisent une cytotoxicité. En outre, l'infection par le VIH induit une très forte activation des cellules T4 infectées ou non infectées. Cette activation peut entraîner des phénomènes d'**apoptose** exagérée responsable de la mort de cellules « innocentes » (c'est-à-dire non infectées). L'apoptose excessive ne se limite pas aux seules cellules T4 : elle touche aussi les lymphocytes T8, les lymphocytes B, voire les cellules présentatrices d'antigène.

Vocabulaire

apoptose Mort cellulaire programmée s'accompagnant de modifications morphologiques de la cellule ; ce phénomène se différencie de la nécrose (mort cellulaire non programmée) qui est accompagnée de lésions des cellules environnantes

Traitements antirétroviraux

▶ Les effets secondaires des antirétroviraux sont nombreux. Des manifestations digestives (nausées, perte d'appétit) sont habituelles pour tous les antirétroviraux. Des effets spécifiques s'ajoutent à ces effets généraux : ainsi, l'AZT présente une certaine toxicité hématologique.

L'objectif de la thérapeutique antirétrovirale est de réduire le plus possible la charge virale afin d'arrêter la progression de la maladie virale et de rétablir au mieux l'immunité.

Les antirétroviraux actuels agissent au niveau des trois enzymes nécessaires à la réplication du VIH et à l'entrée du virus dans la cellule (▶ *figure 19*) :
- inhibition de la transcriptase inverse (exemple : l'AZT) ;
- inhibition de la protéase (exemple : l'indinavir) ;
- inhibition de l'intégrase ;
- inhibition de la fusion entre le virus et la membrane cellulaire ;
- inhibition des corécepteurs CCR5 du VIH.

Le schéma thérapeutique de première intention est une trithérapie, c'est-à-dire par exemple l'association de deux inhibiteurs de la transcriptase inverse et d'un inhibiteur de protéase. Dans les situations d'échec, on peut mettre en œuvre des traitements plus lourds allant jusqu'à neuf médicaments associés.

La résistance aux antirétroviraux est liée à l'apparition de mutations nombreuses sur les gènes viraux. La variabilité des rétrovirus est donc très grande et elle est le résultat de plusieurs facteurs. Ainsi, la transcriptase inverse fait des erreurs de réplication : le taux d'erreurs est environ d'un nucléotide par génome (1 base azotée des 9 600 bases de l'ARN total). Cette mutation peut être neutre, c'est-à-dire sans effet sur les capacités du virus à se répliquer ; elle peut aussi être létale pour le virus en provoquant un arrêt de sa réplication. Enfin, elle peut lui permettre de s'adapter très vite aux conditions de l'environnement.

La mise au point d'un vaccin anti-VIH demeure un impératif de santé publique. Le principe général de la vaccination sera étudié chapitre 23.

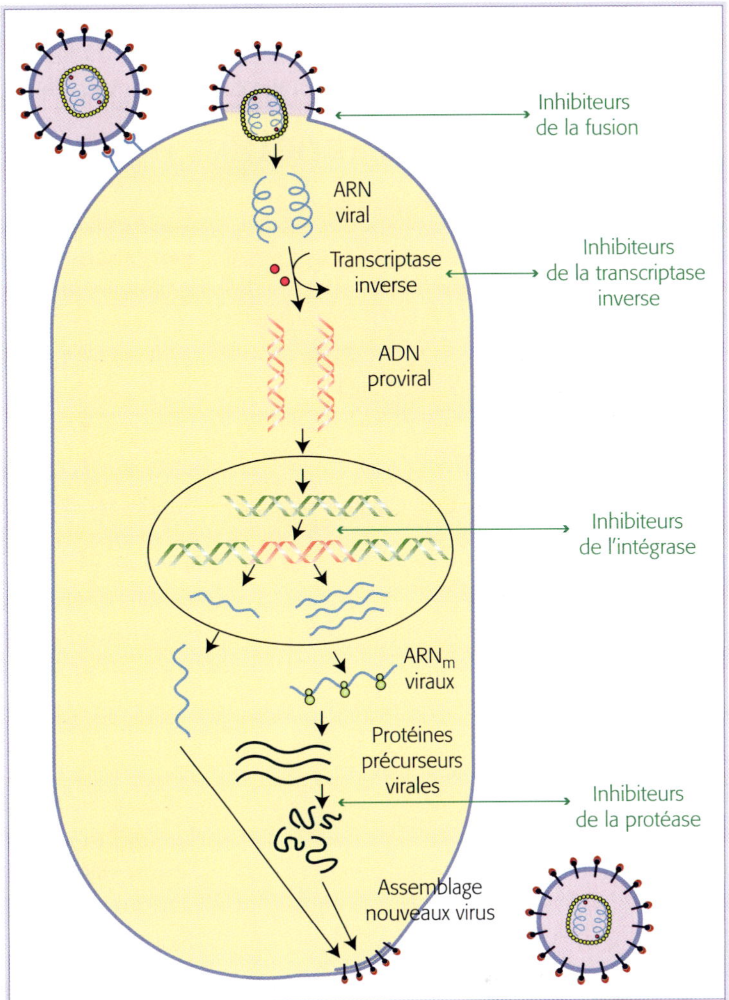

figure 19 **Mode d'action des antirétroviraux**

De nombreux candidats-vaccins ont été expérimentés : ils s'efforcent à chaque fois d'induire une immunité humorale (anticorps neutralisants) et une immunité à médiation cellulaire (faisant intervenir les lymphocytes T4 et les lymphocytes T8).

Des difficultés apparaissent à chaque fois, et un certain nombre de caractéristiques du VIH lui permettent d'échapper au système immunitaire.
– La latence apparente du virus : le virus est intégré dans le génome des cellules infectées et peut y rester « silencieux » tout en conservant ses capacités de réplication dès que la cellule reçoit un signal d'activation ; ces « réservoirs » de virus constituent un important obstacle à l'éradication du virus parce qu'ils sont inaccessibles à la fois au système immunitaire et aux molécules utilisées lors d'une multithérapie active.
– L'hypervariabilité du VIH notamment au niveau de la gp120.

Des protocoles d'**immunothérapie** sont aussi envisagés en complément. Un bon exemple en est le traitement par des injections d'une cytokine, l'interleukine 2 (IL2).
La **vaccinothérapie** (injections de préparations vaccinales à des sujets déjà infectés) est également à l'étude.

L'immunité à médiation humorale : structure, fonction et production des anticorps

Activités

Introduction aux activités

Les expériences décrites ont pour objectif de définir les anticorps et leurs caractéristiques fonctionnelles. Elles présentent également les principales cellules de l'immunité et leurs interactions ainsi que les organes lymphoïdes impliqués dans leur production et leur distribution.

Activité 1

Nature et production des anticorps

Donnée 1 Les streptocoques A, C et G sont des bactéries responsables d'angines (angines rouges), de péritonites, de vaginites, d'infections cutanées (impétigo, érysipèle). Ces streptocoques agissent notamment en lysant des cellules comme les leucocytes et les hématies. Cette activité lytique est extrêmement puissante, en particulier vis-à-vis des hématies (activité hémolytique). La lyse est due à des enzymes appelées streptolysines. La streptolysine O est produite par tous les streptocoques A.

On réalise les expériences résumées dans la figure 1. On prépare une solution de streptolysine (à partir de streptolysine du commerce lyophilisée) qu'on répartit en 3 tubes a, b et c.

1. On ajoute des hématies de lapin à la solution de streptolysine a. On mélange et on incube 45 minutes à l'étuve à 37 °C. On observe le résultat au microscope : la très grande majorité des hématies est hémolysée, et l'hémoglobine libérée colore le contenu du tube en rose.

2. On prélève du sang à un malade infecté par des streptocoques A et on prépare le sérum correspondant. Ce sérum est ajouté au tube b et on continue ensuite l'expérience comme précédemment : addition des hématies de lapin et incubation 45 minutes à 37 °C. L'observation microscopique montre qu'il s'est produit très peu d'hémolyse.

3. On extrait du sérum humain S les γ globulines. On réitère l'expérience précédente en remplaçant dans le tube c le sérum par les γ globulines qui en sont extraites. Les hématies sont toutes intactes.

Donnée 2 On prépare du sérum d'un individu sain, non infecté par un streptocoque A. On refait l'expérience b avec ce sérum sain. L'observation microscopique révèle un résultat analogue à celui de l'expérience a.

Précision : les sérums humains à tester doivent être traités au préalable par un chauffage à 56 °C pendant 30 minutes : l'explication de cette précaution opératoire sera donnée dans le cours.

Questions

1. Ces expériences permettent de conclure que le sérum du malade contient une substance spécifique X qui neutralise la streptolysine O. Justifier cette conclusion.
2. La streptolysine est un antigène : justifier cette conclusion.
3. La substance X spécifique appelée anticorps n'existe pas dans le sérum d'un individu sain. Que peut-on en conclure quant au mécanisme de la production des anticorps ?
4. Quelle est la nature biochimique de ces substances ?
5. L'expérience a est dite expérience témoin. Justifier ce qualificatif.

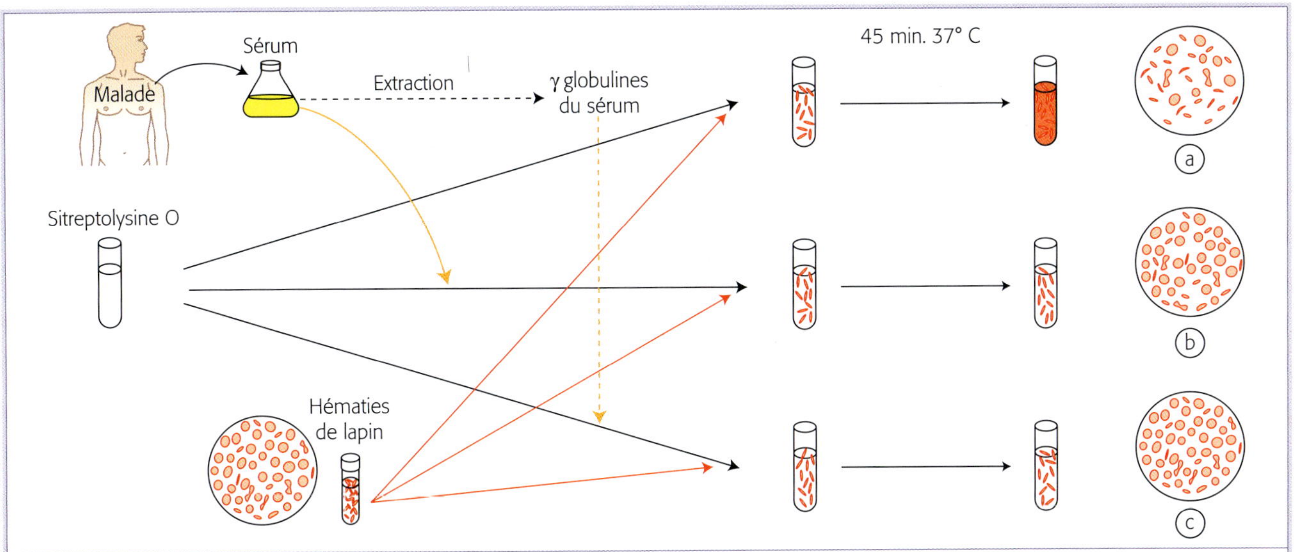

figure 1 **Mise en évidence de la production d'anticorps en réponse à une stimulation antigénique**

Activité 2

Le rôle des lymphocytes T4 dans la production des anticorps

Une souris adulte thymectomisée (destruction du thymus) puis irradiée (destruction de la moelle osseuse) ne produit plus de lymphocytes B et T.

On prépare trois lots de souris de même lignée, thymectomisées puis irradiées. On prélève sur une souris normale syngénique des lymphocytes B et des lymphocytes T. On sépare les lymphocytes T4 des autres lymphocytes T. On injecte des lymphocytes B au premier lot de souris thymectomisées et irradiées, des lymphocytes T4 au deuxième lot, et des lymphocytes T4 et B au troisième lot. On administre ensuite un antigène à chacun des lots ainsi traités.

Le lot ayant reçu les lymphocytes B et les lymphocytes T4 produit des anticorps en quantité normale. Le lot ayant reçu seulement les lymphocytes B en produit en petite quantité et le lot ayant reçu les lymphocytes T n'en produit pas.

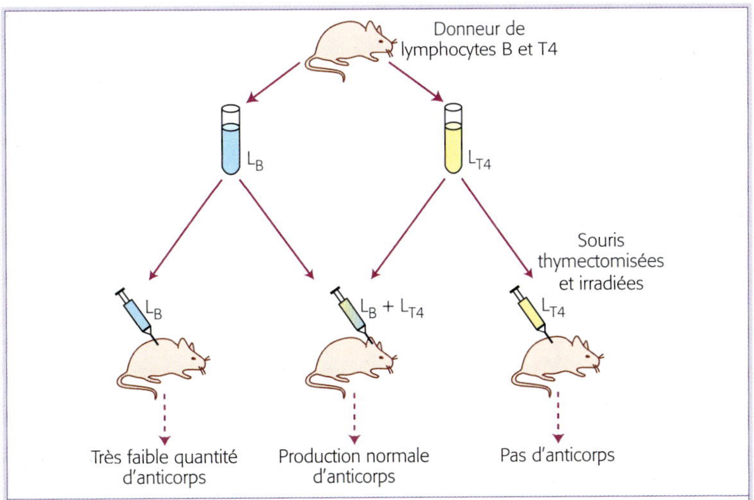

figure 2 **Mise en évidence d'une coopération cellulaire entre lymphocytes B et T4**

Questions

1 Cette expérience confirme-t-elle l'hypothèse de cellules effectrices et de cellules auxiliaires ?

2 En utilisant les conclusions de l'activité précédente, quelles sont les cellules effectrices et les cellules auxiliaires ?

Activité 3

Le rôle des macrophages dans la production des anticorps

Les macrophages adhèrent facilement aux parois de verre ou de plastique des récipients utilisés dans les expériences *in vitro*. Cette propriété permet de réaliser l'expérience suivante (▶ *figure 3*).

– Des cellules spléniques d'une souris normale sont incubées dans une boîte de Pétri. Les cellules qui n'adhèrent pas aux parois sont introduites dans un tube. Les autres sont grattées et introduites dans un autre tube.

– On réalise ensuite 3 mélanges : cellules non adhérentes avec des globules rouges de mouton (GRM) (tube 1), cellules adhérentes avec des GRM (tube 3), cellules adhérentes et non adhérentes avec des GRM (tube 2). On fait un témoin où les cellules spléniques non séparées sont mises en présence des GRM (tube 4). Après incubation en présence de complément, on constate une hémolyse seulement dans les tubes 2 et 4.

Question

Cette expérience prouve-t-elle la nécessité de la présence des macrophages pour l'induction de la synthèse des anticorps ? Argumenter la réponse.

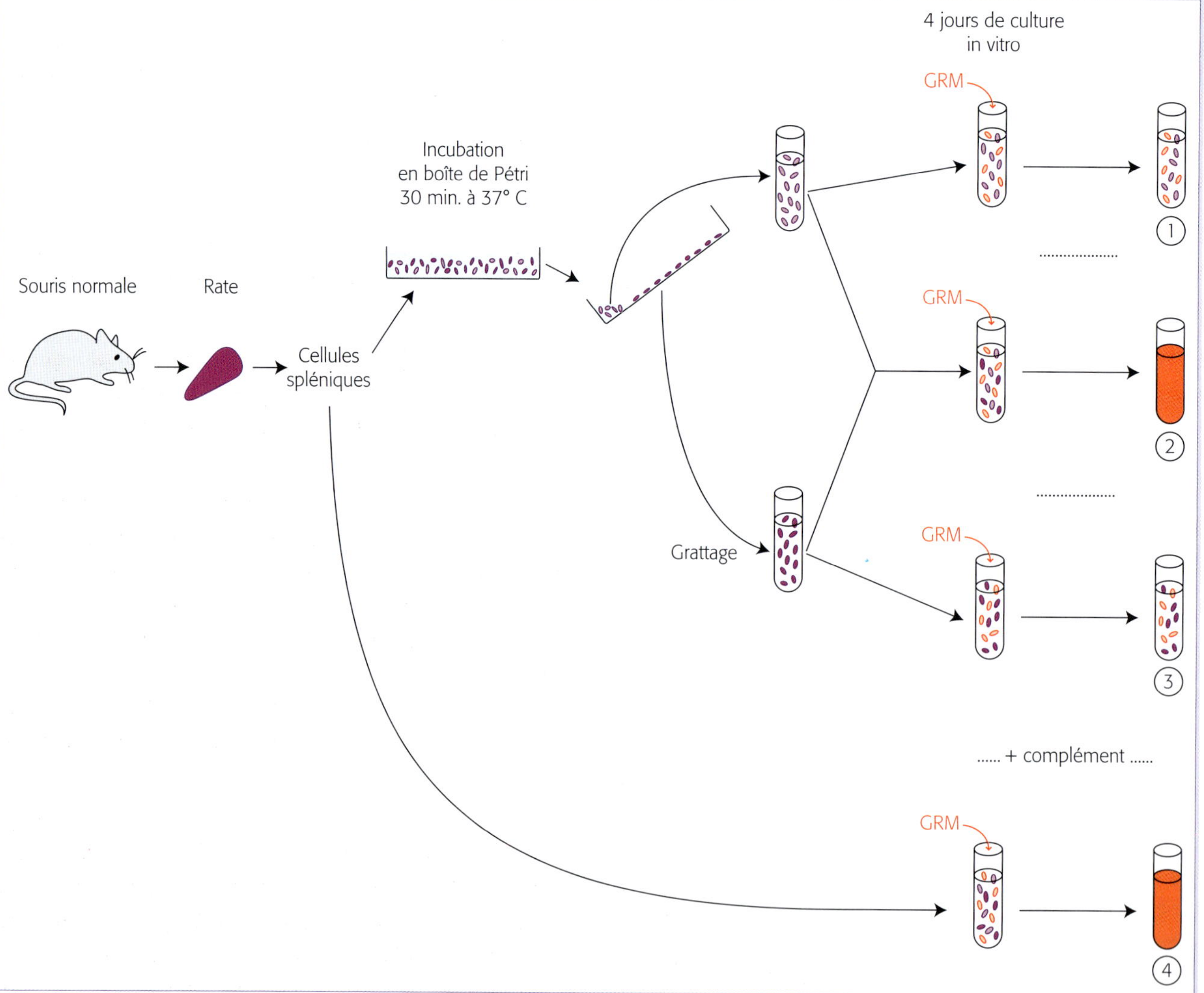

figure 3 **Mise en évidence du rôle des macrophages dans la production des anticorps**

Activité 4

Applications de la réaction antigène-anticorps dans le diagnostic d'une infection à VIH

La figure 4 résume les différentes étapes d'une méthode d'identification et de dosage des anticorps présents dans un liquide biologique (méthode ELISA).

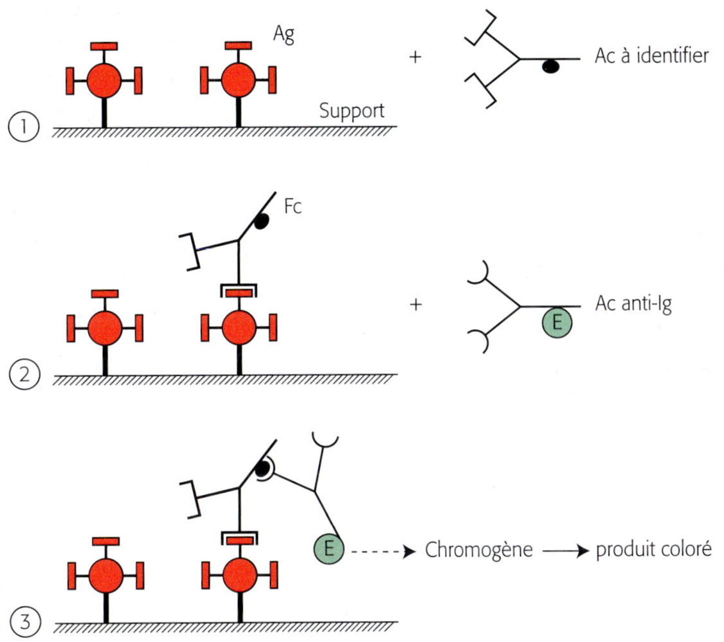

figure 4 **Principe d'un test ELISA (méthode indirecte)**

– **Première étape :** elle consiste à fixer un antigène connu (Ag) sur un support plastique. Cet antigène doit être spécifique de l'anticorps recherché.

– **Deuxième étape :** on ajoute le liquide biologique susceptible de contenir les anticorps recherchés. Après fixation de ces anticorps sur les antigènes, on lave le support pour éliminer tout ce qui n'est pas fixé.

– **Troisième étape :** la présence d'un complexe antigène-anticorps sur le support est révélée par l'addition d'un anticorps anti-immunoglobuline qui se fixe à la partie Fc de l'anticorps recherché restée libre ; l'anticorps anti-immunoglobuline est lui-même couplé à une enzyme E. Le substrat de l'enzyme est incolore (chromogène) alors que le produit résultant de la réaction enzymatique est coloré. L'apparition de la coloration rend visible alors la présence du complexe et donc l'existence des anticorps dans le liquide biologique testé.

Cette méthode dite indirecte est utilisée comme test de dépistage de l'infection à VIH. Il existe une méthode ELISA dite directe, qui permet de rechercher les antigènes viraux dans le sérum (antigène p24) : dans ce cas, ce sont les anticorps anti-VIH qui sont fixés sur le support. Depuis avril 2003, la procédure du diagnostic sérologique à pratiquer en première intention est celle de la méthode ELISA indirecte.

Question

En vous référant à la figure 17 du chapitre 21, expliquer ce choix de la méthode indirecte.

L'immunité à médiation humorale : structure, fonction et production des anticorps

Cours

Les lymphocytes B sont responsables de l'immunité à médiation humorale. Au contact d'un antigène, ils se différencient en plasmocytes et sécrètent les anticorps. Des lymphocytes T, les lymphocytes T4 ou Th, sont également impliqués : ils activent les lymphocytes B ; eux-mêmes sont activés par des cellules du système immunitaire appelées cellules présentatrices de l'antigène (CPA).

Les molécules capables de se combiner à un antigène pour le détruire ou le neutraliser sont appelées anticorps ou immunoglobulines.

L'**immunogénicité** et l'antigénicité sont des propriétés immunologiques voisines mais distinctes, même si elles sont parfois confondues. L'immunogénicité est la capacité à induire une réaction immunitaire spécifique. L'**antigénicité** est la capacité à se combiner spécifiquement avec un anticorps.

La diversité et la spécificité des anticorps

Les chapitres précédents ont montré que l'organisme produisait des anticorps en réponse à une stimulation antigénique. Ces anticorps sont spécifiques des antigènes introduits dans l'organisme. Cette spécificité a pour conséquence une grande diversité des anticorps.

Il n'y a pas d'affinité spécifique d'un anticorps pour un antigène dans sa globalité, mais pour un site particulier de celui-ci appelé **déterminant antigénique** ou **épitope**.

Vocabulaire

SAB Sérum-albumine

La reconnaissance de l'antigène ou plutôt du déterminant antigénique est très stricte : on peut la comparer à l'image de la clé et de la serrure. Le déterminant antigénique ou épitope est la clé qui n'est complémentaire que d'un seul anticorps, la serrure.

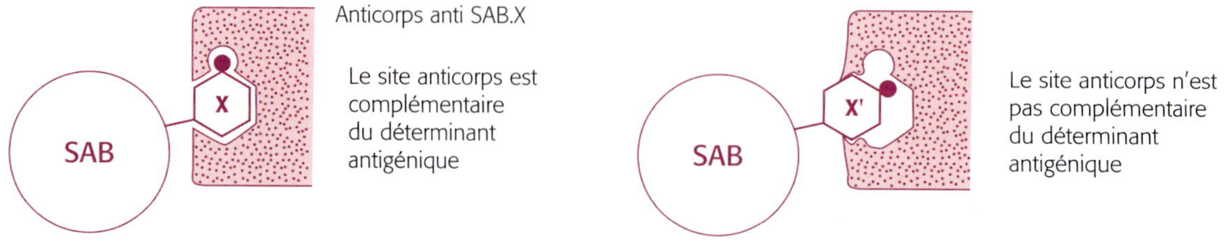

figure 5 **La complémentarité antigène-anticorps**

Les déterminants antigéniques sont des sites particuliers de la molécule d'antigène. Ils correspondent aux régions exposées de la molécule.

Les animaux peuvent fabriquer des anticorps spécifiques contre pratiquement toute substance étrangère à condition qu'elle soit macromoléculaire. Chaque macromolécule antigénique peut posséder plusieurs épitopes et à une macromolécule étrangère précise peuvent donc correspondre plusieurs anticorps (▶ *figure 6*).

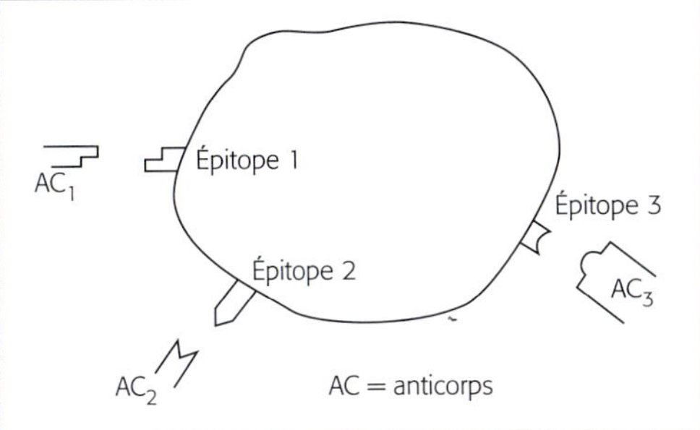

figure 6 **Antigène et épitopes**

La notion de déterminant antigénique peut être illustrée à propos du virus du sida. Trois déterminants antigéniques capables d'induire la formation d'anticorps ont été identifiés dans la molécule gp120. L'épitope le plus important est une boucle polypeptidique constituée de 30 acides aminés, la boucle V3. Malheureusement, cette boucle a une grande variabilité dans sa constitution, et les anticorps neutralisants antiV3 ont une spécificité restreinte.

Structure des anticorps

Les anticorps ou immunoglobulines (Ig) sont des glycoprotéines qui ont toutes la même structure de base :
– 2 chaînes lourdes H identiques (H = *heavy* : lourd) d'environ 50 kDa chacune ;
– 2 chaînes légères L (L = *light* : léger) d'environ 25 kDa chacune.

Les différentes chaînes H et L sont liées les unes aux autres par des ponts disulfure (-S-S-). Cette structure de base peut être représentée par le symbole H2L2 (▶ *figure 7*).

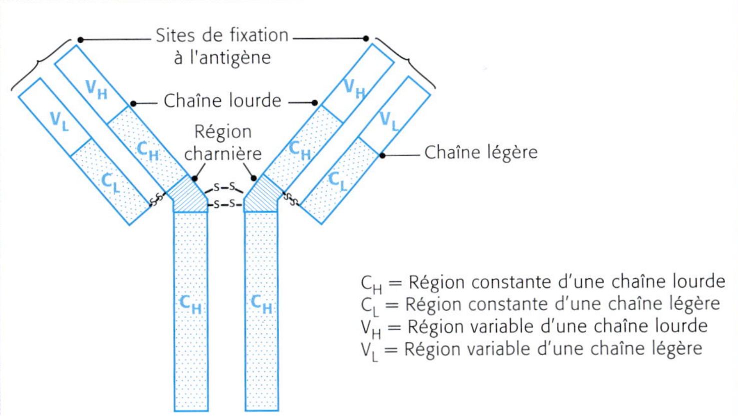

figure 7 **Structure de base d'une immunoglobuline**

Chaque chaîne H et chaque chaîne L possèdent une région variable V, dont la séquence en acides aminés est assez différente selon les anticorps, et une région constante C, identique pour les différents anticorps d'une même classe. Ce sont les extrémités des régions variables qui, du fait de cette variabilité, constituent les sites de reconnaissance et de fixation de l'antigène.

La molécule d'immunoglobuline peut donc être représentée par un **Y** qui possède deux sites de reconnaissance de l'antigène (▶ *figures 8 et 9*). Ces sites de reconnaissance sont appelés **paratopes** du fait qu'ils se combinent spécifiquement aux épitopes de l'antigène.

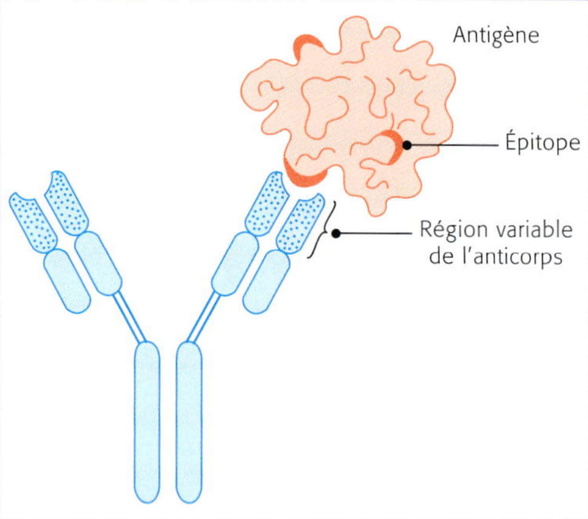

figure 8 **Sites de reconnaissance de l'antigène par l'anticorps**

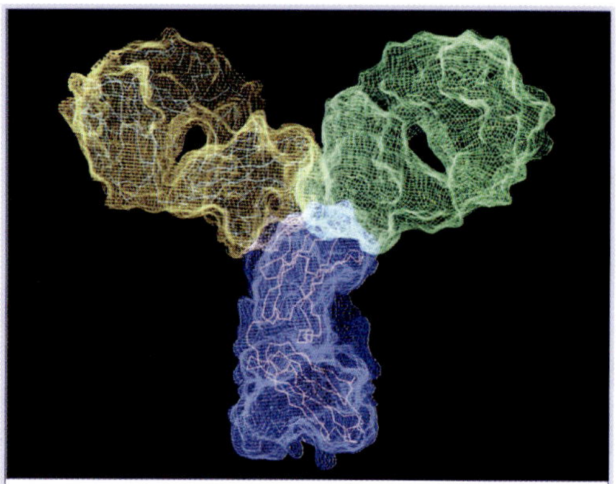

figure 9 **Immunoglobine G. Représentation par ordinateur**

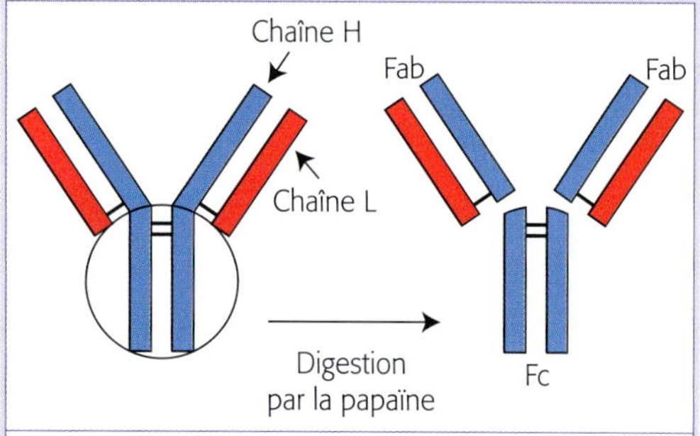

figure 10 **Fragments Fab et Fc obtenus après hydrolyse par la papaïne**

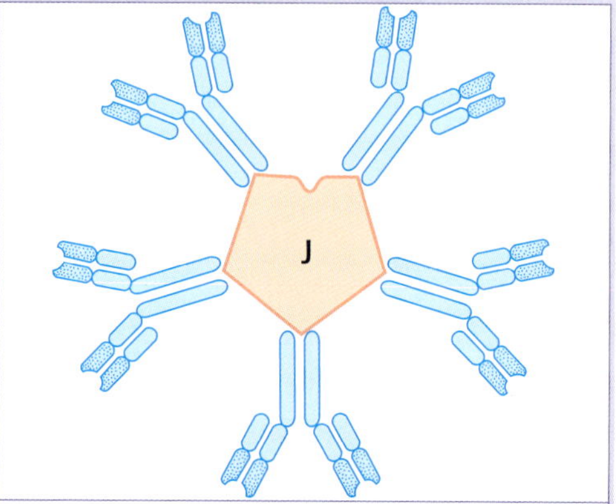

figure 11 **Structure schématique d'une IgM**

Étant de nature protéique, les immunoglobulines peuvent être scindées sous l'action des enzymes protéolytiques. C'est l'étude des fragments obtenus après action de ces enzymes qui a permis d'élucider les relations structure-fonctions des immunoglobulines. Ainsi, sous l'action de la papaïne, on obtient trois fragments : 2 fragments appelés Fab (ab correspondant à *antigen-binding*) et un fragment Fc (car il cristallise facilement). Les fragments Fab se lient à l'antigène, et le fragment Fc est responsable des fonctions biologiques des immunoglobulines : activation du complément et liaison aux membranes cellulaires (▶ *figure 10*).

Les différentes classes d'immunoglobulines se différencient par la nature de leur chaîne lourde et, plus précisément, de la partie constante de ces chaînes lourdes (C_H). On distingue ainsi les IgA, les IgD, les IgE, les IgG et les IgM. Leurs chaînes lourdes sont respectivement appelées α, γ, μ, ε, δ.

Il existe deux types de chaînes légères, κ (kappa) et λ (lambda), que l'on retrouve indifféremment dans toutes les classes d'anticorps.

Certaines immunoglobulines peuvent être des polymères de la structure de base. Elles sont alors symbolisées par $(H2L2)_n$.

Les IgG, IgD et IgE sont monomériques. Les IgA peuvent être monomériques ou dimériques (n = 1 ou n = 2) et les IgM sont pentamériques (n = 5) (▶ *figure 11*). Il en résulte que la valence d'une immunoglobuline monomérique est 2 car elle possède 2 sites de reconnaissance de l'antigène aux deux extrémités variables. La valence d'une IgM est 10 car elle peut se lier à 10 déterminants antigéniques identiques.

N.B. : J est une chaîne polypeptidique qui assure la jonction entre les monomères.

Rôles et caractéristiques fonctionnelles des anticorps

1. Caractéristiques fonctionnelles des anticorps

Lorsqu'un anticorps rencontre l'antigène correspondant, il forme des complexes immuns qui sont généralement éliminés par les cellules phagocytaires. Cette rencontre peut aussi aboutir à la neutralisation d'une toxine bactérienne (▶ *activité 1*) ou à l'inhibition de la fixation d'un virus sur les cellules de l'hôte.

Les anticorps ont une double fonction, qui est la conséquence de la dualité de leur structure :

– les régions variables constituent les paratopes qui, du fait de leur grande variabilité, sont capables de reconnaître une très grande diversité de déterminants antigéniques ;
– les régions constantes confèrent à la molécule des propriétés effectrices identiques pour toutes les immunoglobulines.

Ces propriétés effectrices sont la facilitation de la phagocytose ou opsonisation, la neutralisation des toxines, l'activation du complément (▶ *figure 12*).

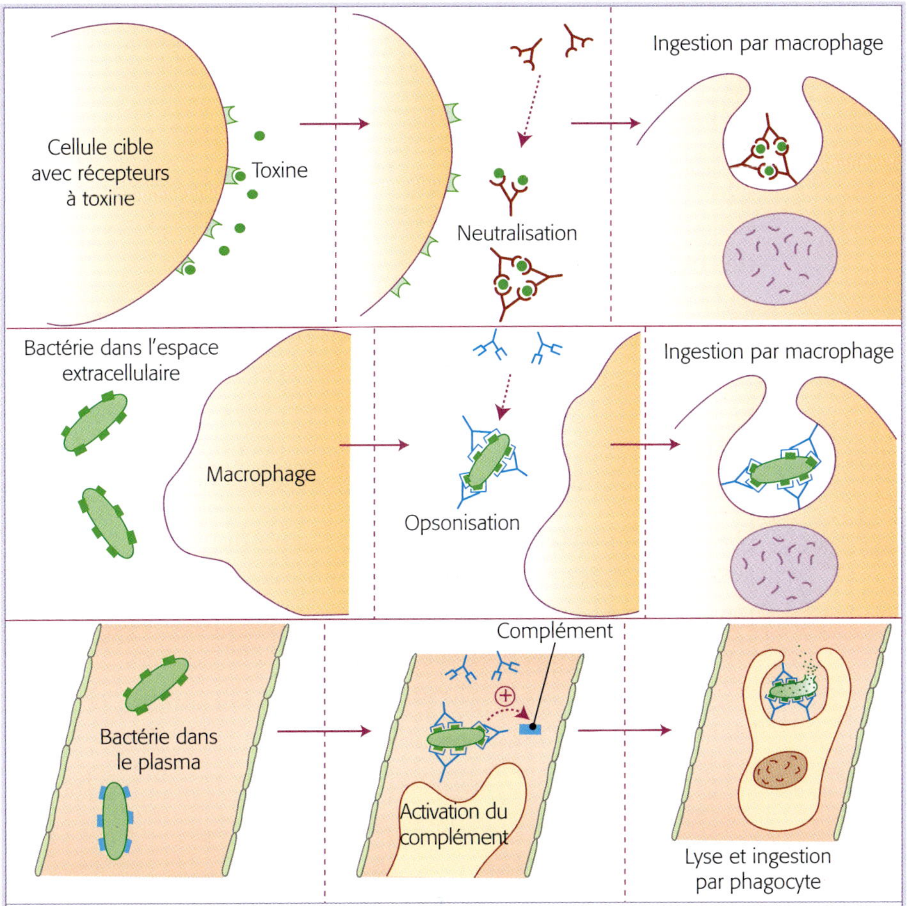

figure 12 **Les trois fonctions effectrices des anticorps**

L'opsonisation : elle a été décrite au chapitre 18. Ce rôle est assuré par les IgG et les IgM. Des protéines, appelées récepteurs du Fc (FcR), sont présentes à la surface des macrophages et des neutrophiles, et ces protéines sont capables de se fixer à la région constante des immunoglobulines.

La neutralisation des toxines : ce sont les IgG qui interviennent directement. Les paratopes de l'anticorps (ou antitoxines) se fixent sur les groupements moléculaires biologiquement actifs de la toxine, et celle-ci ne peut plus alors se fixer sur les cellules cibles.

L'activation du complément : le complément peut être activé de deux manières :

• **La voie classique :** la fixation sur l'anticorps de l'antigène d'une bactérie, d'un virus enveloppé ou d'une cellule reconnue

comme étrangère modifie la partie constante de l'anticorps qui est alors reconnue par un composant du complément. Il en résulte une activation du complément, qui a deux effets :
– une opsonisation de la particule à détruire par des protéines du complément ;
– la formation d'un « complexe d'attaque membranaire », qui perfore la particule, ce qui entraîne sa destruction.

▶ *Remarque :* le complément est un ensemble de protéines détruites lors d'un chauffage à 56 °C pendant 30 minutes.

• **La voie alterne :** l'activation du complément peut être déclenchée directement, c'est-à-dire en l'absence d'anticorps, par la surface de certaines particules activatrices, comme des enveloppes bactériennes. Là aussi les deux conséquences sont l'opsonisation et la lyse de la particule concernée.

2. Le rôle des différentes classes d'immunoglobulines

▶ Seules les IgG peuvent traverser la barrière placentaire et conférer ainsi au fœtus une immunité passive.

Les IgG et les IgM sont les anticorps quantitativement les plus importants dans le sérum (80 % du total des anticorps). Les IgG neutralisent les toxines bactériennes et ont un pouvoir opsonisant. Les IgM ont un pouvoir agglutinant qu'explique leur multivalence. Les deux classes sont capables de fixer et d'activer le complément.

▶ Les IgA confèrent par le biais du lait maternel une immunité passive au nourrisson.

Les IgA ont un rôle fondamental dans l'immunité des muqueuses, notamment au niveau intestinal, empêchant ainsi les agents microbiens de se fixer à la surface des cellules épithéliales. On les trouve aussi dans la salive, les larmes et le lait.

▶ Les IgD ne constituent que 1 % des Ig sériques. Leur rôle est mal connu. Elles interviennent peut-être dans l'activation des cellules B par l'antigène.

Les IgE sont présentes dans le sérum à une concentration très faible. Elles sont responsables des phénomènes d'hypersensibilité immédiate comme l'asthme allergique ou le rhume des foins.

3. Les anticorps chez le nouveau-né

Normalement, les IgG traversent le placenta, s'accumulent dans le sang du fœtus et sont présentes à des taux élevés à la naissance. Elles diminuent ensuite rapidement car elles sont dégradées par le métabolisme cellulaire.

À partir du 6e mois de grossesse, le fœtus fabrique des IgM. Cette production est complétée à la naissance par la fabrication par le nourrisson de ses propres IgG et plus tard de ses propres IgA. À l'âge de 1 an, les taux d'IgG, d'IgM et d'IgA représentent respectivement environ 80 %, 75 % et 20 % des taux rencontrés chez l'adulte.

Les IgA maternelles transmises au nourrisson par le colostrum du lait pendant l'allaitement se fixent sur le tractus gastro-intestinal du bébé et complètent les défenses immunitaires par une immunité muqueuse passive.

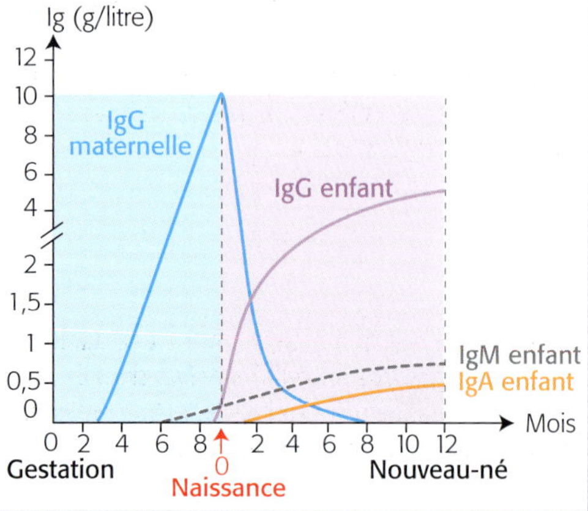

figure 13 **Les immunoglobulines du fœtus et du nourrisson**

La production des anticorps

Ce sont les lymphocytes B qui synthétisent les anticorps. Les immunoglobulines sont enchâssées dans la membrane des lymphocytes B. Elles jouent au niveau des membranes un rôle de récepteur et fixent les épitopes antigéniques. Cette fixation entraîne l'activation des lymphocytes B, qui se transforment en plasmocytes qui sécrètent alors leurs immunoglobulines.

1. La théorie de la sélection clonale

Ainsi, le système immunitaire peut répondre à des millions d'antigènes différents. Il a donc une très grande spécificité et on peut se demander comment il peut affronter une telle diversité. Cette diversité s'explique par la théorie de la sélection clonale. Chaque individu produit au hasard une énorme diversité de familles de lymphocytes. Chaque famille de lymphocytes, ou **clone**, est capable de reconnaître un épitope déterminé et un seul. La fixation de l'antigène sur son lymphocyte (par le biais d'un récepteur spécifique de ce dernier) active ce lymphocyte et induit sa multiplication et sa différenciation.

Ainsi, les lymphocytes sont prédéterminés pour répondre à un antigène particulier avant même d'avoir été confrontés à cet antigène.

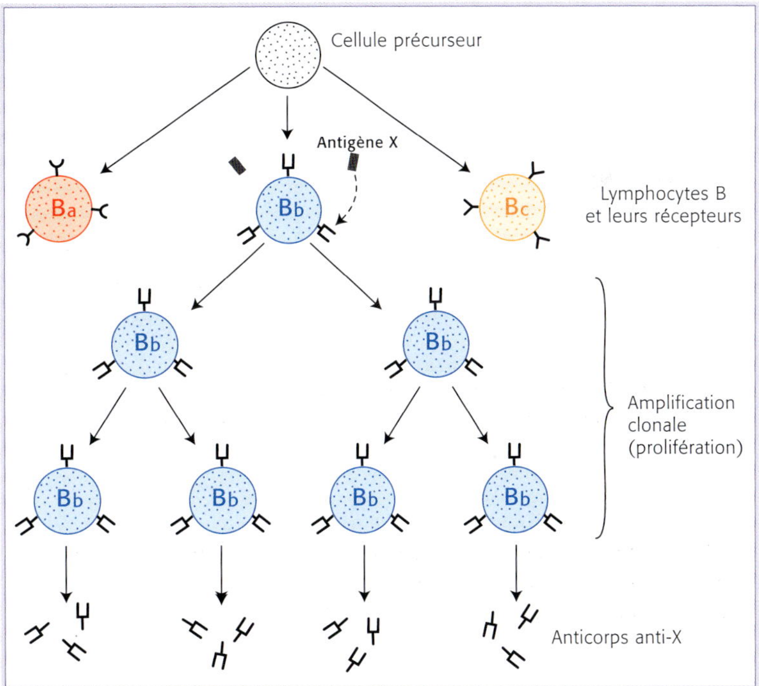

figure 14 **Théorie de la sélection clonale**

Cette théorie est résumée dans la figure 14. À titre d'exemple, trois familles de lymphocytes B y sont représentées, chaque famille portant une immunoglobuline particulière. La rencontre de l'épitope X avec le récepteur du lymphocyte Bb (récepteur qui est une immunoglobuline ancrée dans la membrane) provoque la prolifération du clone correspondant, sa différenciation en plasmocytes et la libération des anticorps anti-X.

▶ Cette théorie s'applique également aux lymphocytes T. Chaque lymphocyte T est caractérisé par un récepteur ancré dans la membrane (et qui n'est pas une immunoglobuline). Un clone de lymphocytes T est activé par un antigène donné qui se fixe sur son récepteur complémentaire.

Lorsqu'un lymphocyte B, qui n'a jamais été en contact avec un antigène (cellule dite naïve), rencontre pour la première fois l'antigène qui correspond à son anticorps membranaire, la liaison de l'antigène et de l'anticorps provoque la division rapide de la cellule. Les cellules qui en résultent se différencient en lymphocytes B à mémoire et en cellules effectrices appelées plasmocytes.

▶ Les lymphocytes B à mémoire ont une durée de vie plus longue que les cellules naïves dont ils sont issus. Ils continuent à exprimer le même anticorps membranaire que ces cellules naïves.

Les plasmocytes produisent l'anticorps sous une forme qui peut être sécrétée. La transformation d'un lymphocyte B en plasmocyte se caractérise par des modifications morphologiques attestant d'une grande activité sécrétoire : important réticulum endoplasmique rugueux et très nombreux ribosomes. Ces plasmocytes ne vivent que quelques jours, mais produisent de très grandes quantités d'anticorps : un seul plasmocyte peut sécréter plus de 2 000 molécules d'anticorps par seconde.

Remarque : il existe également des cellules T à mémoire.

2. Rôle des lymphocytes T4 dans la production des anticorps

L'expérience relatée dans l'activité 2 démontre que les lymphocytes T sont produits dans le thymus et que les lymphocytes B sont fabriqués dans la moelle osseuse. Le thymus et la moelle osseuse font partie des organes lymphoïdes centraux. Les organes lymphoïdes périphériques sont les ganglions lymphatiques et la rate. Ils contiennent les deux types de lymphocytes : les lymphocytes B et les lymphocytes T.

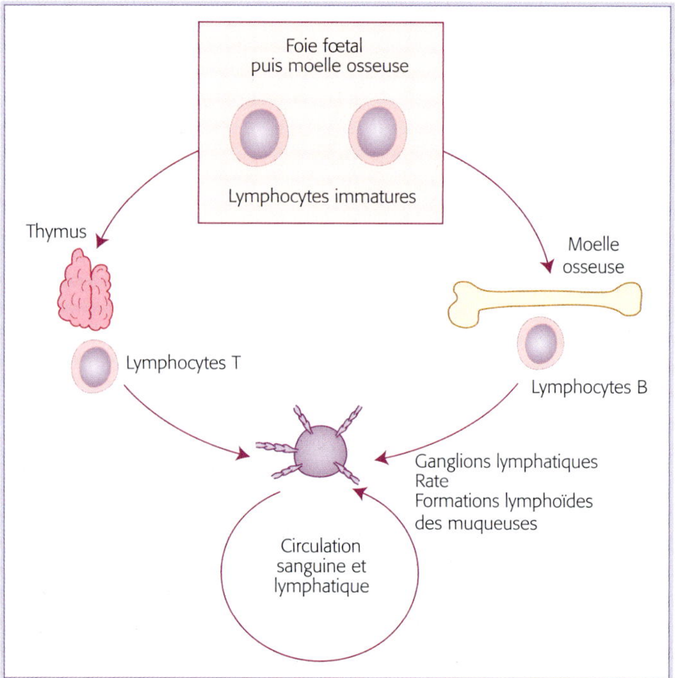

figure 15 **Circulation des lymphocytes**

Les lymphocytes

Ce sont des cellules de 7 à 12 μm de diamètre avec un cytoplasme basophile peu abondant.

Tous les lymphocytes sont issus de **cellules souches** de la moelle osseuse rouge. On y distingue les lymphocytes T, qui se développent dans le thymus, et les lymphocytes B, qui, chez les mammifères, se forment dans le foie chez le fœtus puis dans la moelle osseuse. Ces lymphocytes T ou B quittent ensuite le thymus ou la moelle osseuse et sont acheminés par voie sanguine jusqu'aux ganglions lymphatiques, à la rate et aux autres formations lymphoïdes associées aux muqueuses.

C'est dans ces organes lymphatiques périphériques qu'ils sont activés au contact des antigènes. Ils deviennent alors fonctionnels et sont mis en circulation dans le sang et la lymphe, ce qui leur permet d'agir dans toutes les régions de l'organisme (▶ *figure 15*).

Les lymphocytes B sont responsables de l'immunité à médiation humorale. Ils se différencient en plasmocytes, cellules qui sécrètent les anticorps.

Les lymphocytes T comprennent les lymphocytes T4 et les lymphocytes T8.

Les lymphocytes T4

L'expérience décrite dans l'activité 2 montre le rôle activateur des lymphocytes T4 (ou Th) dans la production des anticorps par les lymphocytes B. Ce sont les lymphocytes T4 qui sont responsables de cette activation, d'où leur nom d'auxiliaire ou de *helper* (aide).

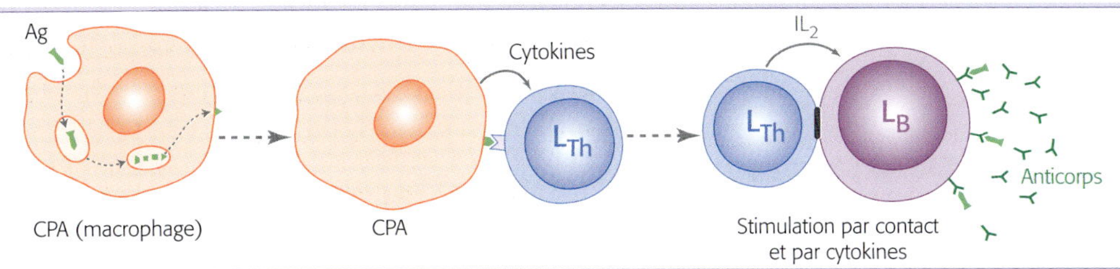

figure 16 **Activation des lymphocytes B**

L'activation des lymphocytes B par les lymphocytes T4 est réalisée de deux manières : d'une part, par des interactions membranaires directes entre les LB et les LT4, d'autre part, par des médiateurs solubles, les cytokines comme l'interleukine 2. Ces lymphocytes T4 sont eux-mêmes activés par des cellules du système immunitaire dites cellules présentant l'antigène (CPA), comme les macrophages. L'antigène est capté puis digéré par une CPA qui en présente des fragments aux LT4. C'est cette « présentation » qui active les LT4 qui activent à leur tour les LB (▶ *figure 16*).

Les lymphocytes T4 reconnaissent seulement les fragments antigéniques combinés à des molécules de classe II du CMH. Cela signifie que l'antigène est d'origine exogène et qu'il est « apprêté » par des CPA (macrophages par exemple). La figure 17 résume cette reconnaissance et cette présentation.

Les lymphocytes Th possèdent aussi des molécules de classe I du CMH puisque ces molécules existent dans pratiquement toutes les cellules nucléées, mais ces molécules n'interviennent pas lorsque l'antigène est d'origine exogène.

Les lymphocytes Th activent également, grâce à la production de cytokines, les lymphocytes cytotoxiques.

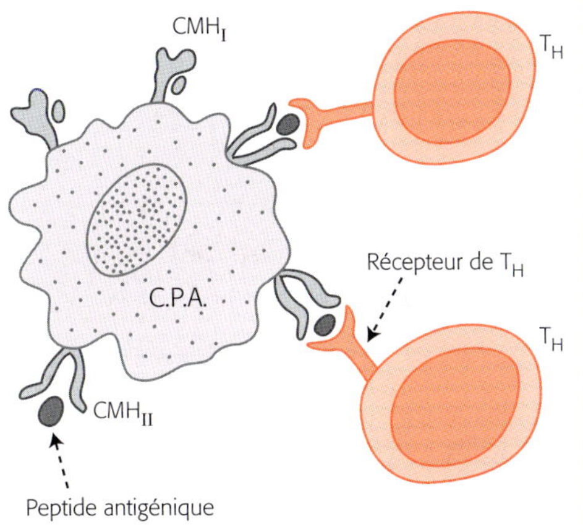

figure 17 **Rôle des molécules du CMH II dans la reconnaissance de l'antigène par les cellules Th**

▶ Les cytokines constituent une famille de molécules impliquées dans la réaction immunitaire. Une cytokine peut se fixer aux récepteurs de la membrane de la cellule qui l'a sécrétée : c'est une sécrétion **autocrine**. Elle peut se fixer sur des récepteurs de cellules voisines : on parle d'effet **paracrine**.

▶ Les **interleukines** sont des cytokines produites essentiellement par les leucocytes. L'interleukine 2 (IL_2) est sécrétée par les lymphocytes T_4. Elle induit la croissance et l'activation des lymphocytes T (T_4 et T_8), l'activation des cellules NK et la prolifération des lymphocytes B. Elle a donc à la fois un rôle autocrine et un rôle paracrine.

La réaction antigène-anticorps : application au diagnostic

Ces applications portent sur deux domaines :

- soit la recherche d'anticorps dirigés contre un antigène particulier et témoignant alors d'une réaction immunitaire physiologique : lorsque ces anticorps sont recherchés dans le sérum, on parle de **sérodiagnostic** ;
- soit la caractérisation d'un antigène ; il importe dans ce cas de disposer d'anticorps qui permettent de mettre en évidence un antigène en solution mais aussi un antigène cellulaire sur des coupes de tissus ou sur des cellules isolées.

Il convient alors d'utiliser deux sources d'anticorps :
– des **anticorps polyclonaux** provenant d'un sérum renfermant un mélange d'anticorps de spécificités différentes, tous dirigés contre la même molécule immunogène, mais contre des épitopes différents de cette molécule ;
– des **anticorps monoclonaux**, qui sont produits par une même famille de lymphocytes (un clone, ▶ *figure 14*) et qui sont dirigés contre un seul épitope.

1. Réactions de précipitation

Lorsqu'un antigène multivalent est mélangé dans un milieu liquide avec un anticorps multivalent dans des proportions définies, il se forme un précipité visible à l'œil nu. La précipitation se produit à l'équivalence des concentrations en épitopes et en paratopes. On peut citer, à titre d'exemple d'application, l'**immunodiffusion double en milieu gélifié** ou méthode d'Ouchterlony.

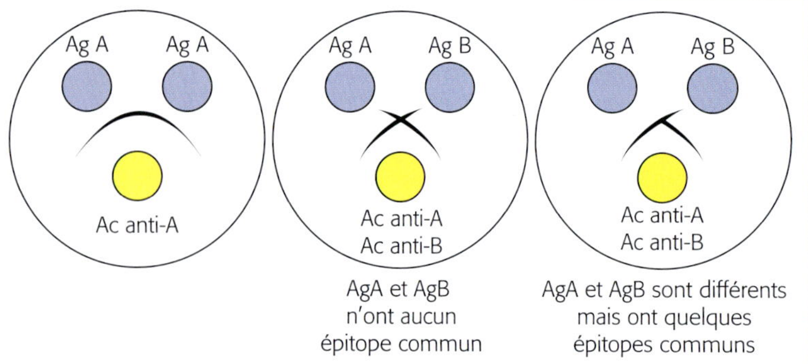

figure 18 **Technique d'Ouchterlony**

Un antigène et un anticorps sont déposés respectivement dans des puits différents creusés dans une gélose. Ils diffusent alors dans le gel autour du puits et, lorsqu'ils se rencontrent, ils vont se complexer sur un front où leur rapport de concentration est optimal. Ce front se matérialise par un arc de précipitation. On peut alors mettre en évidence des réactions d'identité entre des antigènes (▶ *figure 18*).

2. L'agglutination

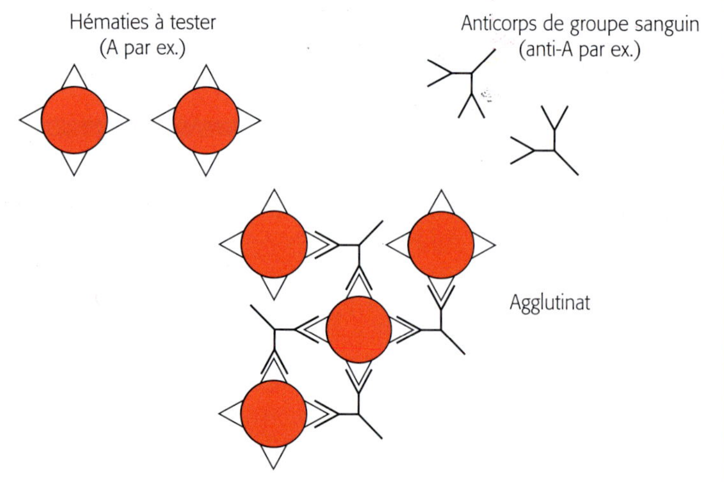

figure 19 **Réaction d'agglutination : exemple de la détermination des groupes sanguins**

La réaction d'agglutination est provoquée par la fixation d'anticorps à des antigènes de surface (cellules et micro-organismes). On utilise cette réaction d'agglutination dans la détermination des groupes sanguins : les antigènes A, B ou O sont portés par les globules rouges (agglutinogènes) et les anticorps anti-A ou anti-B sont présents dans le sérum (agglutinines).

Des antigènes solubles peuvent être fixés à de grosses particules (cellules, billes de latex), ce qui permet alors une agglutination visible et donc une caractérisation plus facile.

3. Réactions utilisant un marquage

Pour visualiser une réaction antigène-anticorps, on peut avoir recours à des systèmes de marquage. On peut par exemple marquer des antigènes par des isotopes radioactifs ou utiliser des anticorps conjugués à une enzyme qui transforme un substrat chromogène en un produit coloré. Un exemple caractéristique est celui de la méthode ELISA décrite dans l'activité 4 (▶ *figure 4*).

L'immuno-empreinte ou technique de « **Western blot** » consiste à séparer par électrophorèse les constituants d'un mélange contenant l'antigène recherché. Les molécules ainsi séparées sont transférées sur une membrane de nitrocellulose. L'antigène est ensuite repéré après incubation avec une solution de l'anticorps spécifique de l'antigène, couplé à un marqueur (comme une enzyme) ou radiomarqué.

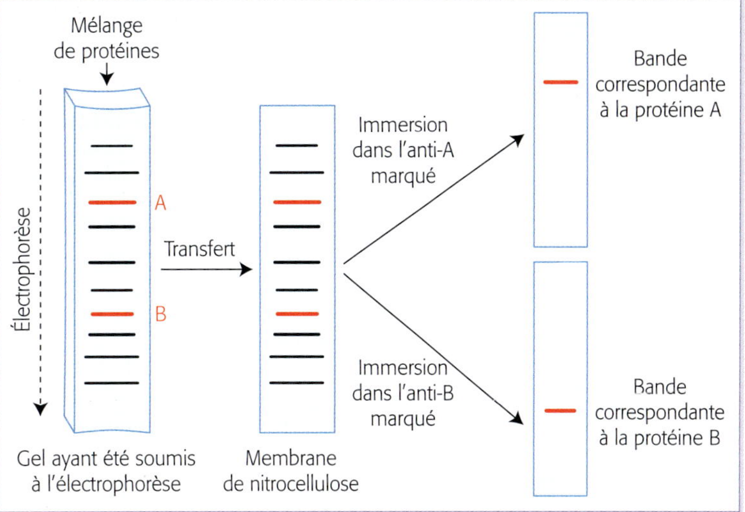

figure 20 **Western blot**

4. Diagnostic de l'infection à VIH

Depuis avril 2003, la procédure du diagnostic sérologique à pratiquer en première intention a été modifiée. On pratique deux tests de dépistage de type ELISA sur le sérum du sujet suspect d'infection, ce qui permet de détecter les anticorps anti-VIH1 et anti-VIH2. Si le résultat est doublement négatif, on peut affirmer l'absence de séroconversion vis-à-vis du VIH. Si le résultat est dissocié ou doublement positif, on réalise un Western-blot comme test de confirmation sur le même prélèvement.

En ce qui concerne les enfants nés de mères séropositives, les anticorps maternels transmis à l'enfant persistent pendant une grande partie de la première année de vie, rendant donc le diagnostic très difficile. Le diagnostic direct de détection du virus est alors le procédé le plus pertinent. Il convient alors d'isoler puis d'amplifier l'ARN viral ou l'ADN proviral. Comme cette quantité est faible, elle est peu décelable, d'où la nécessité de l'amplifier par une réaction appelée **PCR (*Polymerase Chain Reaction*)**.

▶ **PCR (*Polymérase Chain Reaction*) :**
La réaction de polymérisation en chaîne utilise une enzyme, la Taq polymérase, qui copie *in vitro* une molécule d'ADN un très grand nombre de fois au cours de plusieurs cycles successifs.

Chaque cycle comprend :
– une dénaturation par la chaleur à 95 °C pour séparer les 2 brins d'une molécule d'ADN ;
– la copie des 2 brins par la Taq polymérase à 70-72 °C.

À l'issue de chaque cycle, on double donc la quantité d'ADN initiale.

La tuberculose pulmonaire : une maladie opportuniste

Activités

Introduction aux activités

Les activités proposées présentent la tuberculose pulmonaire et l'agent infectieux responsable. Elles mettent en évidence le rôle de la vaccination dans la prévention des infarctus et celui des antibiotiques dans la lutte antibactérienne.

Activité 1

La tuberculose pulmonaire

Donnée 1 Mme Marguerite Gautier consulte un pneumologue à la suite d'un certain nombre de signes d'appel :
- des signes respiratoires : hémoptysie minime, toux avec expectoration jaunâtre ou verdâtre, dyspnée, orthopnée, douleurs thoraciques ;
- des signes généraux : asthénie, anorexie, amaigrissement, fièvre traînante, sueurs nocturnes.

L'examen clinique : il est précédé d'un interrogatoire qui permet de rechercher un terrain favorable (éthylisme, dénutrition, séropositivité au VIH...), un passé tuberculeux (antécédent de primo-infection ou de tuberculose pulmonaire). L'examen clinique permet d'apprécier l'état général : poids, température, asthénie, dénutrition. La percussion révèle une matité dans les régions atteintes et l'auscultation permet de déceler un murmure vésiculaire diminué (bruits respiratoires doux et de basse tonalité).

La radiographie de thorax révèle :
- des nodules de taille variable, isolés ou groupés ;
- des infiltrats minimes ;
- des cavernes (excavation par perte de substance au sein d'un infiltrat).

L'analyse bactériologique : on recueille les expectorations matinales de la patiente et on en fait une analyse bactériologique.

On peut identifier des cellules d'origine pulmonaire, des macrophages, des cellules de l'épithélium bronchique et un certain nombre de bactéries de formes diverses : des *cocci* (forme sphérique), des bacilles (formes en bâtonnets). L'une de ces bactéries est anormalement présente dans l'expectoration : il s'agit de *Mycobacterium tuberculosis*.

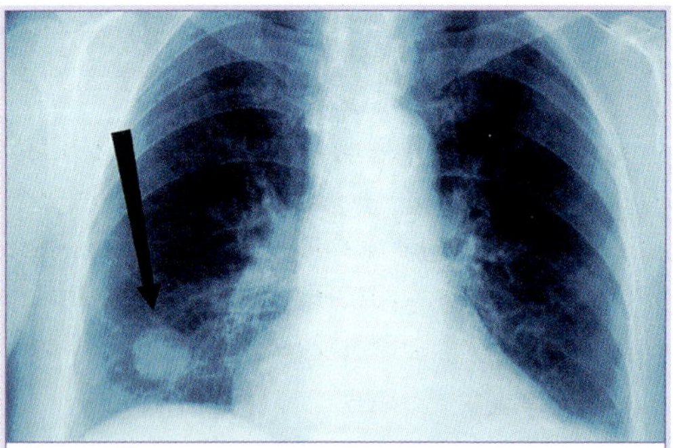

figure 1 **Radiographie de thorax d'un malade tuberculeux**

Questions

1 Définir les termes suivants : hémoptysie, dyspnée, orthopnée, asthénie, anorexie.

2 Que désigne la flèche dans la figure 1 ? Cette observation permet-elle de s'orienter vers un diagnostic de tuberculose ?

3 Selon leurs formes et leurs modes de groupement, on classe les bactéries en bacilles, vibrions, diplocoques, streptocoques, staphylocoques... Rechercher la définition de ces termes et donner un exemple de maladie associée à chacun de ces types bactériens. Quel est le terme qui correspond à la forme de *Mycobacterium tuberculosis* ?

4 Interpréter sur le plan immunologique les résultats décrits dans la donnée 2. Pourquoi dans le sida la tuberculose est-elle définie comme une maladie opportuniste ?

5 Définir une infection nosocomiale et en dégager les causes essentielles.

6 L'isoniazide est qualifié de substance bactéricide. Expliquer pourquoi.

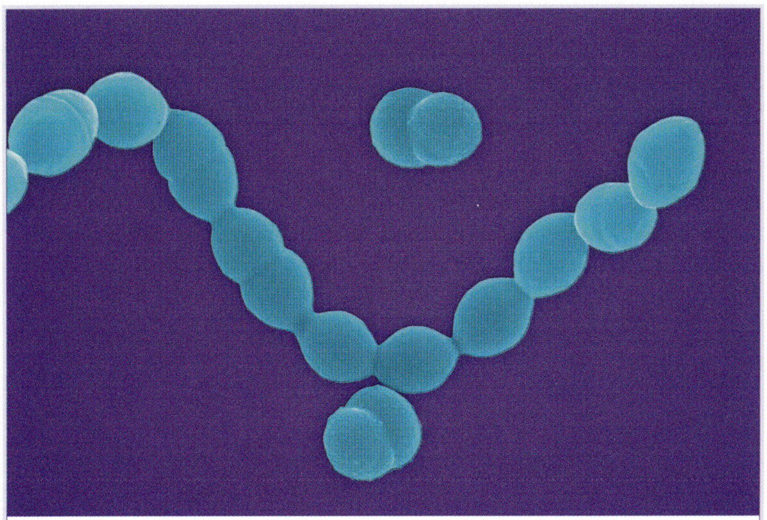

figure 2 **Streptocoque**

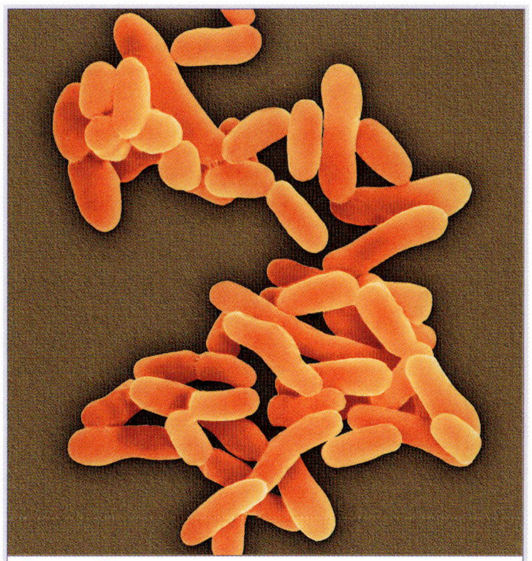

figure 3 **Mycobacterium tuberculosis**

Donnée 2 L'histoire naturelle de la tuberculose passe par trois étapes : la contamination, la tuberculose infection ou primo-infection tuberculeuse (PIT) et la tuberculose maladie. La primo-infection tuberculeuse est dans la très grande majorité des cas asymptomatique. Seulement 10 % des individus infectés développeront la maladie.

En cas de thérapeutique immunosuppressive (corticoïdes par exemple), on constate un développement de cette maladie.

L'incidence de la tuberculose maladie chez les individus VIH-positifs peut atteindre 50 à 60 % des patients tuberculeux en Afrique subsaharienne.

Les trithérapies anti-VIH ont réduit de 80 % le nombre de cas de tuberculose maladie chez les patients VIH-positifs à haut risque.

Donnée 3 Plusieurs épidémies nosocomiales, survenues aux États-Unis et en France, ont été causées par des souches de *Mycobacterium tuberculosis* résistantes à des médicaments antituberculeux (isoniazide et rifampicine). Sur 87 cas de tuberculose nosocomiale identifiés dans quatre hôpitaux américains, 83 sont survenus chez des patients infectés par le VIH dont 76 ayant un sida déclaré.

L'isoniazide est une molécule qui inhibe la fabrication de composés constituant la paroi des mycobactéries, les acides mycoliques.

Les parois bactériennes protègent notamment les bactéries de la phagocytose et les acides mycoliques confèrent à cette paroi un caractère d'imperméabilité.

Activité 2 Immunité de l'infection tuberculeuse

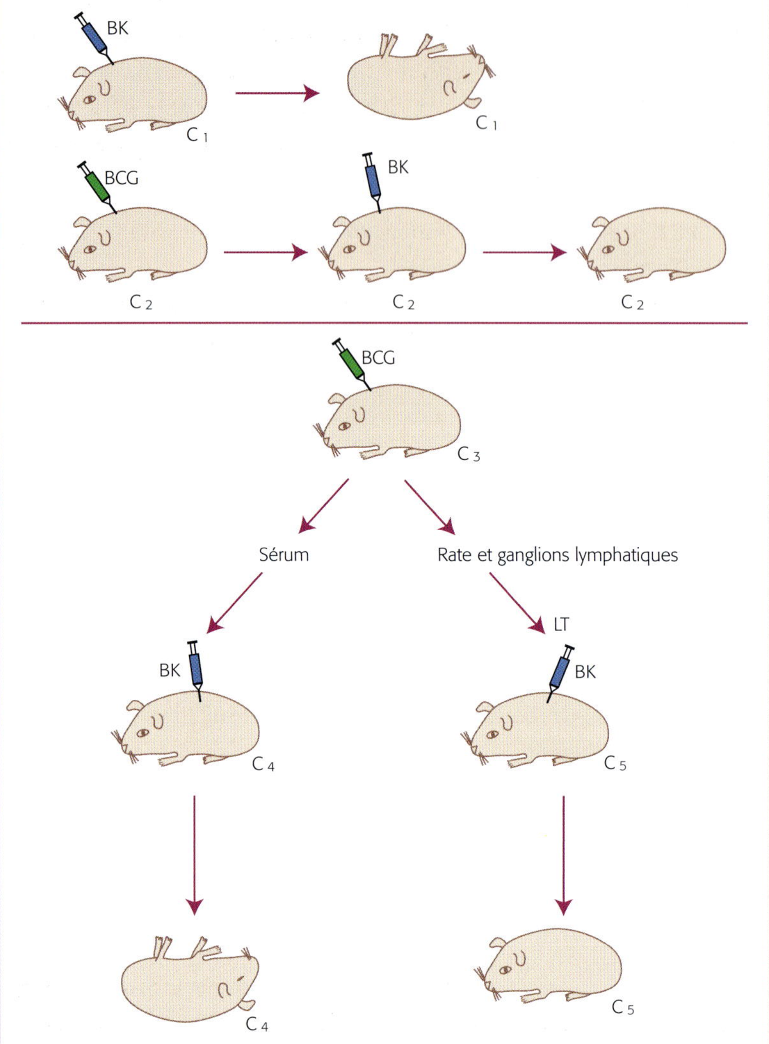

figure 4 **Mécanisme de l'immunité mis en œuvre dans l'infection tuberculeuse**

Donnée 1

En 1908, les bactériologistes Calmette et Guérin cultivent une bactérie isolée d'une lésion de mammite tuberculeuse affectant une vache. Ces bactériologistes effectuent de nombreux repiquages de la souche et constatent une atténuation de sa virulence. En outre, les jeunes bovins inoculés par cette souche atténuée et vivant au contact d'animaux tuberculeux sont nettement plus résistants que les animaux non traités par la souche repiquée.

Très rapidement, l'innocuité de cette souche atténuée (appelée BCG ou bacille de Calmette et Guérin) est prouvée (1921-1924) et, chez les nourrissons et les enfants ainsi protégés, on observe une diminution de plus de la moitié de la mortalité par comparaison avec un groupe contrôle.

Cette induction volontaire d'une immunité protectrice contre un pathogène donné est appelée vaccination et l'agent inducteur est appelé vaccin. Le BCG est un vaccin bactérien vivant fabriqué à partir d'une souche voisine du BK, *Mycobacterium bovis*, qui a perdu sa virulence grâce à 230 passages sur pomme de terre biliée glycérinée.

Donnée 2

– On administre du BCG à un cobaye C2 (▶ *figure 4*) puis, quelques jours plus tard, on lui injecte une suspension de BK : l'animal ne meurt pas. Une injection de la même suspension de BK sur un autre cobaye C1, non traité préalablement par le BCG, entraîne la mort de l'animal.

– On administre du BCG à un cobaye C3 puis, après quelques jours, on en recueille le sérum sanguin, d'une part, la rate et des ganglions lymphatiques, d'autre part. On extrait les lymphocytes T de la rate et des ganglions.

– On injecte le sérum à un animal C4 et les lymphocytes T à un cobaye C5.

– Quelques jours après ces injections, on administre du BK à chacun des animaux C4 et C5 : C4 meurt et C5 survit.

Questions

1 Ces expériences permettent-elles de distinguer virulence et pouvoir immunogène ?

2 Quels sont les cobayes qui ont été « vaccinés » ?

3 L'immunité développée chez ces cobayes est-elle conférée par les lymphocytes T ou le sérum ? S'agit-il d'une immunité à « médiation humorale » ou à « médiation cellulaire » ? Justifier les réponses.

Activité 3

Les antibiotiques

Donnée 1 En 1928, à son retour de vacances, Alexander Fleming constate que des cultures de staphylocoques qu'il avait laissées dans son laboratoire sont contaminées par un champignon microscopique, *Penicillium notatum*, cultivé dans un laboratoire attenant. Il constate en outre que les staphylocoques ne se développent pas dans le proche voisinage du champignon.

Il fait l'hypothèse que le *Penicillium* sécrète une substance qu'il appelle pénicilline et il écrit :
« La pénicilline… peut constituer par application ou par injection un antiseptique efficace contre les microbes. »

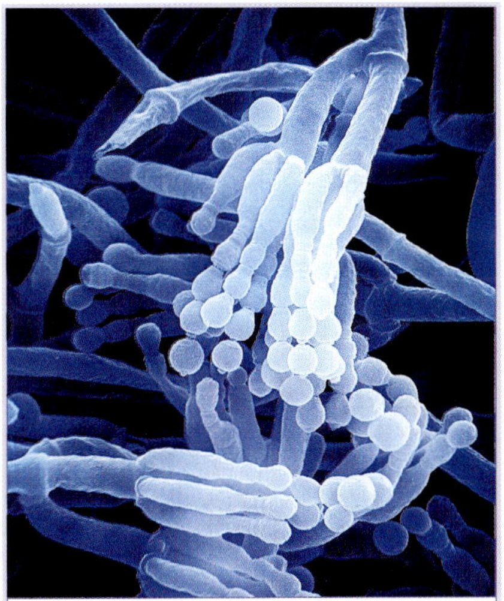

figure 5 **Souche de Penicillium**

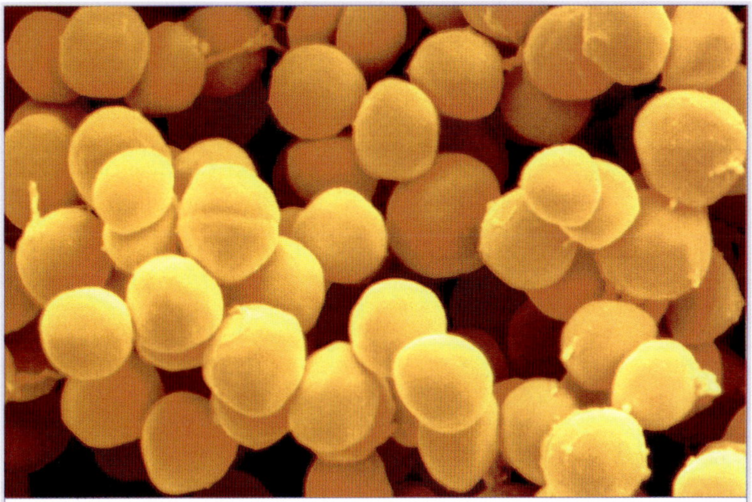

figure 6 **Staphylocoques dorés**

Donnée 2 On peut extraire la pénicilline d'une culture de *Penicillium*. On prépare également une boîte de Pétri dont on recouvre la surface avec un bouillon de culture de staphylocoques. On dépose 7 disques imprégnés de quantités croissantes de pénicilline sur cette boîte. Après 24 heures, on obtient les résultats de la figure 8 : on constate notamment que le diamètre de chaque zone circulaire autour du disque est d'autant plus grand que la quantité de pénicilline contenue dans le disque correspondant est plus élevée. On obtient un antibiogramme.

Questions

1. Rechercher la signification du terme « antiseptique » utilisé par Fleming. Ce terme peut-il être assimilé à « antibiotique » ?

2. Comment peut-on expliquer les résultats obtenus dans la figure 8 ? Comment pourrait-on déterminer la quantité de pénicilline contenue dans un disque à partir de la technique utilisée dans la donnée 2 ?

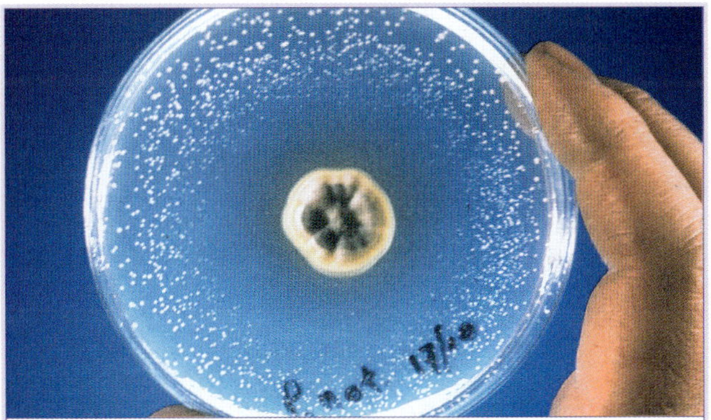

figure 7 **Action du Penicillium sur le staphylocoque**

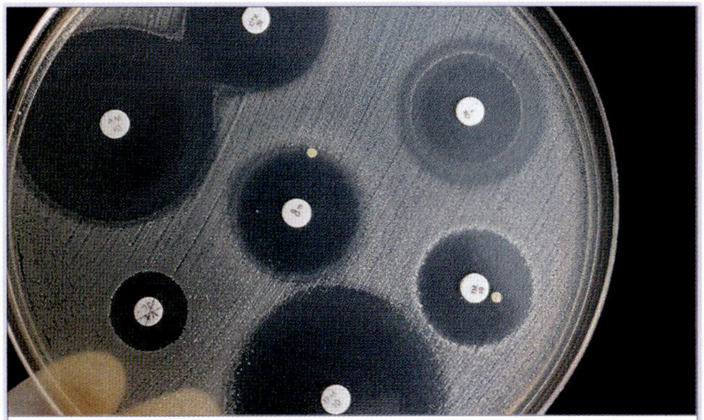

figure 8 **Antibiogramme**

La tuberculose pulmonaire : une maladie opportuniste

Cours

Les maladies infectieuses apparaissent quand le pouvoir pathogène des micro-organismes l'emporte sur les moyens de défense de l'organisme. À côté des bactéries pathogènes proprement dites, responsables de nombreuses maladies contagieuses épidémiques ou endémiques caractéristiques, on définit des bactéries pathogènes opportunistes qui provoquent des infections dans les organismes dont les défenses sont compromises. C'est pour cette raison que la tuberculose pulmonaire peut être considérée maintenant comme une infection opportuniste du fait de sa recrudescence chez les individus immunodéprimés. En France, la tuberculose est la manifestation inaugurale du sida dans 25 % des cas.

La tuberculose est un problème de santé publique à l'échelle mondiale : d'après l'OMS, près de huit millions de personnes en seraient atteintes chaque année, avec deux millions de décès. Les pays les plus touchés sont les pays les plus pauvres. Cette situation est fortement liée à la progression de l'épidémie à VIH, notamment en Afrique.

La tuberculose

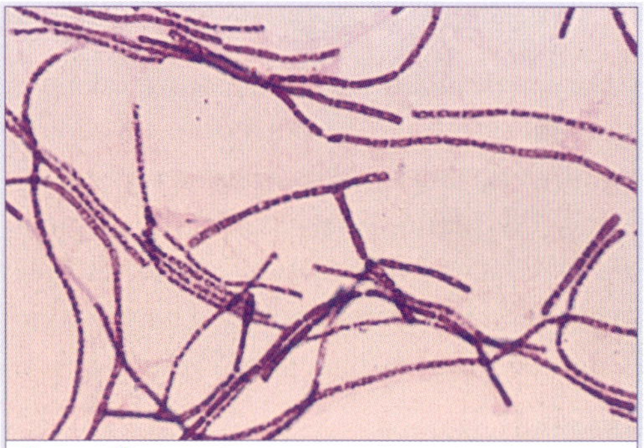

figure 9 **Coloration de Gram sur *Bacillus anthracis* (bactérie du charbon)**

▶ On peut colorer les bactéries par la technique de Gram (violet de gentiane et fuchsine basique). On divise les espèces bactériennes en deux catégories : les bactéries à Gram+ (violettes) et les bactéries à Gram– (roses).

1. Le micro-organisme infectieux responsable de la tuberculose est une mycobactérie, le bacille de Koch (BK) ou *Mycobacterium tuberculosis*.

Le bacille de Koch est une bactérie, c'est-à-dire une cellule procaryote qui ne possède pas de membrane nucléaire et pas de mitochondries.

La membrane plasmique d'une bactérie est entourée d'une **paroi** rigide qui lui donne sa forme. Le cytoplasme des bactéries est dépourvu de réticulum endoplasmique mais il contient de nombreux ribosomes. Le noyau que l'on trouve dans les cellules eucaryotes est remplacé par un long filament d'ADN pelotonné, **le chromosome bactérien**. À côté des éléments permanents comme l'appareil nucléaire, le cytoplasme, la membrane plasmique, les ribosomes et la paroi, on peut trouver des éléments de structure dits inconstants comme les **flagelles (qui sont des organites permettant la mobilité)** et la **capsule** qui entoure la paroi.

Certaines bactéries sont capables de survivre dans des conditions défavorables en formant des spores.

Les bactéries de forme ronde sont des coques (ou *cocci*). Elles sont isolées ou forment des associations caractéristiques comme, par exemple, des chaînettes ou **streptocoques** (exemple de streptocoques utiles : les streptocoques lactiques utilisés dans l'industrie laitière) ou des grappes : les staphylocoques (exemple du staphylocoque doré ou *Staphylococcus aureus*, agent pathogène responsable d'intoxications alimentaires).

Les bactéries de forme cylindrique sont des bacilles (exemple : le bacille de Koch). Les **vibrions** sont des bacilles incurvés (exemple : le vibrion cholérique, agent du choléra).

Les mycobactéries sont protégées par trois enveloppes : la membrane plasmique, la paroi et la capsule. La paroi et la capsule jouent un rôle important dans la **pathogénicité** du BK. La paroi contient en effet des **acides mycoliques** (acides gras ramifiés et hydroxylés) qui protègent le squelette glucidique de cette paroi contre l'activité lytique des cellules hôtes.

La tuberculose est une maladie à transmission respiratoire et l'homme en est le seul réservoir.

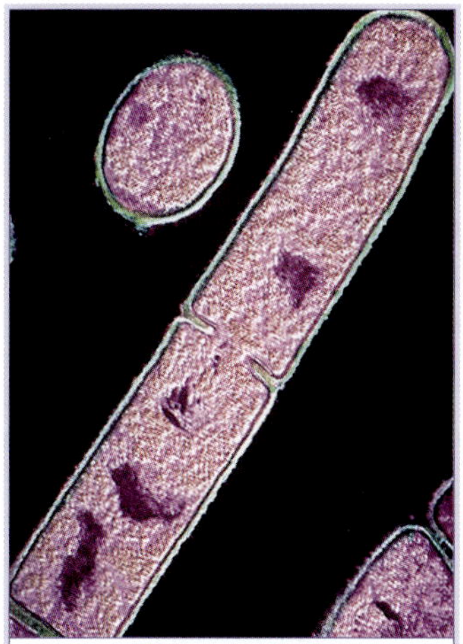

figure 10 **Électronographie colorisée d'une bactérie en train de se diviser (appareil nucléaire visible)**

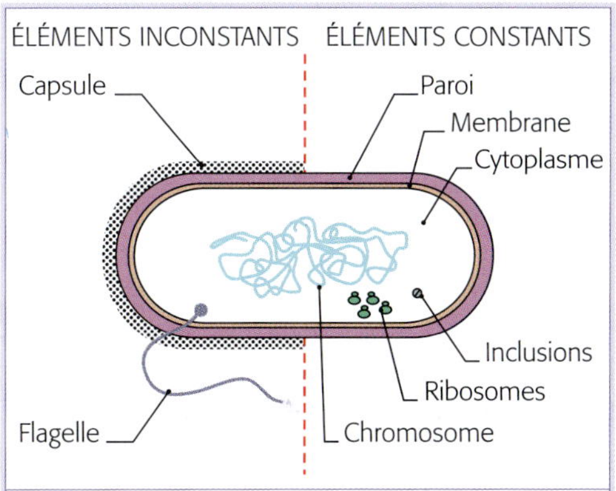

figure 11 **Structure schématique type d'une bactérie**

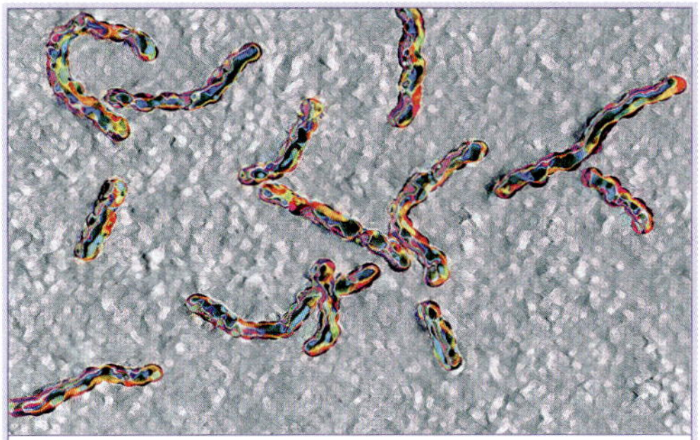

figure 12 ***Mycobacterium tuberculosis*** **(image colorisée)**

2. Les trois étapes dans le développement de la maladie tuberculeuse : la contamination, la tuberculose infection, la tuberculose maladie

La contamination

La transmission du BK se fait par voie aérienne par les microgouttelettes de Flügge émises par les malades atteints de tuberculose. On estime à 100 le nombre de bacilles vivants suffisant pour entraîner une infection.

La tuberculose infection ou primo-infection tuberculeuse se manifeste par le développement d'une réponse immunologique plus ou moins intense. Cette réponse est mise en évidence par la réaction cutanée à la **tuberculine** (extraits protéiques du BK) qui est une réaction d'hypersensibilité de type retardé vis-à-vis de certains antigènes du BK.

La tuberculose maladie est appelée communément tuberculose. Les premiers signes cliniques évocateurs de la tuberculose sont des granulomes pulmonaires qui se liquéfient en donnant des cavernes. Les cavernes témoignent d'une haute contagiosité car elles sont très riches en BK.

La fièvre, l'asthénie, l'amaigrissement, l'anorexie, la toux avec expectorations (hémoptysiques ou non), la dyspnée sont des signes d'appel. Des examens cliniques et radiologiques permettent d'établir un diagnostic présomptif dans l'attente des résultats bactériologiques (des expectorations matinales) qui seuls autorisent un diagnostic de certitude.

▶ **Test tuberculinique**
La méthode de référence recommandée par l'OMS consiste en l'injection intradermique de 0,1 mL de tuberculine. 2 à 3 jours après l'injection, on mesure le diamètre de l'induration : lorsque celui-ci est inférieur à 5 mm, la réaction est considérée comme négative ; au-delà de 10 mm, la réaction est positive, c'est-à-dire indicatrice d'une infection par *Mycobactérium tuberculosis*. Entre 5 et 9 mm, les réactions sont douteuses. Une intradermo-réaction positive signifie soit que le sujet a été vacciné par le BCG soit qu'il a été en contact avec le BK.
Le test tuberculinique n'a pas de valeur diagnostique absolue car, pendant la période initiale de la tuberculose, environ 10 à 15 % des malades ne répondent pas à la tuberculine.

La formation du granulome correspond à une réponse inflammatoire. Cette réaction inflammatoire a pour but de mobiliser les phagocytes pour éliminer les agents infectieux. La première étape en est le contact entre les bactéries inhalées et les macrophages alvéolaires. Les macrophages infectés produisent des facteurs chimiotactiques (chimiokines) permettant d'attirer les phagocytes du sang sur le foyer de l'infection. Des cellules dendritiques parviennent également au foyer infectieux puis migrent dans les ganglions lymphatiques proches, entraînant une réponse spécifique.

Immunité de l'infection tuberculeuse

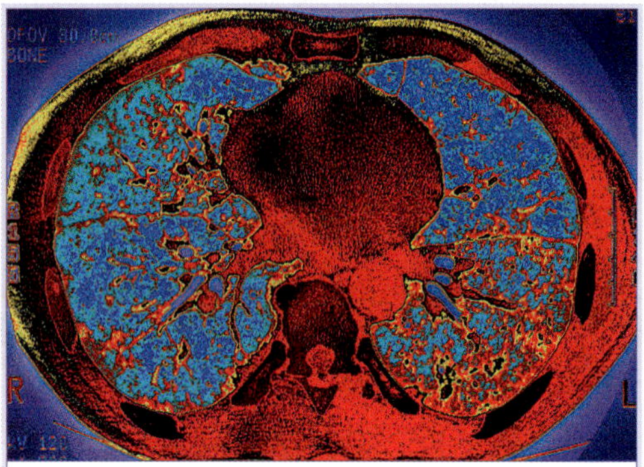

figure 13 **Scanographie de poumons tuberculeux (image colorisée)**

▶ Les macrophages sont les effecteurs de la destruction des BK, notamment grâce à des enzymes comme la NOS (monoxyde d'azote synthétase) qui élabore des dérivés nitrés toxiques pour les mycobactéries.

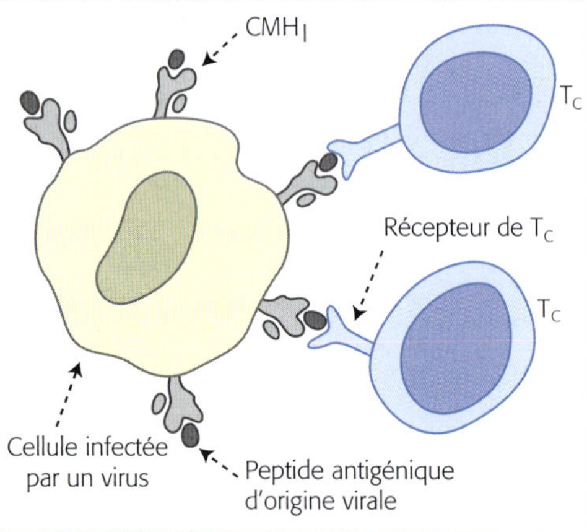

figure 14 **Rôle des molécules du CMH I dans la reconnaissance de l'antigène par les cellules Tc**

Lorsque les BK envahissent les alvéoles pulmonaires, ils sont reconnus par les macrophages alvéolaires. Cette reconnaissance déclenche deux phénomènes simultanés : la phagocytose des mycobactéries et l'activation des macrophages. Ces deux mécanismes ont pour résultat la destruction des mycobactéries.

La réponse immunitaire lors de l'infection par le BK est dépendante des lymphocytes T : c'est une immunité à médiation cellulaire.

Produits dans la moelle osseuse, les lymphocytes T achèvent leur maturation dans le thymus. Les lymphocytes T possèdent des marqueurs de surface qui définissent des populations différentes : on distingue ainsi les lymphocytes T4 (ou Th ou T auxiliaires) qui possèdent les marqueurs CD4, et les lymphocytes T8 (ou Tc ou T cytotoxiques) qui possèdent les marqueurs CD8.

Les cellules T expriment en outre à leur surface des molécules qui se lient à leurs antigènes spécifiques : ces molécules sont appelées récepteurs T. Chaque lymphocyte T ne possède qu'un seul type de récepteur (théorie de la sélection clonale comme pour les lymphocytes B).

Pour qu'un antigène puisse être reconnu par une cellule T, il doit être dégradé en petits fragments antigéniques. Ces fragments antigéniques forment des complexes avec les molécules du CMH et sont présentés ainsi aux lymphocytes T : c'est la « présentation de l'antigène ». Lorsque l'antigène est exogène, il est présenté par une cellule spécialisée (macrophage, cellule dendritique, lymphocyte B…) appelée CPA (cellule présentatrice d'antigène) et il est alors associé dans cette présentation à une molécule du CMH de classe II (▶ *figure 19, chapitre 22*). Lorsque l'antigène est endogène (protéines virales, protéines des cellules cancéreuses), les fragments antigéniques sont présentés par la cellule elle-même, associés à des molécules du CMH de classe I (▶ *figure 14*).

La liaison des fragments antigéniques aux récepteurs T des lymphocytes entraîne l'activation de ces derniers, qui produisent des cytokines. Les lymphocytes T4 activent grâce aux cytokines produites la prolifération et la différenciation des lymphocytes T8 (Tc) activés par un contact avec les antigènes correspondants. Parmi les nombreuses cytokines produites par les LT4, on peut citer l'interleukine 2 ou IL2. Les lymphocytes Tc jouent un rôle fondamental dans l'élimination des cellules exprimant à leur surface des fragments peptidiques d'origine étrangère (▶ *figure 15*).

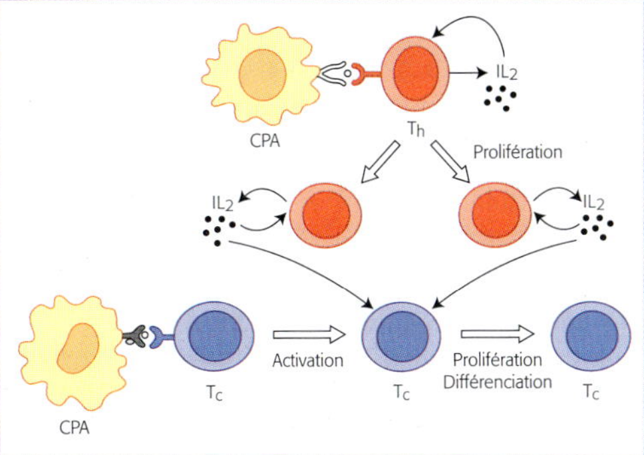

figure 15 **Rôle des CPA, des Th et de l'IL2 dans l'activation, la prolifération et la différenciation des lymphocytes cytotoxiques**

Le contact entre ces cellules Tc et les cellules cibles déclenche la libération de **perforine** et de **granzymes** qui entraînent la mort de la cellule cible par éclatement. La perforine s'insère dans la membrane de la cellule cible (cellule étrangère) et ouvre des pores qui permettent aux granzymes d'y pénétrer et de déclencher une série de réactions qui aboutissent à la fragmentation de l'ADN de la cellule cible et donc à la mort de cette cellule. La phagocytose assure ensuite l'élimination des débris cellulaires. Dans le cas où les Tc s'attaquent à des cellules infectées par un virus, les Tc peuvent aussi détruire les acides nucléiques viraux hébergés dans la cellule.

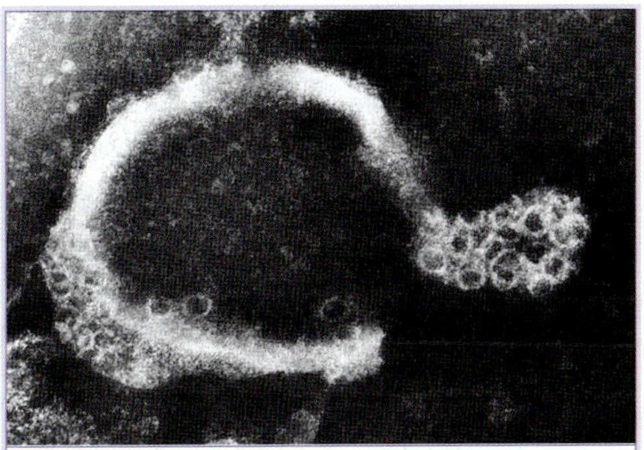

figure 16 **Un fragment allongé d'une membrane cellulaire montre les pores formés par la perforine sécrétée par des lymphocytes T cytotoxiques**

La figure 17 résume l'ensemble des mécanismes immunologiques mis en jeu lors d'une infection par le BK. Les CPA présentent les fragments antigéniques du BK aux LTh (T4) et aux LTc (T8). Les LT4 ainsi activés activent à leur tour les macrophages et les LTc. Les LTc activés détruisent alors les macrophages infectés. Leur lyse libère les BK qui vont alors être phagocytés par les macrophages activés par les cytokines libérées par les LT4. Il y a donc une convergence des actions de destruction du BK.

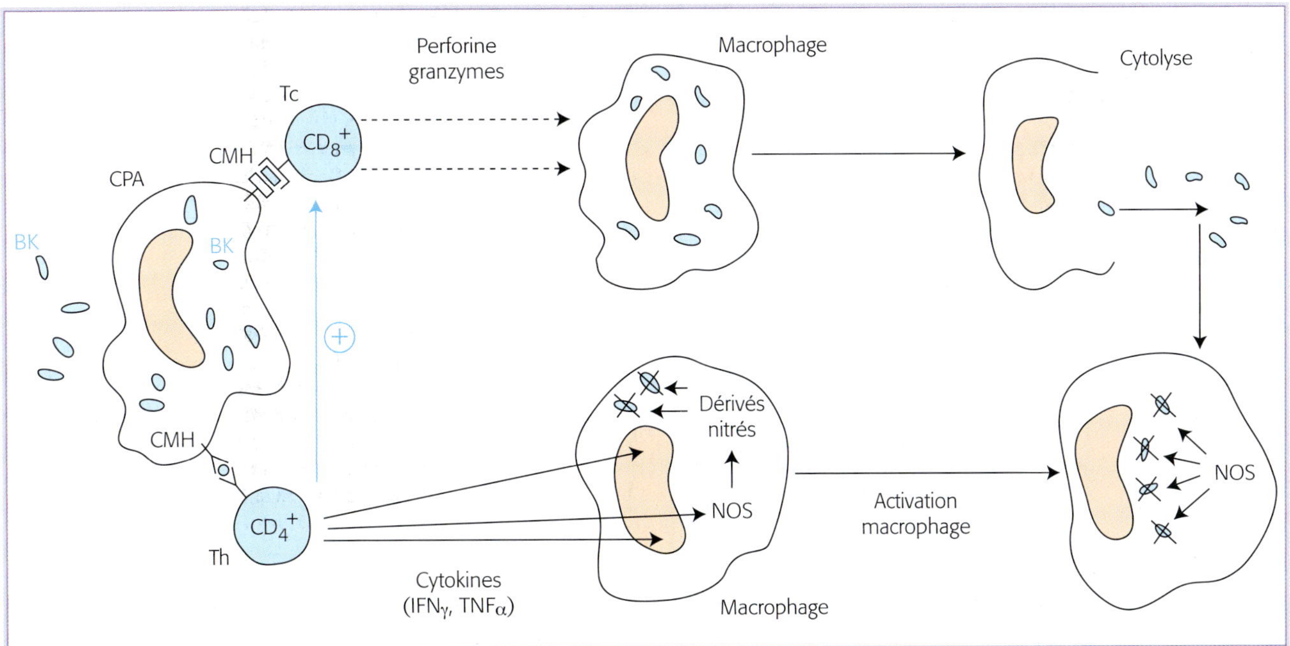

figure 17 **Représentation schématique simplifiée des mécanismes immunologiques mis en jeu lors d'une infection par le BK**

Traitement et prévention

▶ Les antibiotiques sont des substances produites naturellement par certaines moisissures et par certaines bactéries. Ils sont bactériostatiques (inhibition de la croissance), ou bactéricides (destruction des bactéries), ou fongistatiques, ou fongicides, mais ils sont toujours sans effet sur les virus. Il existe également des antibiotiques fabriqués par synthèse chimique.

▶ On a découvert des milliers d'antibiotiques mais beaucoup ne présentent pas d'intérêt médical. Les industries pharmaceutiques fabriquent des antibiotiques à partir de fermenteurs de grande capacité. Actuellement, on fabrique aussi des antibiotiques par synthèse chimique. Le traitement d'une maladie infectieuse par des antibiotiques est une **antibiothérapie**.

▶ La résistance acquise de certaines souches bactériennes à un antibiotique donné peut devenir très élevée. Ainsi en France, près de 50 % des *Escherichia coli* isolées sont devenues résistantes à l'amoxicilline. Ces résistances acquises sont à l'origine des **maladies nosocomiales**.

▶ **Maladie nosocomiale ou hospitalière.**
C'est une maladie microbienne contractée dans un établissement de soins par un patient après son admission, soit pour hospitalisation, soit pour y recevoir des soins ambulatoires. Les symptômes peuvent apparaître lors du séjour ou après celui-ci. Ces caractéristiques concernent aussi le personnel soignant en raison de son activité.
Les maladies nosocomiales résultent de la conjonction de plusieurs facteurs, du fait que l'hôpital réunit dans un espace limité :
– des malades immuno-déprimés par un sida, des traitements anticancéreux… ;
– une concentration importante de micro-organismes pathogènes ou opportunistes, résistants aux antibiotiques ;
– des conditions favorisant la contamination : transmission par l'air, par les personnes, par le matériel médical, par le linge…

1. La thérapie

La tuberculose pulmonaire est traitée, comme la plupart des infections bactériennes, par antibiothérapie.

Les antibiotiques actuellement disponibles sont définis selon un spectre naturel d'activité, c'est-à-dire une liste des espèces bactériennes sensibles à cet antibiotique. Certains antibiotiques ont un spectre large comme les tétracyclines ou les fluoroquinolones qui agissent aussi bien sur les bactéries Gram+ que sur les bactéries Gram–. D'autres ont un spectre plus étroit comme les polymyxines qui n'agissent que sur les bactéries Gram–.

À côté des résistances naturelles qu'elles opposent à certains antibiotiques, les bactéries peuvent développer des résistances dites « acquises » dues à des mutations de leur chromosome ou à l'acquisition de gènes étrangers transférés par des éléments génétiques autonomes appartenant à d'autres bactéries.

L'étude de la sensibilité des bactéries aux antibiotiques est une étape nécessaire avant le choix d'un antibiotique pour traiter un patient. Cette étude est conduite *in vitro* au laboratoire de bactériologie. On réalise alors un antibiogramme (▶ *activité 3*).

2. La prévention

Le traitement de la tuberculose peut être préventif grâce à la **vaccination**.

Découverte de la vaccination

La guérison d'une maladie infectieuse confère souvent à l'individu guéri une immunité de longue durée. Ce constat inspira Jenner, médecin anglais de la fin du XVIIIe siècle. Jenner eut l'idée de rapprocher la variole d'une maladie voisine affectant les bovins, la vaccine (du latin *vacca* : vache). Les personnes vivant au contact du bétail atteint de vaccine contractaient parfois une maladie ressemblant à une forme bénigne de la variole ; ils étaient ensuite épargnés par les épidémies de variole. Jenner inocula à un enfant une pustule d'une personne atteinte de vaccine. Cette administration se révéla sans danger et protégea ensuite l'enfant contre l'inoculation de la variole humaine. Cette technique fut ensuite appelée vaccination et la vaccine a constitué le premier **vaccin**.

Cette découverte fut ensuite appliquée par **Pasteur** à différentes maladies comme la maladie du charbon, maladie affectant les ovins et les bovins. Une fois isolée, la souche bactérienne fut atténuée à l'aide de formol et son injection permit de protéger les troupeaux contre la maladie. Pasteur mit au point par la suite un vaccin contre la rage. Les travaux de Pasteur montrèrent que l'on peut protéger un individu contre une maladie infectieuse par l'inoculation du produit infectieux devenu inoffensif, et donc dissocier le pouvoir pathogène du pouvoir immunogène, c'est-à-dire de son pouvoir de protéger.

> ▶ L'anatoxine tétanique est la toxine tétanique traitée au formol et à la chaleur. Elle a perdu son pouvoir toxique mais a gardé son pouvoir immunogène. La toxine tétanique est une protéine produite par une bactérie appelée *Clostridium tetani*.

La vaccination correspond à une induction volontaire d'une immunité protectrice contre un pathogène donné. C'est une immunité acquise artificiellement. De la même façon qu'après la guérison d'une maladie infectieuse, tout se passe comme si, après contact avec un antigène étranger, un organisme gardait le « souvenir » de cet antigène. On peut mettre en évidence l'importance de ce phénomène de « mémoire » en dosant dans le sang d'un animal les anticorps produits lors d'une vaccination avec l'anatoxine tétanique.

Après la première injection d'anatoxine, il se passe plusieurs jours avant que des anticorps tétaniques puissent être décelés (réponse humorale primaire). Si l'on fait une deuxième injection d'anatoxine, dans les deux ou trois jours qui suivent cette injection, le niveau des anticorps s'élève pour atteindre des valeurs beaucoup plus élevées que celles observées lors de la réponse primaire (réponse humorale secondaire). En outre, la réponse est plus rapide.

Ce phénomène est le résultat d'une efficacité plus grande de la réponse immune secondaire (**mémoire immunitaire**). Il s'explique par l'existence de **« lymphocytes mémoire » (B ou T)** qui ont été activés lors de la première immunisation.

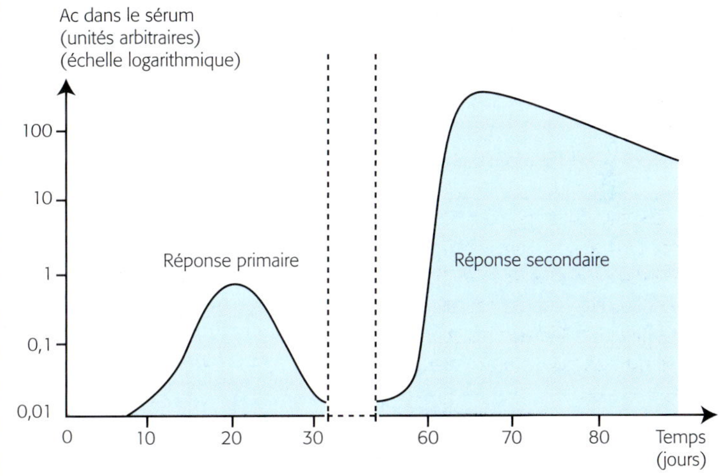

figure 18 **Réponse humorale primaire et secondaire après deux injections d'un même antigène**

Les vaccins peuvent être des micro-organismes vivants atténués, des micro-organismes tués, des antigènes isolés d'un agent pathogène, des antigènes modifiés. Le principe consiste à inoculer un agent ou un produit infectieux devenus inoffensifs. **La vaccination met en œuvre les deux types d'immunité : l'immunité humorale** (les lymphocytes « mémoire » sont des lymphocytes B) et/ou **l'immunité à médiation cellulaire** (les lymphocytes « mémoire » sont des lymphocytes T). Le vaccin antituberculeux ou BCG (bacille de Calmette et Guérin) est un vaccin vivant atténué qui met en jeu l'immunité à médiation cellulaire. L'immunité reste imparfaite et ne permet pas de combattre chez tous les sujets l'évolution d'une surinfection tuberculeuse vers la tuberculose maladie.

> ▶ **Quelques vaccins**
> – Diphtérie : anatoxine (toxine bactérienne inactivée) ; nécessite des rappels réguliers.
> – Poliomyélite : 2 vaccins : une souche virale atténuée (souche Sabin type III) par voie buccale à immunité durable, et une souche inactivée (vaccin Salk) injectable, nécessitant des rappels réguliers.
> – Rougeole : vaccin vivant atténué (virus) ; nécessite des rappels.
> – Hépatite virale B : vaccin contenant une protéine antigénique recombinante ; nécessite des rappels (on clone le gène du principal antigène de surface du virus dans des cellules de levure. On extrait après culture de ces levures l'antigène recombinant).

L'immunisation passive ou **sérothérapie** est l'administration à un individu d'anticorps préformés afin de contribuer à le protéger contre un agent pathogène. C'est une immunité non durable qui disparaît lorsque les anticorps administrés sont métabolisés.

La **sérovaccination** associe la vaccination et la sérothérapie.

> ▶ Le décret du 17 juillet 2007 a levé l'obligation de la vaccination par le BCG des enfants, des adolescents et des jeunes adultes qui fréquentent les institutions collectives et il limite cette vaccination aux enfants à risque élevé de tuberculose dès le 1er mois de vie.

24 DÉFENSE DE L'ORGANISME

Fonctionnement et dysfonctionnements du système immunitaire

Activités

Introduction aux activités

Les activités proposées ont pour but de faire une synthèse des différents types d'immunités mis en œuvre lors d'une infection virale. Elles présentent également, avec les maladies auto-immunes, un exemple de dysfonctionnement du système immunitaire.

Activité 1 — L'immunité anti-infectieuse : exemple de l'immunité antivirale

La chorioméningite lymphocytaire est une maladie infectieuse due à un virus à ARN qui se développe notamment dans les fibroblastes. Elle affecte les rongeurs et peut être transmise à l'espèce humaine par voies orale, respiratoire ou cutanée.

Donnée 1 On réalise les expériences suivantes (▶ *figure 1*).

- On immunise une souris S1 contre le virus de la chorioméningite et, au bout de 8 jours, on en prélève les lymphocytes T8 (c'est-à-dire les lymphocytes ayant le marqueur CD8 sur leur membrane plasmique).
- On cultive les fibroblastes d'une souris syngénique S2 non immunisée contre le virus.
- On fait trois prélèvements de cette culture : dans le premier, on ajoute les lymphocytes T8, dans le deuxième les lymphocytes T8 et des virus, dans le troisième seulement des virus.

On constate que les fibroblastes de P1 ne sont pas infectés et que tous survivent. Dans P2, 40 % des fibroblastes ont été éliminés et les 60 % qui survivent ne sont pas infectés. Quant aux fibroblastes de P3, ils sont tous infectés par le virus et se lysent progressivement en libérant de nouveaux virus.

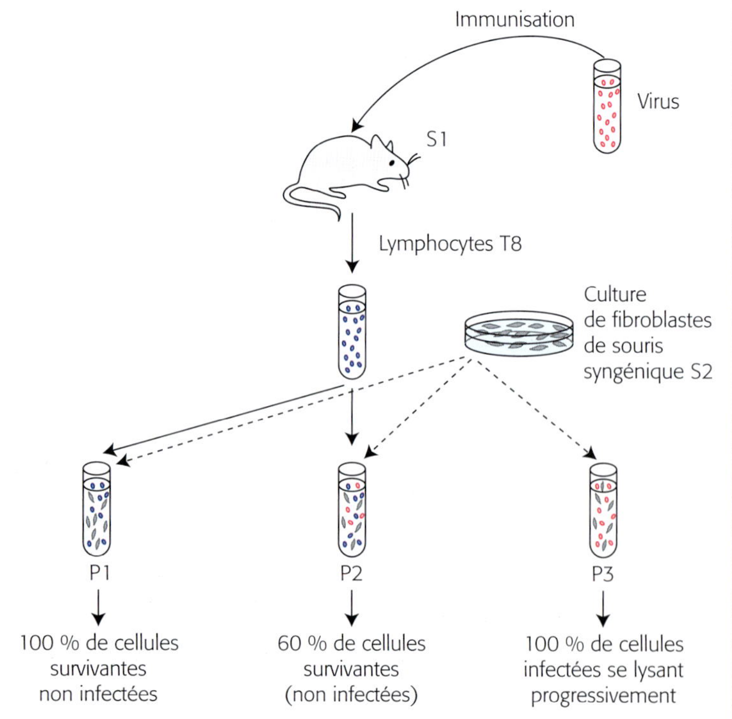

figure 1 **L'immunité antivirale**

Questions

1 L'expérience décrite dans la donnée 1 permet de conclure à la mise en œuvre d'une immunité à médiation cellulaire. Justifier cette interprétation.

2 Expliquer (▶ *chapitres 20 et 22*) le rôle des anticorps activant le complément et celui des anticorps neutralisants.

3 Pour chacun des mécanismes de la figure 2 numérotés 1 à 5, préciser à chaque fois s'il s'agit d'une immunité non spécifique ou d'une immunité spécifique, d'une immunité à médiation humorale ou d'une immunité à médiation cellulaire.

Donnée 2 On recherche la présence éventuelle d'anticorps dans le sang de souris infectées par le virus de la chorioméningite lymphocytaire : ce résultat est négatif pendant une semaine, mais il apparaît ensuite des anticorps qui persistent 6 mois après l'infection. Ces anticorps sont d'abord des anticorps fixant le complément puis des anticorps neutralisants qui apparaissent plus tardivement.

Donnée 3 Les virus se répliquent en infectant les cellules hôtes qui sont alors détruites par des cellules du système immunitaire. Les virus peuvent également être neutralisés par des anticorps et/ou phagocytés par des macrophages après opsonisation. La réplication des virus peut être bloquée par des interférons. L'ensemble de ces mécanismes est représenté figure 2.

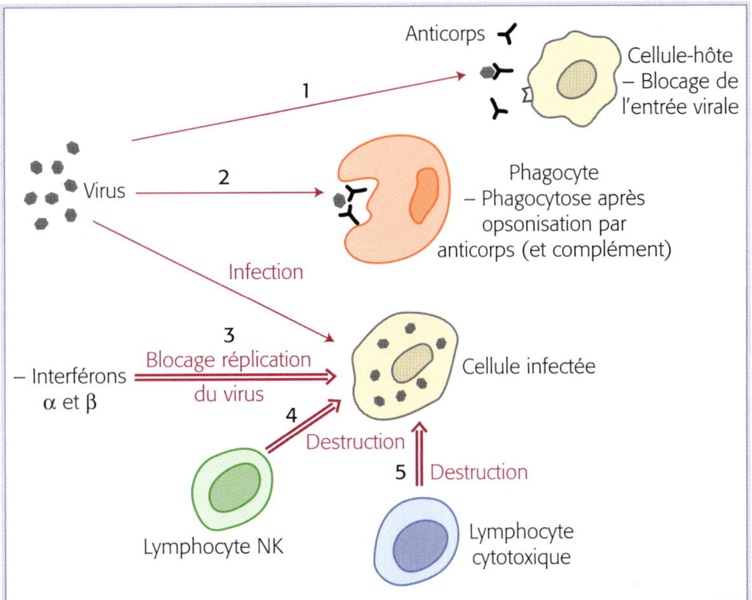

figure 2 **Mécanismes de défense contre les virus**

Activité 2

Dysfonctionnement du système immunitaire – Étude de deux maladies immunitaires : le diabète insulino-dépendant de type 1 et la thyroïdite de Hashimoto

Tableaux cliniques et biologiques des deux maladies

	Diabète insulino-dépendant	Thyroïdite de Hashimoto
Signes cliniques et biologiques	Hyperglycémie Déficit en insuline Polyurie, polydypsie	Goitre diffus et ferme Hypothyroïdie non systématique Diminution du taux de la thyroxine
Physio-pathologie	Infiltration des îlots de Langerhans par des lymphocytes T4 et T8 et destruction des cellules β.	Infiltration de la thyroïde par des lymphocytes T4 et T8 et destruction du tissu thyroïdien
Anticorps sériques	Anticorps anti-insuline (IAA)	Anticorps antithyroglobuline

Questions

1 Pourquoi peut-on parler dans ces deux pathologies d'auto-immunité ?

2 Pourquoi trouve-t-on dans la maladie de Hashimoto des anticorps antithyroglobuline et non des anticorps antithyroxine ?

24 DÉFENSE DE L'ORGANISME

Fonctionnement et dysfonctionnements du système immunitaire

Cours

Les mécanismes de l'immunité permettent de comprendre la pathogénèse de beaucoup de maladies (maladies infectieuses, maladies auto-immunes et manifestations de l'hypersensibilité) et d'envisager des méthodes de prévention ou de traitement adaptées. La connaissance de ces mécanismes permet également de déboucher sur une meilleure efficacité dans la réussite des greffes et des transplantations d'organes.

Organes, cellules et molécules de l'immunité

Le système lymphatique constitue le support anatomique et histologique de l'immunité. C'est un ensemble formé par les vaisseaux lymphatiques, les organes lymphoïdes et les cellules immuno-compétentes (cellules spécifiques mises en œuvre dans les mécanismes de l'immunité). La **lymphe** comprend la **lymphe tissulaire** ou **liquide interstitiel** et la **lymphe circulante**. Les capillaires lymphatiques présentent des **ganglions lymphatiques** tout au long de leur trajet.

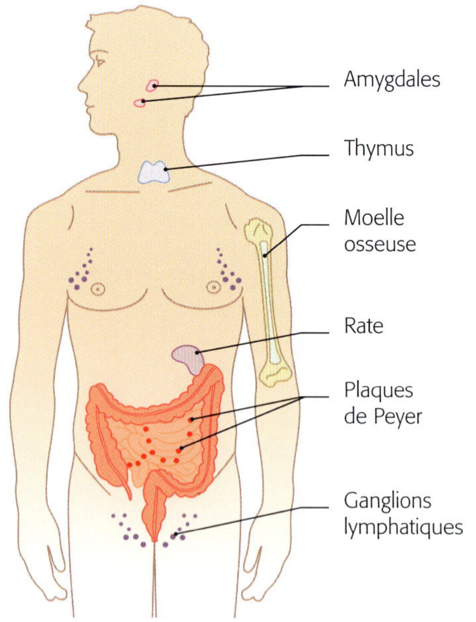

▶ Les organes lymphatiques centraux sont le thymus et la moelle osseuse. Les organes lymphatiques périphériques sont les ganglions lymphatiques et la rate. Il faut y ajouter les formations lymphoïdes associées aux muqueuses : amygdales, plaques de Peyer, tissu lymphoïde diffus.

figure 3 **Les organes lymphoïdes**

1. Tissus et organes lymphoïdes

Le tissu lymphoïde est un tissu hématopoïétique spécialisé dans l'hébergement, la différentiation et la prolifération des lymphocytes.

Les organes lymphatiques ou lymphoïdes sont constitués presque exclusivement de tissu lymphoïde.

On distingue les organes lymphatiques centraux ou primaires et les organes lymphatiques périphériques ou secondaires.

Le thymus est un organe situé à la partie supérieure du thorax, au-dessus du cœur. Pesant 20 g à la naissance et 40 g à la puberté, il s'atrophie ensuite sans jamais cesser totalement son activité. Il est le siège de la différenciation des lymphocytes T. La **moelle osseuse** est un tissu hématopoïétique présent dans les os longs et le squelette axial. Toutes les cellules sanguines sont dérivées des cellules souches de la moelle. Les lymphocytes B se développent et se différencient dans la moelle osseuse.

Les organes lymphatiques périphériques contiennent les deux types de lymphocytes. Ils ont pour fonction de capter les antigènes et ils sont le siège de la prolifération clonale.

Les ganglions lymphatiques sont des petits organes ovalaires qui se développent aux nœuds de confluence des vaisseaux lymphatiques. Leur nombre varie de 500 à 1 000 et leur taille peut varier entre quelques millimètres et plusieurs centimètres. Ils sont colonisés par deux types de cellules : les lymphocytes et les macrophages.

De forme ovalaire, **la rate** est l'organe lymphoïde le plus volumineux (12 cm de longueur). La rate est formée d'une capsule et d'un parenchyme lui-même formé de deux types de tissus : la **pulpe blanche** et la **pulpe rouge**.

La pulpe blanche se compose essentiellement de tissu lymphoïde lui-même formé de lymphocytes. On y trouve aussi des phagocytes et des CPA (cellules présentant l'antigène). La pulpe rouge est formée de cordons spléniques et de sinus veineux bordés de macrophages.

La rate est un véritable filtre situé en dérivation sur la circulation sanguine. La pulpe blanche assure la rétention des substances étrangères et la pulpe rouge retient les hématies vieillies pour les détruire.

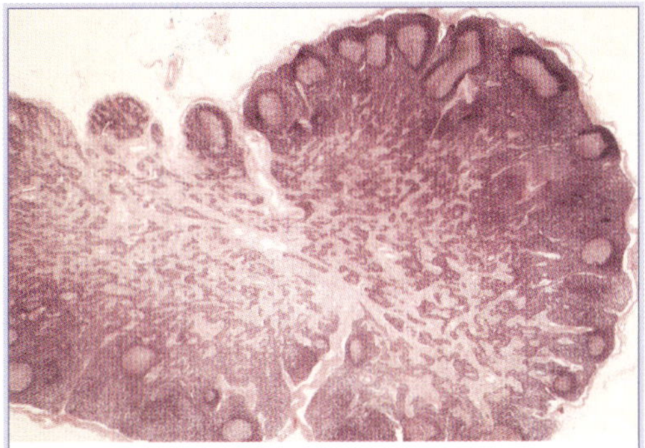

▶ Un ganglion lymphatique est composé d'un cortex en périphérie et d'une médulla au centre.
Le cortex comprend des follicules visibles sous forme de nodules dont le centre plus clair constitue le centre germinatif. C'est dans ce centre que prolifèrent les lymphocytes B qui se transforment en plasmocytes.
Le cortex sous-jacent ou paracortex contient essentiellement des lymphocytes T.

figure 4 **Coupe d'un ganglion lymphatique humain (microscope optique : × 5)**

2. Les cellules de l'immunité ou cellules immuno-compétentes

Presque toutes les cellules immuno-compétentes appartiennent au groupe des leucocytes. On peut subdiviser ces cellules immuno-compétentes en quatre catégories :
– les lymphocytes (B, T et NK) ;
– les cellules phagocytaires ou phagocytes (macrophages, monocytes et polynucléaires neutrophiles) ;
– les cellules présentant l'antigène (CPA) : les cellules dendritiques, les cellules de Langerhans de la peau, certains macrophages ;
– les cellules auxiliaires : polynucléaires basophiles et mastocytes qui contiennent de nombreux granules constitués de médiateurs de l'inflammation comme l'histamine, polynucléaires éosinophiles (rôle dans la destruction de parasites) et plaquettes sanguines (qui peuvent libérer des médiateurs de l'inflammation).

3. Médiateurs solubles de l'immunité

Toutes ces cellules produisent des molécules essentielles pour la réaction immunitaire : les **anticorps** pour les lymphocytes B, les **cytokines** pour les lymphocytes T, les cellules NK et les monocytes-macrophages.

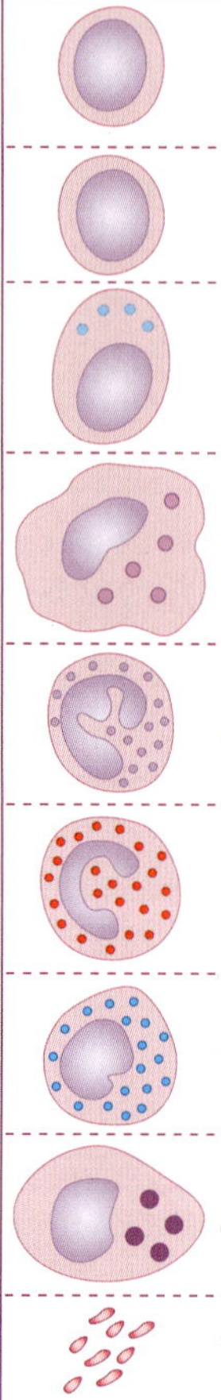

Organes et tissus concernés	Cellules impliquées	Médiateurs solubles de l'immunité
- Moelle osseuse - Organes lymphatiques périphériques (OLP) - Sang	L_B →	Anticorps
- Thymus - OLP - Sang	L_T →	Cytokines
- OLP, sang	NK →	Cytokines
- Sang (monocytes) - OLP (macrophages circulants) - Macrophages résidents du foie, du rein, du cerveau, de la peau ...	Monocyte - Macrophage →	Cytokines
- Sang	Neutrophile	
- Sang	Éosinophile	
- Sang	Basophile →	Médiateurs de l'inflammation
- Tissus	Mastocyte →	Médiateurs de l'inflammation
- Sang	Plaquettes →	Médiateurs de l'inflammation
- Foie et macrophages (Organes et cellules producteurs) →		COMPLÉMENT (protéines plasmatiques)

figure 5 **Les différents composants du système immunitaire**

Les **interleukines** sont des cytokines produites par les leucocytes.

Les polynucléaires basophiles, les mastocytes et les plaquettes produisent des médiateurs de l'inflammation comme l'**histamine** (mastocytes et polynucléaires basophiles) ou la **sérotonine** (plaquettes sanguines).

Le **complément** joue également un rôle essentiel dans l'immunité.

La figure 5 récapitule les différents composants du système immunitaire.

Les mécanismes de l'immunité : exemples de l'immunité anti-infectieuse et de l'immunité antitumorale

Immunité antibactérienne : les bactéries qui se développent de manière extracellulaire peuvent être attaquées par le complément (lyse directe et phagocytose après opsonisation avec ou sans anticorps : ▶ *chapitres 20 et 22*). Pour les bactéries qui, comme le BK, se développent à l'intérieur de cellules hôtes, le système immunitaire met en jeu des mécanismes à médiation cellulaire (lymphocytes Tc) qui détruisent ces cellules hôtes.

Immunité antivirale (▶ *figure 2*) : les virus se répliquent en infectant les cellules hôtes, ce qui déclenche une réponse à médiation cellulaire détruisant les cellules infectées et permettant ainsi l'éradication des virus. Il se forme aussi des anticorps qui peuvent neutraliser les virus libres en empêchant leur fixation sur les cellules cibles. Cette neutralisation par les anticorps conduit à leur phagocytose. Il existe également des inhibiteurs naturels de l'infection virale : les interférons α et β (IFNα et β). En outre, les cellules NK peuvent tuer les cellules infectées par le virus (immunité non spécifique).

Immunité antitumorale : l'immunité antitumorale met en œuvre les mêmes mécanismes que l'immunité anti-infectieuse et notamment ceux de l'immunité à médiation cellulaire. Il existe des antigènes caractéristiques des tumeurs, que le système immunitaire reconnaît comme étrangers, ce qui aboutit à la destruction des cellules cancéreuses. Les cellules « Natural Killer » (NK) peuvent également être sollicitées. En outre les cellules tumorales enveloppées d'anticorps peuvent être détruites par phagocytose.

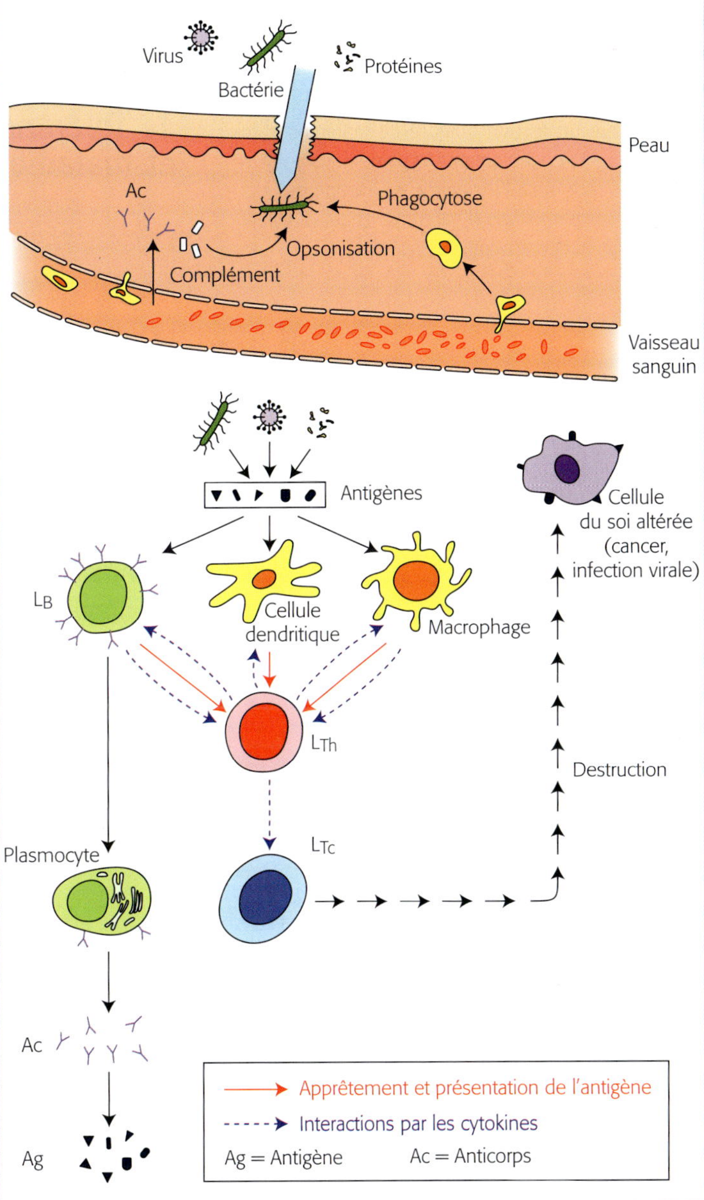

figure 6 **Schéma d'ensemble des mécanismes de l'immunité**

La figure 6 dresse un schéma d'ensemble de l'immunité. Sur ce schéma est représentée une voie d'effraction cutanée par laquelle pénètrent des bactéries. L'immunité naturelle ou non spécifique constitue une première ligne de défense grâce à la réaction inflammatoire et à la phagocytose. Lorsque les agents étrangers arrivent à contourner ou à franchir cette première ligne de défense, ils sont alors confrontés aux mécanismes de l'immunité spécifique dans laquelle les lymphocytes Th ou T4 jouent un rôle central : ces derniers activent en effet non seulement la production des anticorps par les lymphocytes B (plus exactement les plasmocytes) mais également la production des lymphocytes cytotoxiques (lymphocytes Tc ou T8). Les lymphocytes Th sont donc au carrefour des deux types d'immunités : l'immunité à médiation humorale et l'immunité à médiation cellulaire.

Les cellules présentant l'antigène (CPA) sont les cellules dendritiques, les macrophages et les lymphocytes B. Cette présentation active les lymphocytes Th. En outre, les interactions entre antigènes et CPA conduisent à la libération de nombreuses cytokines. Ces cytokines induisent la synthèse d'autres cytokines, d'où des cascades d'activations dans lesquelles les cytokines produites lors des dernières étapes de la cascade peuvent activer la libération des cytokines par les CPA et amplifier ainsi l'action des cytokines libérées dans les premières étapes.

▶ Remarque : certains antigènes, dits thymo-indépendants, peuvent activer les lymphocytes B en l'absence de participation des cellules Th ; c'est le cas de certains composants de la paroi cellulaire des bactéries comme le lipopolysaccharide (LPS) ou des protéines polymériques comme la flagelline bactérienne ou des polysaccharides des capsules bactériennes.

▶ Il existe un certain nombre de maladies auto-immunes de la peau comme le pemphigus vulgaire (maladie rare dont l'incidence en Europe est estimée à 1 cas par million d'habitants et par an), l'épidermolyse bulleuse acquise, etc.

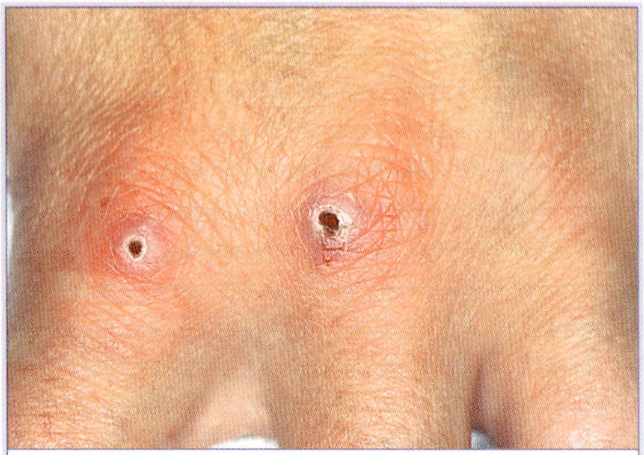

figure 7 **Lupus érythémateux disséminé**

▶ Le lupus érythémateux aigu disséminé (LEAD) est caractérisé par des modifications anatomo-pathologiques diffuses (nécrose des tissus conjonctifs, qui s'observe dans la peau, les glomérules rénaux, les articulations, les séreuses et les vaisseaux sanguins). Le LEAD est une maladie rare dans la population (prévalence de 0,5 à 1,5 pour 1 000) mais, dans environ 90 % des cas, il survient chez des femmes jeunes entre 20 et 30 ans.

▶ La polyarthrite rhumatoïde est un autre exemple de maladie auto-immune systémique (prévalence entre 0,5 et 1 % de la population).

1. Tolérance immunitaire et maladies auto-immunes

La tolérance immunitaire est l'absence de réponse immunitaire vis-à-vis des composants du soi.

Les maladies auto-immunes sont le résultat de la rupture de la tolérance au soi. L'organisme réagit contre ses propres constituants. Les facteurs prédisposant ou contribuant au développement des maladies auto-immunes sont l'âge, la génétique, le sexe, les infections et la nature de l'autoantigène.

Les maladies auto-immunes peuvent être classées en :
– « maladies spécifiques d'organes » avec des autoanticorps spécifiques d'organes comme dans la maladie d'Hashimoto (incidence annuelle : 5 pour 1 000) touchant la thyroïde (anticorps anti-thyroglobuline), ou le diabète insulino-dépendant touchant les cellules β des îlots de Langerhans (anticorps anti-insuline) ;
– « maladies non spécifiques d'organes » ou « maladies auto-immunes systémiques » comme le lupus érythémateux aigu disséminé (LEAD).

2. L'exagération de la réponse immunitaire : l'hypersensibilité

Le système immunitaire d'un individu répond normalement à une variété d'agresseurs (micro-organismes ou molécules) sans conséquences pour ses tissus et ses organes. Cependant, dans certaines situations, les mécanismes de défense peuvent engendrer des réactions inflammatoires exagérées et provoquer des dommages tissulaires. Il s'agit alors d'un véritable dévoiement de la réaction inflammatoire, appelé hypersensibilité.

Les réactions d'hypersensibilité sont classées en plusieurs types (5 actuellement). L'allergie est l'hypersensibilité la plus fréquente (type I) et elle met en jeu des IgE. Les situations cliniques qu'elle déclenche sont extrêmement variées. Elles vont des plus modérées comme le rhume des foins jusqu'à des manifestations graves comme des réactions à des piqûres d'abeilles, de guêpes ou de frelons.

Certains individus ont une prédisposition génétique à produire des taux élevés d'IgE.

Les antigènes impliqués sont appelés allergènes (pollens, venins, acariens, phanères d'animaux, médicaments, aliments, moisissures). Des tests cutanés permettent de tester la sensibilité d'un individu à différents allergènes. Le mécanisme en est relativement connu : le contact avec l'allergène conduit à la libération des IgE, qui se fixent sur les mastocytes et les basophiles. Ceux-ci libèrent alors des médiateurs pharmacologiques comme l'histamine, ce qui provoque une réaction inflammatoire (anaphylaxie) (▶ *figure 9*).

Le but de la désensibilisation est de provoquer une réponse immune de type IgG, qui se substitue à la production des IgE. Les médicaments antiallergiques (aspirine, glucocorticoïdes...) inhibent la production ou la libération ou l'action des médiateurs inflammatoires.

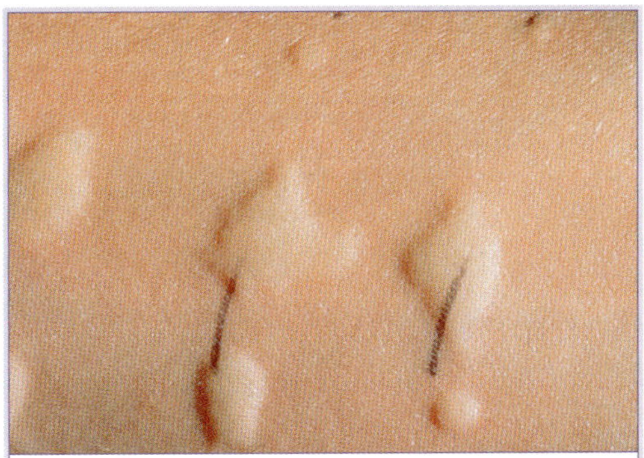

figure 8 **Test allergique sur le bras après injection**

3. Les greffes et les rejets

Les différents types de greffes (autogreffes, isogreffes, allogreffes et xénogreffes) ont été définis chapitre 19.

Les allogreffes qui sont fréquemment employées en clinique concernent le sang, le cœur, le rein, le foie. Pour les organes greffés, on parle de transplantation.

La moelle osseuse peut être utilisée pour reconstituer le système hématopoïétique de malades atteints de cancers. On peut pratiquer soit des autogreffes soit des allogreffes.

Les principaux antigènes d'histocompatibilité ou antigènes de transplantation sont ceux des groupes sanguins ABO et ceux du système HLA. Le nombre d'incompatibilités entre antigènes de transplantation du donneur et ceux du receveur détermine habituellement l'importance du rejet.

Le système immunitaire d'un receveur reconnaît les antigènes d'histocompatibilité incompatibles exprimés sur les tissus du donneur. Le rejet est médié par les cellules T et les anticorps avec des différences selon la nature du tissu concerné : pour la peau, il s'agit essentiellement d'un rejet par médiation cellulaire ; pour le rein, de rejets humoral et cellulaire.

La probabilité de rejet peut être réduite par la transplantation intrafamiliale et l'immunosuppression. Les médicaments employés sont les corticostéroïdes, des médicaments cytotoxiques (exemple : l'azathioprine) et la ciclosporine.

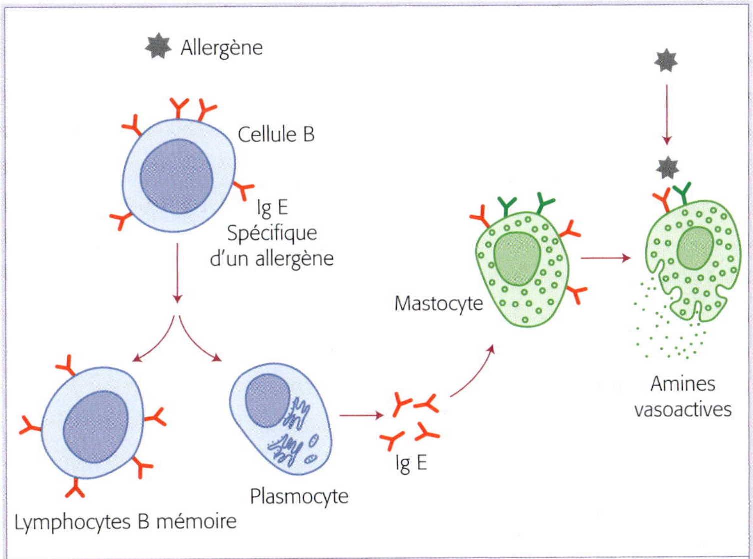

figure 9 **Mécanisme de l'allergie**

▶ Les autogreffes de moelle s'adressent à des patients atteints de cancers métastatiques ou de myélomes résistants aux autres traitements. Dans ce procédé, de la moelle osseuse est prélevée chez le malade avant radiothérapie ou chimiothérapie. Le prélèvement de moelle est congelé après élimination des cellules tumorales. Après le traitement du malade par chimiothérapie ou radiothérapie à doses létales ou supralétales, on lui réinjecte sa propre moelle par voie intraveineuse.

▶ Les allogreffes de moelle osseuse sont réalisées chez des malades de moins de 50 ans atteints de leucémies aiguës ou chroniques en première rémission ou chez des malades ayant une aplasie médullaire. Ces malades sont soumis à une irradiation totale et à une chimiothérapie immédiatement avant la greffe.

Entraînement au Bac 8

Immunologie

1. L'immunité humorale
(Sujet Antilles – Guyane, juin 2009)

Œuf et immunité

Après avoir consommé de l'œuf, Monsieur D. ressent des symptômes inhabituels : des troubles digestifs, des manifestations cutanées (urticaire) et une crise d'asthme. Il consulte son médecin qui prescrit immédiatement une analyse sanguine puis un traitement. Une électrophorèse des protéines sériques est effectuée, dont le résultat est donné dans le **document 1B**. Un profil normal est présenté sur le **document 1A**.

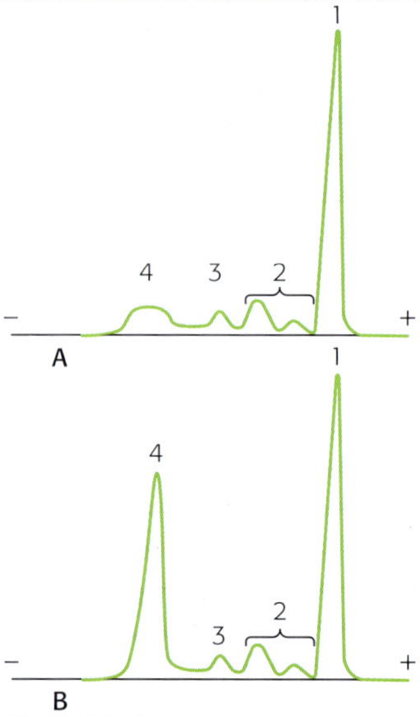

document 1 **Électrophorégrammes d'un sujet sain (A) et de Monsieur D. (B)**

❶ Définir le terme « asthme ».

❷ Préciser à quelles catégories de protéines appartient chaque pic de l'électrophorégramme (**document 1A**).
Comparer le résultat de l'électrophorèse de Monsieur D. avec le tracé normal.

L'électrophorégramme confirme chez Monsieur D. une réaction provoquée par l'ingestion d'œuf. Son système immunitaire réagit de façon trop importante contre un antigène normalement inoffensif.

❸ Définir le terme « antigène ».

❹ Faire un schéma légendé d'une molécule présente dans le pic 4 et capable de reconnaître spécifiquement un antigène.

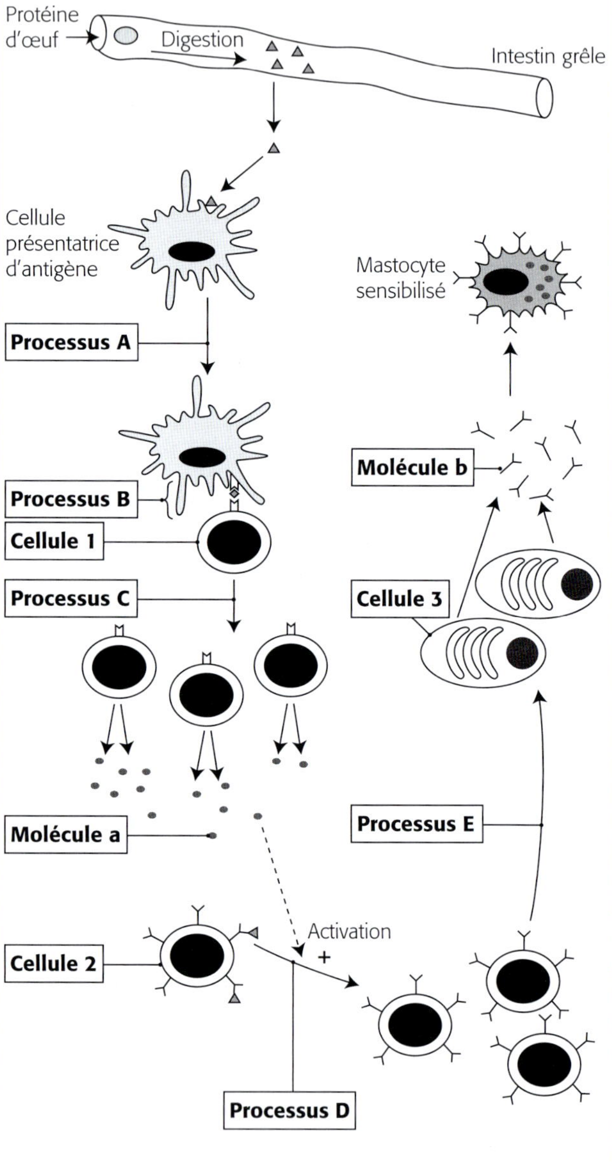

document 2 **Étapes de la réaction provoquée par l'ingestion d'œuf**

Le **document 2** présente le schéma des étapes de cette réaction provoquée par l'ingestion d'œuf.

❺ Nommer le type de réaction immunitaire déclenchée après l'ingestion d'œuf chez Monsieur D.

❻ Reporter sur la copie les annotations (10 légendes correspondant aux cases grisées) du **document 2**.

❼ Nommer le type de pathologie dont souffre Monsieur D. vis-à-vis de l'œuf.

2. L'immunité antibactérienne et l'immunité antivirale

Monsieur X., 39 ans, se présente aux urgences pour une pneumopathie respiratoire se manifestant par une toux quinteuse persistante.

À l'interrogatoire, il s'avère que Monsieur X., originaire d'un pays d'Afrique subsaharienne, est en France depuis trois mois. Il se plaint d'une **asthénie** importante, de sueurs nocturnes, de **pyrexie** traînante, d'**anorexie** et d'ostéodynie depuis environ un mois.

Il présente un déficit pondéral proche de la **cachexie** et souffre de **dyspnée** avec une **hémoptysie** minime. À la palpation, Monsieur X. se plaint de **myalgies** et le médecin note de légères **adénomégalies** dans les régions axillaire et **inguinale**.

Le médecin, suspectant une pneumopathie grave, hospitalise en isolement Monsieur X. et demande les examens complémentaires suivants :
- une radiographie du thorax ;
- un **Doppler** des membres inférieurs ;
- une fibroscopie bronchique, qui met en évidence des bacilles de Koch à l'examen direct bactériologique du lavage bronchique ;
- un bilan biologique complet avec recherche du VIH.

Observations cliniques et examens paracliniques

1 Définir les dix termes ci-dessus **en gras**.

2 Donner le principe de la radiographie conventionnelle. Donner un exemple de tissu radio-opaque et de tissu radio-transparent.

3 Donner le principe de la fibroscopie bronchique. Citer les avantages et les inconvénients de cette technique.

La tuberculose pulmonaire

4 Définir le terme « tuberculose ».

5 Relever dans le texte les examens complémentaires réalisés chez Monsieur X. permettant d'orienter et de confirmer le diagnostic de tuberculose. Indiquer ce que désigne la flèche dans la radiographie de Monsieur X. présentée sur le **document 3**.

6 Citer le principal mode de contamination de la tuberculose. Justifier l'isolement de Monsieur X.

7 L'agent responsable de la tuberculose est une mycobactérie. Donner le nom latin de la bactérie responsable de la plupart des cas de tuberculose pulmonaire.

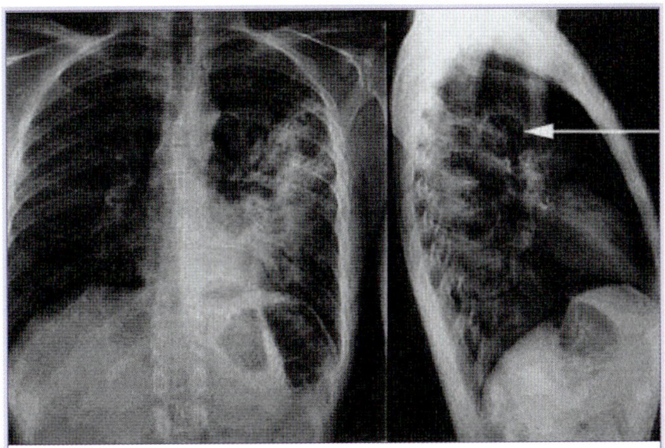

document 3 **Radiographie thoracique de Monsieur X.**

Immunité de l'infection tuberculeuse

L'organisme lutte contre la tuberculose par immunité innée ou naturelle et par immunité acquise.

Les cellules phagocytaires impliquées dans l'immunité naturelle sont attirées par chimiotactisme vers le foyer infectieux. Le **document 4** présente dans le désordre les étapes de la phagocytose.

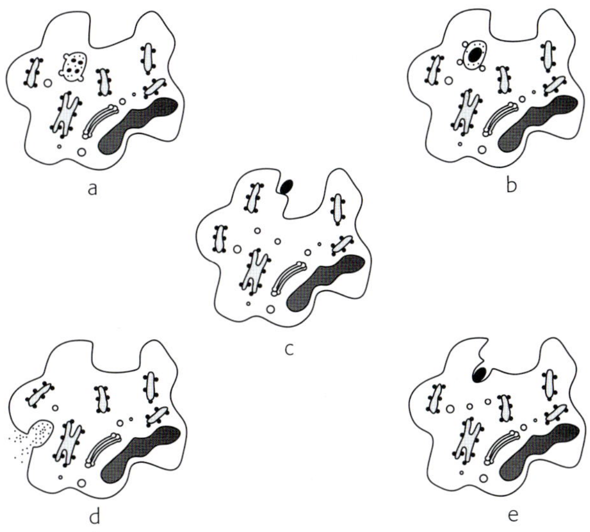

document 4 **La phagocytose**

8 Identifier les étapes représentées sur le **document 4** puis les classer dans l'ordre chronologique de la phagocytose.

Pour l'immunité acquise, la figure du **document 5** schématise une expérience montrant comment l'organisme lutte contre l'agent de la tuberculose.

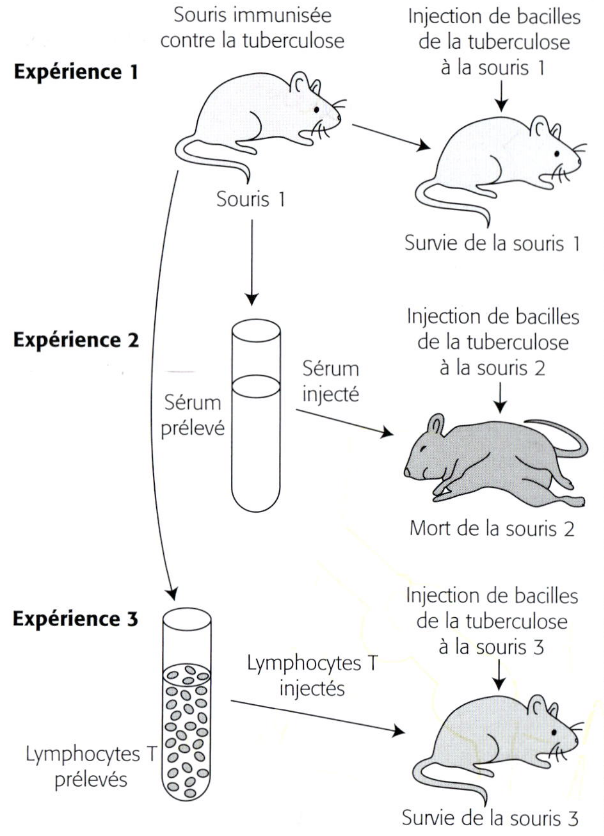

document 5 **L'immunité antituberculeuse**

9 Analyser les expériences du **document 5** afin d'identifier la nature de la réponse immunitaire mise en jeu par l'organisme contre le bacille de la tuberculose.

10 Le traitement de la tuberculose passe par une antibiothérapie. Il existe également depuis 1920 un vaccin antituberculeux : le BCG. Définir puis comparer antibiothérapie et vaccination.

VIH et Sida

Le tableau ci-dessous donne une partie des résultats de l'analyse sanguine et sérologique de Monsieur X.

	Valeurs de Monsieur X.	Normes
Hémoglobine (g/100 mL)	9	14 à 17
Leucocytes (/mm^3) dont les lymphocytes dont les lymphocytes CD4	5 000 350 120	4 000 à 10 000 1 500 à 4 000 600 à 1 200
Plaquettes (/mm^3)	90 000	150 000 à 400 000
Potassium (mmol.L^{-1})	7	3,5 à 5
Sodium (mmol.L^{-1})	128	133 à 143
Charge virale (copies/mL)	750 000	0

1 Analyser les résultats de ce tableau et en déduire les termes médicaux correspondant aux anomalies mises en évidence.

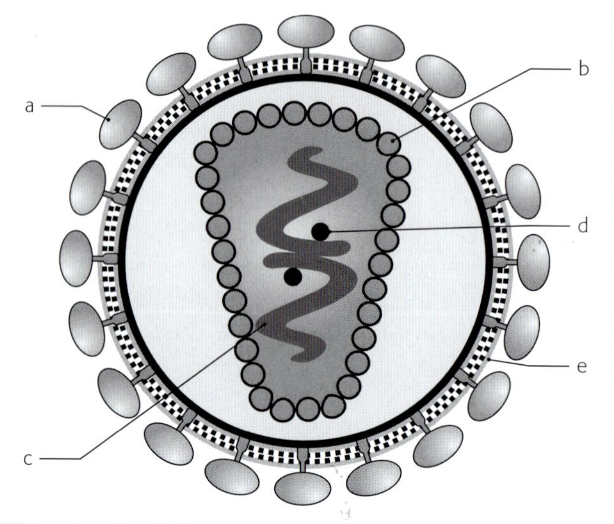

document 6 **Le VIH**

2 Le VIH est un rétrovirus. Légender, sur la copie, le **document 6** qui est une représentation schématique du VIH et justifier le terme de rétrovirus.

3 Citer les noms des deux techniques biologiques utilisées pour le dépistage et la confirmation du diagnostic d'infection par le VIH. Donner le principe de l'une d'entre elles.

Les conséquences sur l'organisme d'une infection par le VIH peuvent être suivies par la mesure de différents paramètres, comme le montrent les courbes du **document 7**.

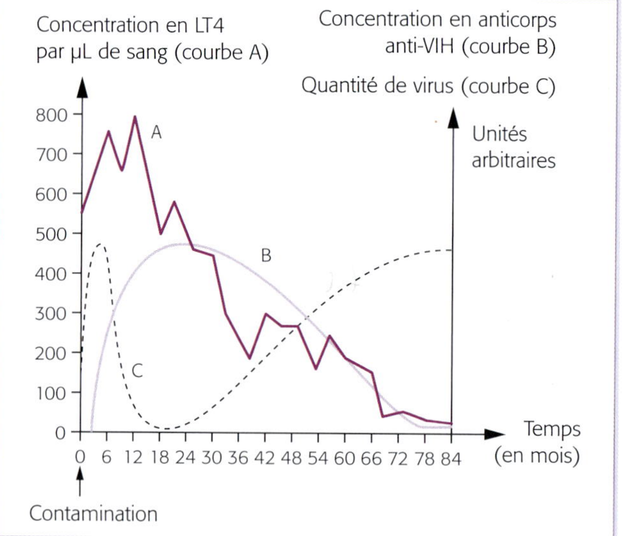

document 7 **Infection par le VIH**

4 L'infection par le VIH évolue en trois phases. Nommer ces trois phases et indiquer les signes cliniques qui caractérisent chacune d'elle.

5 À l'aide des connaissances et des courbes du **document 7**, expliquer l'évolution de la concentration en LT4 chez une personne infectée par le VIH.

6 Expliquer la relation existant entre le taux de lymphocytes T4 et le taux d'anticorps anti-VIH. Justifier la réponse en utilisant les graphes du **document 7**.

7 Sachant qu'une concentration en LT4 inférieure à 200/mm^3 signe une immunodéficience acquise, justifier la tuberculose de Monsieur X.

8 Proposer un traitement afin de limiter l'évolution du Sida.

3. Les immunoglobines

(Sujet Antilles – Guyane, 2010)

La rubéole

La rubéole est une maladie virale contagieuse et généralement bénigne qui peut passer totalement inaperçue. Pendant la grossesse, c'est une infection redoutable en raison d'un risque **tératogène** élevé. Grâce à la **vaccination**, l'incidence de la maladie a fortement diminué dans les pays développés. Au début de la grossesse, un **sérodiagnostic** permet de vérifier si la femme a été vaccinée ou si elle a déjà été au contact du virus.

1 Donner la définition des termes **en gras** dans le texte.

Le diagnostic sérologique en début de grossesse repose sur la détection des immunoglobulines dirigées contre le virus par la technique ELISA. Le test est basé sur la détection de deux types d'immunoglobulines : IgM et IgG.

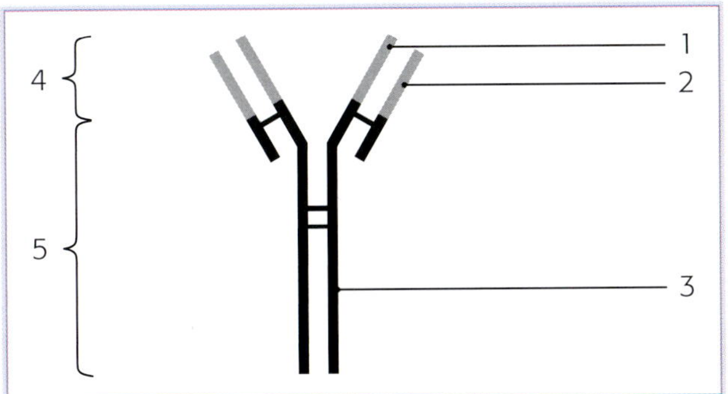

document 8 **Schéma d'une immunoglobuline de type IgG**

2 Le **document 8** représente le schéma d'un anticorps de type IgG. Reporter sur la copie les légendes correspondant aux repères 1 à 5.

3 Les immunoglobulines sont produites par des cellules après une étape de différenciation représentée sur le **document 9**. Nommer les deux types de cellules et reporter sur la copie la légende n° 4 du **document 9B**.

La différenciation cellulaire fait apparaître un développement important de cette structure cellulaire n° 4.

4 Quelle est sa fonction et quel est son intérêt dans le cadre de l'immunité ? Qualifier le type d'immunité faisant intervenir les immunoglobulines.

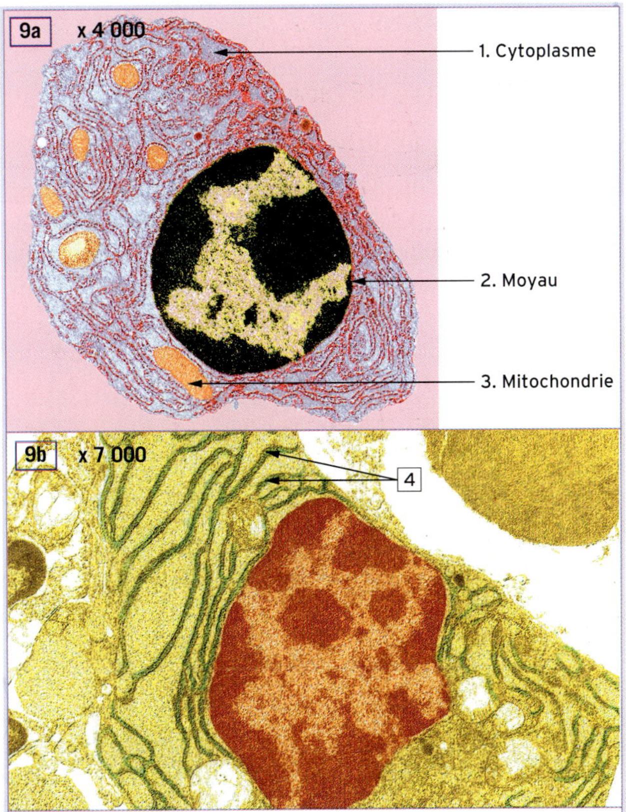

document 9 **Cellules productrices d'anticorps**

Deux sérodiagnostics de la rubéole sont réalisés à 15 jours d'intervalle chez Madame X. Les résultats sont les suivants.

Tests	IgM	IgG
Premier test	Négatif	Positif
Deuxième test, réalisé 15 jours plus tard	Négatif	Positif (valeur identique au premier test)

5 À l'aide du **document 10**, interpréter ces résultats.

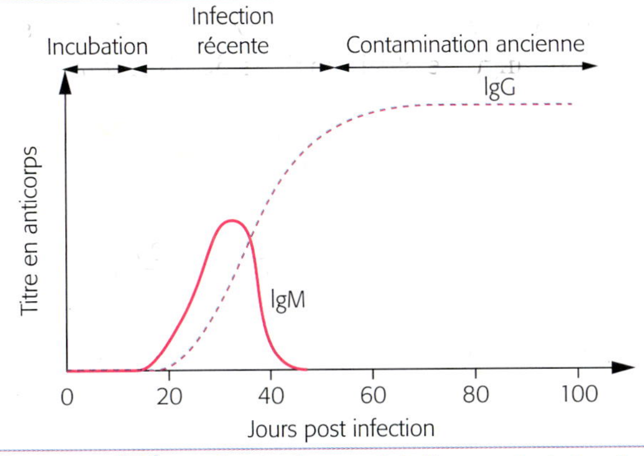

document 10 **Évaluation des immunoglobulines pendant et après la rubéole**

4. Les anticorps

Groupe Rhésus et maladie hémolytique du nouveau-né

• Maladie hémolytique du nouveau-né

Madame X. étant de groupe sanguin Rhésus négatif et Monsieur X. étant Rhésus positif, il existe un risque d'incompatibilité fœto-maternelle. En effet, lors d'un premier accouchement, des hématies fœtales peuvent passer dans le sang maternel. Si le fœtus est Rhésus positif, elles peuvent alors provoquer chez la mère la synthèse d'anticorps « anti-Rhésus ». C'est lors d'une grossesse ultérieure que le fœtus puis le nouveau-né, s'il est Rhésus positif, risque de souffrir de la maladie hémolytique. Pour remédier à ce risque, si le premier enfant né est Rhésus positif, on injectera à Madame X., juste après l'accouchement, des anticorps « anti-Rhésus ». Ces anticorps entraîneront la lyse des hématies fœtales avant quelles n'induisent la synthèse d'anticorps chez la mère.

1 Le **document 11** (à rendre avec la copie) représente un anticorps maternel de type IgG. Annoter ce schéma en faisant apparaître : chaînes lourdes ; chaînes légères, régions constantes, régions variables, site antigénique, site de fixation du complément.

2 Expliquer comment des anticorps maternels peuvent se retrouver dans le sang fœtal.

3 Indiquer comment ces anticorps peuvent être responsables de la lyse des hématies fœtales.

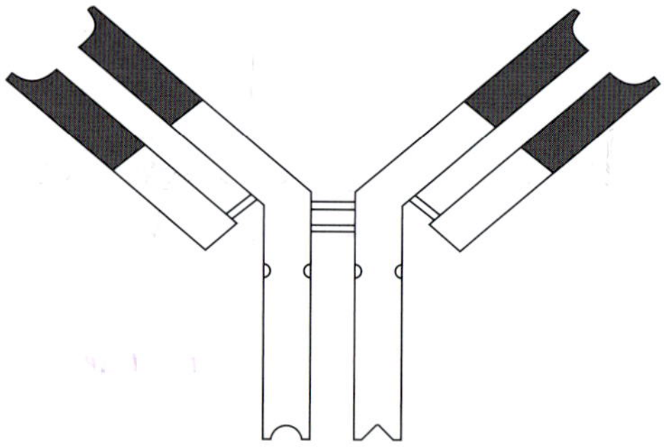

document 11 **Anticorps maternel de type IgG (À rendre avec la copie)**

5. La vaccination

Prévention du cancer

Certains *Papillomavirus* humains sont à l'origine du cancer du col de l'utérus. Ces *Papillomavirus* humains sont des virus très répandus qui se transmettent par contact sexuel. Les *Papillomavirus* humains sont le plus souvent éliminés par l'organisme mais certains d'entre eux peuvent parfois provoquer des lésions précancéreuses pouvant évoluer en cancer du col de l'utérus. Récemment un vaccin a été développé et commercialisé à destination des jeunes filles. Il est dirigé contre les quatres types de *Papillomavirus* humains le plus souvent impliqués dans les lésions précancéreuses et les cancers du col de l'utérus (les types 16 et 18) ainsi que dans les verrues génitales (les types 6 et 11).

1 Utiliser les données du **document 12** pour présenter le principe de la vaccination. Quelle est la composition des différents types de vaccins utilisés actuellement ?

La vaccinologie, qui a pris son essor au début du XXe siècle, repose sur une observation très ancienne : il est rare que des hommes ayant survécu à une maladie infectieuse soient atteints une seconde fois par cette maladie. Au XVIIIe siècle, on pratiquait, pour se protéger de la variole, maladie gravement invalidante et même mortelle, la « variolisation », c'est-à-dire une inoculation de suppurations d'un malade faiblement atteint par la variole. On savait aussi, sans se l'expliquer, que les vachers atteints de vaccine, une maladie bénigne transmise par leurs vaches, étaient protégés de la variole. En 1796, un médecin anglais, Edward Jenner, inocula à un jeune enfant du virus de la vaccine prélevé sur une jeune femme accidentellement infectée par une vache. Quelques mois plus tard, il vérifia le pouvoir protecteur de cette vaccine en administrant à l'enfant du virus de la variole. Par la suite, Edward Jenner « vaccina » ainsi plusieurs enfants.

Dans les années 1880, Louis Pasteur et ses collaborateurs constatèrent que certaines bactéries, responsables du choléra des poules, mises en culture pendant plusieurs semaines ou exposées à des conditions défavorables, sont modifiées et perdent de leur virulence. Des animaux inoculés avec ces bactéries ne développent pas la maladie et, mieux encore, sont protégés contre une infection ultérieure avec l'agent infectieux virulent. Pasteur venait de découvrir la vaccination par des germes pathogènes atténués. Il appliqua ce principe à d'autres maladies animales (le charbon du mouton, le rouget du porc), puis à la rage. Ce fut le premier vaccin contre cette maladie, appliqué en 1885 sur un jeune garçon, Joseph Meister.

document 12 **Historique de la vaccination**

On réalise deux injections d'un antigène A chez un sujet à quelques jours d'intervalle. Les réponses humorales obtenues sont évaluées en dosant précisément la quantité d'anticorps anti-A produits par le sujet et sont présentées dans le **document 13**.

À partir des sérums prélevés sur ce sujet pendant 60 jours, on mesure également l'affinité des anticorps pour l'antigène A. Les résultats figurent sur le **document 14**.

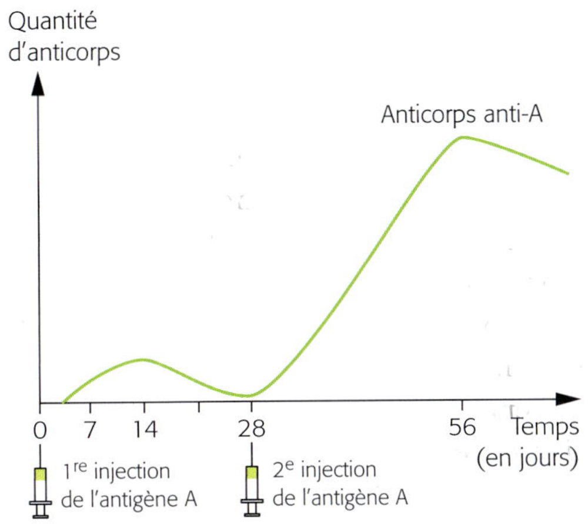

document 13 **Réponses humorales lors de l'injection d'un antigène**

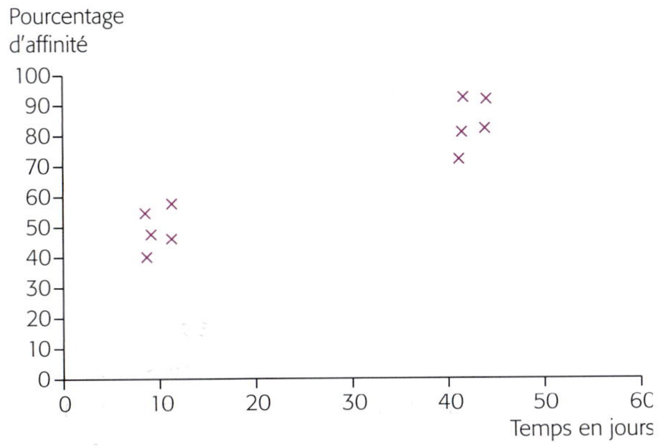

document 14 **Affinité des anticorps produits avec l'antigène A**

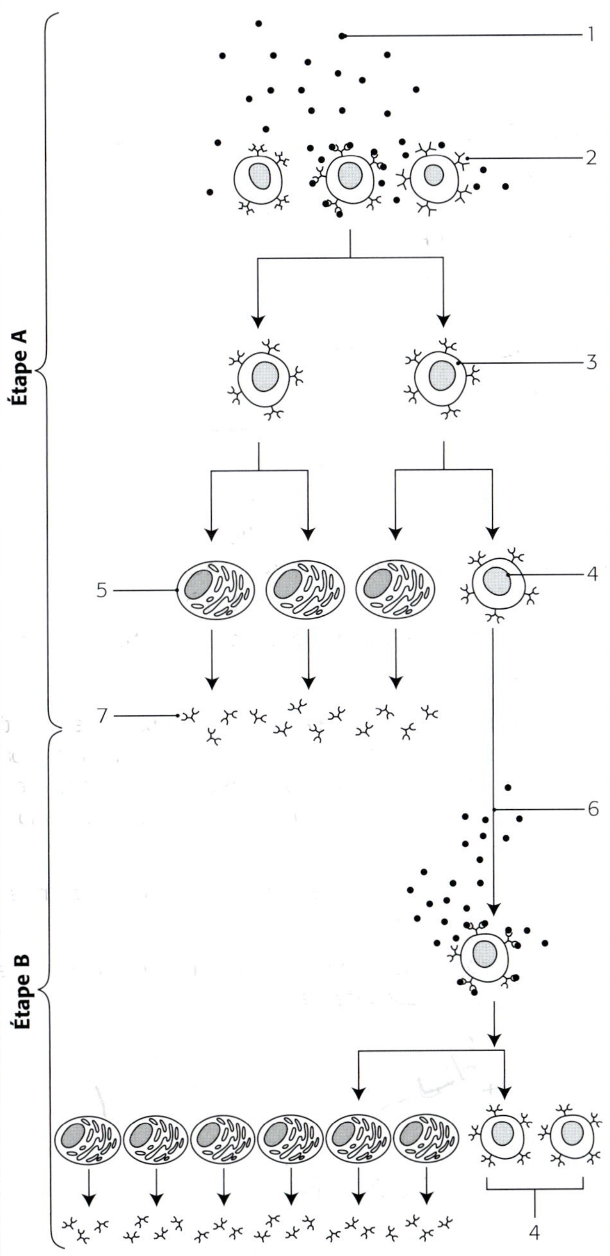

document 15 **Mécanisme de la réponse immunitaire humorale dans la vaccination**

❷ Analyser le **document 13** puis le **document 14**. En déduire les caractéristiques de la réponse immunitaire obtenue lors d'un premier contact avec l'antigène et celles engendrées lors d'un deuxième contact avec l'antigène.

❸ Le **document 15** schématise une partie de la réponse immunitaire d'un organisme après vaccination.
Reporter sur la copie les légendes 1 à 7 et le nom des étapes A et B du **document 15**.

❹ Commenter les événements qui se déroulent sur le **document 15** en dégageant, pour l'étape A, la nature des éléments 1 et le rôle des cellules 3, 4 et 5.

❺ En quoi la succession des étapes A et B permet-elle d'expliquer les résultats présentés dans le **document 13** ?

❻ Pourquoi le vaccin développé et commercialisé ne protège-t-il pas contre tous les *Papillomavirus* ?

Mémo Première

1. CELLULE ET TISSUS

A Les cellules sont regroupées en tissus

Le **microscope optique** permet d'observer les cellules sur des coupes de tissus. Les préparations sont colorées, on y repère les caractéristiques morphologiques des cellules et leur agencement dans le tissu. On distingue le noyau (cellule eucaryote) du cytoplasme de la cellule.
La **cellule** est l'unité structurale et fonctionnelle de la matière vivante. Ses dimensions sont microscopiques (de l'ordre de quelques dizaines de µm). Dans l'organisme, les cellules sont spécialisées et associées entre elles dans un tissu pour assurer une fonction. Par exemple, les neurones, cellules à prolongements, sont associées en réseau par des connections synaptiques pour assurer la transmission d'informations dans l'organisme. On distingue quatre catégories de tissus :

- le **tissu épithélial** recouvre l'organisme et ses cavités internes. Il constitue une barrière cellulaire protectrice qui peut posséder des fonctions sécrétrices (sécrétions exocrines) ou être spécialisée dans les échanges. Les glandes endocrines, qui sécrètent dans le sang, n'ont pas ce rôle de revêtement ;
- le **tissu conjonctif** est un tissu de liaison, mais il existe de nombreux tissus conjonctifs spécialisés, par exemple le tissu osseux, le tissu tendineux, le sang, etc. ;
- le **tissu musculaire** produit un travail mécanique, il est responsable de la motricité du squelette et des viscères ;
- le **tissu nerveux,** spécialisé dans la communication et les fonctions de commande.

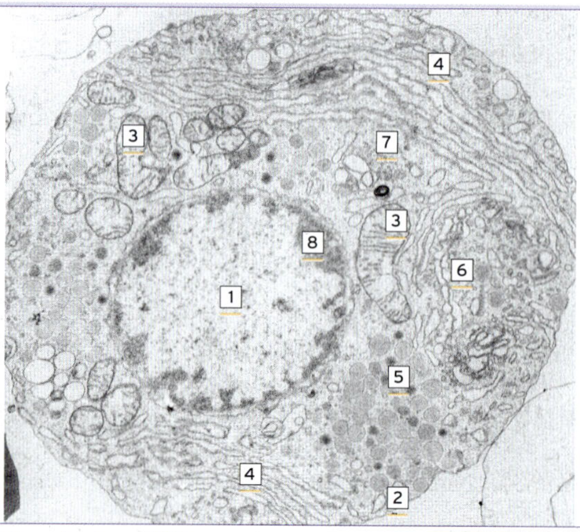

Cellule animale au MET

B L'ultrastructure des cellules s'observe au microscope électronique à transmission (MET)

Le **microscope électronique à transmission** permet de préciser le contenu des cellules. On visualise ainsi les organites cellulaires.
Le cliché ci-dessous révèle l'importance des membranes dans l'ultrastructure.

- La **membrane plasmique** (2) entoure la cellule. Elle est constituée d'une double couche de phospholipides, avec du cholestérol, et des protéines dont les fonctions sont multiples (récepteurs, enzymes, transporteurs, etc.). Elle délimite le milieu intracellulaire et assure les échanges et la communication avec le milieu extracellulaire. On trouve de très nombreuses membranes du même type à l'intérieur des cellules eucaryotes.
- Le **noyau** (1) est limité par une enveloppe (double membrane) percée de pores qui contrôlent la communication entre le nucléoplasme et le cytosol. Il stocke le matériel génétique (ADN) dans la **chromatine** (8). On y trouve aussi un nucléole, amas dense de granules où sont produits les ribosomes (NB la coupe ne passe pas par le nucléole). Les ribosomes assurent la synthèse des protéines dans le cytosol.
- Le cytoplasme comporte des **mitochondries** (3), organites assurant la respiration cellulaire et la production de l'ATP de la cellule.
- Le **réticulum endoplasmique** (4) est un compartiment limité par une membrane qui constitue un réseau (tubes ou structures en feuillets). Le réticulum peut être lisse (REL) ou granulaire (REG). Le REG porte des ribosomes sur sa face externe, il intervient dans la synthèse des protéines non destinées au cytosol. Le REL est le siège de la synthèse des lipides membranaires. Le réticulum peut se fragmenter en **vésicules** (5). Les vésicules contiennent des substances diverses qui sont ainsi isolées du reste du cytosol. Elles sont aussi produites par **l'appareil de Golgi** (6), empilement de quelques saccules membranaires qui assurent le tri et l'adressage des protéines issues du REG vers les vésicules golgiennes (lysosomes ou vésicules de sécrétion). Le **cytosol** (7) est un gel de composition complexe, comportant de nombreuses enzymes.

2. MOTRICITÉ ET SYSTÈME NERVEUX

A Examens radiologiques

- **Définition et principe** : examens d'imagerie médicale basés sur l'absorption différentielle des rayons X par le corps, qui dépend de la densité des tissus traversés (faible pour les tissus mous et forte pour les tissus denses comme l'os). La réception des RX sur un cliché définit des zones d'opacité (os d'aspect blanc) et des zones de clarté (tissus mous apparaissant gris).
- **Intérêts médicaux** : les radiographies permettent le diagnostic d'ostéopathies diverses, des fractures, de l'ostéoporose et de l'arthrose.
- **Avantages** : mise en œuvre rapide, adaptés à la prévention et au diagnostic de masse pour certaines pathologies (arthrose, tuberculose pulmonaire, tumeurs des seins par mammographie).
- **Inconvénients** : nocivité des RX (déconseillé chez la femme enceinte), immobilité durant les clichés.

B La scannographie ou tomodensitométrie (TDM)

- **Définition et principe** : examen d'imagerie médicale utilisant un faisceau de rayons X balayant des coupes transverses du corps et permettant une exploration anatomique après un traitement informatique. Le scanner détecte en chaque point de la coupe des coefficients d'absorption des RX, qu'il transmet à l'ordinateur qui construit une image précise.
- **Intérêts médicaux** : diagnostic des maladies modifiant la forme et la densité des tissus (tumeurs, traumatismes crâniens et médullaires, hernies discales, opacités pulmonaires dans la mucoviscidose).
- **Avantages** : irradiation faible, images d'une grande précision avec reconstitution volumique d'images en 3D.
- **Inconvénients** : les mêmes que pour la radiographie.

C Anatomie de l'encéphale

L'encéphale comprend : le **cerveau**, le **cervelet** et le **tronc cérébral**, dont le bulbe rachidien. Le cerveau dont la surface forme le cortex présente plusieurs lobes (temporaux, pariétaux, frontal, occipital). Il est creusé de quatre ventricules cérébraux remplis de liquide céphalo-rachidien qui communiquent avec le canal de l'épendyme situé dans la moelle épinière. Le plancher du IIIe ventricule central est constitué par l'**hypothalamus** où se rattache la glande hypophyse (antéhypophyse et posthypophyse). Des neurones hypothalamiques sécrètent dans le réseau capillaire pituitaire des neurohormones circulant dans le **vaisseau porte hypothalamo-hypophysaire** pour atteindre les capillaires antéhypophysaires régulant l'antéhypophyse.

D Physiologie nerveuse

Une stimulation efficace d'une fibre nerveuse modifie brièvement, après **latence**, la ddp membranaire du neurone. C'est une onde de dépolarisation membranaire ou **potentiel d'action** (PA) qui présente trois phases.

- **Dépolarisation** : les canaux Na^+ voltage-dépendants s'ouvrent, entrée massive d'ions Na^+ avec diminution et inversion du potentiel de membrane, qui devient positif.
- **Repolarisation** : les canaux K^+ voltage-dépendants s'ouvrent, les ions K^+ sortent, assurant le retour à la polarité initiale de la membrane.
- **Hyperpolarisation** : le retour à l'état excitable a lieu grâce au transport actif des pompes Na^+/K^+ ATPase qui font entrer les ions K^+ et sortir des ions Na^+, restaurant l'état ionique initial.

Loi d'excitabilité du tout ou rien : lorsque l'intensité de stimulation est efficace, on détecte un PA d'amplitude et de durée constantes (tout). Lorsqu'elle est inférieure au seuil (inefficace), on ne détecte pas de PA (rien).

E Fonctionnement de la synapse neuromusculaire

Une synapse neuromusculaire réunit un motoneurone avec des fibres musculaires. Les boutons synaptiques de l'arborisation terminale d'un motoneurone contiennent des vésicules synaptiques renfermant les molécules de **neurotransmetteur** (NT = acétylcholine). Le fonctionnement de la plaque motrice présente plusieurs étapes :

- arrivée du PA nerveux sur les boutons synaptiques provoquant l'ouverture des canaux Ca^{2+} voltage-dépendants et l'entrée de Ca^{2+} dans le bouton ;
- fusion des vésicules avec la membrane présynaptique, exocytose dans la fente synaptique du neurotransmetteur, fixation sur les récepteurs postsynaptiques, ouverture des canaux ioniques chimio-dépendants Na^+, entrée d'ions Na^+ par les canaux voltage-dépendants générant le PA musculaire ;
- hydrolyse enzymatique du NT, captage puis reformation du NT dans les vésicules synaptiques.

3. ANATOMIE DE L'APPAREIL DIGESTIF ET DIGESTION

A Anatomie

L'appareil digestif comprend des organes creux formant un tube de la bouche jusqu'à l'anus (le tube digestif), et des glandes annexes qui fournissent les sécrétions nécessaires à son fonctionnement.

La paroi du tube digestif est constituée de plusieurs couches concentriques : une muqueuse (couche la plus interne), une sous-muqueuse, et une double couche musculaire assurant la progression des aliments dans le tube digestif. Dans la cavité abdomino-pelvienne, le tube digestif est entouré par une séreuse, le péritoine.

La muqueuse intestinale est repliée sur elle-même pour former les valvules conniventes ; la surface des valvules forme elle-même des villosités. Enfin, la surface des entérocytes comporte des microvillosités. Ces trois structures permettent d'augmenter la surface du tube digestif, et donc la surface d'absorption.

Le tube digestif est richement irrigué, à la fois par le système sanguin et par le système lymphatique. La vascularisation sanguine hépatique est double : apport de sang hématosé par l'artère hépatique et apport de sang (non hématosé) chargé de nutriments par la veine porte hépatique.

Le système sanguin, comme le système lymphatique, possède des ramifications dans chaque villosité intestinale.

→ Revoir les différents schémas du manuel de première, chapitre 15, notamment les figures 15 à 19, pages 186 et 187.

B Digestion

Les aliments que nous mangeons sont constitués de macromolécules (amidon, triglycérides, protéines) qui sont trop grosses (à l'échelle moléculaire) pour être directement absorbées (c'est-à-dire passer la barrière intestinale et entrer dans le milieu intérieur). Ces macromolécules doivent donc être coupées en molécules plus petites : c'est le phénomène de la digestion.

La digestion présente deux types de phénomènes : des phénomènes mécaniques et des phénomènes chimiques.

- Les phénomènes mécaniques ont lieu principalement au niveau de la bouche et de l'estomac. Dans la bouche, il s'agit de la mastication, qui permet de fragmenter les aliments en morceaux de petite taille. Cela permet une déglutition plus aisée et une plus grande surface de contact avec la salive (et par la suite avec les autres sécrétions digestives). Au niveau de l'estomac, les phénomènes mécaniques sont principalement des phénomènes de brassage du contenu gastrique, grâce aux contractions de l'estomac.
- Les phénomènes chimiques permettent de couper les macromolécules en molécules de petite taille, grâce à l'utilisation de molécules d'eau : il s'agit de réactions d'hydrolyse. Ces réactions se déroulent grâce à des enzymes contenues dans les sécrétions digestives : salive, sécrétions gastriques et sécrétions pancréatiques. Ces dernières sont les plus importantes d'un point de vue fonctionnel car ce sont celles qui contiennent les enzymes les plus variées et qui permettent donc la digestion de tous les types d'aliments. Le tableau suivant résume les actions des principales enzymes digestives.

Sécrétion	Composé(s) actif(s)	Substrat	Produits obtenus
Salive (environ un litre par jour)	α-amylase salivaire	Polysaccharides (amidon principalement)	Dextrines : intermédiaires entre les polysaccharides et les oligosaccharides
Sécrétions gastriques (environ deux litres par jour)	Acide chlorhydrique	Pepsinogène	Pepsine
	Pepsine (endopéptidase)	Protéines	Oligopeptides
Sécrétions pancréatiques (environ deux litres par jour)	α-amylase pancréatique	Polysaccharides	Dextrines
	Lipases (phospholipases, cholestérol-esterase)	Lipides	Acides gras, cholestérol, glycérol
	Protéases	Protéines	Acides aminés, peptides
	Ribonucléases	ARN	Ribonucléotides
	Désoxyribonucléases	ADN	Désoxyribonucléotides

4. HISTOLOGIE ET NUTRITION

A Histologie

La branche de la biologie étudiant les tissus est appelée l'histologie. Un tissu est un ensemble de cellules différenciées, généralement semblables, organisées pour assurer une fonction. On distingue quatre types principaux de tissus.

- Les tissus épithéliaux sont des tissus dont les cellules sont jointives. On distingue les épithélia de revêtement et les épithélia glandulaires.
- Les tissus conjonctifs comportent une matrice extracellulaire (substance entre les cellules) généralement riche en eau et avec de nombreuses fibres protéiques.
- Les tissus musculaires peuvent se contracter et ainsi générer des forces. On distingue les muscles striés, cardiaques et lisses.
- Les tissus nerveux permettent la communication et le stockage de l'information, ainsi que son analyse.

B Nutrition

Après digestion, les aliments sont transformés en nutriments ; ceux-ci passent dans le sang et sont finalement utilisés par les cellules.
On distingue deux catégories de nutriments :

- les nutriments organiques, dont les molécules contiennent des atomes de carbones (macronutriments organiques, dont les besoins sont de plusieurs grammes ou centaines de grammes par jour, et micronutriments organiques, dont les besoins sont de plusieurs microgrammes ou milligrammes grammes par jour) ;
- les nutriments minéraux, dont les molécules ne contiennent pas d'atomes de carbones. Comme pour les nutriments organiques, on distingue des macronutriments et des micronutriments minéraux.

Les différents nutriments sont apportés par les aliments. Ces derniers sont des mélanges complexes de nutriments, mais peuvent être groupés en sept catégories.

Groupe d'aliments	Apports principaux
Lait et produits laitiers	Protéines, lipides et calcium
Viande, œufs et poissons	Protéines et lipides
Corps gras	Lipides et vitamines liposolubles
Fruits et légumes frais	Fibres et vitamines hydrosolubles
Légumes secs, céréales et féculents	Protéines et amidon
Produits sucrés	Glucides à assimilation rapide
Boissons	Eau

La ration alimentaire correspond à l'ensemble des boissons et aliments consommés en une journée. Elle assure des apports d'énergie (pour permettre le fonctionnement du corps) et de matière (pour construire ou remplacer les molécules de l'organisme).
Les apports d'énergie doivent être d'environ 9 000 kJ pour une femme et 12 000 kJ pour un homme (journée sans effort physique particulier). Ils doivent correspondre aux dépense de l'organisme et sont assurés principalement par les nutriments énergétiques : glucides et lipides.
Les apports de matière permettent le remplacement des glucides, lipides et protides utilisés par le fonctionnement cellulaire. L'organisme ne sait pas synthétiser certains acides aminés : ceux-ci doivent donc obligatoirement être fournis par la ration alimentaire. Ces acides aminés sont appelés indispensables.
Il existe aussi des acides aminés qui peuvent être fabriqués par l'organisme, mais en quantités insuffisantes pour un fonctionnement normal ; cette seconde catégorie est appelée acides aminés essentiels, et doit également être retrouvée dans la ration alimentaire. Il existe de même des lipides indispensables (absence de synthèse par l'organisme). Ils doivent là encore être présents dans la ration alimentaire.
Celle-ci doit fournir aussi les micronutriments nécessaires à l'organisme, et permettre des apports hydriques suffisants : environ 2,5 litres d'eau par jour.

La ration alimentaire doit être composée des différents nutriments dans des proportions fixées par les besoins de l'organisme. Pour les macronutriments, on considère qu'il faut environ 4 parts de glucides (57 %) pour 2 parts de protides (29 %) et 1 part de lipides (14 %).

- Les lipides et les protides doivent avoir des provenances animales et végétales (la composition en nutriments indispensables ou nutriments essentiels varie suivant leur origine). Cette variété permet d'assurer les apports en différents types de nutriments.

- Les apports en glucides doivent pour leur part fournir des glucides à assimilation rapide (énergie "immédiate"), à assimilation lente (énergie à long terme) et des fibres alimentaires (régulation du transit intestinal).

5. LES CONSTITUANTS DU SANG ET L'HOMÉOSTASIE

On appelle *éléments figurés du sang* les cellules (érythrocytes ou globules rouges et leucocytes ou globules blancs) et les éléments cellulaires (thrombocytes ou plaquettes) du sang. Cette phase cellulaire est en suspension dans le plasma sanguin.

A Les leucocytes ou globules blancs

- Les polynucléaires (granulocytes) neutrophiles (50 à 70 % des leucocytes). On les reconnaît à leur noyau plurilobé et à leur cytoplasme riche en granulations neutrophiles.
- Les polynucléaires éosinophiles (de 1 à 3 %) riches en granulations acidophiles (ou éosinophiles).
- Les polynucléaires basophiles (moins de 1 %) riches en granulations basophiles.
- Les monocytes (3 à 10 %) : noyau réniforme et cytoplasme contenant de fines granulations.
- Les lymphocytes (20 à 40 %) : petites cellules avec très peu de cytoplasme.

B Le plasma

Le plasma est constitué d'eau (910 g pour un litre), d'environ 10 g de minéraux ionisés, les principaux ions étant Na^+ et Cl^-. Les protéines sont abondantes dans le plasma et la protéinémie est voisine de 73 $g.L^{-1}$. On peut les séparer par électrophorèse.

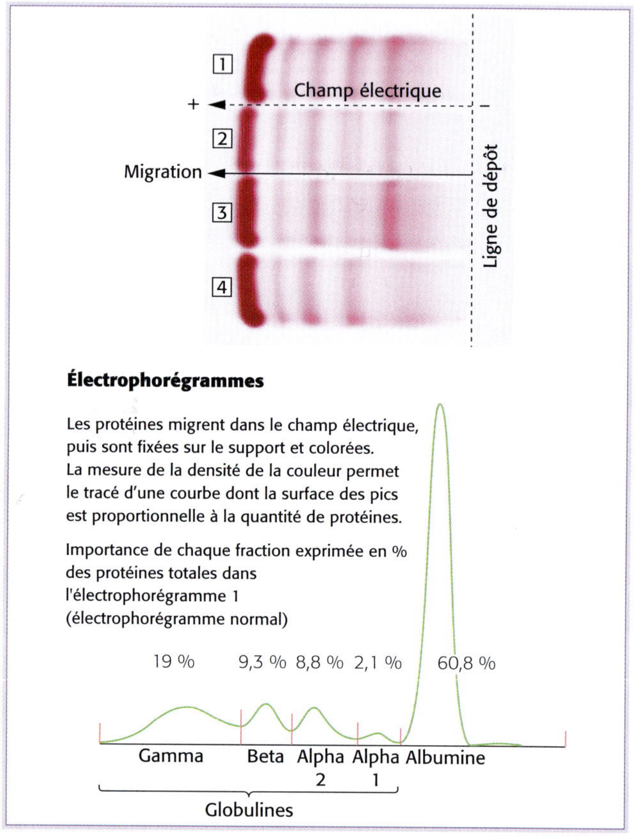

Le plasma contient d'autres molécules organiques comme le glucose (taux de glucose = glycémie), des lipides associés à des protéines (lipoprotéines), des acides aminés, des hormones, des substances de déchet (urée...).
Le glucose est le nutriment énergétique utilisable par toutes les cellules et le seul nutriment énergétique du système nerveux. Sa régulation revêt donc une importance capitale. Le foie est l'organe effecteur essentiel de cette régulation et le stockage ou la libération du glucose par le foie et les autres organes effecteurs sont sous contrôle hormonal. La principale hormone impliquée est l'insuline. C'est une protéine qui est sécrétée par les cellules β des îlots de Langerhans du pancréas.
La glycémie normale varie entre 0,9 et 1 $g.L^{-1}$ à jeun (soit 5 à 5,5 $mmol.L^{-1}$). Une hyperglycémie supérieure à 1,26 $g.L^{-1}$ à jeun caractérise les diabètes.

C Les diabètes

Le diabète et ses complications (acido-cétose, rétinopathies, néphropathies, neuropathies, artériosclérose et athérosclérose...) constituent un véritable problème de santé publique en France et dans le monde.
Les diabètes sucrés sont des maladies métaboliques caractérisées par une hyperglycémie chronique accompagnée de glycosurie, polyurie et polydipsie. Dans le diabète de type 1 ou *diabète insulino-dépendant* (10 à 15 % des diabètes sucrés), il y a un déficit important de la production d'insuline par le pancréas du fait de la destruction des cellules β des îlots de Langerhans. Cette destruction est d'origine auto-immune. Le diabète de type 2 apparaît souvent après la quarantaine. Sa prévalence augmente avec le vieillissement, la sédentarisation et l'obésité. Mais il peut également apparaître chez des individus non obèses. Il s'exprime sur un terrain génétique favorable. Il est caractérisé par le développement progressif d'une insulinorésistance des cellules de l'organisme qui doit corriger cet effet par une hypersécrétion insulinique faisant place progressivement à une insulinodéficience qui se combine alors à l'insulinorésistance.

Corrigé Chapitre 1 L'appareil respiratoire

Activité 1

1 **Eupnée** : respiration facile, normale – **Cycle respiratoire** : succession inspiration + expiration – **Inspiration** : entrée d'air dans les poumons – **Expiration** : expulsion de l'air dans les poumons – **Apnée** : arrêt de la respiration – **hypoxie** : déficit en O_2 – **Hypoxémie** : déficit en O_2 dans le sang – **Hypoxie** : déficit d'apport d'O_2 aux cellules – **Polypnée** : respiration haletante.

2 L'hypoxie affecte les cellules utilisant O_2, donc les neurones, d'où les troubles du fonctionnement cérébral.

3 Inspiration = phase ascendante courbe et expiration = phase descendante. Durée du cycle respiratoire = 3,3 s, mise en jeu de 0,5 L d'air. Le dernier cycle correspond à une expiration forcée : durée 4,5 s et volume de 3,5 L d'air mis en jeu.

4 Les étapes 2 et 3 montrent l'impérieuse nécessité de ventiler les poumons pour maintenir l'oxémie.

Activité 2

1 Principe radiographie : voir cours chapitre 2. Figure 2 : dominante de noir correspondant à des clartés. L'air des poumons ne retient pas les RX ; diaphragme, cœur et vaisseaux apparaissent en blanc (opacités). Les os riches en minéraux apparaissent sous forme d'opacités. Les bronches, aux parois fines et peu absorbantes, n'apparaissent pas sur la figure 2, l'injection d'un liquide opaque aux RX permet de les faire apparaître (▶ *figure 3*).

2 1 : feuillet pariétal de la plèvre, 2 : liquide pleural, 3 : feuillet viscéral de la plèvre, 4 : petite bronche, 5 : bronche souche, 6 artère pulmonaire gauche, 7 : veine pulmonaire gauche, 8 : parenchyme pulmonaire.

3 L'appareil respiratoire occupe l'espace intra-thoracique, hormis la partie médiastin. Décrire l'arbre bronchique.

Arrivée du sang non hématosé, en provenance du ventricule droit du cœur, par l'artère pulmonaire. Départ sang hématosé par deux veines pulmonaires.

Activité 3

1 1 : muqueuse qui délimite l'organe et contribue à l'épuration de l'air, 2 : sous muqueuse, tissu conjonctif de liaison comportant des glandes, 3 : cartilage, maintient le conduit béant, 4 : adventice riche en tissu adipeux, rôle de liaison.

2 Trachée et bronches sont des conduits aériens maintenus béants grâce à des anneaux de cartilage. Les ramifications bronchiques permettent de distribuer l'air dans les différents secteurs du poumon. Les particules en suspension dans l'air inhalé viennent se coller à la surface de l'épithélium (▶ *cellules à mucus visibles, figure 7*) et sont éliminées par le courant de mucus que créé le battement ciliaire des cellules épithéliales.

3 En bleu : bronchiole, pas de cartilage, paroi riche en muscles ; en noir : artériole. La proximité des 2 organes, quel que soit leur diamètre, indique des ramifications parallèles.

4 En cas de contraction, les fibres musculaires réduisent la section des bronchioles (bronchoconstriction). La résistance accrue au passage de l'air rend la respiration difficile (dyspnée).

5 Parenchyme pulmonaire : structure spongieuse, avec alvéoles + fines bronchioles. Diamètre des alvéoles : 100 à 200 µm, parois très fines. Au cours de l'inspiration : augmentation de volume des alvéoles en lien avec l'arrivée d'air ; lors de l'expiration : vidange partielle.

6 La paroi séparant 2 alvéoles est très fine (environ 5 µm) et très riche en capillaires sanguins. Les pneumocytes délimitant cette paroi sont des cellules pauvres en cytoplasme, leurs noyaux font saillie dans les alvéoles. Les échanges gazeux sont favorisés par la grande surface de contact entre le sang des capillaires et l'air et la très faible épaisseur de la barrière air-sang.

Corrigé Chapitre 2 Quelques pathologies respiratoires

Activité 1

1 Voir le cours. En cas d'asbestose, les poumons comportent des opacités constituant un fin réseau ramifié d'aspect fibreux, plus développé dans la partie inférieure des poumons, ainsi que des plaques pleurales (en particulier lobe inférieur poumons).

2 Fatigue (asthénie) et difficultés respiratoires avec gène et sensation d'oppression (dyspnée) en cas d'effort sont liées à une déficience pulmonaire. Les fibres d'amiante inhalées, extrêmement fines, pénètrent dans les poumons. Elles sont difficilement éliminées et s'accumulent, provoquant l'altération du parenchyme pulmonaire (fibrose).

3 L'asbestose apparaît en cas d'inhalation de quantités très importantes de fibres, lors d'un séjour prolongé dans une atmosphère très chargée en fibres (par exemple activités professionnelles où l'on manipulait l'amiante sans protection). Les cas d'asbestose sont généralement diagnostiqués une vingtaine d'années après l'exposition à l'amiante. La maladie devrait disparaître suite à l'interdiction de l'amiante.

Activité 2

1 Caractéristiques de la bronchite aiguë : épidémie en période hivernale, origine virale, caractère bénin. Inflammation des voies respiratoires, qui sont encombrées, d'où la toux grasse et la dyspnée. Signes généraux : fièvre, fatigue...

2 L'épithélium ciliaire fait remonter le mucus protecteur vers le pharynx. La paralysie des cils provoque l'encombrement des

bronches, ce qui déclenche la toux pour les désobstruer. La toux est grasse car chargée de sécrétions muqueuses. La surinfection bactérienne est due à la stase du mucus, aux lésions de l'épithélium et à l'affaiblissement de l'organisme.

3 Toux et essoufflement sont considérés comme « normaux » chez le fumeur. Ils peuvent attester d'une BPCO, maladie grave avec oblitération progressive et irréversible des bronches. La « mesure du souffle » permet de repérer les effets de cette oblitération et doit inciter à l'arrêt du tabagisme, principal responsable des BPCO.

Activité 3

1 – Signes généraux : asthénie. – Signes fonctionnels : toux et expectorations, dyspnée permanente, plus marquée en cas d'effort ; cyanose (hypoxie) ; obstruction des voies respiratoires (expiration longue, lèvres pincées) ; distension thoracique (thorax en tonneau). – Signes physiques : tachycardie ; râles bronchiques ; baisse du murmure vésiculaire.

2 La dyspnée est importante, liée à une destruction du parenchyme pulmonaire qui est irréversible. Il en résulte une baisse de la capacité vitale, des effets sur les gaz du sang (hypoxie et hypercapnie artérielle), une polyglobulie.

Activité 4

1 Termes médicaux à utiliser : asthénique ; dyspnée ; bradypnée ; cyanose.
Râles sibilants = bruits de sifflements – Tachycardie = fréquence cardiaque accrue – Hypoxémie : baisse pO_2 du sang.

2 Signes généraux : asthénie, oppression thoracique, angoisse.
Signes fonctionnels : dyspnée, bradypnée, cyanose.
Signes physiques : râles sibilants, tachycardie.

3 Cause principale de l'asthme : présence d'allergènes respiratoires (pneumo-allergènes) dans l'air. Les allergènes sont nombreux en boulangerie : protéines des graisses (farines diverses), parasites, graines et additifs d'origine biologique (enzymes). Leur présence dans des poudres fines favorise le contact avec la muqueuse respiratoire.

4 La courbe 1 décrit l'évolution du volume expiré en fonction du temps. Plus sa pente est forte, plus la vitesse d'expulsion de l'air est grande. La vitesse est maximale en début d'expiration, elle tend vers 0 après 4 secondes. Le VEMS est de 4 $L.s^{-1}$, la CVF de 5 L. L'indice de Tiffeneau est de 80 %, c'est-à-dire normal. Cet indice rend compte de l'efficacité de la première seconde d'expiration : ici, 80 % de l'air est expiré durant la première seconde, ce qui traduit une faible résistance des voies respiratoires à l'écoulement de l'air.

5 La courbe 2 a une pente plus faible sur tout son parcours. VEMS = 2,5 $L.s^{-1}$, CVF = 4 L. L'indice de Tiffeneau = 62,5 %. La courbe révèle une réduction de la capacité vitale et une plus grande résistance des voies respiratoires au passage de l'air.

6 Le médicament bronchodilatateur accroît le diamètre des bronches, l'air y circule plus facilement (plus de sifflements) et la VEMS devient normale.

Activité 5

1 La mucoviscidose affecte plusieurs appareils, elle est congénitale et sa fréquence dépend de l'origine de la population. Cela correspond à une pathologie transmise par un gène altéré (maladie génétique).

2 L'ensemble des signes cliniques découle d'une anomalie de texture du mucus produit par l'organisme. Au niveau respiratoire, le mucus encombre les bronches et tend à les obstruer, d'où la toux pour les dégager. Cette réponse physiologique ne résout pas totalement le problème. Le mucus ne peut être mis en mouvement par les cellules ciliées et il sert de support au développement de bactéries agressives. Il en résulte des bronchites à répétition et des infections avec pus. Les traitements sont mécaniques (kinésithérapie pour libérer les bronches) et antibiotiques (lutte contre les infections bactériennes). Ils ont des limites, notamment la colonisation des bronches par des bactéries résistantes aux antibiotiques, qui survient inéluctablement.

Au niveau digestif, le mucus encombre les canaux pancréatiques. Le suc pancréatique n'est plus sécrété dans l'intestin et la digestion en est affectée, notamment celle de lipides. Conséquences : un déficit d'absorption intestinale, et des selles graisseuses provoquant des diarrhées. Les extraits pancréatiques permettent une digestion normale. On peut compenser de légers déficits d'absorption par des compléments alimentaires.

Corrigé Chapitre 3 Le tabagisme

Activité 1

1 La figure 4, chapitre 20, montre un épithélium bronchique cilié parfaitement régulier et dense en cils vibratiles. La figure 2 montre un épithélium bronchique d'un fumeur en grande partie dépourvu de cils vibratiles. La fonction des cils est de faire remonter le mucus chargé de poussières et de micro-organismes afin d'épurer l'arbre bronchique. Lorsque cette immunité naturelle est affaiblie, les infections (bronchites) deviennent fréquentes (chroniques).

2 Avant de fumer, la fréquence respiratoire est de 12 cycles/min et le volume courant de 0,5 L.
Le volume d'air ventilé est de 6 litres/min.
Après avoir fumé, la fréquence respiratoire est de 14 cycles/min et le volume courant de 1 L.
Le volume d'air ventilé est de 14 litres/min.
Le fait de fumer entraîne donc une polypnée qui peut s'expliquer par un manque d'apport d'O_2 à l'organisme.

3 Le non fumeur présente peu de CO dans le sang (1 % de carboxyhémoglobine). La capacité de transport d'O_2 est maximale.

Le fumeur léger présente un taux élevé de CO saturant à 5 % son hémoglobine et limitant son transport d'O_2 de 4 mL.
Le grand fumeur présente un taux très élevé de CO saturant à 11 % son hémoglobine et limitant son transport d'O_2 de 19 mL. Le CO limite donc le transport d'O_2 sanguin et entraîne un manque d'O_2 aux tissus (hypoxie). Lorsque son % dans l'air dépasse 0,1 %, l'intoxication devient mortelle en une heure. C'est donc un gaz asphyxiant. On observe qu'à un volume x mL de CO dans le sang correspond une quantité y = x - 200 d'O_2 dans le sang. On peut donc déduire que la prise en charge du CO par l'hémoglobine se fait au détriment de celle de l'O_2. Ces deux gaz ont donc le même site de fixation sur l'hémoglobine.

4 Lors d'un effort physique nécessitant davantage d'O_2, le fumeur, handicapé par un % de carboxyhémoglobine élevé, souffrira d'hypoxémie et d'hypoxie musculaire qui l'obligeront à accélérer fortement ses rythmes et débits cardio-respiratoires. Il sera donc plus vite essoufflé et fatigué par l'effort.

Activité 2

1 Toxicomanie : dépendance physique ou psychique à une substance consommée régulièrement pour ses effets agréables ou recherchés.
Dépendance : incapacité d'un sujet à ne plus pouvoir se priver d'une substance dans un délai restreint.
Tolérance : résistance progressive de l'organisme à une drogue qui entraîne la prise de doses croissantes pour obtenir les mêmes effets.
Tabacomanie : toxicomanie due au tabac provoquant une intoxication chronique et une dépendance.

2 Les principales substances sont : monoxyde de carbone, nicotine, goudrons et substances irritantes. *Cf.* cours.

3 Le principe du sevrage tabagique est de diminuer l'apport de nicotine (substance pharmacodépendante) en l'administrant à des doses décroissantes par des substituts (gomme à mâcher, patch) facilitant le sevrage et éliminant les autres substances toxiques de la fumée de tabac. Certains médicaments et d'autres méthodes peuvent être utilisés : acupuncture, thérapie de groupe et psychothérapie.

4 Le tabagisme passif serait responsable de 5 000 décès par an. Ces décès concernent toutes les tranches d'âges de la population. Trop longtemps, les risques du tabagisme passif sur le lieu de travail et au domicile ont été ignorés ou sous-évalués malgré l'importance du nombre des personnes exposées.

5 La loi Evin 91 a créé les conditions d'une restriction de fumer à certains locaux (emplacement fumeurs) ou transports publics. Ces mesures ayant montré une faible efficacité en matière de santé publique (*cf.* OMS), une nouvelle loi interdisant le tabagisme dans tous les lieux accueillant du public a été promulguée en février 2007 et élargie en 2008 pour protéger les fumeurs et les non fumeurs. Toutes les entreprises, établissements scolaires (intérieur et extérieurs), établissements de santé, moyens de transport collectif, cafés, restaurants, discothèques doivent être non fumeurs. Dans certains lieux, des cabines fumeurs entièrement étanches et ventilées par une gaine propre extérieure sont tolérées.

Corrigé Chapitre 4 Physiologie de l'appareil respiratoire

Activité 1

1 1 : poumon gauche ; 2 : veines pulmonaires ; 3 : aorte ; 4 : artère hépatique ; 5 : artères mésentériques ; 6 : artères rénales ; 7 : réseau capillaire ; 8 : veines rénales ; 9 : veine porte hépatique ; 10 : veines sus-hépatiques ; 11 : veine cave inférieure ; 12 : artère pulmonaire.

2 On reconnaît deux zones d'échanges de gaz, à savoir les poumons et les autres tissus, par le changement de couleur du sang qui vire du bleu (sang non hématosé) au rouge (sang hématosé) dans les poumons, et du rouge au bleu dans les autres tissus.

3

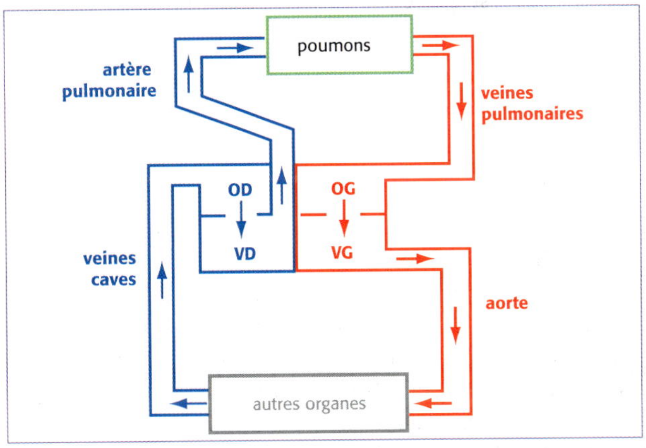

4 L'hématose est le nom donné aux échanges gazeux au niveau pulmonaire qui augmentent la PO_2 et diminuent la PCO_2 sanguine. Les veines pulmonaires ramènent le sang des poumons vers le cœur, elles contiennent du sang qui a subi l'hématose et qui est donc hématosé.

5 L'épaisseur de la paroi des artères et des veines des artérioles et des veinules empêche tout échange dans ces vaisseaux. La paroi des capillaires est plus mince et permet les échanges entre le sang et la lymphe interstitielle.

6 Les échanges se font par diffusion des gaz, du milieu où la pression du gaz est la plus élevée vers celui où sa pression est la plus faible.

7 Les caractéristiques des surfaces d'échange qui facilitent la diffusion des gaz sont :
- la faible épaisseur de la zone d'échange (paroi capillaire ou alvéolo-capillaire) ;
- la grande surface d'échange alvéolo-capillaire ou capillaire ;
- la faible vitesse du sang dans les capillaires qui augmente le temps de contact entre le sang capillaire et l'air alvéolaire ou la lymphe interstitielle.

8

Nom de l'échange	Gaz	Couples compartiments d'échange	Gradient de diffusion	Sens de l'échange
Hématose	O_2	Air alvéolaire / Sang non hématosé	14 – 5,3 = 8,7 kPa	Air alvéolaire → sang non hématosé
	CO_2		6,1 – 5,3 = 0,8 kPa	Sang non hématosé → air alvéolaire
Respiration tissulaire	O_2	Sang hématosé / Cellule	14 – 4 = 10 kPa	Sang hématosé → cellule
	CO_2		6,6 – 5,3 = 1,3 kPa	Cellule → sang hématosé

Activité 2

1 Hyposidérémie : diminution du taux de fer dans le sang.
Anémie ferriprive : diminution de la concentration d'hémoglobine du sang dont l'origine est une carence en fer.
Hypoxémie : diminution de la quantité de dioxygène sanguin.
Asthénie : fatigue non motivée par un effort physique ou intellectuel.
M. Martial présente une carence d'absorption du fer responsable de l'hyposidérémie ; ce manque de fer ne permet pas une synthèse suffisante d'hémoglobine que traduit l'anémie ferriprive. L'anémie entraîne l'hypoxémie, qui engendre dans l'organisme asthénie et pâleur.

2

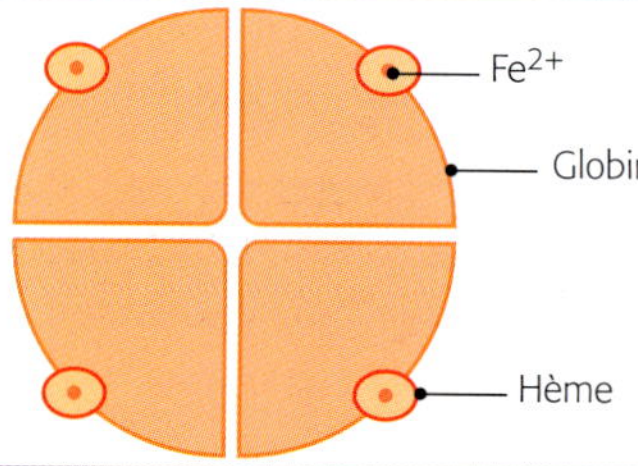

3 L'O_2 se fixe sur les atomes de Fer Fe^{2+}.
Hb + 4 O_2 ↔ **$Hb(O_2)4$** Forme oxyhémoglobine

4 Sur les 203 mL d'O_2 contenus dans 1 litre de sang artériel, 200 mL, soit 98,5 %, sont combinés à l'hémoglobine, et 3 mL, soit 1,5 %, sont dissous dans le plasma.

5 Courbe d'allure semblable à la figure 4 du chapitre 4.

6 Le volume d'O_2 combiné par litre de sang est de 145 mL pour une PO_2 égale à 5,3 kPa. Le volume d'O_2 libéré par l'oxyhémoglobine au niveau des tissus est de : 200 – 145 = 55 mL.

Activité 3

1 Dans le sang hématosé, pour une PO_2 égale à 14 kPa, la saturation de l'oxyhémoglobine est de 98 %. Dans le sang non hématosé, pour une PO_2 égale à 5,3 kPa, la saturation de l'oxyhémoglobine est de 75 %.
La variation est donc de 98 % à 75 %. Le pourcentage de saturation de l'oxyhémoglobine n'est pas proportionnel à la PO_2 car la figure 4 est une sigmoïde et non une droite.
Le sang « veineux » ou sang non hématosé contient encore beaucoup de dioxygène (les 3/4) de l'apport du sang hématosé. On devrait donc dire qu'il est moins riche en dioxygène que le sang hématosé.

2 Pour une PO_2 égale à 8 kPa, la saturation de l'oxyhémoglobine est de 90 %. Cela signifie que pour 100 molécules d'Hb disposant de 100 × 4 = 400 sites, le nombre de sites occupés par O_2 est bien de 90 × 4/100 = **360 sites**.
Comme chaque molécule Hb peut être saturée par 3 ou 4 molécules O_2, appelons x les molécules Hb saturée à 75 % et y les molécules Hb saturées à 100 %.
On peut écrire le système d'équation : 360 = 3x + 4y et x + y = 100.
On tire 360 = 3 x + 4(100 – x) soit 360 = 3x – 4x + 400 soit **x = 40** et donc **y = 60**.

3 L'hémoglobine est une protéine qui présente deux états structuraux réversibles.
L'un a une faible affinité pour O_2 et il s'établit pour des PO_2 moyennes. L'autre a une forte affinité pour O_2 et il s'établit pour des PO_2 élevées. Le passage entre ces deux états dépend de l'environnement physico-chimique et de la pression partielle d'O_2.
Il existe donc une **relation structure-fonction** qui permet à l'état Hb de faible affinité de libérer au maximum l'O_2 aux tissus tandis que l'état Hb de forte affinité permet un transport maximal d'O_2 dans le sang.

4 Les perfluorocarbones n'étant pas des protéines, leur structure ne leur permet pas ce double état qui confère à l'hémoglobine des caractéristiques physiologiques ou fonctionnelles remarquables.

5 En altitude, la diminution de la PO_2 alvéolaire rend la respiration moins performante en limitant l'hématose.
On observe en altitude :
- une augmentation de l'hématocrite (hémoconcentration) qui est due à une augmentation du nombre d'hématies ou polyglobulie ;

– une hyperhémoglobinémie (augmentation du taux d'hémoglobine dans le sang).
L'hyperhémoglobinémie et la polyglobulie observées compensent la baisse de la saturation de l'oxyhémoglobine et maintiennent un volume de dioxygène dans le sang normal autour de 20 mL/100 mL de sang.

6 La baisse de PO_2 liée à l'altitude déclenche une synthèse accrue d'une hormone rénale nommée érythropoiëtine (EPO) Cette hormone d'origine rénale stimule l'érythropoiëse dans la moelle osseuse et permet l'hyperhémoglobinémie et la polyglobulie.

Activité 4

1 La différence artério-veineuse en CO_2 9 est égale à (54 – 49,1) = 4,9 mL pour 100 mL de sang.

2 Elle correspond à la production de CO_2 par la respiration cellulaire. Le CO_2 est donc plus concentré dans le sang non hématosé qui repart des tissus.

3 L'hémoglobine et l'albumine sont respectivement les principales protéines des hématies et du plasma. Le CO_2 se lie donc en grande quantité par covalence aux acides aminés basiques de ces protéines qui forment ainsi l'essentiel des composés carbaminés du sang.

4 La courbe B représente la saturation de l'oxyhémoglobine en fonction de la PO_2 dans les conditions standard de PCO_2 et constitue la courbe de référence. Lorsque la PCO_2 diminue (courbe A), pour une PO_2 donnée, le pourcentage de saturation augmente (par exemple de 10 % pour une PO_2 de 5 kPa). Lorsque la PCO_2 augmente (courbe C), pour une PO_2 donnée, le pourcentage de saturation diminue (par exemple de 38 % pour une PO_2 de 5 kPa).

5 L'effet Bohr est réalisé dans les muscles et les tissus produisant du CO_2 et de l'acidité métabolique.

6 L'augmentation de la PCO_2 et de la température, de l'acidité (générées par l'activité cellulaire) rencontrées dans l'effet Bohr favorisent l'approvisionnement des tissus en 0_2 en diminuant la saturation de l'oxyhémoglobine.

Corrigé Chapitre 5 Dioxygène et énergétique

Activité 1

1 Propositions justes : 1, 3 et 4.

2 Le glucose est un hexose $C_6\ H_{12}\ O_6$, c'est le monomère constitutif des 2 macromolécules : amidon (polyoside de réserve) et cellulose (polyoside de structure). Équation bilan : énergie + $6CO_2 + 6H_2O \rightarrow C_6\ H_{12}\ O_6 + 6\ O_2$.

3 Affirmation 3 : vraie ; 1 et 4 : fausses ; 2 : discutable.

4 Équation bilan : $C_6\ H_{12}\ O_6 + 6\ O_2 \rightarrow 6CO_2 + 6H_2O$ + énergie. Même bilan pour la combustion et pour l'utilisation cellulaire du glucose.

5 De la chaleur.

6 La tête de myosine crée la force permettant le déplacement de l'actine. L'énergie est fournie par l'ATP.
Équation : ATP + $H_2O \rightarrow$ ADP + Pi + énergie.

Activité 2

1 O_2 est transporté par l'hémoglobine depuis les poumons jusqu'aux tissus, puis il diffuse dans les cellules utilisatrices. Il permet la production d'énergie dans les cellules au niveau des mitochondries. Toute variation de l'IR correspond à une variation de la dépense énergétique de l'individu.

2 L'IR de repos est sensiblement constante. L'O_2 est principalement utilisé par l'encéphale et les organes intervenant dans l'homéostasie (rein, foie, cœur). Ces organes consomment l'essentiel de l'énergie du métabolisme basal.

3 L'IR s'accroît dès le début de l'activité physique, le pic de consommation d'O_2 ayant lieu 20 secondes après son début. L'accroissement se prolonge sur 3 minutes pour une activité qui dure 10 secondes. L'O_2 permet la fourniture d'énergie aux muscles en activité. O_2 est nécessaire pendant l'activité musculaire, mais également après pour recréer les conditions de repos dans les fibres musculaires. La consommation d'O_2 après l'effort permet de reconstituer le stock d'oxyhémoglobine.

4 Surconsommation de O_2 = (IR activité – IR repos) × masse × temps.
AN : surconsommation d'O_2 = (0,6 – 0,35) × 53 × 3/60 = 0,6625 L.
En appliquant le coefficient thermique du dioxygène, on obtient la quantité d'énergie produite pendant l'effort = 0,6625 × 21 = 13,9 kJ. Le travail fourni correspond à 2,86 kJ, la différence (environ 11 kJ) est dégagée sous forme de chaleur.

5 Le coefficient thermique de l'oxygène s'obtient en divisant l'énergie produite par le volume d'O_2 utilisé (en L). Pour le glucose coef. = 2 830/(6 × 22,4) = 21,06 kJ L^{-1}. Pour l'acide palmitique coef. = 10 007/(23 × 22,4) = 19,41 kJ L^{-1}. Le principal substrat énergétique utilisé est le glucose.

Activité 3

1 Les cellules utilisent le glucose en présence et en absence d'O_2, les acides gras ne sont utilisés qu'en présence d'O_2. Le cytosol utilise le glucose en présence et en absence d'O_2. Les mitochondries n'utilisent pas le glucose, mais utilisent les acides gras en aérobiose.

2 En anaérobiose, dans le cytosol, le glucose (hexose en C6) est dégradé en acide pyruvique (composé en C3) et transformé en acide lactique (composé en C3). L'hydrogène de la molécule de glucose transite par le NADH, H^+ avant de rejoindre l'acide lactique.

3 En aérobiose : $C_6H_{12}O_6 + 6O_2 \rightarrow 6CO_2 + 6H_2O$ + énergie.
En anaérobiose : $C_6H_{12}O_6 \rightarrow 2\,C_3H_6O_3$ + énergie.

4

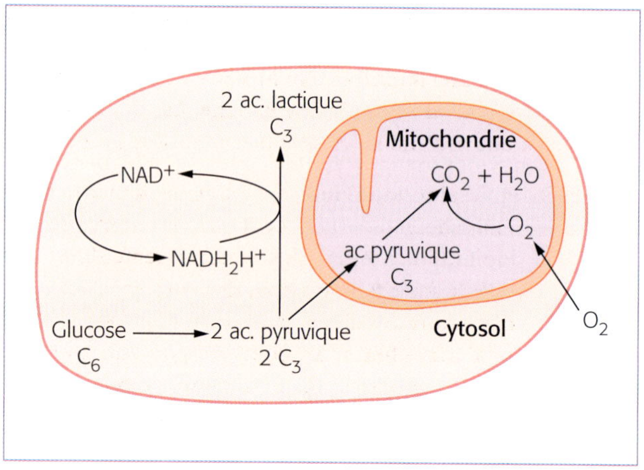

Activité 4

1 Les mitochondries fournissent l'énergie aux activités cellulaires qui en consomment et se localisent près des sites de ces activités.

2 Énergie + ADP + Pi → ATP + H_2O. Les mitochondries exigent la présence d'O_2 pour produire de l'ATP ; elles utilisent les acides gras ou l'acide pyruvique comme substrat.

3 L'ATP est produit en petite quantité dans la matrice mitochondriale, O_2 n'est pas obligatoire. En présence d'O_2, il est produit en quantité importante au niveau des crêtes mitochondriales, site de la respiration cellulaire.

4 La matrice assure la dégradation de l'acide pyruvique en CO_2, avec production de $NADH,H^+$ et d'un peu d'ATP. Les crêtes permettent la respiration cellulaire : ensemble de réactions qui utilisent le $NADH,H^+$ et du dioxygène et permettent une production importante d'ATP.

5 Voir schémas dans le cours.

Corrigé Chapitre 6 Circulation vasculaire et pathologies

Activité 1

1 Un vaisseau afférent conduit le sang des organes vers le cœur. C'est une veine ou une veinule.
Un vaisseau efférent conduit le sang du cœur vers les organes. C'est une artère ou une artériole.

2 A : veine cave inférieure ; B : veines sus-hépatiques ; C : aorte ; D : réseau capillaire porte hépatique ; E : artère hépatique ; F : veine porte hépatique ; G : artère mésentérique.

3 Le foie est vascularisé par l'artère hépatique acheminant le dioxygène du sang hématosé et la veine porte amenant les nutriments issus de l'absorption intestinale. Le système porte hépatique est donc un réseau capillaire situé entre la veine porte en amont et les veines sus-hépatiques en aval du foie.

4

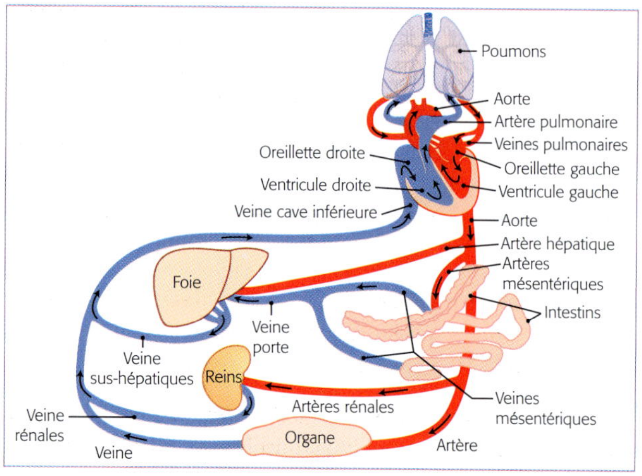

5 Une veine est un vaisseau afférent qui conduit le sang des organes vers le cœur. Une artère est un vaisseau efférent qui conduit le sang du cœur vers les organes. L'artère pulmonaire, contrairement aux autres artères, contient du sang non hématosé. Les veines pulmonaires contiennent du sang hématosé. Les termes artères et veines sont donc définis par rapport au sens de la circulation sanguine et non par la nature du sang qu'ils contiennent.

Activité 2

1 Figure 3 : une artère et trois veines de différents calibres.

2 La paroi d'une veine ou d'une artère contient de l'extérieur vers l'intérieur :
l'adventice (4), la média (3), l'intima bordée d'un endothélium (2) entourant la lumière du vaisseau (1). La paroi artérielle est plus épaisse et rigide, grâce à une média épaisse et riche en fibres élastiques et musculaires. La paroi veineuse est plus souple car la média est plus fine.

3 Après section, la forme de l'artère est peu déformable et sa lumière reste constante. Au contraire, la section d'une veine provoque l'affaissement de la paroi qui rétrécit la lumière.

4 Les fibres musculaires lisses et les fibres nerveuses sont des cellules. Les fibres élastiques et les fibres de collagène sont des complexes protéiques sécrétés par les fibroblastes.

5 La média, par son épaisseur variable et sa richesse en fibres élastiques, ou fibres musculaires, assure la fonctionnalité principale des artères (système résistif à haute pression et artères élastiques ou musculaires) et des veines (réseau capacitif à basse pression).

6 L'épaississement de l'intima altère le fonctionnement des valvules veineuses. La modification de l'organisation des fibres musculaires lisses de la média diminue leur force de contraction et la paroi devient moins tonique. Il en résulte une distension veineuse qui perturbe le retour veineux, surtout dans les membres inférieurs.

Activité 3

1 La LDL comporte une enveloppe avec les régions polaires des phospholipides qui interagit avec les molécules d'eau et la rend soluble dans le plasma. L'essentiel du cholestérol qui est hydrophobe est transporté à l'intérieur de la LDL sous forme d'ester apolaires.

2 Les récepteurs aux LDL reconnaissent et fixent les LDL. Les cellules internalisent les LDL par invagination de membrane et libèrent le cholestérol.

3 En cas d'hypercholestérolémie, on peut assimiler les HDL-Cholestérol ou lipoprotéines protecteurs au « bon cholestérol », car elles agissent contre l'athérosclérose en éliminant vers le foie le cholestérol excédentaire non utilisé sans le déposer sur les artères.
Les LDL ou lipoprotéines athérogènes sont qualifiées de « mauvais cholestérol » car elles favorisent l'athérosclérose en transportant le cholestérol du foie vers les organes qui en ont besoin, mais avec un risque de dépôt artériel et de création de plaques d'athéromes.

4 Mme Le Bars a un bilan lipidique correct ainsi qu'un bon un indice d'athérogénicité = 2,1.
M. Athero présente de l'hypertriglycéridémie, de l'hypercholestérolémie et un indice d'athérogénicité inquiétant = 6,7.
Le bilan lipidique, l'âge et l'activité professionnelle active de Mme Le Bars minimisent son risque cardiovasculaire. Au contraire, l'âge et le bilan lipidique mauvais de M. Athéro ont amené son médecin à évoquer un risque cardiovasculaire important : des mesures préventives s'imposent.

Activité 4

1 Figures 6 et 7 : lésions de l'intima et de la média de l'artère dont la lumière a été rétrécie d'environ 50 % par une plaque d'athérome constituée de dépôts lipidiques. Athérosclérose : *cf.* cours.

2 *Cf.* cours.

3 Hémiplégique : paralysie d'une moitié droite ou gauche du corps.
Hypertension artérielle : tension artérielle trop élevée supérieure à 15/9.
Faiblesse : parésie.
Perte de sensibilité du côté droit : paresthésie.
Perte temporaire de la mémoire : amnésie.
Perte temporaire de la parole : aphasie.
Signes temporaires évoquant une ischémie transitoire (amnésie, aphasie, hémiparésie, paresthésie).
Signes définitifs évoquant une ischémie permanente (hémiplégie).

Activité 5

1 L'angiographie est une radiographie des vaisseaux qui utilise des rayons X et qui nécessite l'injection d'un produit de contraste iodé dans la circulation.

2 L'angiographie de la figure 8 montre une sténose au niveau de l'artère fémorale, et l'angioscanographie de la figure 9 montre une thrombose au niveau de l'artère fémorale et de l'artère poplitée de la jambe gauche. Les deux patients souffrent d'une artérite au niveau des membres inférieurs.

3 M. Octet, atteint de sténose, se plaint de douleurs et de crampes à la marche. L'autre patient atteint de thrombose présente des douleurs au repos, des refroidissements et des troubles cutanés aux pieds. L'angiopathie commence donc par des troubles à l'effort dus à la sténose qui empêche un débit suffisant dans l'artère fémorale, et elle se poursuit au repos lorsque la thrombose obstrue la circulation, ce qui entraîne une hypoxie tissulaire et les symptômes associés.

4 *Cf.* cours.

5 Le graphe de la figure 10 montre l'évolution de la vitesse sanguine en fonction du pourcentage de diminution de la lumière artérielle par l'athérome.
Lorsque la lumière artérielle présente encore 60 à 100 % de son diamètre initial, la vitesse sanguine est de 20 cm/sec.
Lorsque la lumière artérielle ne présente plus que 5 à 40 % de son diamètre, la vitesse sanguine est de 120 cm/sec.
Lors de la thrombose, la vitesse sanguine devient quasiment nulle puisque le sang ne circule plus.

6 Les propositions exactes sont les suivantes.
a) Au niveau d'une sténose, la vitesse du sang augmente.
c) Au niveau d'une thrombose, la vitesse du sang est nulle et il n'y a pas d'effet Doppler.

Activité 6

1 Systolique : temps de contraction du cœur.
Diastolique : temps de relâchement du cœur.
L'origine de la pression artérielle est l'éjection ventriculaire gauche du sang qui s'effectue par cycles de systole et de diastole. Le sang est éjecté à chaque systole ventriculaire sous une pression systolique (16 kPa). Dans l'artère, la pression diminue lors de la diastole générale et s'établit au niveau de la pression diastolique (10,7 kPa).

2 Le sang jaillit d'une artère sectionnée parce qu'il circule dans ces vaisseaux à une pression supérieure à la pression atmosphérique. Le mercure s'élève de 10 cm pour équilibrer la pression artérielle (PA).

3 La pression différentielle observée dans les grosses et moyennes artères est due à la présence des fibres élastiques dans la média. Propriété des grosses artères : élasticité.

4 La pression ou tension artérielle augmente avec l'âge ; ce vieillissement artériel est dû au durcissement des artères, ou artériosclérose.

5 La pression systolique correspond à l'apparition des premiers bruits circulatoires dans le stéthoscope pour une pression de 15 kPa. La pression diastolique correspond à la disparition des bruits circulatoires dans le stéthoscope pour une pression de 11 kPa.

6 En position allongée, la pression artérielle moyenne (PAm) est identique (13,3 kPa) dans les deux artères, toutes situées au même niveau que le cœur.
En position debout, la PAm augmente dans l'artère tibiale située au-dessus du cœur. Cette augmentation est due à l'action de la pesanteur sur la hauteur de la colonne sanguine dans le vaisseau, qui vient s'ajouter à la pression générée par le cœur. Le fait de lever le bras en position allongée ne modifie que la PAm de l'artère humérale, qui passe de 13,3 kPa à 10,9 kPa.
Cette diminution de 3,4 kPa soit 2,55 cm de Hg correspond à la chute de pression due aux 33 cm du bras levé au-dessus du cœur.

7 Il est donc nécessaire de mesurer la tension artérielle chez un sujet au repos et allongé.

Corrigé Chapitre 7 Organisation et fonctionnement du coeur

Activité 1

1 1 : Départ du tronc aortique ; 2 : Aorte ; 3 : Tronc brachiocéphalique droit ; 4 : Veines pulmonaires ; 5 : Artère pulmonaire ; 6 : Veine cave supérieure ; 7 : Veine cave inférieure.

1	2	3	4	5	6	7
F	D	C	G	E	A	B

2

W	X	Y	Z
Oreillette droite	Ventricule droit	Oreillette gauche	Ventricule gauche

3 L'eau introduite par les veines caves s'écoule par l'artère pulmonaire et celle introduite par les veines pulmonaires s'écoule dans l'aorte. Il existe donc une communication unidirectionnelle entre d'une part, les veines caves, l'oreillette droite, le ventricule droit et l'artère pulmonaire, et d'autre part entre les quatre veines pulmonaires, l'oreillette gauche, le ventricule gauche, l'aorte.
Les deux hémi-cœur droit et gauche ne communiquent donc pas entre eux.

Activité 2

1 1 : ventricule droit ; 2 : cordages fibreux ; 3 : valvule auriculo-ventriculaire droite ou tricuspide 4 : veine cave inférieure ; 5 : oreillette droite ; 6 : veine cave supérieure ; 7 : artère pulmonaire droite ; 8 : crosse aortique ; 9 : artère pulmonaire gauche ; 10 : veines pulmonaires gauches ; 11 : oreillette gauche ; 12 : valvules sigmoïdes ; 13 : valvule auriculo-ventriculaire gauche ou mitrale ; 14 ventricule gauche ; 15 : myocarde ; 16 aorte.

2 Non, les valves cardiaques sont formées d'endocarde alors que la paroi du cœur est constituée du myocarde. Ce dispositif permet la circulation du sang entre les oreillettes et les ventricules sans reflux vers les oreillettes (retour du sang) lors de la contraction des ventricules.

3 Non, car leur situation et leur fonctionnement ne le nécessitent pas.

4 Les sections ventriculaires droite et gauche n'ont pas la même forme (triangulaire à droite, circulaire à gauche). La paroi musculaire est plus épaisse à gauche qu'à droite. Le ventricule gauche, dont la paroi est plus épaisse, possède une force de contraction plus grande que le ventricule droit.

Activité 3

1 Ce sont les cellules nodales uniquement.

2 Les 3 localisations sont : – nœud sinusal : 100 PA/min ; – nœud septal : 50 PA/min ; – faisceau de His et réseau de Purkinje : 40 PA/min.

3 Que les cellules qui ont la fréquence de contraction la plus élevée imposent leur rythme aux cellules plus lentes, et que l'ensemble fonctionne à la fréquence maximale commune.

4 La culture de cardiomyocytes isolés montre que ces cellules sont incapables de se contracter sans le contact avec des cellules nodales. Lorsque ce contact est établi, elles se contractent à la même fréquence que les cellules nodales.

5 Un cœur dénervé présente une fréquence de contraction plus élevée que lorsque le cœur possède son innervation. Cela montre que le cœur possède son propre système de dépolarisation qui lui permet un fonctionnement autonome. L'innervation cardiaque exerce une action globale modératrice qui freine le rythme automatique du cœur. Il s'agit de la caractéristique d'automatisme cardiaque due au tissu nodal. Elle est mise en évidence sur un cœur dénervé (et perfusé pour assurer sa nutrition).

6 Cette expérience confirme que le tissu nodal est responsable de l'automatisme cardiaque puisque sa destruction entraîne son arrêt. Les foyers nodaux situés sur l'oreillette droite sont indispensables à la dépolarisation des oreillettes. D'autres foyers doivent exister au niveau des ventricules qui permettent leur dépolarisation mais qui sont sans effet sur les oreillettes.

7 L'oreillette droite présente, en plus du nœud sinusal, une autre localisation nodale capable de dépolariser les quatre cavités cardiaques et de suppléer au rôle du nœud sinusal.

Localisations nodales	Nœud sinusal	Nœud septal	Faisceaux de His et de Purkinje
Rythme chez l'homme	100	40 à 50	30 à 40
Rôle physiologique	Rythmeur biologique du cœur	Relais de dépolarisation vers les ventricules et suppléant du nœud sinusal	Conduction de la dépolarisation aux ventricules et suppléance pour la dépolarisation ventriculaire

Activité 4

1 – L'onde **P** de dépolarisation auriculaire correspond à l'ensemble des potentiels d'action myocardiques (PAM) des oreillettes. – L'onde **R** de dépolarisation ventriculaire correspond à l'ensemble des PAM des ventricules. – L'onde **T** correspond à la repolarisation des ventricules.

2 L'ECG de repos montre 3 ondes R encadrant 2 révolutions cardiaques sur une durée de 2 secondes. La fréquence cardiaque de Juliette au repos est donc de 60 cpm.
À l'effort, on dénombre 19 contractions sur une durée de 7,4 secondes.
La fréquence cardiaque de Juliette à l'effort est donc de 19 × (60/7,4) = 154 cpm.

3 *Cf.* lexique.

4 Arythmie : trouble du rythme cardiaque. Bradycardie : ralentissement permanent du rythme cardiaque. Tachycardie : augmentation permanente du rythme cardiaque. Fibrillation : contractions excessivement fréquentes, désordonnées et inefficaces.

5 Il s'agit de la fibrillation, qui nécessite un traitement de défibrillation par électrochoc.

Activité 5

1 Une révolution cardiaque dure de A à F soit 1,1 seconde sur la figure 4a.
Systole auriculaire = AB ; Systole ventriculaire isovolumétrique = BC ; Systole ventriculaire isotonique = CD ; Relâchement isovolumétrique = DE ; Diastole générale = EF.

2

	Phase A	BC	CD	DE	EF
Pression intra-auriculaire	supérieure	inférieure			supérieure
Pression intra-ventriculaire	inférieure	supérieure	supérieure	inférieure	inférieure
Pression intra-aortique			inférieure	supérieure	
Valvules auriculo-ventriculaires	ouvertes	fermées	fermées	fermées	ouvertes
Valvules sigmoïdes	fermées	fermées	ouvertes	fermées	fermées
Volume ventriculaire	augmente	constant	diminue	constant	augmente

3 et 4 – Systole auriculaire : le sang est propulsé des oreillettes aux ventricules grâce à la contraction des oreillettes et aux différences de pression (pression intra-auriculaire supérieure à la pression intra-ventriculaire). Quand la pression intraventriculaire devient supérieure à la pression intra-auriculaire, il y a fermeture des valvules auriculo-ventriculaires au point B → bruit TOUM.
– Systole ventriculaire : durant la phase BC, toutes les valvules sont fermées. Le sang reste dans le ventricule (phase isovolumétrique), puis au point C, la pression intra-ventriculaire devient supérieure à la pression intra-aortique et produit l'ouverture des valvules sigmoïdes et l'éjection du sang des ventricules vers les artères (phase d'éjection isotonique CD). Quand la pression intra-aortique devient supérieure à la pression intra-ventriculaire, il y a fermeture des valvules sigmoïdes au point D → bruit TA. La systole ventriculaire correspond au petit silence du phonocardiogramme.
– Durant le relâchement ventriculaire (phase DE), le sang ne peut pas revenir dans les ventricules car ils sont clos. Au cours de la diastole générale (phase EF), le sang entre passivement dans les oreillettes. Quand la pression dans les oreillettes devient supérieure à celle des ventricules, les valvules auriculo-ventriculaires s'ouvrent et le sang remplit passivement les ventricules.

5 VES de repos = 200-120 = 80 mL ; Débit cardiaque de repos = 4,8 L/min ; Débit cardiaque d'effort de Gilles = 28,8 L/min. Le coefficient multiplicateur est de 6.

6 M = Systole auriculaire ; N = Diastole générale ; O = systole ventriculaire isotonique ; P = systole ventriculaire isovolumétrique. L'ordre chronologique : NMPO ou MPON.

7 Il s'agit de la relaxation isovolumétrique. Les quatre valves sont fermées, les oreillettes relâchées, et les ventricules en train de se relâcher.

Corrigé Chapitre 8 Insuffisances coronariennes

Activité 1

1 L'IMC de Gilles est de 30,3 : il souffre donc d'une obésité modérée.
L'IMC d'Anne est de 25,7 : elle présente donc un léger surpoids.

2 Le RCV d'Anne est de 1 sur une échelle de 26 (tranche d'âge = 50, fumeuse, PS = 140, cholestérolémie = 7). Le RCV de Gilles est de 26 sur une échelle de 26 (tranche d'âge = 65, fumeur, PS = 180, cholestérolémie = 8).
Cela signifie qu'Anne présente un risque faible (moins de 5 %) et Gilles présente un risque très élevé (25 %) de développer une maladie cardio-vasculaire dans les 10 ans à venir. Ces risques étant aggravés par leur IMC défavorable (surtout Gilles).

3 Ils doivent cesser de fumer, corriger leur alimentation (réduire l'apport alimentaire de cholestérol) et faire une activité physique quotidienne afin d'éviter la sédentarité et maigrir. Un traitement anti-hypertenseur pour Gilles est essentiel pour réduire ses risques et une surveillance médicale de la tension artérielle d'Anne est souhaitable.

4 Examen des données (issues du site HeartScore) https://escol.escardio.org/heartscore3/calc.aspx?model=europelow)

Nom du patient	Anne	Gilles
Âge	49 (1961)	65 (1945)
Sexe	Femme	Homme
Les facteurs de risque	**Examen**	**Examen**
Pression systolique	142	181
Cholestérol	7,1 mmol/L	7,9 mmol/L
Fumeur	Oui	Oui
Calcul du risque CV	1 %	25 %

Part relative (en %) des 3 facteurs principaux du risque CV

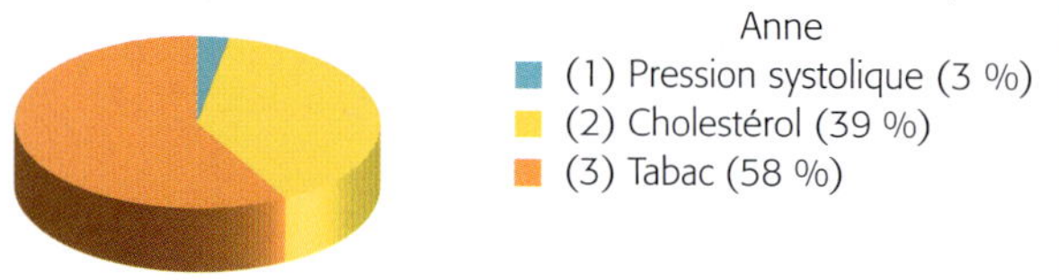

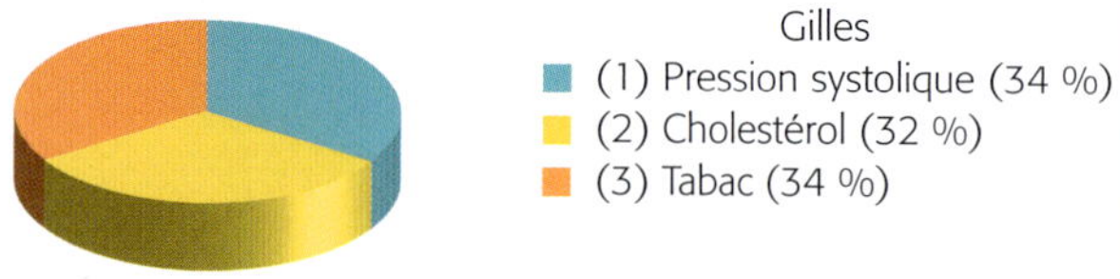

À 60 ans, un homme ou une femme peut présenter un RCV variant d'un risque faible (0 facteur) à un risque très élevé (cumul des 3 facteurs)

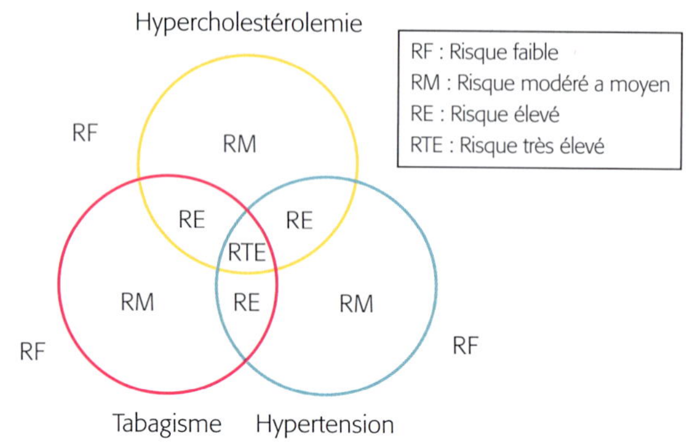

Activité 2

1 Louis a été victime d'un infarctus du myocarde. Ses 6 facteurs de risques sont : âge, obésité, tabagisme, diabète, hypercholestérolémie, absence d'exercice.

2 Rétrosternale : douleur irradiant du sternum en direction de l'épaule ; transitoire : qui se manifeste épisodiquement à l'effort ; tension 9/6 = hypotension soudaine ; tachycardie : accélération du rythme cardiaque ; thrombolytique : médicament qui supprime un caillot obstruant un vaisseau ; angioplastie : réfection chirurgicale d'un vaisseau.

3 *Cf.* cours.

4 ECG, dosage des enzymes cardiaques, scintigraphie cardiaque (effort et repos), coronarographie.

5 Les enzymes cardiaques sont libérées dans le plasma lors de la lyse des cardiomyocytes. Elles constituent des marqueurs de nécrose myocardique caractérisant un infarctus du myocarde.

6 Une sonde munie d'un rotoblateur réalise l'ablation de la plaque d'athérome calcifiée, puis un ballonnet est gonflé pour dilater la sténose. La pose d'une endoprothèse (stent) permet de maintenir un diamètre suffisant de l'artère traitée.

7 Un pontage aorto-coronarien.

Corrigé Chapitre 9 La régulation de l'activité cardiaque

Activité 1

1 La stimulation électrique du bout périphérique des nerfs pneumogastriques et des nerfs cardiaques produit une modification de la fréquence cardiaque. Cela prouve que ces nerfs propagent des informations nerveuses motrices du centre nerveux vers le cœur (nerfs efférents).

La stimulation électrique du bout central des nerfs de Héring et de Cyon produit une diminution de la fréquence cardiaque, à condition que les nerfs vagues efférents soient intacts. Les nerfs de Hering et de Cyon propagent des informations nerveuses sensitives des vaisseaux vers le cœur (nerfs afférents).

2 La zone bulbaire ventrale ainsi que les nerfs vagues ralentissent le rythme cardiaque. Ils appartiennent au système parasympathique cardio-modérateur.
La zone bulbaire latérale et médullaire ainsi que les nerfs cardiaques accélèrent le rythme cardiaque. Ils appartiennent au système sympathique cardio-accélérateur.
Ces centres nerveux et nerfs sont donc des systèmes antagonistes.

3 L'injection de noradrénaline accélère le rythme cardiaque. Ce neurotransmetteur est celui du système sympathique.
L'injection d'acétylcholine ralentit le rythme cardiaque. Ce neurotransmetteur peut donc être associé au fonctionnement du système parasympathique.

4 La section des nerfs vagues et cardiaques produit une augmentation de la fréquence cardiaque. Leur stimulation simultanée doit engendrer une diminution du rythme cardiaque. Cela est confirmé par l'injection simultanée des deux neurotransmetteurs qui produit un ralentissement cardiaque. Le système parasympathique exerce une action cardio-modératrice dominante quantitativement plus importante que l'action cardio-accélératrice auxiliaire du système sympathique.

Activité 2

1 Un homme aux afférences nerveuses cardiaques non fonctionnelles peut subir une accélération modérée du rythme cardiaque. Celle-ci, suscitée par l'effort, utilise la voie d'une hormone, l'adrénaline, qui est également hypertensive. Le cœur possède donc une modulation humorale et nerveuse.

2 Syncope vagale : malaise consécutif à une bradycardie soudaine. Cause : stimulation intense des nerfs vagues.

3 Les barorécepteurs sont sensibles au degré d'étirement de la paroi artérielle provoqué par la pression sanguine. Ces neurones servent donc de détecteur-informateur des centres nerveux sur la valeur de la pression artérielle.

4 Lorsque la pression artérielle est faible (hypotension au niveau du sinus carotidien du fait de l'occlusion basse des carotides), les barorécepteurs sont faiblement stimulés et produisent à faible fréquence des potentiels d'action dans le nerf de Hering. Le centre cardio-modérateur et les nerfs vagues ont une faible activité et libèrent peu d'acétylcholine sur le nœud sinusal. *A contrario*, les centres cardio-accélérateurs bulbaire et médullaire sont stimulés et génèrent une forte activité dans les nerfs sympathiques, qui libèrent alors une grande quantité de noradrénaline responsable de la tachycardie.

5 Sur l'enregistrement E, on observe une très grande fréquence de potentiel d'action dans le nerf de Héring correspondant à une hypertension dans le sinus carotidien. Pour provoquer une hypertension, on peut réaliser une occlusion haute en aval du sinus carotidien.

Activité 3

1 Au cours du sommeil (position allongée où tous les organes sont à la même hauteur que le cœur), la pression artérielle et le rythme cardiaque sont à leur valeur minimale (PS = 80 mmHg, PD = 40 mmHg, FC = 68 cpm). Lors des activités d'éveil mais qui restent sédentaires (pas d'effort), la pression artérielle s'élève pour fluctuer entre 60 à 80 mm hg en PD et 100 à 130 mm de Hg en PS ; la fréquence cardiaque augmente en moyenne d'environ 10 % cpm.
On constate une relation de causalité entre l'augmentation du rythme cardiaque et celle de la pression artérielle observée la journée dont la cause principale est le changement de position.

2 Comme l'homme sous pacemaker, un chien dénervé cardiaque ne bénéficie plus de la régulation nerveuse extrinsèque. Sa fréquence de repos est donc sinusale et plus élevée que l'animal témoin.
À l'effort, faute d'action sympathique, le chien ne peut subir d'accélération cardiaque suffisante pour oxygéner les muscles, car la tachycardie repose uniquement sur la voie hormonale (adrénaline) qui est lente et moins efficace. Il s'ensuit un état d'acidose qui perturbe l'homéostasie et provoque le coma.

Activité 4

1 – Avant l'hémorragie, les paramètres cardiovasculaires sont normaux et servent de référence.
– Lors de l'hémorragie, on observe une hypotension avec baisse des pressions systolique et diastolique d'environ 30 %. Le VES et le débit cardiaque chutent de 45 %.
– Cinq minutes après l'hémorragie, les pressions sanguines et le débit cardiaque ont pratiquement retrouvé leurs valeurs normales grâce à une accélération cardiaque de presque 30 %.
La variable qui a fait l'objet d'une régulation cardiaque est la pression artérielle.
L'hypotension est corrigée par une tachycardie.

2

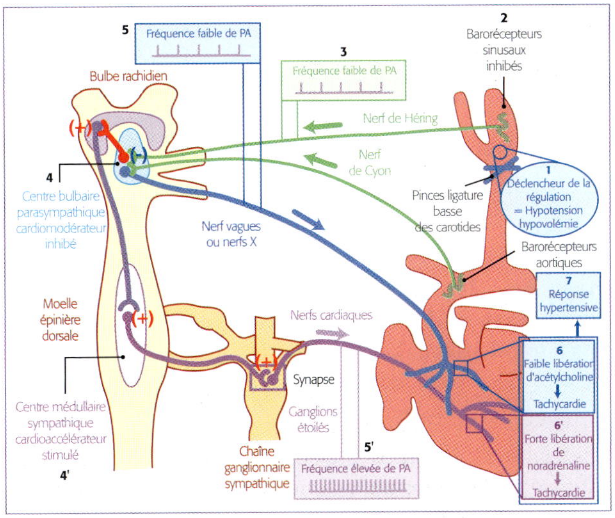

Activité 1

1 Prélèvement aisé de cellules aptes à se diviser. Toutes les cellules d'un organisme possèdent les mêmes chromosomes.

2 Culture cellulaire : nécessité d'obtenir suffisamment de cellules en division. - Blocage des mitoses par la colchicine, nécessité de chromosomes en métaphase. - Choc hypotonique puis fixation sur lame : gonflement des cellules et étalement des chromosomes sur la lame. - Coloration, techniques spécifiques pour obtenir des bandes colorées. - Classement des chromosomes de la cellule par paires, caryogramme de plusieurs cellules pour établir le caryotype de l'individu. Il est difficile de bien séparer les chromosomes pour les identifier.

3 Chromosomes regroupés par paires, de 1 à 22 par ordre de taille décroissante + les chromosomes X et Y. Ils apparaissent semblables dans une paire, chacun comporte 2 chromatides identiques, possédant les mêmes bandes colorées.
Classement selon la forme, position du centromère, longueur des bras. Regroupement en familles présentant des analogies morphologiques.

4 Analogies entre les 2 caryotypes, hormis la paire de gonosomes ou chromosomes sexuels : chez la femme X + X et chez l'homme X + Y (Y est particulièrement petit). La formule chromosomique, représentative du caryotype, donne le nombre total de chromosomes puis les gonosomes.

5 Addition des 2 lots de chromosomes : caryotype du spermatozoïde 23,Y et caryotype de l'ovule 23,X.

Activité 2

1 Risque de trisomie accru après 35 ans (1/250 à 38 ans). Cadre législatif évitant les dérives eugénistes ou la sélection du sexe des enfants.

2 Diagnostic : établit la réalité de la pathologie, un caryotype 47,XY + 21 signifie certitude de syndrome de Down.
Dépistage : permet de repérer des situations ou le risque est plus important, pour lesquelles on propose un diagnostic.
Fréquence caryotype due à : 2 tests de dépistage + la barre fixée à 1/250 pour le risque + âge des mères.

3 Cause : chromosome 21 excédentaire dans les cellules, trisomie 21 = aneuploïdie avec trois chromosomes 21. Formule chromosomique 47 indique le nombre total de chromosomes et + 21 le chromosome surnuméraire.

4 Chromosome 14 porteur d'une anomalie : bras longs du chromosome 21 greffés sur le centromère du chromosome 14, à l'emplacement des bras courts de ce chromosome. C'est un cas de translocation. Le bras q du chromosome 21 est en trois exemplaires, c'est donc la partie q du chromosome 21 qui est à l'origine des troubles.

5 Triploïdie, trois lots de chromosomes, peut être due à la fécondation simultanée d'un ovule par 2 spermatozoïdes ou bien à un gamète anomal, diploïde. En règle générale, l'embryon n'est pas viable, il y a avortement précoce. Parfois la grossesse est déjà avancée avant la mort du fœtus, les naissances d'enfants viables sont très rares.

Activité 3

1 Nucléotide = pentose + phosphate (s) + base azotée. AMP, GMP, CMP, TMP.

2 Voir le cours pour la description de l'ADN. Mots et expressions clés à définir : bases azotées, désoxyribonucléotides, polynucléotides, appariement de bases, double hélice. Schéma :
GTAGCATTGC
CATCGTAACG.

3 Sonde ADN : courte séquence de nucléotides obtenue par synthèse. Elle est complémentaire d'un fragment d'ADN qu'elle permet de repérer de manière très spécifique du fait de l'association des bases complémentaires.
Applications : détection d'anomalies portant sur le nombre de chromosomes ou bien sur leur structure.
Pour dénombrer tous les chromosomes, on utilise des sondes centromériques (affinité pour une séquence d'ADN commune à tous les centromères) : 1 tache fluo = 1 chromosome. Pour repérer 1 paire : sondes centromériques spécifiques (affinité pour une séquence d'ADN présente chez une seule paire de chromosomes) si elles existent, sinon sonde de locus particulier, ou sonde de peinture pour le chromosome recherché.
Pour dénombrer des anomalies : sonde de locus spécifique correspondant à l'anomalie recherchée.

4 - Protéase : élimination des protéines des chromosomes, mise à nu de l'ADN.
- Chauffage : dénaturation de l'ADN, ADN des cellules et sondes (séparation des 2 brins).
- Incubation : hybridation sondes avec ADN monobrin des chromosomes.
- Lavages : élimination des sondes non fixées par lavage. Cette étape est essentielle pour éviter les faux positifs.
- Colorant bleu : repérage des noyaux.

5 Chaque noyau (zone bleue correspondant à de l'ADN) comporte 3 marques vertes, donc 3 chromosomes 21, et 2 marques roses (2 chromosomes 5). La sonde rose permet de vérifier que les autosomes sont en 2 exemplaires (cellule diploïde).
Conclusion : C'est un cas de trisomie 21. La technique FISH permet d'obtenir l'identification ciblée de la trisomie 21 de manière plus rapide que le caryotype (délai d'environ deux jours). Ici, pas besoin de culture cellulaire : le test est réalisé sur les cellules du liquide amniotique.

Activité 1

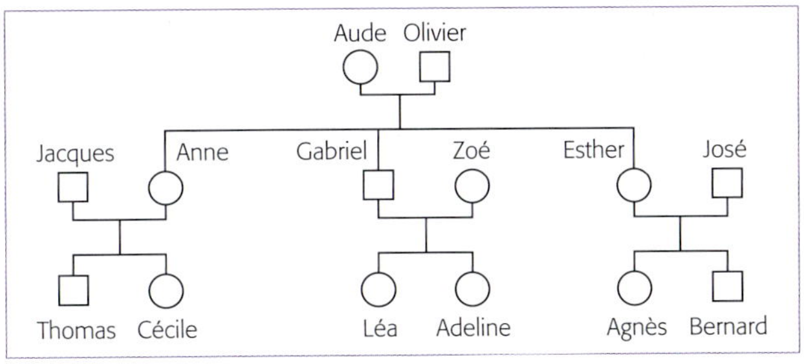

Activité 2

1. Père : $X_A//Y$; mère : $X_B//X_B$.
2. Léa : $X_A//X_B$; Paul : $X_B//Y$.
3. Jean a pour équipement chromosomique : $X_A//X_B//Y$ (syndrome de Klinefelter).

Activité 3

1. Haploïde : se dit d'une cellule contenant un seul exemplaire de chaque type de chromosome.
Diploïde : se dit d'une cellule comportant 2n chromosomes. Les cellules somatiques humaines sont diploïdes.
2. Seules les personnes ayant 0 % de E sont malades : une quantité de 50 % de E est suffisante pour dégrader la substance responsable des calculs.
3. Les personnes ayant 100 % de E possèdent 2 fois E_a, les personnes ayant 50 % de E possèdent E_a et E_i et les personnes ayant 0 % de E possèdent 2 fois E_i.
4. La mère et le père de Pierre ayant 50 % de E ne sont pas malades mais ont transmis chacun E_i à Pierre qui ne possède donc pas d'enzyme E.
5. Éric ayant 100 % de E a reçu E_a à la fois de son père et de sa mère. Le père d'Éric possède donc E_a et ne présente ainsi pas de calculs rénaux.

Activité 4

1. L'allèle responsable de la mucoviscidose est récessif (III_2 est atteint et a des parents non atteints).
2. En notant m l'allèle responsable de la mucoviscidose et N l'allèle normal, l'individu II_1 a pour génotype N//m, l'individu II_2 : N//m, l'individu I_1 : N//m ou N//N, l'individu III_2 : m//m et l'individu IV_2 : N//m ou N//N.
3. II_1 peut produire des gamètes avec l'allèle N ou des gamètes avec l'allèle m. De même pour II_2.
4. On attend 25 % d'individus N//N non atteints, 50 % d'individus N//m non atteints et 25 % d'individus m//m atteints.
5. L'allèle de la mucoviscidose est présent puisque III_5 a un enfant atteint (donc m//m) à qui il a transmis l'allèle m.

Activité 5

1. L'allèle responsable est récessif.
2. II_6 est atteint ; il a reçu son chromosome Y de son père (I_1) qui n'est pas atteint. Si le gène de l'insuline était sur Y, I_1 devrait être atteint.
3. II_2 est atteinte ; si l'allèle est sur X, II_2 est $X_i//X_i$. Elle a donc reçu X_i de son père qui serait donc $X_i//Y$ et serait atteint. Ce n'est pas le cas donc le gène n'est pas sur le chromosome X.
4. I_1 : A//i ; I_2 : A//i ; IV_1 : i//i ; IV_2 : A//i ou A//A ; III_2 : A//i ; III_3 : A//i.
5. La probabilité est de 25 %.

Activité 6

1. Groupe sanguin A : A//A ou A//o – groupe sanguin B : B//B ou B//o – groupe sanguin AB : A//B – groupe sanguin O : o//o.
2. I_1 est de groupe sanguin B est peut être B//B ou B//o ; il peut donc produire des gamètes avec B ou o. De même, I_2 est de groupe sanguin A est peut être A//A ou A//o ; il peut donc produire des gamètes avec A ou o.
3. Les enfants de ce couple peuvent présenter tous les groupes sanguins possibles.
4. La probabilité est de 0 %.
5. Faux jumeaux (pas le même groupe sanguin).

Activité 7

1. L'allèle responsable est récessif.
2. Le *sex ratio* indique le pourcentage d'hommes et de femmes atteints par la pathologie. Ici, le *sex ratio* est de 100 % d'hommes (et 0 % de femmes).
3. La localisation la plus probable est gonosomique.
4. Supposons que l'allèle de l'hémophilie soit sur le chromosome Y. En notant Y_h un chromosome Y portant cet allèle, l'individu II_3 a pour chromosomes sexuels $X//Y_h$. Il a reçu Y_h de son père qui doit donc être $X//Y_h$, et donc atteint d'hémophilie. L'arbre généalogique indique que ce n'est pas le cas, donc le gène n'est pas sur le chromosome Y.
5. I_1 : $X//X_h$; I_2 : X//Y ; II_3 : $X_h//Y$; II_5 : $X//X_h$ et III_4 : $X_h//X$ ou X//X.
6. Si II_4 est X//X (probabilité de 1/2), l'enfant ne sera jamais hémophile ; si elle est $X_h//X$, la probabilité est de 1/4 (50 % si c'est un garçon et 0 % si c'est une fille). Au total, la probabilité est donc de 1/8 soit 12,5 %.

Activité 8

1. Hélène fait cette réflexion car, sur cet arbre généalogique, seuls des garçons sont atteints.

2 Le gène n'est pas sur Y car un garçon atteint aurait son père atteint. S'il est sur X, alors comme l'individu 7 est X//X (issu d'une famille sans jamais de mucoviscidose) et qu'il y a des descendants atteints, c'est son mari (6) qui est porteur de l'allèle m responsable de la myopathie ; il a donc pour chromosomes sexuels X_m//Y et devrait être atteint. Ce n'est pas le cas donc la localisation n'est pas sur X.

3 Monsieur A : N//m et madame A : N//m (m : allèle responsable de la mucoviscidose et N allèle normal).

4 La fréquence attendue est de 25 %.

5 La fréquence semble élevée mais il est difficile de faire des statistiques sur un échantillon de 4 personnes.

Activité 9

2 L'allèle est récessif.

3 L'allèle est situé sur le chromosome X.

4 Pierre : X_d//Y ; père : X_d//Y ; mère : X_d//X ; sœur daltonienne : X_d//X_d ; sœur non daltonienne : X_d//X.

5 Femme de Pierre : X//X sans doute mais X_d//X est envisageable ; fils de Pierre : X//Y ; filles de Pierre : X_d//X ; beau-frère de Pierre : X//Y ; neveu de Pierre : X_d//Y ; nièce de Pierre : X_d//X.

Corrigé Chapitre 12 Génétique moléculaire

Activité 1

1 La synthèse protéique débute dans le compartiment où il y a le plus de radioactivité (au niveau des ribosomes).

2 Elles se dirigent vers le réticulum endoplasmique.

3 L'intermédiaire est l'ARN cytoplasmique de grande taille (qualifié d'$ARN_{messager}$).

Activité 2

1 À partir de l'ADN, on « fabrique » l'ARN_m complémentaire que l'on traduit grâce au code génétique (attention : la séquence d'ADN est celle du brin non transcrit). On obtient :
ocytocine : Cys-Tyr-Ile-Gln-Asn-Cys-Pro-Leu-Gly.
HAD : Cys-Tyr-Phe-Gln-Asn-Cys-Pro-Arg-Gly.

2 Les différences au niveau de l'ADN ne se traduisent pas toutes au niveau des protéines. Cela est dû à la dégénérescence du code génétique.

Activité 3

1 À partir de l'ADN, on « fabrique » l'ARN_m complémentaire que l'on traduit grâce au code génétique (attention : la séquence d'ADN est celle du brin non transcrit). On obtient : Gly – Iso – Val – Gln – Gln (le codon suivant est un codon stop).

2 La séquence peptidique obtenue est la même ; la mutation est donc sans effet.

3 La séquence devient : Gly – Iso – Val – Arg – Gln. Il y a changement d'un acide aminé dans la séquence.

4 La séquence peptidique devient : Gly – Iso – Val – Gln. Il y a arrêt prématuré du peptide.

5 La séquence peptidique devient : Gly – Iso – Gly – Ser – Thr – Met – Thr – ... La séquence est totalement perturbée à partir du point de mutation ; il y a de plus suppression du codon stop, ce qui entraîne une protéine plus longue.

Activité 4

1 et 2

Mutation	Effet
a	Pas de changement d'acide aminé et donc pas d'effet
b	Changement d'acide aminé (entraînant une protéine non fonctionnelle)
c	Changement d'acide aminé (entraînant une protéine peu fonctionnelle)
d	Décalage du cadre de lecture et donc protéine non fonctionnelle
e	Décalage du cadre de lecture et donc protéine non fonctionnelle
f	Codon non sens entraînant une protéine non fonctionnelle
g	Codon non sens entraînant une protéine non fonctionnelle
h	Décalage du cadre de lecture et donc protéine non fonctionnelle
i	Décalage du cadre de lecture et donc protéine non fonctionnelle
j	Changement d'acide aminé (entraînant une protéine peu fonctionnelle)
k	Changement d'acide aminé (entraînant une protéine peu fonctionnelle)
l	Changement d'acide aminé (mais entraînant une protéine fonctionnelle)

3 Mutations non-sens : f, g.
Mutations faux-sens : b, c j, k.
Mutations silencieuses : a, l.

Activité 5

1

Position	87	175	235	265
Enzyme A	Val – Val – Thr	Val – Arg – Ala	Pro – Gly – Phe	Tyr – Leu – Gly – Gly – Phe
Enzyme B	Val – Val – Thr	Val – Gly – Ala	Pro – Ser – Phe	Tyr – Met – Gly – Ala – Phe
Protéine O	Val – His – …			

2 La mutation conduisant à O produit un décalage du cadre de lecture qui modifie totalement la protéine à partir de l'acide aminé 88 : la protéine O est tronquée (apparition d'un codon stop en position 127 sans doute) et non fonctionnelle.

3 L'apparition de O : délétion sur le codon 88. Apparition des groupes A et B : substitution sur les codons 176, 236, 266 et 268.

Corrigé Chapitre 13 Cycle cellulaire

Activité 1

1 Cellule en interphase : noyau homogène sphérique rouge – cellule en mitose : noyau hétérogène ou 2 masses rouges, plus petites, par cellule.

2 La masse et la teneur en ADN de la cellule évoluent cycliquement, la période étant de 24 h. Masse cellulaire et masse d'ADN sont divisées par 2 en fin de mitose.

3 Entre 0 et 22 h, la cellule s'accroît régulièrement, sa teneur en ADN double entre 12 et 20 h. Mitose : on observe la division du noyau puis la division du cytoplasme.

Activité 2

1 Télophase : 2 cellules filles en voie de cloisonnement, chromosomes encore apparents. Anaphase : séparation de 2 lots de chromosomes. Prophase a : noyau apparent comportant des filaments colorés. Métaphase : chromosomes au centre de la cellule. Prophase b : absence de noyau, chromosomes apparents au centre de la cellule. Ordre logique des figures : 3 – 6 – 8 – 7 – 5 – 4.

2 Transformation de la cellule en prophase : disparition du noyau – apparition des chromosomes qui se disposent au centre de la cellule – mise en place d'un réseau de microtubules (en forme de fuseau) sur lequel s'attachent les chromosomes.

3 Faits essentiels de la mitose : condensation des chromosomes à partir de la chromatine – répartition des chromosomes en 2 lots aux pôles de la cellule – clivage de la cellule en 2 cellules filles équivalentes. Le matériel génétique de la cellule, donc son ADN, est conservé dans les cellules filles lors de la mitose.

4 La trisomie en mosaïque affecte une partie des tissus, elle est donc survenue au cours des mitoses dans les cellules embryonnaires. Il n'y a pas eu répartition équitable des chromosomes 21 entre cellules filles. Les anomalies de mitose sont rares, les cellules qui en sont issues sont généralement non viables.

Activité 3

1 L'ADN est une molécule double brin (▶ *schéma figure 35 – chapitre 10*). **Analyse :** Il y a trois types d'ADN : lourd, léger et hybride ; G_0 possède l'ADN lourd, G_1 de l'ADN hybride (1 brin lourd et 1 brin léger), G_2 50 % d'ADN hybride, G_3 25 %.

Interprétation : l'ADN lourd de G_0 est synthétisé en présence de thymidine ^{15}N. Par la suite, à chaque génération, l'ADN est répliqué en milieu ^{14}N, 1 brin de la molécule parentale est conservé dans la molécule fille, 1 brin complémentaire est synthétisé, c'est un brin léger. La réplication est un mécanisme semi-conservatif : conservation d'un brin matrice et synthèse du brin complémentaire.

2 **Analyse :** G_0, obtenue en milieu radioactif, chromosomes entièrement marqués ; G_1, une chromatide sur deux marquée dans chaque chromosome.
Interprétation : G_0, l'ADN de tout le chromosome est marqué, chaque molécule possédant un brin radioactif ; G_1, la réplication semi-conservative de l'ADN se fait en milieu froid, le brin néosynthétisé est froid. À partir d'un ADN parental, on obtient 2 molécules filles : une radioactive et une froide. Chacune de ces molécules est distribuée dans une chromatide du chromosome métaphasique, d'où le résultat de l'autoradiographie.

Activité 4

1 La cellule D est différenciée, c'est une cellule sécrétrice (réticulum rugueux, vésicules de sécrétion) ; la cellule 1 est indifférenciée ; la cellule 2 en voie de différenciation. Différenciation = spécialisation dans une fonction.

2 La thymidine tritiée permet de repérer les cellules possédant de l'ADN récemment répliqué, donc en voie de division. Seules les cellules de type 1 et 2 se divisent. On en déduit que seules les cellules pas ou peu différenciées entrent en mitose.

3 Cellule souche : cellule indifférenciée enchaînant des cycles cellulaires, donc assurant son renouvellement et la croissance cellulaire.

4 Cellule en apoptose : aspect bulleux caractéristique, le noyau est morcelé, la cellule se fragmente en petites entités limitées par une membrane. Ces cellules meurent en se fragmentant, ce qui facilite leur phagocytose.

5 Renouvellement à partir des cellules souches ; les cellules issues de leur division vont se différencier (entérocyte ou cellule à mucus) et progresser de la crypte vers le sommet de la villosité où elles disparaissent par apoptose.

Activité 5

1 Totipotente : capable d'engendrer un organisme entier.

2 La cellule donneuse apporte le matériel génétique du futur organisme. L'ovocyte anucléé apporte des facteurs cytoplasmiques nécessaires à l'expression de certains gènes qui assurent la mise en œuvre du programme permettant de produire un embryon, puis un fœtus et un organisme viable.

3 Les tissus cités, tissus nerveux, myocardique, cartilage, sont très spécialisés et dépourvus de cellules souches capables d'assurer leur régénération. L'introduction de cellules souches peut permettre de réparer un tissu lésé. Parmi les difficultés : la nécessaire immunocompatibilité des cellules utilisées, la fourniture de cellules en nombre suffisant, le contrôle de la différenciation et de la multiplication des cellules souches.

4 Pluripotente : capable de générer tous les types de cellules. Le clonage thérapeutique permet l'immunocompatibilité, on peut envisager de l'utiliser pour régénérer n'importe quel type de tissus, y compris le tissu nerveux. Les difficultés sont nombreuses : obtention des embryons clonés (éthique), contrôle et orientation de la différenciation cellulaire, asepsie... Beaucoup de spécialistes s'accordent sur la complexité des problèmes et l'importance des risques inhérents à la technique.

Une autre possibilité consiste à utiliser des cellules souches pluripotentes présentes dans le sang du cordon ombilical d'un nouveau né.

Elles peuvent être utilisées, par simple injection, pour des thérapies cellulaires. Ainsi, en janvier 2011, pour la première fois en France, est né un enfant appelé « bébé médicament », puisque né d'un embryon obtenu par fécondation *in vitro* et sélectionné pour son aptitude à guérir une maladie génétique présente dans sa fratrie.

Corrigé Chapitre 14 Processus tumoral et cancer

Activité 1

1 Voir lexique. Ome = tumeur.

2 Voir lexique. Les hémorragies éventuelles des tumeurs solides cancéreuses sont dues à la néoangiogénèse résultant de la croissance des tumeurs.

3 Le traitement anti-cancéreux consiste à inhiber la néoangiogénèse. Le VEGF et ses sous-produits sont des facteurs qui déclenchent cette néo-angiogénèse. Il faut donc neutraliser ces substances ce qui est réalisable avec l'anticorps monoclonal correspondant à VEGF-A : le bevacizumab.

4 Voir tableau 1 du cours : aspects macroscopique et microscopique, vascularisation.

Activité 2

1 Ordre de certitude croissante : examen clinique, mammographie, examens cyto-histologiques. L'échographie est utilisée en complément.

2 La mammographie est une technique de radiographie conventionnelle.

4 Volume de la tumeur : inférieure à 2 cm soit T1 ; absence de ganglions donc N0 ; absence de métastases donc M0. Conclusion TNM : T1N0M0.

Activité 3

1 Plus la durée d'imprégnation du tissu mammaire par les œstrogènes est longue au cours de la vie, plus le risque de cancer du sein augmente. Cette observation est confirmée par l'augmentation du risque de cancer du sein chez les femmes utilisant couramment les contraceptifs oraux, c'est-à-dire des pilules contenant des œstrogènes. On peut faire la même conclusion en cas de traitement hormonal susbstitutif de la ménopause. Ces risques diminuent dès l'arrêt de l'utilisation des contraceptifs ou du traitement hormonal. En cas d'ablation bilatérale des ovaires, il n'y a plus de sécrétion d'œstrogènes et le risque de cancer du sein diminue nettement.
On peut vérifier ces conclusions en vérifiant que les oestrogènes stimulent la division des cellules mammaires cancéreuses *in vitro*.

2 Les produits du métabolisme des œstrogènes peuvent provoquer des lésions de l'ADN. Ces lésions sont normalement réparées par des protéines. Le gène BRCA1 code une protéine mise en œuvre dans la réparation de ces lésions de l'ADN. La mutation de ce gène modifie la protéine qui devient alors incapable de réparer les lésions de l'ADN, ce qui favorise l'émergence du processus tumoral. Le gène de réparation « supprime » donc le risque de cancérisation : il est dit suppresseur.

Activité 4

La chimiokine CXCL12 est élaborée par les tissus pulmonaires, osseux et hépatiques. Les cellules cancéreuses issues de la tumeur primitive essaiment dans tout l'organisme mais se fixent préférentiellement au niveau des organes produisant la chimiokine CXCL12 grâce à leurs récepteurs membranaires CXCR4. Elles colonisent donc les poumons, les os, le foie.

Corrigé Chapitre 15 Anatomie des appareils reproducteurs et formation des gamètes

Activité 1

L'ordre est c – e – a – g – f – d – b – h.

Activité 2

1. Production centripète.
2. Ces cellules produisent la testostérone.
3. Le testicule est une glande mixte : exocrine (production de spermatozoïdes) et endocrine (production de testostérone).

Activité 3

1. La radiographie est un examen d'imagerie médicale utilisant des rayons X qui sont envoyés vers l'organisme et dont on mesure l'intensité du flux ayant traversé l'organisme. L'intensité du flux varie en fonction des tissus traversés.
2. Le produit de contraste (opaque aux rayons X) est injecté par les voies naturelles dans l'appareil génital féminin et permet ainsi de visualiser les voies génitales.
3. Sur la figure 4, on distingue l'utérus et ses deux trompes, ainsi que le pavillon d'une des deux trompes.
4. L'une des deux trompes utérines de la femme est bouchée : le produit de contraste n'y pénètre pas.

Activité 4

L'ordre est f – b – g – c – e – d – a.

Activité 5

1. Le gamète femelle expulsé hors de l'ovaire est haploïde (un seul chromosome de chaque type sur le caryotype).
2. La photographie a eu lieu durant la méiose (le caryotype se réalise durant une division cellulaire pour « voir » les chromosomes), et durant la division équationnelle (la division réductionnelle a déjà eu lieu puisque la cellule est haploïde).
3. Le globule polaire aura le même caryotype que l'ovocyte.

Activité 6

1. Le gamète femelle expulsé hors de l'ovaire est haploïde (un seul chromosome de chaque type sur le caryotype).
2. La photographie a eu lieu durant la division équationnelle (la division réductionnelle a déjà eu lieu puisque la cellule est haploïde).
3. Le globule polaire aura le même caryotype que l'ovocyte.

Corrigé Chapitre 16 Régulation de la fonction reproductrice

Activité 1

1. Le schéma correct est celui de la figure 1.
2. La donnée 4 montre que la testostérone a un effet sur la production de LH ; on peut donc ajouter au schéma une flèche partant de la testostérone vers l'hypophyse.
3. Si l'enchaînement est positif, il y a synthèse d'une quantité de plus en plus importante de testostérone : le système « s'emballe ». Si l'enchaînement est négatif, la quantité de testostérone est maintenue à une valeur à peu près constante.
4. Pour avoir un système de régulation, l'effet de la testostérone sur l'hypophyse doit être négatif.

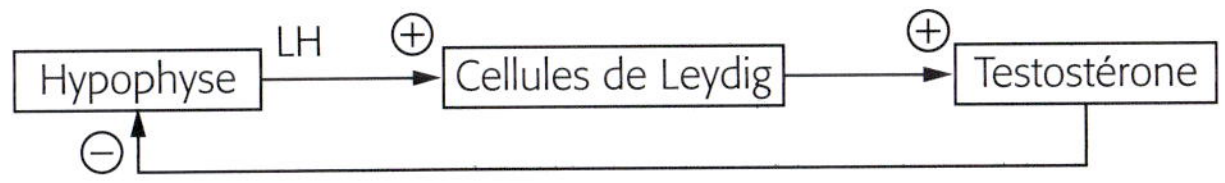

Activité 2

1. La régulation se réalise par voie hormonale.
2. Le rat A devrait voir son hypertrophie hypophysaire régresser et le rat B devrait retrouver des organes génitaux de taille normale.
3. Le fragment greffé aura une activité cyclique synchrone avec celle de l'utérus normal.

Activité 3

1. Les organes cibles de FSH et LH sont les testicules.
2. On utilise des rats impubères pour que la production endogène de FSH ou de LH n'interfère pas avec les quantités injectées.
3. LH agit sur les cellules de Leydig et FSH agit sur les cellules de Sertoli.
4. Les cellules de Leydig permettent la synthèse de testostérone et les cellules de Sertoli activent la lignée germinale.
5. Les cellules de Sertoli produisent une substance inhibant la production de FSH et les cellules de Leydig produisent une substance inhibant la production de LH.
6. Voir cours.

Activité 4

1. Ces expériences montrent que les ovaires contrôlent le développement de la muqueuse utérine, mais qu'ils ne suffisent pas pour contrôler le fonctionnement cyclique.

2. Le contrôle ovarien se réalise par voie hormonale.

Activité 5

1. La figure 3 est prise en milieu de cycle, la figure 4 en début de cycle et la figure 5 en fin de cycle.

2. Les granules contiennent du glycogène ; par hydrolyse, il produit du glucose, source d'énergie des spermatozoïdes.

Activité 6

1. GnRH permet d'augmenter la production de LH, mais d'un facteur environ 2 lorsque le taux de LH est faible et d'un facteur 5,3 lorsque le taux de LH est déjà élevé. L'hypophyse semble donc plus réceptive à l'action de GnRH lorsqu'elle y a déjà été sensibilisée.

2. L'expérience sans œstrogènes sert de témoin négatif.

3. Le pic de LH se déclenche lorsqu'il y a à la fois dans le milieu l'action des œstrogènes puis celle de GnRH.

Corrigé Chapitre 17 Stérilité et maîtrise de la procréation

Activité 1

2. Ce couple souffre de stérilité car il attend un enfant depuis plus de 2 ans.

3. La technique d'AMP la plus appropriée est l'ICSI (qui permet de sélectionner les « bons » spermatozoïdes).

Activité 2

1. Les premières étapes permettent la maturation de plusieurs follicules ; l'ovulation est contrôlée de façon à recueillir les différents ovocytes pour réaliser la fécondation par mise en contact avec les spermatozoïdes. Les embryons obtenus sont placés dans l'utérus et la grossesse peut se dérouler comme si les embryons étaient arrivés par les trompes utérines.

2. On parle de « bébé éprouvette » car l'embryon passe quelques jours dans un flacon de culture.

3. Appellation peu justifiée : durée de passage dans l'« éprouvette » très courte par rapport à la durée totale de la grossesse.

Activité 3

1. Le RU 486 provoque un effondrement des concentrations en FSH, LH, œstrogènes et progestérone.

2. La diminution de concentration de progestérone induite par le RU 486 provoque la destruction de la muqueuse utérine, ce qui interrompt la grossesse.

3. L'incubation avec de l'insuline sert de témoin négatif.

4. Le RU 486 se fixe sur les mêmes récepteurs que la progestérone, mais avec une affinité plus importante que cette dernière.

5. Le RU 486 se fixe sur le récepteur de la progestérone, mais ne permet pas d'activer la synthèse protéique et n'entraîne donc pas les effets de l'hormone.

6. Le RU 486 est une antihormone car il se fixe sur le récepteur hormonal et empêche ainsi l'action de l'hormone qui ne peut plus se fixer sur son récepteur (qui est déjà « occupé »).

7. Après quelques jours, le RU 46 est détruit dans l'organisme.

Activité 4

2. La température la plus favorable est de 37 °C, température inférieure à la température corporelle du chien.

3. La localisation externe permet une température plus favorable à la spermatogenèse que dans la cavité pelvienne.

4. Le crémaster permet de maintenir les testicules à température optimale pour la spermatogenèse.

5. En cas de cryptorchidie, les testicules sont dans la cavité abdominale, donc à une température trop élevée pour une spermatogenèse efficace.

Corrigé Chapitre 18 Fécondation et gestation

Activité 1

1 La ligature des canaux déférents entraîne la stérilité des lapins.

2 Dans la première série d'expériences, l'ovulation a lieu à la 16e heure ; dans la seconde série d'expériences, l'ovulation a lieu à la 16e heure du second jour.

3 D'après la première série d'expériences, les ovules restent fécondables 12 heures ; d'après la seconde série d'expériences, les spermatozoïdes restent fécondants au moins 26 heures.

Activité 2

1 L'ordre chronologique est B, E, C, F, A, D.

2 N et N′ comportent chacun un chromosome sexuel X.

3 N et N′ porteraient X pour l'un (issu de l'ovule) et Y pour l'autre (issu du spermatozoïde).

4 Soit il reste un élément portant Y, qui par doublement donnera YY (non viable), soit il reste un élément X, qui par doublement donnera XX (viable) ; les souriceaux sont donc tous des femelles.

Activité 3

1 On dose hCG car c'est l'hormone dont le taux augmente le plus en début de grossesse.

2 hCG est synthétisée par le placenta, qui n'est présent qu'en cas de grossesse ; il n'y a donc pas de hCG sans grossesse.

3 De tels tests ne seraient pas utilisables sans proportionnalité car une augmentation urinaire ne serait pas liée obligatoirement à une augmentation sanguine.

Activité 4

2 Le placenta est perméable à certaines substances, dont la nicotine, l'alcool et d'autres drogues, certains virus, certaines bactéries, certaines toxines, etc. Durant la grossesse, il faut renoncer aux drogues et surveiller son alimentation.

Activité 5

1 Au cours de la grossesse, il n'y a pas de contact entre les sangs maternel et fœtal ; il n'y a donc pas de problème pour un enfant Rh + chez une mère Rh–.

2 Il peut y avoir synthèse par la mère d'anticorps contre les GR Rh + ; cela ne pose pas de problème pour une première grossesse.

3 En cas de seconde grossesse, les Ac maternels vont traverser le placenta et détruire les GR du fœtus. Il n'y a pas de conséquence pour la mère ; en revanche, le nouveau-né est en anémie sévère à la naissance, ce qui peut entraîner sa mort.

4 Le sang de la mère détruit celui de l'enfant.

5 Les Ac anti-GR maternels sont éliminés et ne peuvent donc plus s'attaquer aux GR du fœtus.

Corrigé Chapitre 19 Le « soi » et le « non-soi » ou l'identité biologique

Activité 1

1 Lorsque le donneur et le receveur sont le même individu, il n'y a pas de rejet de greffe, ce qui prouve qu'un individu reconnaît ses propres constituants. Dans les allogreffes et les xénogreffes, la constitution génétique est différente et explique que l'organisme receveur ne puisse reconnaître le greffon.

2 Les jumeaux vrais sont identiques sur le plan génétique et possèdent donc les mêmes constituants, ce qui explique la réussite de la greffe.

3 Les faux jumeaux ont une constitution génétique différente et il y aura probablement rejet du greffon par le receveur.

Activité 2

L'injection de cellules tumorales X de souris S1 à des souris syngéniques S2 n'induit une réaction de rejet de la tumeur qu'après deux injections successives de cellules tumorales X. On peut donc en déduire que l'immunogénicité n'est visible qu'avec une seconde injection, sorte de piqûre de rappel.
Si l'immunité avait été naturelle, il y aurait eu rejet dès les premières injections. On s'aperçoit ici que l'immunité « se construit » lors de la première injection et devient efficace lors de la deuxième injection : c'est une immunité acquise.
Lorsque la seconde injection se fait avec des cellules tumorales Y, il n'y a pas de réaction de rejet et une tumeur Y se développe. La souris S2 ne reconnaît donc que les cellules tumorales injectées la première fois. C'est donc une immunité spécifique puisque ciblée vers les cellules tumorales X.

Activité 3

Les souris A et B appartiennent à des lignées différentes. Lorsqu'on pratique des greffes entre A et B (greffon de B sur A et greffon de A sur B), il y a des rejets de greffes. Les souris congéniques A.B possèdent un complexe génique H2 de la lignée B. C'est leur seule différence avec les souris de la lignée A. Cette seule différence rend possible la réussite de greffes entre A.B et B. Par contre, des greffes ne sont pas possibles entre A et A.B malgré leur grande analogie génétique. La seule différence entre A.B et A est la nature de H2. Le complexe H2 joue donc un rôle déterminant dans le rejet de greffes, qu'il permet ou qu'il interdit.

Corrigé Chapitre 20 L'immunité innée ou naturelle ou non spécifique

Activité 1

1 Les leucocytes sont attirés sur le lieu de l'agression, ce qui signifie qu'il y a augmentation de la perméabilité vasculaire. L'afflux de sang sur le lieu de l'agression entraîne donc rougeur, chaleur et gonflement.
F2 donne les mêmes résultats que F6 (expérience témoin ne contenant que des bactéries) : les hématies n'ont aucun pouvoir de destruction des bactéries. Il en est de même des polynucléaires basophiles (F4 = même résultat que F2 ou F6). Par contre, F1 et F3 montrent un effet destructeur (phagocytose) des polynucléaires neutrophiles et des macrophages.

2 Dans F5, l'effet destructeur est amplifié : les opsonines ont donc un rôle facilitateur de la phagocytose.

Activité 2

1 Les lymphocytes NK de la souris Sx détruisent les cellules tumorales X. On pourrait penser que cette destruction est spécifique. Mais les lymphocytes NK de Sx détruisent aussi d'autres types de cellules tumorales. L'activité cytotoxique des lymphocytes NK n'est donc pas spécifique. Il s'agit d'une immunité naturelle ou innée puisqu'il n'y a eu aucune sensibilisation des lymphocytes NK de Sx par les cellules tumorales Y, Z ou R....
Les lymphocytes T8 ou Tc de la souris Sx ont une forte activité cytotoxique sur les cellules tumorales X mais pas sur des cellules tumorales Y, Z ou R. Il s'agit donc d'une immunité spécifique.

2 La virémie devrait avoir une croissance extrêmement importante dès le début de l'infection, mais les interférons d'abord, puis les cellules NK, entrent rapidement en jeu puisqu'il s'agit d'une immunité naturelle, donc préexistante, donc immédiatement mobilisable. La croissance des virus s'en trouve freinée. Les cellules cytotoxiques entrent ensuite en action (immunité acquise donc plus tardive), ce qui permet de diminuer davantage encore la virémie.
Les interférons ont une action virucide et activent la production des lymphocytes NK qui prennent leur relais.

Corrigé Chapitre 21 Un exemple de déficit immunitaire acquis : le sida

Activité 1

1 L'ARN viral total est proportionnel au nombre de virus.

2 Lorsque la charge virale augmente, le nombre de lymphocytes T4 diminue. C'est ce qui se produit au début de la primo-infection. Lorsque la charge virale diminue, le taux de T4 décroît plus lentement (phase asymptomatique). La multiplication virale s'amplifie à nouveau, ce qui se traduit par une diminution importante des T4. Il y a donc une corrélation très forte entre virémie et taux de T4. Les données 1 et 2 montrent que les lymphocytes T4 sont les cellules les plus sensibles à l'infection virale et que le marqueur CD4 joue apparemment un rôle dans cette sensibilité.

Activité 2

Faire un schéma à partir de la figure 3 en plaçant deux molécules d'ARN (dessiner deux filaments) au centre du virus avec deux enveloppes internes entourant l'ARN : la première couche est un « collier de perles » formé de p24/p25 qui dessine un tronc de cône, et la deuxième un collier formé de p17/p18. On ne situera ni p34 ni p10.

Activité 3

1 La figure 6 explique les résultats obtenus dans la figure 7 : l'ARN viral est copié sous forme d'ADN simple brin grâce à la transcriptase inverse. Cette réplication explique la présence d'hybrides ARN-ADN viraux. L'ADN simple brin se dissocie ensuite de l'hybride pour former un ADN complémentaire double brin (ADN viral).

2 Séquence des événements qui caractérisent une infection par le VIH : fixation du virus par sa glycoprotéine gp 120 sur la surface du lymphocyte T4 au niveau de la molécule CD4 présente sur cette surface cellulaire ; pénétration du virus dans la cellule ; réplication de l'ARN viral en ADN complémentaire sous l'action de la transcriptase inverse ; formation de nouveaux virus ; excrétion des virus ainsi formés par bourgeonnement cellulaire.

Corrigé Chapitre 22 L'immunité à médiation humorale : structure, fonction et production des anticorps

Activité 1

1 Tube a : lyse des hématies due à la streptolysine O. Tube b : le sérum du malade empêche la lyse (donc ce sérum a une activité antistreptolysine). Ce n'est pas le cas d'un sérum d'un individu non infecté (donnée 2). Cette substance X à activité antistreptolysine n'existe que chez le sujet infecté.

2 La streptolysine des streptocoques a donc induit chez un individu infecté la production de X. La streptolysine est une

substance étrangère non reconnue par l'organisme dans lequel elle est introduite : c'est un antigène.

3 La substance X, produite en réponse à l'injection d'un antigène, est un anticorps. Cet anticorps n'est produit (ou n'est décelable) qu'après introduction de l'antigène.

4 La substance X est une protéine qui appartient au groupe des γ-globulines.

5 L'expérience est dite témoin car elle fait la preuve de l'absence d'anticorps chez un individu sain.

Activité 2

L'injection des L_B et LT_4 confirme la nécessité de deux types cellulaires. Les lymphocytes L_B seuls fabriquent des anticorps en très petite quantité et les lymphocytes T_4 n'en produisent pas. Mais ils amplifient l'action des lymphocytes B. Les lymphocytes B sont donc les cellules effectrices et les lymphocytes T_4 sont les cellules auxiliaires.

Activité 3

Les cellules adhérentes sont des macrophages. Les cellules non adhérentes correspondent notamment aux lymphocytes (B et T).
La réaction révélatrice est l'hémolyse des GRM, d'où la nécessité d'introduire du complément dans le protocole expérimental.
Le tube 1 ne contient que des lymphocytes et des GRM : il n'y a pas hémolyse. Le tube 3 ne contient que des macrophages et des GRM : il n'y a pas d'hémolyse. Les tubes 2 et 4 contiennent des lymphocytes et des macrophages. Les macrophages apparaissent alors indispensables à l'induction de la synthèse des anticorps.

Activité 4

La figure 17 du chapitre 21 montre que pendant la phase asymptomatique, le taux d'antigènes est faible alors que le taux d'anticorps anti-p24 et anti-gp120 est suffisamment élevé pour attester d'une infection par le VIH. Il est préférable de rechercher les anticorps anti-VIH, de pratiquer la méthode ELISA indirecte.

Corrigé Chapitre 23 La tuberculose pulmonaire : une maladie opportuniste

Activité 1

1 Voir lexique.

2 La flèche de la figure 1 montre une caverne caractéristique de l'infection tuberculeuse.

3 Formes bactériennes (voir cours).

4 La tuberculose se développe notamment en cas de déficit immunitaire. C'est le cas dans l'infection par le VIH. La trithérapie restaure l'immunité, ce qui permet de réduire le nombre de cas de tuberculose.
Les agents pathogènes opportunistes sont ceux qui produisent une maladie chez un hôte immuno-déficient ou fragilisé.
Dans la tuberculose, la très grande majorité des individus infectés sont immunisés du fait d'une primo-infection. Mais ils hébergent des bactéries vivantes dites « dormantes ». Il se crée donc un état d'équilibre en faveur de l'hôte mais cet équilibre peut être rompu par une altération du système immunitaire (thérapie immuno-suppressive, infection à VIH...).
Maladie nosocomiale : voir page 290.

5 L'isoniazide bloque la synthèse de la paroi des mycobactéries. La bactérie n'est plus alors protégée contre la phagocytose, ce qui explique l'effet létal de l'isoniazide.

Activité 2

1 On peut protéger un animal ou un individu contre une maladie infectieuse grâce à l'inoculation du produit infectieux devenu inoffensif par différents traitements (repiquages successifs dans l'expérimentation décrite). Ce produit a donc gardé son pouvoir immunogène (c'est-à-dire son pouvoir de protection) mais il a perdu sa virulence (c'est-à-dire son pouvoir pathogène).

2 Cobayes vaccinés : C2 et C3.

3 L'immunité du cobaye C3 est transférable au cobaye C5 mais non au cobaye C4. Ce transfert s'est fait par les lymphocytes T extraits de la rate et des ganglions lymphatiques : c'est une immunité à médiation cellulaire.

Activité 3

1 L'antisepsie est une opération permettant d'éliminer ou de tuer des micro-organismes et des virus au niveau des surfaces externes de l'organisme (la désinfection s'applique aux milieux inertes). Les antibiotiques agissent à l'intérieur de l'organisme et sont sans effet sur les virus.

2 L'antibiotique diffuse à partir du disque de papier selon un gradient de concentration. La concentration diminue au fur et à mesure que l'on s'éloigne du disque. Si l'antibiotique est actif, il y aura donc une zone d'inhibition.
On peut faire une courbe représentant le diamètre obtenu en fonction de la quantité de pénicilline contenue dans un disque. Cette courbe pourrait alors servir pour déterminer une quantité inconnue.

Activité 1

1 Tube P1 (fibroblastes S2 et lymphocytes T8 de S1) : 100 % des cellules survivent, ce qui est normal puisqu'il n'y a pas de virus.
Tube P2 (fibroblastes S2, lymphocytes T8 de S1 et virus) : le virus s'est multiplié dans un certain nombre de cellules qui ont été détruites (40 %) par les lymphocytes T8 « immunisés », ce qui a empêché la multiplication des virus et donc une contamination de toutes les cellules. 60 % survivent.
Tube P3 (fibroblastes S2 et virus) : toutes les cellules sont infectées et vont se détruire progressivement.
Il s'agit bien d'une immunité à médiation cellulaire puisqu'elle est mise en œuvre par les lymphocytes T8.

2 La fixation de l'antigène sur l'anticorps correspondant modifie la partie constante de l'anticorps qui est reconnue par le complément ce qui entraîne l'activation de ce dernier et l'opsonisation de la particule portant l'antigène. L'anticorps peut également, en se fixant sur l'antigène, neutraliser la partie active de ce dernier comme son pouvoir toxique.

3 Mécanisme 1 : immunité spécifique, médiation humorale ; mécanisme 2 : immunité spécifique à médiation humorale (opsonisation par anticorps) ; mécanisme 3 : immunité non spécifique, médiation humorale ; mécanisme 4 : immunité non spécifique, médiation cellulaire ; mécanisme 5 : immunité spécifique, médiation cellulaire.

Activité 2

1 L'organisme réagit contre ses propres constituants.

2 La thyroxine n'est pas antigénique car c'est une petite molécule ; la thyroglobuline est une macromolécule : elle peut donc devenir antigénique et déclencher un phénomène d'auto-immunité.

Lexique

Abouchement Anastomose permettant de mettre en continuité deux organes ou deux vaisseaux ou encore de faire communiquer un organe avec l'extérieur de l'organisme

Addiction Dépendance

Adénome Tumeur bénigne d'une glande

Adénocarcinome Tumeur maligne se développant à partir des revêtements muqueux

Alopécie Chute totale ou partielle des cheveux et/ou des poils

Aplasie État d'un organisme qui a subi une destruction des cellules de la moelle osseuse

Amniocentèse Prélèvement de liquide amniotique, nécessitant une ponction, par voie abdominale

Analgésie Abolition de la sensibilité à la douleur

Anaphylaxie Augmentation de la sensibilité d'un organisme à un antigène avec parfois des manifestations très graves (collapsus par exemple)

Anergie État de non-réponse aux antigènes

Anisocaryose Variation des dimensions des noyaux cellulaires

Anisochromie Hétérogénéité de la coloration des hématies

Angiome Malformation du système vasculaire se traduisant par l'agglomération de vaisseaux formant une « grosseur »

Angioplastie Intervention chirurgicale destinée à réparer ou à remodeler un vaisseau

Anorexie Perte de l'appétit ; anorexie mentale

Anoxémie Absence d'oxygène dans le sang

Anoxie Diminution de l'apport d'oxygène aux tissus

Anti-émétique Qui lutte contre les vomissements

Aplasie Arrêt du développement d'un tissu ou d'un organe

Apnée Arrêt respiratoire

Arthralgie Douleur articulaire

Arythmie Irrégularité du rythme cardiaque

Asthénospermie Diminution de la mobilité ou de la durée de la mobilité des spermatozoïdes

Asymptomatique Se dit d'une pathologie qui ne présente pas de symptômes

Athérectomie Ablation d'une plaque athéromateuse (athérectomie rotative : utilisation d'une fraise dont la rotation permet la destruction de la plaque athéromateuse)

Athérogène Qui engendre ou facilite l'athérome

Atopie Prédisposition génétique aux allergies

Bactéricide Qui détruit les bactéries

Bactériose Infection due à une bactérie

Bactériostatique Qui arrête la croissance et le développement bactérien

Blaste Cellule très immature

Bradycardie Ralentissement de la fréquence cardiaque

Bradypnée Respiration lente

Bronchiolite Inflammation aiguë ou chronique des bronchioles

Bronchite Inflammation aiguë ou chronique des voies aériennes, de la trachée aux bronches

Candidose Affection causée par un champignon du groupe Candida

Cardiomyopathie Affection du muscle cardiaque

Circumduction Mouvement définissant un cône dont le sommet est l'articulation et la base circulaire est l'extrémité distale de l'os ou du membre**Caudal** Signifie queue ou désigne l'extrémité terminale d'un organe allongé

Cervicite Lésion inflammatoire d'origine infectieuse, localisée au col de l'utérus

Césarienne Extraction du fœtus (nouveau-né) par hystérotomie

Charge virale Quantité d'ADN ou d'ARN viraux dans le sang

Chondrome Tumeur bénigne cartilagineuse

Chondrosarcome Tumeur maligne cartilagineuse

Colectomie Ablation chirurgicale du côlon

Collapsus Affaissement d'un organe creux consécutif à la diminution de la pression transmurale ; par extension, collapsus cardiovasculaire : abaissement rapide et durable de la pression artérielle systolique au-dessous de 8 mm de Hg et troubles du rythme cardiaque

Condylome Petite tumeur localisée au niveau de l'anus dans les deux sexes ou de l'appareil génital féminin ; il s'agit très souvent de lésions précancéreuses

Congénital Qui existe à la naissance donc acquis pendant le développement *in utero*

Coxarthrose Processus dégénératif au niveau de l'articulation de la hanche

Cryptorchidie Migration incomplète des testicules dans les bourses

Cyanose Coloration bleue de la peau et des muqueuses due à un manque d'oxygène dans le sang

Dysménorrhée Règles difficiles et douloureuses

Dysplasie Anomalie du développement d'un tissu ou d'un organe

Dyspnée Difficulté respiratoire

Dystrophie Anomalie cellulaire ou tissulaire, acquise, liée à un trouble nutritionnel, local ou général

Ectopie Anomalie de situation d'un tissu ou d'un organe

Embolie Oblitération d'un vaisseau, habituellement artériel, par un corps étranger entraîné par la circulation (fragment de plaque d'athérome, caillot, amas bactérien, bulle d'air...)

Emphysème Maladie pulmonaire caractérisée par une augmentation de taille des espaces aériens pulmonaires

Épidémie Propagation rapide d'une affection contagieuse

Épithélioma Tumeur maligne épithéliale

Énanthème Taches, le plus souvent rouges, apparaissant au niveau des muqueuses et précédant parfois l'exanthème

Endémie Persistance d'une maladie infectieuse ou parasitaire dans une région chez un nombre plus ou moins important d'individus

Endocardite Inflammation de l'endocarde

Endométrite Métrite : lésion inflammatoire d'origine infectieuse des divers éléments anatomiques de l'utérus

Érysipèle Dermite infectieuse streptococcique aiguë atteignant surtout le visage

Érythème Rougeur passagère de la peau due à une inflammation ou à une irritation

Eupnée Respiration normale

Exanthème Éruption cutanée

Exérèse Ablation

Expectoration Crachat

Fongicide Qui détruit les champignons inférieurs

Fongistatique Mycostatique qui arrête la croissance et le développement des champignons inférieurs

Fibrillation Contractions désordonnées des fibres musculaires cardiaques (fibrillation auriculaire, fibrillation ventriculaire)

Fibrome Tumeur conjonctive bénigne, formée de fibroblastes

Galactorrhée Écoulement de lait par le mamelon en dehors du post-partum

Gangrène Mortification et putréfaction d'un tissu dues le plus souvent à une ischémie très sévère

Gastro-entérite Inflammation des muqueuses de l'estomac et de l'intestin grêle

Glaucome Affection de l'œil due à une élévation de la tension intraoculaire

Hépatome Tumeur bénigne du foie

Hémoptysie Crachement de sang

Hypercapnie Augmentation de la teneur du sang artériel en dioxyde de carbone

Hyperplasie Augmentation quantitative d'un tissu ou d'une lignée cellulaire

Hypocapnie Diminution de la teneur du sang artériel en dioxyde de carbone

Hypoxémie Diminution de la teneur du sang artériel en dioxygène

Hypochrome Adjectif signifiant un déficit d'hémoglobine (littéralement déficit de couleur)

Hypoxémie Diminution de la teneur en dioxygène dans le sang

Hystérosalpingographie Examen radiographique de la cavité utérine et des trompes de Fallope

Iatrogène Qui est engendré par la thérapeutique

Impétigo Infection cutanée purulente (pyodermite) aiguë superficielle due à *Staphylococcus aureus*, à *Streptococcus pyogenes* ou une association des deux

Infarctus Foyer circonscrit de nécrose ischémique au niveau d'un viscère résultant d'une oblitération artérielle Infarctus du myocarde : nécrose d'une partie du muscle cardiaque le plus souvent due à une ischémie consécutive à l'obstruction d'un vaisseau coronaire

Inguinal Relatif à l'aine

Ischémie Anémie locale c'est-à-dire réduction de l'apport par le sang de dioxygène au niveau d'un tissu ou d'un organe

Kinésithérapie Utilisation des mouvements dans un but thérapeutique

Kyste Néoformation à contenu fluide dont la cavité est bordé par un revêtement propre (épithélial ou endothélial)

Létale Qui entraîne la mort

Leucorrhée « Pertes blanches » : écoulement muqueux ou muco-purulent au niveau de la vulve, en provenance de l'utérus ou du vagin

Lipodystrophie Dystrophie élective du tissu graisseux sous-cutané

Lipome Tumeur bénigne développée au niveau du tissu adipeux

Lithiase Agglomération de substance minérale (calcul) ou organique à l'intérieur d'un conduit ou d'un organe

Lymphadénopathie Maladie sévère caractérisée par une altération de l'état général, de la fièvre, des adénopathies diffuses et souvent une hypertrophie de la rate et du foie

Lymphocytose Nombre de lymphocytes dans le sang ; ce terme est plus souvent employé dans le sens d'hyperlymphocytose (excès de lymphocytes dans le sang circulant)

Lymphopénie Diminution du nombre de lymphocytes dans le sang

Mastose Terme générique de toutes les tumeurs bénignes des seins

Matité Son « sourd » obtenu par percussion d'un organe plein ou d'un épanchement liquidien

Mélanome Terme générique désignant les tumeurs noires de la peau, dites tumeurs à pigments

Ménorragie Règles trop importantes en volume et/ou en durée

Métastase Foyer secondaire d'une tumeur cancéreuse dû à sa dissémination sanguine ou lymphatique

Métrorragie Hémorragie utérine survenant en dehors de la période des règles

Monosomie Résultat de la perte d'un chromosome entier se traduisant dans la cellule diploïde d'un seul des deux chromosomes correspondant à une paire déterminée

Myélite Inflammation de la moelle épinière

Myélogramme Expression en pourcentage de chacune des catégories de cellules de la moelle osseuse

Naevus Dysplasie cutanée circonscrite

Néoangiogénèse Formation de nouveaux vaisseaux sanguins

Néoplasie Désigne une formation cellulaire nouvelle, le néoplasme. C'est un terme synonyme de tumeur

Neuroleptique Qui diminue l'activité du système nerveux

Névrite Inflammation d'un nerf ou lésion inflammatoire ou dégénérative d'un nerf

Nécrose Mort non programmée d'une ou plusieurs cellules d'un tissu (s'oppose à apoptose ou mort cellulaire programmée)

Obstétrique Spécialité médicale relative à la grossesse et à l'accouchement

Œdème Infiltration séreuse d'un tissu

Oligospermie Faible concentration des spermatozoïdes dans le sperme

Orthèse Appareillage destiné à immobiliser ou soutenir le corps ou l'une de ses parties

Ostéodensitométrie Examen utilisant les rayons X pour mesurer la densité osseuse d'un patient

Ostéome Tumeur bénigne du tissu osseux

Ostéoporose Maladie dégénérative de l'os qui réduit sa matrice protéique et augmente le risque de fractures

Ostéosarcome Tumeur maligne se développant au niveau d'un os

Otorrhée Écoulement, autre que le sang, purulent ou séreux, au niveau d'une oreille

Pandémie Forme d'épidémie s'étendant sur tout un continent, voire le monde entier

Papillome Hyperplasie épithéliale bénigne (verrues, végétations vénériennes, naevus)**Parasitose** Infection due à un parasite

Patch Présentation médicamenteuse se plaçant sur la peau ; le principe actif, imprégnant un « timbre » pénètre progressivement dans l'organisme par voie transcutanée

Per os Locution latine désignant la prise d'un produit ou d'un médicament par la bouche

Péridural Qui est autour de la dure-mère

Péritonite Inflammation du péritoine

Placenta praevia Insertion vicieuse du placenta sur une plus ou moins grande surface du segment inférieur de l'utérus (latin « praevius » : qui va devant)

Pneumoconiose Manifestation pathologique due à la fixation sur le parenchyme pulmonaire des particules en suspension dans l'atmosphère (ex. : silicose, asbestose...)

Polyarthrite Inflammation simultanée de plusieurs articulations

Polykistose Maladie se traduisant par la présence de nombreux kystes dans un organe

Polyphagie Besoin excessif de manger sans sensation de faim (voir aussi boulimie)

Pontage Terme général désignant un procédé de revascularisation de la partie aval d'un vaisseau artériel oblitéré

Pyrogène Qui provoque de la fièvre

Salpingite Inflammation aiguë ou chronique d'une trompe utérine

Sarcome Tumeur maligne du tissu conjonctif

Sarcome de Kaposi Affection maligne caractérisée par l'apparition de plaques rouges, de nodules durs et d'un œdème diffus

Sémiologie clinique Science des signes

Septicémie Infection généralisée caractérisée par le passage de germes pathogènes dans le sang

Sénile Qui concerne la personne âgée, la limite se situant autour de 65 ans

Séroconversion Moment à partir duquel la détection des anticorps dans le plasma suite à une infection se produit ; le sujet est alors séropositif vis-à-vis de l'antigène correspondant

Sevrage Passage de l'alimentation lactée maternelle à une alimentation diversifiée

Spanioménorrhée Allongement pathologique du cycle menstruel, au-delà de 35 jours

Stéatorrhée Excrétion de lipides dans les selles

Sténose Rétrécissement d'un conduit

Syndrome Ensemble de symptômes (ou de signes) constituant une individualité clinique (se distingue de la maladie par l'absence de cause spécifique)

Syngénique Terme caractérisant des individus « génétiquement identiques »

Tachypnée Cycle ventilatoire anormalement rapide

Tératospermie Présence dans le sperme de nombreux spermatozoïdes de forme anormale

Trisomie État d'une cellule ou d'un individu qui possède trois chromosomes au lieu de deux pour une paire déterminée. Exemple : trisomie 21

Tumeur Prolifération cellulaire anormale aboutissant à la formation d'une masse cellulaire persistante appelée néoplasme

Tumoricide Qui détruit une tumeur

Valvulopathie Pathologies des valves cardiaques dues à une anomalie congénitale ou à une infection

Virémie Taux de virus dans le sang

Virose Infection due à un virus

Vitiligo Mélanodermie caractérisée par des taches blanches

Crédits photographiques

p. 9 ph © BSIP/Ingram (h) ; BSIP/Biophoto Associates (b)
p. 10 ph © BSIP/Phototake/C.B.S. (h) ; BSIP/Ed Reschke (b)
p. 11 ph © BSIP/Ed Reschke (h) ; BSIP/Phototake/Kunkel (bg) ; BSIP/Biophoto Associates (bd)
p. 13 ph © BSIP/SGO
p. 16 ph © BSIP/Scimat (h) ; BSIP/Ingram (m) ; Pr Michel Brauner/ISM (b)
p. 18 ph © BSIP/Vem
p. 20 ph © BSIP/Ingram
p. 21 ph © BSIP/Phototake/CNRI (h) ; Airelle-Joubert/Phanie (mh) ; BSIP/Chagnon (mb) ; BSIP/Phototake/Webb (b)
p. 22 ph © BSIP/CDC
p. 23 ph © E. Reichart/INSERM (h) ; BSIP/James Cavallini (b)
p. 24 ph © BSIP/James Cavallini
p. 25 ph © E. Puchelle/INSERM (h) ; BSIP/James Cavallini (b)
p. 26 ph © CIPRET Fribourg/www.cipretfribourg.ch
p. 30 ph © BSIP/Arthur Glauberman
p. 29 ph © BSIP/Béranger
p. 30 ph © BSIP/Marie Schmitt
p. 33 ph © BSIP/Phototake/Pantages
p. 40 ph © Auteur
p. 49 ph © Sujet bac (h)
p. 49 ph © BSIP/James Cavallini (b)
p. 50 ph © BSIP/Ed Reschke
p. 51 ph © Sujet bac
p. 55 ph © Hantaz-Ambroise
p. 57 ph © BSIP (hg) ; BSIP/James Cavallini (hd) ; BSIP/James Cavallini (b)
p. 58 ph © BSIP/CCN
p. 66 ph © BSIP/James Cavallini (h)
p. 66 ph © SPL/Cosmos (b)
p. 67 ph © BSIP/James Cavallini (h) ; BSIP/CMSP SIU BIOMED (b)
p. 68 ph © Biologie et Multimedia (d/g)
p. 69 ph © Biologie et Multimedia (h) ; SPL/Cosmos (b)
p. 75 ph © SPL/Cosmos
p. 76 ph © BSIP/H. Raguet (h) ; BSIP/Michael Abbey (b)
p. 79 ph © Droits réservés
p. 85 ph © BSIP/Dr JF Paul
p. 89 ph © Département de cardiologie du Pr Jean-Pierre Bassand/CHU Besançon (h/b)
p. 98 ph © Sujet bac
p. 101 ph © BSIP/James Cavallini (h) ; BSIP/Phototake/CNRI (b)
p. 104 ph © BSIP/J. Water A. Salic (h) ; ph © C. Daniel/Service de cytogénétique/CHU Morvan – Brest (b)
p. 105 ph © Service de cytogénétique/CHU Morvan – Brest (h/b)
p. 106 ph © Service de cytogénétique/CHU Morvan – Brest (g/m/d)
p. 108 ph © Service de cytogénétique/CHU Morvan – Brest
p. 109 ph © BSIP/Phototake (h) ; BSIP/Phototake (b)
p. 110 ph © Service de cytogénétique/ CHU Morvan – Brest (h/b)
p. 111 ph © Service de cytogénétique/CHU Morvan – Brest
p. 112 ph © BSIP/John Birdsall (h) ; BSIP/Wellcome Photo Library (b)
p. 113 ph © BSIP/Biophoto Associates
p. 121 ph © Phanie
p. 122 ph © Auteur
p. 123 ph © M. Depardieu/INSERM (h/m) ; AP-HP/Photothèque DDRH/F. Marin (b)
p. 125 ph © BSIP/Norman Lightfoot
p. 135 ph © BSIP/Don W. Fawcett
p. 142 ph © BSIP/Wellcome Whitley (g/d)
p. 143 ph © BSIP/Ed Reschke (hg/hd/mg/mm/md/bd) ; BSIP/J. Waters Shuler (bg)
p. 145 ph © BSIP/Phototake/Murti
p. 146 ph © BSIP/Wellcome Johnson
p. 152 ph © BSIP/Girand (hg) ; BSIP/Pulse Picture Library (hd) ; BSIP/Neil Borden (mg) ; BSIP/Dr T. Pichard (md) ; BSIP/Biology Media (bg) ; BSIP/Dr Cecil H. Fox (bd)
p. 153 ph © BSIP/Parviz M. Pour (g) ; BSIP/Biophoto Associates (d)
p. 154 ph © BSIP/H. Raguet (hg) ; BSIP/Chris Bjornberg (hd) ; BSIP/James Cavallini (bg) ; BSIP/Michael Abbey (bd)
p. 155 ph © BSIP/CMSP
p. 158 ph © BSIP/Dr Cecil H. Fox
p. 163 ph © BSIP/James Cavallini
p. 165 ph © BSIP/Neil Borden (h) ; BSIP/Ciot (m) ; BSIP/Neil Borden (bg) BSIP/Phototake/CNRI (bd)
p. 166 ph © BSIP/Phototake/CNRI
p. 171 ph © Service de cytogénétique/ CHU Morvan – Brest
p. 172 ph © Sujet bac
p. 176 ph © Hervé Conge/ISM
p. 177 ph © A. Syred/SPL/Cosmos (hg) ; SPL/Cosmos (hd) ; Sovereign/ISM (bg) ; SPL/Cosmos (bd)
p. 179 ph © Andy Walker, Midland Fertility Services/SPL/Cosmos
p. 185 ph © BSIP/Docstock/Kage
p. 187 ph © Pr P. Motta, Department of Anatomy, University of Rome/SPL/Cosmos
p. 188 ph © D. Hantaz-Ambroise/INSERM
p. 192 ph © D. Hantaz-Ambroise/INSERM
p. 193 ph © D. Hantaz-Ambroise/INSERM
p. 194 ph © Droits réservés
p. 195 ph © BSIP/Michael Ross
p. 198 ph © J. Parinaud/INSERM
p. 199 ph © BSIP/Phototake/C.B.S.
p. 206 ph © Burger/Phanie (h) ; Alix/Phanie (m) ; Raguet/Phanie (b)
p. 207 ph © BSIP/Chassenet (h) ; BSIP/Vince (b)
p. 208 ph © Eye of Science/SPL/Cosmos (h) ; Sovereign/ISM (b)
p. 211 ph © Raguet/Phanie (h)
p. 212 ph © Pascal Goetgheluck/ISM
p. 218 ph © BSIP/David M. Phillips
p. 220 ph © BSIP/Phototake/Nikas (h) ; Dr Yorgos Nikas/SPL/Cosmos (b)
p. 222 ph © BSIP
p. 227 ph © Auteur (h&b)
p. 228 ph © Phovoir
p. 231 ph © K.H. Kjeldsen/SPL/Cosmos
p. 233 ph © Sujet bac
p. 236 ph © Service de cytogénétique/ CHU Morvan – Brest
p. 247 ph © BSIP/Phototake/Microworks (h)
p. 249 ph © Eye of Science/SPL/Cosmos
p. 250 ph © BSIP/Phototake/Kunkel
p. 252 ph © BSIP/Phototake
p. 255 ph © BSIP/Phototake/Microworks
p. 256 ph © David Scharf/SPL/Cosmos
p. 258 ph © BSIP/James Cavallini (h/b)
p. 259 ph © BSIP/David M. Phillips (h) ; BSIP/Dr Zara (b)
p. 264 ph © BSIP
p. 265 ph © BSIP/Vem
p. 274 ph © Jean-Claude Révy/ISM
p. 282 ph © BSIP
p. 283 ph © BSIP/Phototake/Kunkel (g/d)
p. 285 ph © BSIP/Scimat (hg) ; BSIP/Docstock/Kage (hd) ; BSIP/Phototake/Webb (bg) ; BSIP/Morgan Hank (bd)
p. 286 ph © BSIP/Manfred Kage
p. 287 ph © BSIP/Phototake (h) ; BSIP/James Cavallini (b)
p. 288 ph © BSIP/James Cavallini
p. 289 ph © BSIP
p. 295 ph © BSIP/CMSP PERES RBP SPAS
p. 298 ph © BSIP/Pulse Picture Library
p. 299 ph © BSIP/SIU
p. 301 ph © Sujet bac
p. 303 ph © Phototake – ISM, Dr Gopal Murti ; ph © UCBL–ISM

Conception graphique intérieur et couverture : Anne Gallet
Dessins : Florence Ollé
Iconographie : Anne-Marie Bonura et Iconoweb
Composition et infographie : STDI

Éditions Foucher – Vanves – Avril 2011 – 01-SB-CPS/EG
Imprimé en Italie par Grafica Veneta